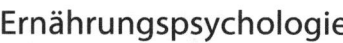

Ernährungspsychologie

Katja Kröller

Ernährungspsychologie

Das Lehrbuch für Studierende und Fachkräfte der
Ernährungswissenschaft, Ökotrophologie und Psychologie

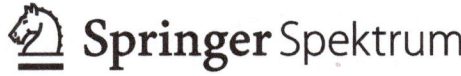

Katja Kröller
Hochschule Anhalt
Bernburg (Saale), Deutschland

ISBN 978-3-662-72398-2   ISBN 978-3-662-72399-9   (eBook)
https://doi.org/10.1007/978-3-662-72399-9

Die Deutsche Nationalbibliothek verzeichnet diese Publikation in der Deutschen Nationalbibliografie;
detaillierte bibliografische Daten sind im Internet über https://portal.dnb.de abrufbar.

Einbandabbildung: © Curioso.Photography / stock.adobe.com (generiert mit KI)

Planung/Lektorat: Ken Kissinger
Springer Spektrum ist ein Imprint der eingetragenen Gesellschaft Springer-Verlag GmbH, DE und ist ein
Teil von Springer Nature.
Die Anschrift der Gesellschaft ist: Heidelberger Platz 3, 14197 Berlin, Germany

Wenn Sie dieses Produkt entsorgen, geben Sie das Papier bitte zum Recycling.

Vorwort

Die Relevanz einer gesunden Ernährung für die körperliche Gesundheit ist fast allgegenwärtig. Während ernährungsbezogene Informationen aber vorrangig an die Vernunft appellieren, ist das Essverhalten ein vor allem emotionaler Prozess. Genau diese Bereiche, in denen Ernährung oder Essen auf psychologische Aspekte treffen, sowie die damit verbundenen oft gar nicht bewussten Wechselwirkungen haben mich schon sehr früh fasziniert. Auf der einen Seite kann die Ernährungspsychologie so mögliche Erklärungen dafür liefern, warum Menschen anders essen als sie eigentlich sollten und wie man ernährungsbezogene Veränderungen nachhaltig initiieren kann. Auf der anderen Seite bildet die Ernährungspsychologie aber auch die Basis zum Verstehen von Ernährungsentscheidungen (Für welchen Joghurt entscheide ich mich im Supermarkt?), der emotionalen Bedeutung von Essen (Warum kann Schokolade so viel besser trösten als Broccoli?) und der Entstehung von essgestörtem Verhalten. Die Vielfalt der ernährungspsychologischen Themen scheint unendlich komplex, ist aber auch mit dem direkten alltäglichen Erleben und ganz unterschiedlichen Berufsfeldern verknüpft. Immer wieder wurde ich nach Vorträgen, Seminaren in den von mir betreuten Studiengängen und anderen Veranstaltungen nach Literatur gefragt, die ich für einen Überblick zu diesen unterschiedlichen Bereichen empfehlen könnte – und musste passen. Umso begeisterter habe ich mich auf den Vorschlag des Verlags eingelassen, ein Lehrbuch zu entwickeln, was sich der gesamten Bandbreite der Ernährungspsychologie widmet und damit auch für sehr unterschiedliche Gruppen von Interesse ist.

Gender Hinweis: Um den Lesefluss nicht zu beeinflussen, aber auch keine bestimmte Form des Genderns zu bevorzugen, werden im folgenden Buch weibliche, männliche und neutrale Anreden, Namen und Formen in einem bunten Mix verwendet. Wenn nicht explizit anders ausgeführt, sind immer alle Personen angesprochen und jede Eingrenzung auf bestimmte Geschlechterrollen unbeabsichtigt.

Der Grundidee des studiumsbezogenen Lernens geschuldet, versucht das vorliegende Buch wissenschaftliche Grundlagen mit alltäglichen Beispielen zu verbinden. Dabei werden sowohl Forschungsarbeiten als auch praktische Anleitungen für beispielsweise den Bereich der Ernährungskommunikation angesprochen und bei spezifischeren Fragen auf weiterführende Arbeiten verwiesen. Die Gliederung umreißt den Prozess des Essverhaltens: Ausgehend von grundlegenden Begriffen und Modellen, die dabei helfen psychologische Zusammenhänge zu verstehen und entsprechende Methoden zu nutzen, werden die psychischen Aspekte bei der Entwicklung eines relativ stabilen Musters an Essverhalten sowie situative Einflussfaktoren der Nahrungsauswahl (z. B. Verpackung, Emotionen) näher beschrieben. Beide Themenbereiche bilden die Grundlage für auf die Lebensmittelentwicklung bezogene Fragen der Verbraucherpräferenz, aber auch Anhaltspunkte für geeignete Maßnahmen der Ernährungsbildung. Im Sinne der Wechselwirkung zwischen Psyche und Ernährung gibt es zwei weitere Abschnitte zu nahrungsbezogenen Einflüssen auf die psychische Gesundheit sowie essgestörtem Verhalten und Essstörungen – Bereiche, die auch für Studierende oder Interessierte aus dem Bereich der Psychologie und Medizin relevant sind. Den Abschluss bildet ein Abschnitt zu verschiedenen Formen der Ernährungskommunikation, die sowohl die Entwicklung des Essverhaltens maßgeblich beeinflussen als auch ein Mittel zur Veränderung von Essverhaltens sind. Für Studierende der Ökotrophologie, Ernährungswissenschaften oder anderer verwandter Studiengänge bietet das Lehrbuch einen soliden Überblick zu den verschiedenen psychologischen Bereichen der Ernährung, vertieft aber auch spezifische Themen, die eine gute Lerngrundlage für Einzelmodule, wie z. B. Ernährungsberatung, Ernährungspsychologie, Essstörungen oder Ernährungskommunikation bieten. Es lag mir sehr am Herzen, wann immer möglich mit konkreten Beispielen die Wirkung theoretischer Modelle, geeigneter Methoden und sonstiger Zusammenhänge darzustellen, um das Lehrbuch auch für im Bereich der Ernährung bereits Tätige eine gute Basis und Hilfestellung sein zu lassen.

Aufgrund der Komplexität und Breite der Ernährungspsychologie fehlen trotz aller Bemühungen sicherlich einzelne Aspekte der Ernährungspsychologie oder konnten in diesem Rahmen nur unvollständig angerissen werden. Ich bitte dies zu entschuldigen, freue mich aber auch über jedes Feedback und angeregte Diskussionen zu diesem so spannenden und immer noch wachsenden Arbeitsbereich. Ich selbst habe beim Schreiben viel gelernt und einiges auch nochmal aus einem anderen Blickwinkel betrachten können. Für diese Möglichkeit danke ich dem Verlag und insbesondere Frau Meike Barth und Herrn Ken Kissinger für ihre stetige Unterstützung. Auch möchte ich meiner Arbeitsgruppe für das konstruktive Feedback zu einzelnen Abschnitten sowie im besonderen Frau Deborah Schlipphack für die Unterstützung beim Recherchieren und der verständlichen Gestaltung von Abbildungen danken. Nicht zuletzt verdanke ich die Möglichkeit, meine Erkenntnisse stetig erweitern und in Vorlesungen, Workshops, Forschungsprojekten und nicht zuletzt diesem Buch darlegen und anwenden zu können, vor allem meiner Familie: Danke für euer Verständnis gegenüber den vielen Wochenenden oder Urlaubstagen am Computer und auch für die hilfreichen Diskussionen zu Vornamen, Beispielszenarien und Grammatik!

Ich wünsche allen Leserinnen und Lesern viel Spaß, einen guten Lernerfolg und hoffentlich die eine oder andere spannende Erkenntnis beim Lesen.

Katja Kröller
Bernburg (Saale), Deutschland

Interessenkonflikt

Der/die Autor*in hat keine für den Inhalt dieses Manuskripts relevanten Interessenkonflikte.

Inhaltsverzeichnis

V   Problematisches Essverhalten

VI   Ernährungskommunikation

Einordnung Ernährungspsychologie

Die Wissenschaft der Ernährungspsychologie ist verglichen mit anderen Disziplinen ein noch recht neues und interdisziplinäres Forschungsfeld. Es betrachtet die psychologischen Aspekte rund um die menschliche Ernährung – angefangen von den Einflussfaktoren bei der Nahrungsauswahl, der Entstehung und Veränderung von Präferenzen, über das individuelle Essverhalten und die entsprechenden Auswirkungen auf die Gesundheit, bis hin zur ernährungsbezogenen Kommunikation in Form von Beratungsgesprächen, Nährwertkennzeichnungen, Influencern und vielem mehr.

Inhaltsverzeichnis

Interdisziplinärer Ansatz

Inhaltsverzeichnis

© Der/die Autor(en), exklusiv lizenziert an Springer-Verlag GmbH, DE, ein Teil von Springer Nature 2026
K. Kröller, *Ernährungspsychologie*, https://doi.org/10.1007/978-3-662-72399-9_1

1

Die Ernährungspsychologie ist bereits dem Namen nach eine aus den Ernährungswissenschaften und der Psychologie zusammengesetzte Disziplin, die aufgrund ihrer interdisziplinären Ausrichtung aber noch weitere Disziplinen streift. Die im Rahmen der Ernährungspsychologie zu berücksichtigenden Themen sowie häufige in diesem Feld genutzt Begriffe werden in diesem Kapitel erläutert. Dabei werden sowohl die Zusammenhänge zwischen bestimmten Bereichen als auch Unterschiede und Abgrenzungen näher betrachtet.

Die Entstehung dieser noch recht neuen Disziplin geht bis 1975 zurück (Linsel 2023). Als Anstoß lässt sich die Feststellung, dass der Mensch anders isst als er eigentlich sollte, nennen. Die Ernährungswissenschaften konnten als Forschungsgebiet zwar gut validierte Empfehlungen und Richtlinien herausgeben, aber die alleinige Übermittlung derselben stellte sich als wenig wirksam auf die tatsächliche Umsetzung heraus. Aufgrund der intensiven Ernährungsaufklärung verfügen Menschen zwar über ein gutes Wissensspektrum zum gesunden Essverhalten, setzen dieses aber nur selten um. Ein Grund für diese Diskrepanz liegt in der vorwiegend emotionalen Steuerung des individuellen Essverhaltens, welche durch kognitiv ausgerichtete Ernährungsinformationen nur wenig beeinflusst wird. Zudem scheinen Marketingstrategien sowie subjektive Erwartungen einen großen Einfluss auf das Essverhalten auszuüben (z. B. Boyland et al. 2016). Auch wurde deutlich, dass die mit zunehmender Forschung einhergehende Fülle und Differenziertheit an Ernährungsinformationen die Menschen eher verwirrt. So gaben schon 1980 63 % der Bevölkerung an, die in den Medien wiedergebenden Ernährungsinformationen widersprüchlich zu finden (Ernährungsbericht 1980). Mit zu großen Teilen kognitiv ausgerichteten und sehr differenzierten und komplexen Ernährungsinformationen traten im Bereich der Ernährungsbildung und -beratung Kommunikationsprobleme auf, die zu regelrecht frustrierten Beraterinnen und Beratern, aber auch verärgerten und verunsicherten Klientinnen und Klienten führten und kaum langfristig stabile Ernährungsveränderungen erreichten.

Eine interdisziplinäre Betrachtung der genannten Probleme wurden so spezifisch das erste Mal 1975 auf einem internationalen Workshop, den sogenannten Dahlem-Konferenzen, mit 52 interdisziplinären Forschern erörtert, womit praktisch auch die Disziplin der Ernährungspsychologie geboren war (nach Pudel und Westenhöfer 1998). Diskutiert wurden aus verschiedenen psychologischen, soziologischen und ernährungswissenschaftlichen Betrachtungen heraus die folgenden drei Grundfragestellungen:

— Warum beginnen wir zu essen?
— Warum beenden wir das Essen?
— Warum essen wir genau das, was wir essen?

▶ **Beispiel**

Beobachten wir beispielsweise Mario, einen 19-jährigen Studenten, in seiner Essensauswahl: Am Morgen ist Mario spät dran und macht sich nur noch schnell einen Kaffee, weil er den auch in der Vorlesung trinken kann. In der Mittagspause geht er mit Mitstudierenden in die Mensa, wo er immer das preiswerteste Gericht wählt – einfach weil er sparen muss. Am Abend ist er bei seinen Eltern: Es gibt sein Lieblingsgericht und er schlägt ordentlich zu, weil es sichvertraut anfühlt und ihm im aktuellen Unistress einfach gut tut. ◀

Wir sehen in diesem kurzen Beispiel, von dem sich sicherlich jeder vielfältige Abwandlungen auf seine eigene Essensauswahl übertragen kann, dass vor allem emotionale, gesellschaftlich bedingte oder soziale Gründe hinter unserer Nahrungsauswahl stehen, und ernährungsphysiologische Aspekte eine eher untergeordnete Rolle spielen. Die individuelle Bedeutung, die bestimmte Nahrungsmittel für jemanden haben, sowie Emotionen, Gewohnheiten und Präferenzen eines Menschen scheinen einen so großen Einfluss auf die Ernährung zu haben (und umgekehrt), dass es eine gemeinsame Betrachtung braucht, um die Zusammenhänge und letztendlichen Verhaltensweisen zu verstehen und dann auch beeinflussen zu können. Von den mit dem Fachgebiet der Ernährungspsychologie zusätzlich zu ernährungswissenschaftlichen Aspekten berücksichtigten psychologischen Faktoren erhoffte man sich also vor allem eine umfassendere Betrachtung des menschlichen Verhaltens in Essenssituationen und damit auch konkretere Hinweise für wirksame Veränderungsmöglichkeiten. Die im Workshop aufgestellten Fragen, nach einem Start- und Stoppsignal beim Essen sowie den Gründen für die Essensauswahl lassen sich nicht einheitlich beantworten, sondern sind sehr individuell und auch von vielen situativen Faktoren abhängig. Dennoch kann die Ernährungspsychologie einige grundlegende Zusammenhänge zur Nahrungsauswahl sowie den die Nahrungsaufnahme beeinflussenden Faktoren erklären und so auch zu wirksameren Strategien bei der Ernährungskommunikation beitragen. Die im Workshop aufgestellten Fragen sind jedoch auch heute noch nicht abschließend beantwortbar und die diesbezügliche Forschung bringt stetig neue Ergebnisse.

Die Ernährungspsychologie wird allgemein als Schnittmenge von Ernährungswissenschaften und Psychologie verstanden. Tatsächlich sind bei näherer Betrachtung aber deutlich mehr Bereiche beteiligt, die an diese zwei Hauptdisziplinen angrenzen. Die Vielzahl der beteiligten und angrenzenden Bereiche ist auch der Vielfältigkeit der im Rahmen der Ernährungspsychologie betrachteten Themen geschuldet und macht dabei gleichzeitig die Notwendigkeit einer interdisziplinären Sichtweise deutlich. Von ihrer theoretischen Basis her hat die Ernährungspsychologie große Übereinstimmungen mit der *Gesundheitspsychologie*. Mit der menschlichen Ernährung als ein spezifisches Gesundheitsverhalten gehören vor allem die auf das Essverhalten und damit in Zusammenhang stehende Einstellungen sowie Gesundheits- und Krankheitskonzepte bezogenen Themen, aber auch gezielte Ansatzpunkte zur Verhaltensänderung in diesen Bereich. Die *allgemeine Psychologie* liefert übergreifende Theorien zu Einflussfaktoren und Wirkungswegen der menschlichen Psyche sowie spezifische Methoden zur Beeinflussung vorwiegend psychisch begründeter Einstellungen und Verhaltensweisen. Abzugrenzen davon sind die Bereiche der Psychotherapie und Psychiatrie, die sich spezifisch mit der Entstehung und Behandlung von psychischen Erkrankungen beschäftigen, was im Rahmen der Ernährungspsychologie lediglich die Fütter- und Essstörungen betrifft. Damit sind für die Psychologie relevante Nachbardisziplinen wie Soziologie, Pädagogik und Medizin auch für den Bereich der Ernährungspsychologie relevant. Die *Ernährungswissenschaften* oder *Ökotrophologie* liefern die ernährungsphysiologischen Zusammenhänge und damit Richtlinien, Empfehlungen oder Wirkungsmodelle für den Bereich der Ernährungskommunikation und -bildung. Gleichzeitig liefern ernährungswissenschaftliche und *medizinische Erkenntnisse* auch den Rahmen für die Notwendigkeit von Veränderungen zur Prävention oder der Behandlung von ernährungsbezogenen Erkrankungen. Als eine Unterdisziplin der Ernährungswissenschaften oder Ökotro-

1

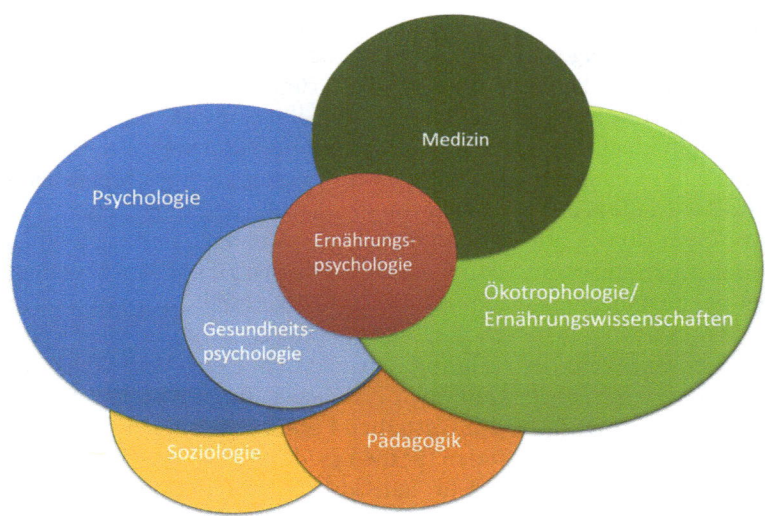

◘ Abb. 1.1   Einordnung der Ernährungspsychologie in die umgebenden Nachbardisziplinen

phologie ist die *Sensorik* zu betonen, die die sinnesbezogene Entwicklung von Präferenzen erklärt und gleichzeitig auch grundlegende Modelle für die Wirkung von beispielsweise Geruchs- und Geschmackssinn für die Ableitung von Sinnes- und Genusstraining liefert. Der Bereich der *Soziologie* beleuchtet vor allem den Zusammenhang zu gesellschaftlichen Normen, wie Schönheitsidealen und Stigmatisierungen, aber auch Nahrungstabus, während die *Pädagogik* Grundlagen zur Ableitung von Maßnahmen der Ernährungserziehung oder Ernährungsbildung bietet. Die beschriebenen Zusammenhänge sind im Überblick in ◘ Abb. 1.1 bildlich dargestellt.

1.1   Themen der Ernährungspsychologie

Mit den aufgeführten Schnittstellen und beteiligten Nachbardisziplinen wird auch die Vielfalt der im Forschungsgebiet der Ernährungspsychologie behandelten Themen deutlich. Zusammenfassend beschäftigt sich die Ernährungspsychologie mit allen Bereichen, bei denen psychologische und ernährungsbezogene Themen zusammentreffen. Dabei werden Ernährung und Psyche als dauerhaft miteinander in Beziehung stehend betrachtet. Die von uns zugeführte Nahrung hat nicht nur direkten Einfluss auf unseren Körper, z. B. in Form von Stoffwechselvorgängen (Energiegewinnung) oder der Verdauung, sondern auch auf unsere Psyche, z. B. durch Botenstoffe oder Hormone, die über das Belohnungssystem oder andere Prozesse unsere Stimmung beeinflussen. Andersherum beeinflusst die Psyche über beispielsweise Emotionen oder Assoziationen auch unser Essverhalten (z. B. trösten wir uns bei Liebeskummer mit Eiscreme).

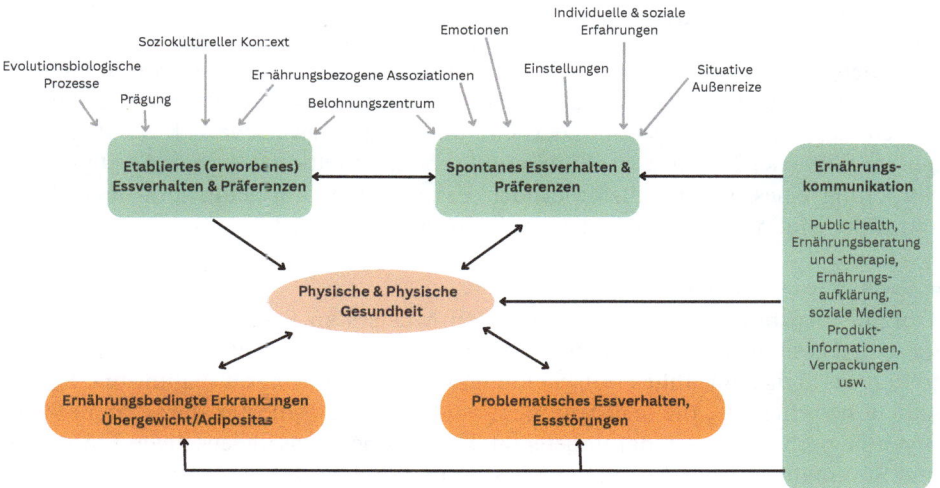

■ **Abb. 1.2**   Themen der Ernährungspsychologie

> Die Ernährungspsychologie ist eine die Ernährungswissenschaften und Psychologie
> verbindende Wissenschaft, die sich mit den Wechselbeziehungen zwischen Essen und
> Psyche beschäftigt.

Betrachtet man die beschriebene Wechselwirkung etwas differenzierter, so lassen sich
verschiedene ernährungspsychologische Themen erkennen, die als Prozess dargestellt
werden können (siehe auch ■ Abb. 1.2). Der aufeinanderfolgende Prozess sowie die
Trennung einzelner Themen ist im Sinne der Übersichtlichkeit angenommen und
vernachlässigt dabei, dass die geschilderten Prozesse häufig gleichzeitig ablaufen.
Neben den Themen werden nachfolgend auch die entsprechenden Aufgaben und
Ziele der Ernährungspsychologie erläutert.

■ Erwerb von Essverhalten und Präferenzen

Das individuelle Essverhalten eines jeden Menschen ist durch Vorlieben und Abneigungen, aber auch ein relativ stabiles Muster von Motiven zur Essensaufnahme,
dem Verhalten während des Essens sowie den Gründen zur Nahrungsauswahl gekennzeichnet. Dieses individuelle Essverhalten entwickelt sich in der Kindheit und
hat ungefähr mit Schuleintritt bereits eine große Stabilität erreicht (siehe Buchteil II,
Entstehung des Essverhaltens). Veränderungen und situative Beeinflussungen sind
danach zwar auch möglich, aber das bis dahin entwickelte Essverhalten lässt bereits
gute Aussagen zu einem späteren Essverhalten zu. Die Entwicklung des Essverhaltens wird in bedeutsamen Maße von psychosozialen Faktoren beeinflusst. So werden bereits in der Schwangerschaft und frühen Kindheit geschmackliche Wahrnehmungen in Assoziation mit wahrgenommenen Umgebungsfaktoren (z. B. Stimmung, Atmosphäre) gespeichert. Dazu kommen Zusammenhänge zwischen
Nahrungsaufnahme und einem belohnenden, entspannenden Effekt, Beeinflussungen

1

durch Vorbilder und andere Faktoren. Die ernährungspsychologische Sicht ermöglicht hierbei ein ganzheitliches Verständnis der Entwicklung von Ess- und Trinkverhalten und liefert so auch Ansatzpunkte für die Ableitung von geeigneten Maßnahmen zur Beeinflussung dieser Entwicklung durch z. B. elterliche Verhaltensweisen, das Nahrungsangebot in der Kita und vieles mehr (siehe ▸ Kap. 6). So können im Sinne der Ernährungsbildung und -kommunikation geeignete Strategien zur Förderung eines gesundheitsfördernden Essverhaltens abgeleitet und im Rahmen sinnvoller Maßnahmen umgesetzt werden (siehe ▸ Kap. 19).

■ **Situative Einflüsse auf das Essverhaltens**
Trotz der Ausbildung eines relativ stabilen Musters an Essverhalten im Kindesalter wird das situative Essverhalten durch eine Reihe weiterer Faktoren beeinflusst. So treffen wir täglich unzählige Entscheidungen unsere Nahrungsaufnahme und Essverhalten betreffend – die meisten nicht mal bewusst – und nahezu immer sind psychologische Faktoren daran beteiligt. So verändern unsere jeweiligen Emotionen und Stimmungen den Wunsch nach bestimmten Lebensmitteln oder der Nahrungsaufnahme überhaupt, die Geschwindigkeit des Essens, das Sättigungsempfinden und vieles mehr. Auch situativ aktivierte Assoziationen durch beispielsweise Erinnerungen, aber auch direkte Marketingstrategien verändern unser Essverhalten. Die Wissenschaft der Ernährungspsychologie beschäftigt sich also auch mit den psychischen Faktoren, die den Beginn, die Aufrechterhaltung und das Beenden von einer Nahrungsaufnahme beeinflussen, aber auch grundsätzliche Kognitionen und Emotionen in Zusammenhang mit Lebensmitteln und Essen bzw. Trinken betreffen. Da Ernährungsentscheidungen überwiegend emotional, also auf Basis von psychischen Faktoren, getroffen werden, ist eine ernährungspsychologische Betrachtung Voraussetzung für das Verständnis um Motive und Einflussfaktoren menschlichen Essverhaltens (siehe Buchteil III, Psychische Einflüsse auf das Essverhalten). Aus diesem Verständnis heraus können beispielsweise effektive Marketingstrategien für bestimmte Lebensmittel, Strategien zur Beeinflussung einer gesundheitsfördernden Ernährung oder auch das Verstehen und Beeinflussen von z. B. emotionalem Essverhalten abgeleitet werden.

■ **Nahrungsbezogene Einflüsse auf die Psyche**
Unsere tägliche Nahrungsaufnahme beeinflusst nicht nur die physiologische, sondern auch unsere psychische Gesundheit – wobei im Rahmen der Ernährungspsychologie der Fokus auf den psychischen Wirkungen liegt. Wie oben bereits ausgeführt ist die Beeinflussung zwischen Nahrung und Psyche wechselseitig, d. h. es sind nicht nur eine Reihe von psychischen Faktoren, die unser Essverhalten beeinflussen, sondern unser Essverhalten beeinflusst auch unsere psychische Situation. So wirken verschiedene Inhaltsstoffe von Lebensmitteln auch auf psychophysiologischer Ebene und zeigen so Zusammenhänge zu Stimmung, Stimmungsstabilität und Stress auf. Auch gibt es Hinweise auf eine Verbindung zwischen der Vielfalt der Bakterien im Darm und Veränderungen im Gehirn, die ebenfalls psychische Effekte nach sich ziehen. Diese grundlegenden Zusammenhänge zwischen Nahrungsaufnahme und psychischem Befinden sind für die Beeinflussung von psychischen Störungen, wie z. B. Depression, von großem Interesse, dienen aber auch als Basis für die Förderung psychophysischer Gesundheit allgemein im Rahmen einer bedarfsgerechten Ernährung (siehe Buchteil IV, Nahrungsbezogene Einflüsse auf die Psyche).

■ **Problematisches Essverhalten und Essstörungen**

Psychische Einflüsse auf das Essverhalten wurden als Thema schon genannt, fokussierten dort aber auf vor allem alltägliche Einflüsse. Obwohl ein fließender Übergang zwischen gesundem und problematischem Essverhalten besteht und die Grenzen nicht immer klar zu setzen sind, werden ernährungsbezogene Verhaltensweisen, die mit einem höheren Risiko für Gesundheitsprobleme verbunden sind, sowie psychische Störungen, die sich auf Ernährung oder das Essverhalten beziehen, hier gesondert betrachtet. Gerade weil der Übergang von einem individuellen Muster von Essverhalten zu einem problematischen Essverhalten fließend und nicht immer leicht zu erkennen ist, kann die ernährungspsychologische Betrachtung auch hier wertvolle Ansatzpunkte (z. B. psychische Risikofaktoren, Umweltbedingungen, Diätverhalten) für die Prävention von problematischem Essverhalten und der Behandlung bieten (siehe Buchteil V, Problematisches Essverhalten).

■ **Ernährungskommunikation**

Die Beeinflussung des menschlichen Essverhaltens war bereits bei der die Ernährungspsychologie begründenden Veranstaltung ein wichtiges Motiv: Warum ernähren sich Menschen entgegen ihres eigentlich vorhandenen Ernährungswissens, und wie kann man dies ändern? Die oben aufgeführten Themen der Ernährungspsychologie liefern Ansatzpunkte für motivationale, kommunikative und therapeutische Strategien, die unter Berücksichtigung auch psychologischer Aspekte sowohl kurz- als auch langfristige Verhaltensänderungen adressieren. Die Ernährungspsychologie bedient sich aber auch psychologischer Konzepte, um geeignete Methoden beispielsweise der Gesprächsführung oder des Nudgings abzuleiten. Dieser Aspekt der Ernährungspsychologie betrachtet dabei sowohl das direkte Beratungsgespräch als auch verschiedene Formen medialer (z. B. Influencer, Flyer, Plakate) und indirekter Kommunikation (z. B. Angebot, Preis), um geeignete Strategien zu besseren Erreichbarkeit zu entwickeln und zu evaluieren (siehe Buchteil VI, Ernährungskommunikation).

1.2 Begriffe in Zusammenhang zur Ernährungspsychologie

Im Bereich Ernährung und damit auch der Ernährungspsychologie werden sowohl von Fachleuten als auch Laien eine Reihe von Begriffen genutzt, die in ihrer Bedeutung unterschiedlich aufgefasst und auch genutzt werden.

▶ Beispiel

Das Essverhalten einer Person ist eng mit ihrer Ernährung verbunden, da es sich um die Art und Weise handelt, wie jemand Nahrung aufnimmt oder auswählt. Essen wird dabei sowohl von individuellen Präferenzen als auch dem Geschmack beeinflusst. ◀

So wirkt der obere Beispielsatz auf den ersten Blick sicherlich einleuchtend und gut verständlich. Auf den zweiten Blick ist die Aussagekraft wiederum recht eingeschränkt, eventuell sogar redundant in dem Sinne, dass lediglich andere Begriffe als Erklärung eingefügt wurden. Inwiefern es sich beispielsweise bei Essverhalten und Ernährung tatsächlich um synonyme Bezeichnungen oder spezifische Fachbegriffe

1

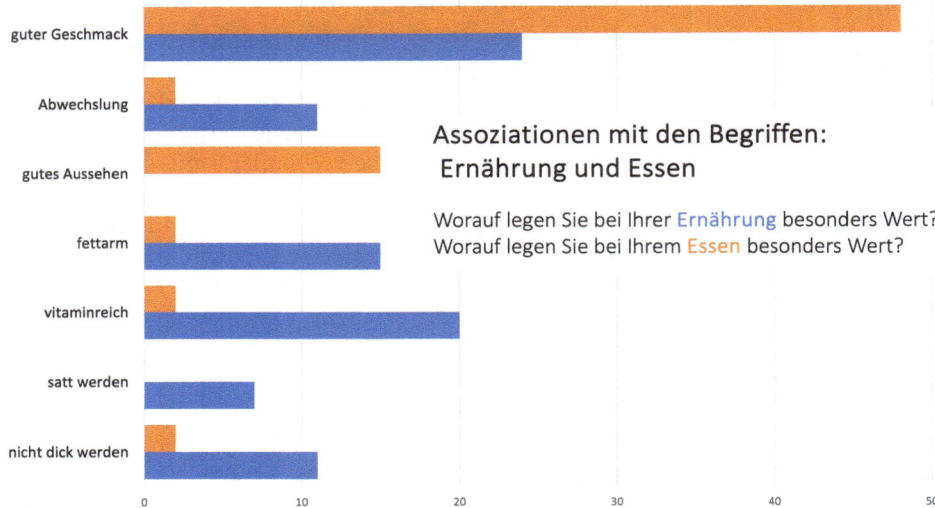

● **Abb. 1.3**   Assoziationen zu den Begriffen Essen und Ernährung. (Nach Pudel 2007)

handelt, soll im Folgenden diskutiert werden. Dabei steht vor allem die grundsätzliche Bedeutung und weniger konkrete Wirkungsweisen und Zusammenhänge im Vordergrund, die erst in den weiterführenden Buchabschnitten ausführlicher behandelt werden.

■ **Ernährung und Essen**

Zu den sehr häufig genutzten Begriffen Ernährung und Essen wurde bereits 1962 eine repräsentative Erhebung durchgeführt, die zeigte, dass *Ernährung* eher kognitiv rational und gesundheitsbezogen, *Essen* aber vorwiegend positiv, mit Genuss und Lust assoziiert wird (siehe ● Abb. 1.3).

Auch andere folgende Befragungen und Einschätzungen konnten die eher naturwissenschaftliche Assoziation mit dem Begriff Ernährung replizieren. So werden hierunter beispielsweise eher biologisch determinierte Aspekte, wie der Bedarf und die Wirkungsweisen von Nährstoffen oder die physiologisch notwendige Energieaufnahme, verstanden. Essen wird dagegen als eher kulturell oder psychisch determiniert wahrgenommen und eher mit dem Genuss, dem Geschmack oder der sozialen Bedeutung von Essen sowie Alltagsroutinen in Zusammenhang gebracht (Brombach 2011).

■ **Ernährungs- oder Essverhalten**

Ernährungs- und Essverhalten sind zunächst Erweiterungen der oben vorgestellten Begriffe Ernährung und Essen, werden aber nicht so deutlich unterschieden, häufig (auch in wissenschaftlichen Publikationen) sogar synonym verwendet. Das Ernährungs- oder Essverhalten wird dabei als Sammelbegriff verschiedener geplanter, spontaner oder auch unbewusster Verhaltensweisen genutzt, die in Beziehung zur Beschaffung, Zubereitung und Aufnahme von Nahrungsmitteln stehen (z. B. Oltersdorf 1984; Leonhäuser et al. 2009). Damit können also motorische (z. B. die Essgeschwindigkeit), emotionale (z. B. das Essen aus Langeweile oder Frust), kognitive

(z. B. Diätverhalten) oder weitere Verhaltensweisen gemeint sein. Das individuelle Ernährungs- oder Essverhalten muss im Zusammenhang mit verschiedenen Einflussfaktoren sowie den Auswirkungen aus den Bereichen Gesundheit, Gesellschaft, Psyche, Umwelt, Wirtschaft und vielem mehr entlang der gesamten Produktkette von Lebensmitteln betrachtet werden.

Einige Quellen unterschieden zwischen Essverhalten (engl. „eating habit") als ein vor allem die Nahrungsaufnahme betreffendes Verhalten, während Ernährungsverhalten (engl. „eating behavior") als ein eher die Nahrungsauswahl und -beschaffung betreffendes Verhalten gesehen wird. Im vorliegenden Buch sollen das Ernährungs- oder Essverhalten synonym verwendet werden, um mit einem Begriff die Komplexität aller mit der Ernährung und dem Essen zusammenhängenden Verhaltensweisen benennen zu können. Als Differenzierung dieser beiden Oberbegriffe dienen dann konkretere Begriffe, wie z. B. die Nahrungsauswahl (engl. „food choice") als Entscheidungsprozess für den Verzehr bestimmter Lebensmittel sowie die Nahrungsaufnahme (engl. „food intake") als den konkreten Verzehr. Die Nahrungsauswahl umfasst dabei auch den Vorgang der unbewussten oder bewussten Informationsaufnahme im Entscheidungsprozess sowie die Beschaffung der ausgewählten Nahrung. Sie wird von vielen unterschiedlichen Faktoren, wie beispielsweise Präferenzen, Abneigungen, rationalen Überlegungen oder der aktuellen Verfügbarkeit beeinflusst und stellt somit immer eine subjektive, nicht immer bewusste Entscheidung dar. Mit dem Begriff der Nahrungsaufnahme werden dagegen konkrete mit dem Essen in Beziehung stehende Verhaltensweisen, wie beispielsweise die Essgeschwindigkeit, die Mahlzeitenstruktur, das Essensambiente zusammengefasst. Auch die Zubereitung von Nahrungsmitteln kann hierzu gezählt werden.

■ Hunger und Sättigung

Hunger und Sättigung sind zwei Begriffe aus dem Wahrnehmungs- und Regulationsbereich der Nahrungsaufnahme. Während Hunger die Nahrungsaufnahme fördert, hemmt eine wahrgenommene Sättigung diese in der Regel. Unter Hunger ist ein unangenehmes, häufig auch als schmerzhaft bezeichnetes Gefühl in der Magengegend (Magenknurren) gemeint, welches mit einem starken Verlangen nach Nahrung einhergeht ohne dabei auf spezifische Nahrungsmittel ausgerichtet zu sein. Auch ohne ein Defizit im Energiehaushalt können Menschen Hunger wahrnehmen. Diese auch als Appetit bezeichnete Wahrnehmung wird aber vor allem als Verlangen nach einem bestimmten Nahrungsmittel oder einem bestimmten Geschmack wahrgenommen (Heißhunger, Craving). Sättigung entsteht aus einem komplexen Zusammenspiel von physiologischen Botschaften, wie beispielsweise der Magenfüllung, ein Anstieg des Blutzuckerspiegels sowie die Insulinausschüttung. Aufgrund der unterschiedlichen Prozesse dauert es bis zum Eintreten einer Sättigung ca. 10 bis 20 Minuten. Allerdings können verschiedene psychologische Aspekte, wie beispielsweise die angenehme Atmosphäre beim Essen, Sättigungssignale auch unterdrücken und sogar erneute Hungersignale aktivieren.

■ Präferenz und Geschmack

Während der Geschmack eine konkrete Sinneswahrnehmung beschreibt, die durch Geschmacksknospen am Zungenrand, Zungenspitze, Zungenwurzel und dem weichen Gaumen wahrgenommen wird, ist die Präferenz ein Konstrukt der subjektiven Bewertung. Geschmacksknospen bilden sich beim Fötus bereits ab der 8. Schwanger-

1

schaftswoche aus und sind mit ca. 3 Jahren physiologisch ausgebildet. Dementsprechend können über das Fruchtwasser und später die Muttermilch bereits sehr früh verschiedene Geschmacksrichtungen wahrgenommen und unterschieden werden. Während zunächst nur die Geschmacksrichtungen süß und bitter unterschieden werden können, kommen im Laufe des ersten Lebensjahres auch salzig und umami (als herzhaft, würzig) dazu. Das Zusammenspiel der unterschiedlichen Geschmacksrichtungen und ihrer jeweiligen Intensität ergeben den Geschmack – eine Sinnesfähigkeit, die durch steigendes Alter und verschiedene Umwelteinflüsse (z. B. Rauchen) reduziert werden kann.

Die Präferenz für ein bestimmtes Nahrungsmittel ergibt sich aus dem komplexen Zusammenspiel subjektiver Bewertungen von z. B. dem Geschmack, aber auch Erwartungen, Erfahrungen und viele andere mit dem betreffenden Nahrungsmittel in Zusammenhang stehenden Assoziationen. Tatsächlich sagen wir zwar sehr häufig, dass wir ein Lebensmittel mögen, weil es uns schmeckt. Mit diesem Geschmack ist aber nicht die neutrale Sinneswahrnehmung unterschiedlicher Geschmacksrichtungen, sondern bereits die zusammenfassende Bewertung der Geschmackswahrnehmung gemeint. Bei dieser Bewertung werden (häufig unbewusst) auch andere Faktoren wie mit dem Lebensmittel in Zusammenhang stehende positive Erfahrungen oder Erwartungen an ein bestimmtes Produkt oder eine Marke berücksichtigt. Die Präferenz ist damit ein sehr komplexes Konstrukt, in dem der Geschmack lediglich eine kleine Rolle spielt.

? Verständnisfragen zur Selbstüberprüfung

1. Womit beschäftigt sich die Wissenschaft der Ernährungspsychologie?
2. Nennen Sie mit der Ernährungspsychologie verbundene Nachbardisziplinen?
3. Was unterscheidet die Begriffe Nahrungsauswahl und Essverhalten?
4. Benutzen Sie für eine Werbung zu gesundheitsbewussterem Kochen eher den Begriff Essen oder Ernährung?

Literatur

Boyland EJ, Nolan S, Kelly B, Tudur-Smith C, Jones A, Halford JC, et al. Advertising as a cue to consume: a systematic review and meta-analysis of the effects of acute exposure to unhealthy food and nonalcoholic beverage advertising on intake in children and adults. Am J ClinNutr. 2016;103(2):519–33.

Brombach C. Soziale Dimensionen des Essverhaltens. Ernährungs Umschau. 2011;6:318–24.

Deutsche Gesellschaft für Ernährung e.V. Ernährungsbericht 1980. Frankfurt am Main; 1980.

Leonhäuser IU, Meier-Gräwe U, Möser A, Zander U, Köhler J. Essalltag in Familien: Ernährungsversorgung zwischen privatem und öffentlichem Raum. Wiesbaden: VS Verlag für Sozialwissenschaften; 2009.

Linsel P. „Grenzbereich" Ernährungspsychologie. Ernährungs Umschau. 2023;70(9):M562–8.

Oltersdorf U. Methodische Probleme der Erfassung von Ernährungsverhalten. AID-Verbraucherdienst. 1984;29(9):187–97.

Pudel V. Zur Psychologie des Essens und Trinkens: Essen ist mehr als Ernährung. Biol In unserer Zeit. 2007;37:18–24.

Pudel V, Westenhöfer J. Ernährungspsychologie. Eine Einführung. Göttingen: Hogrefe; 1998.

Psychologische Ansätze

Inhaltsverzeichnis

© Der/die Autor(en), exklusiv lizenziert an Springer-Verlag GmbH, DE, ein Teil von Springer Nature 2026
K. Kröller, *Ernährungspsychologie*, https://doi.org/10.1007/978-3-662-72399-9_2

2

Im Bereich der Ernährungspsychologie werden sehr unterschiedliche und interdisziplinär orientierte Methoden genutzt, um die Wechselwirkungen zwischen Essverhalten und Psyche zu ergründen und praktisch nutzbare Handlungsanleitungen abzuleiten. Im Folgenden werden die für ein Verständnis psychologisch orientierter Motive und Verhaltensweisen rund um das Thema Essen wichtigsten psychologischen Konzepte eingeführt. Die unterschiedlichen Ansätze haben sich in der Wissenschaft der Psychologie zum einen geschichtlich und zum anderen auch in Ergänzung bereits vorhandener Ansätze entwickelt, so sie nicht als konkurrierende, sondern eher sich gegenseitig ergänzende Blickrichtungen zu sehen sind.

In der Psychologie gibt es zahlreiche Theorien und Ansätze, die als Grundlage zur Verhaltensforschung, der Entstehung von psychischen Erkrankungen sowie der Ableitung von effektiven Methoden zur Verhaltensbeeinflussung in unterschiedlichen Situationen dienen. Um eine Grundlage für die ernährungspsychologische Sichtweise zu bekommen, wird hier auf die größeren Richtungen fokussiert, aus denen sich die Psychologie als Wissenschaft und vor allem auch die unterschiedlichen Therapierichtungen entwickelt haben. In der Psychologie werden die unterschiedlichen Ansätze in der Regel nicht mehr als konkurrierende, sondern eher sich gegenseitig ergänzende Blickrichtungen gesehen. Ein bestimmtes Verhalten entsteht also meist aus verschiedenen Motiven heraus, sodass eine flexible Betrachtung der verschiedenen Richtungen die ganzheitliche Wahrnehmung nur erhöht. Die Ansätze werden jeweils kurz vorgestellt und dann aber vor allem auf ernährungspsychologische Beispiele bezogen. Damit können zwar die psychologischen Ansätze nur im Überblick vorgestellt werden, was der hier angestrebten theoretischen Basis zur Ableitung konkreter Motive und Veränderungsmöglichkeiten aber gerecht wird.

2.1 Lerntheoretischer Ansatz

Mit lerntheoretischen Experimenten und deren theoretischer Einordnung wurde die Psychologie praktisch begründet (z. B. Skinner 1938). Die Persönlichkeit eines Menschen wird dabei als Summe seiner Lerngeschichte betrachtet: Das heißt jedes Verhalten ist erlernt und kann dementsprechend auch verlernt werden. Der Mensch wird als erfahrungsgeprägtes, lernfähiges Wesen betrachtet, dessen Persönlichkeit veränderbar ist. Die wichtigsten Theorien zur Art des Lernens und mögliche Einflussfaktoren werden nachfolgend kurz vorgestellt:

■ **Klassisches Konditionieren**
Mit dem klassischen Konditionieren und den berühmten Pavlovschen Experimenten wurde der lerntheoretische Ansatz begründet. Pavlov hatte in seinen Experimenten Hunde beim Füttern auf ein bestimmtes Geräusch (Metronom) konditioniert (Pavlov 1927). Wenn die Hunde ihr Futter sahen, wurde ein Speichelfluss ausgelöst, beim Geräusch des Metronoms nicht. Mit der mehrfachen, gleichzeitigen Darbietung des Futters (als unkonditionierter Stimulus) und dem Ton (als neutraler Stimulus) konnte der Speichelfluss auch durch den Ton des Metronoms ausgelöst werden – ohne die explizite Darbietung von Futter. Der Ton wird damit zum konditionierten Stimulus

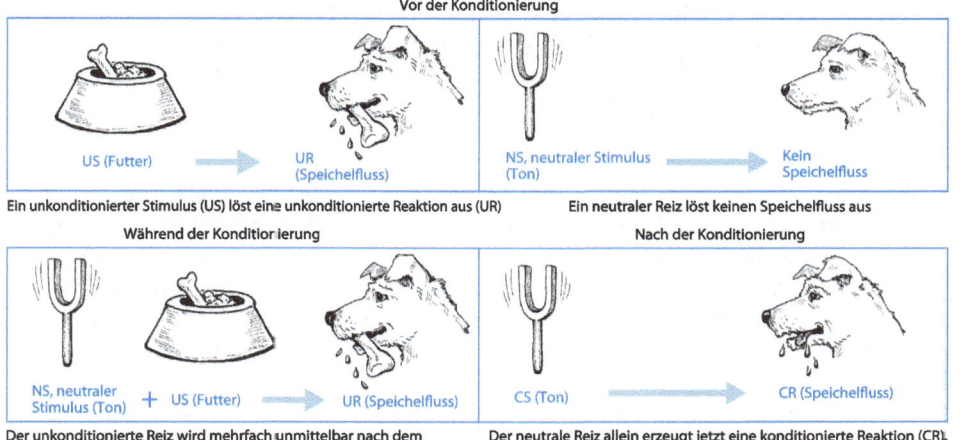

Abb. 2.1 Pavlovsches Experiment. (Nach Hoyer und Knappe 2020)

und löst eine konditionierte Reaktion (Speichelfluss) aus (siehe auch ☐ Abb. 2.1). Die Zeit zur Konditionierung hängt dabei von verschiedenen Faktoren, aber auch der Intensität des Reizes ab.

Das klassische Konditionieren geht von einem erlernten Automatismus aus: So wie der Speichelfluss der Hunde beim Anblick des Futters automatisch in Gang gesetzt wurde (weil sie bereits vorher gelernt hatten, dass das Futter ihren Hunger stillt), geschieht dies nach der Konditionierung auch durch den Glockenton. Im menschlichen Essverhalten gibt es viele Beispiele für ähnliche Konditionierungen. So lernen wir beispielsweise die Verbindung von bestimmten Aktivitäten oder Ereignissen und Nahrungsmitteln durch regelmäßige Wiederholung. Wenn Sie beim Kinobesuch häufig Popcorn kaufen und essen, wird der Appetit darauf sich evtl. schon beim Bestellen der Karten, spätestens aber beim Betreten des Kinos einstellen – selbst wenn Sie sich eigentlich vorgenommen hatten, weniger Snacks zu essen. Hier wird der Geruch oder Anblick des Popcorns als unkonditionierter Stimulus mit dem Kinobesuch konditioniert, sodass der Kinobesuch als essensbezogen eigentlich neutraler Stimulus zum konditionierten Stimulus wird und eigenständig die Reaktion des Appetits auslöst. Ähnlich funktionieren auch Verbindungen zwischen Feiertagen oder Festlichkeiten und den dort typischerweise verzehrten Gerichten. So empfinden wir den Geschmack bestimmter Kekse beispielsweise als tröstend oder entspannend, weil der Geschmack mit positiven Erlebnissen der Weihnachtszeit verbunden ist. Die Assoziation zur Weihnachtszeit wird dabei wie die Konditionierung zur Glocke nicht bewusst erlebt oder erinnert, wir merken lediglich den plötzlichen Heißhunger auf Kekse oder/und die Entspannung bei ihrem Verzehr. Durch stetige Wiederholung können auch Rahmenbedingungen konditionieren. Wenn Sie beispielsweise in der Hochschule immer zu einer bestimmten Zeit in die Mensa gehen, weil die Mensa-Öffnungszeiten oder der vorgegebene Stundenplan es nicht anders zulassen, werden Sie schnell auch zu den jeweiligen Zeiten Hunger entwickeln – ihr Körper wird auf die vorgegebene Mahlzeit konditioniert.

2

Das Konzept der klassischen Konditionierung hilft dabei, individuelle Verhaltensweisen besser zu verstehen und bietet mit diesem Verständnis auch einen Ansatzpunkt zur Bewusstmachung und gegebenenfalls Veränderung im Rahmen von beispielsweise Ernährungsberatung.

▪ Operantes Konditionieren

Beim operanten Konditionieren geht es um das Lernen aus Konsequenzen. Eine wichtige Basis für diese Lerntheorie schuf Skinner (1938) mit zahlreichen Experimenten, die den Einfluss verschiedener Faktoren auf ein bestimmtes Verhalten untersuchten. So gelang es ihm beispielsweise Tiere auf die Betätigung bestimmter Schalter zu trainieren, wenn dadurch eine Futtergabe ausgelöst wurde. Das operante Konditionieren geht davon aus, dass die auf ein eher zufälliges Betätigen des Schalters folgende positive Konsequenz (Futter) dazu führt, dass dieses Verhalten erneut gezeigt wird. Dabei wird die Verbindung zwischen zwei zuvor nicht miteinander in Beziehung stehenden Ereignissen (Verhalten und Konsequenz) gelernt, wobei die subjektive Bewertung des ausgelösten Ereignisses die Wahrscheinlichkeit des Wiederauftretens bestimmt. Während Futter wahrscheinlich eher als positive Konsequenz bewertet wird und so die Wahrscheinlichkeit einer erneuten Betätigung des Schalters erhöht, würden ein unangenehmer Reiz (z. B. Wasserspritzer, Schmerz) als eher negativ bewertet werden und so das Auftreten des gezeigten Verhaltens (Schalter drücken) reduzieren. Für das Lernen einer Verbindung zwischen einem Verhalten und einer Konsequenz ist Kontingenz erforderlich, d. h. die Konsequenz muss in zeitlicher und räumlicher Nähe zum gezeigten Verhalten stehen. Die zeitliche Nähe ergibt sich aus dem Abstand zwischen Belohnung oder Bestrafung – umso schneller die Konsequenz nach dem Verhalten wahrgenommen wird, umso wahrscheinlicher ist das Lernen einer Verbindung. Die räumliche Kontingenz bezieht sich nicht nur auf eine geringe lokale Distanz zwischen Verhalten und Konsequenz, sondern auch auf die Wahrnehmung einer inhaltlichen Zusammengehörigkeit. Die soll an einem Beispiel aus dem menschlichen Essverhalten verdeutlicht werden.

▶ **Beispiel**

Kathrin ist von ihrem Mann in ein sehr schönes Restaurant eingeladen worden. Sie freut sich auf den Abend, gerade weil sie in letzter Zeit nur selten Zeit füreinander hatten und sie bereits viel Lob über die Küche des Restaurants gehört hat. Noch während des Hauptgangs wird Kathrin plötzlich übel, so sehr, dass sie schlussendlich die Toilette aufsuchen muss, um sich zu übergeben. Es geht ihr danach zwar ein kleines bisschen besser, aber sie kann sich nicht vorstellen, weiter zu essen und möchte nur noch nach Hause. Im Laufe der nächsten Tage stellt sich heraus, dass ein Magen-Darm-Virus Kathrin erwischt hat. Nach erfolgreicher Genesung will ihr Mann den abgebrochenen Restaurantbesuch wiederholen, aber Kathrin hat keine Lust auf dieses Restaurant und möchte lieber woanders hin. ◀

Das Beispiel ist sehr typisch für das Erlernen von Abneigungen. Durch die zeitliche Nähe zwischen dem Verzehr der Hauptspeise und der einsetzenden Übelkeit sowie der räumliche Nähe stellt Kathrin (auch unbewusst) einen Zusammenhang zwischen dem gerade verzehrten Essen und ihrer Übelkeit her. Da die Übelkeit eher negativ bewertet wird, reduziert sich also die Wahrscheinlichkeit, dieses Essen noch mal essen zu wollen und tatsächlich auch dieses spezielle Restaurant zu besuchen, da auch mit dem Ort eine negative Konsequenz verknüpft werden kann. Auch wenn eindeutig ist, dass weder das dort verzehrte Essen noch das Restaurant selbst Schuld an der Übelkeit sind, kann die Ablehnung bestehen bleiben, wenn die Konsequenz als sehr intensiv erlebt wurde. Die langfristige Folge könnten die Ablehnung (evtl. sogar Ekel) vor den mit der Übelkeit assoziierten Gericht und/oder der Verzicht auf weitere Besuche in dem Restaurant sein.

Analog zum aufgeführten Beispiel entstehen Nahrungspräferenzen mit höherer Wahrscheinlichkeit, wenn die Konsequenzen nach dem Verzehr eines Lebensmittels als positiv erlebt werden. Da die erlebten Konsequenzen meist als weniger intensiv wahrgenommen werden, dauert es hier aber eventuell etwas länger, d. h. die Verbindung von Gericht und Konsequenz muss häufiger erlebt werden, bis eine erlernte Verbindung entsteht. Dies trifft beispielsweise für Gerichte in besonderer Stimmung (z. B. Geburtstagskuchen) oder mit entspannender Wirkung (z. B. die Schokolade nach einem stressigen Tag) zu. Damit liefert das operante Konditionieren auch die theoretische Basis für das Phänomen des Mere-Exposure-Effekts, nämlich, dass wir die Nahrungsmittel am meisten mögen, die wir am häufigsten essen (siehe ▶ Abschn. 6.1). Für Nahrungsmittel, die wir häufiger essen und mit neutralen oder positiven Konsequenzen (z. B. Sättigung) bzw. nicht mit negativen Konsequenzen verbinden, erhöht sich die Wahrscheinlichkeit des Wiederverzehrs, was das operante Konditionieren und damit auch die Wahrscheinlich einer höheren Präferenz weiter verstärkt.

Grundsätzlich lassen sich als eher positiv oder eher negativ erlebte Konsequenzen unterscheiden, die als Verstärkung (auch Belohnung) oder Bestrafung bezeichnet werden. Die Verstärkung lässt sich nochmal unterteilen in

- *Positive Verstärkung*: Es wird eine positive Konsequenz in Verbindung mit dem Verhalten wahrgenommen, z. B. Entspannung oder guter Geschmack nach Verzehr eines Nahrungsmittels, Freude über Gewichtsreduktion
- *Negative Verstärkung*: Es wird eine positive Konsequenz durch die Vermeidung eines Verhaltens wahrgenommen, für welches negative Konsequenzen erwartet werden, z. B. Ausreden für sportliche Aktivitäten, um (auch unbewusst) damit erlebte Konsequenzen (z. B. Schwitzen, Erschöpfung) zu umgehen; Fertiggerichte, die den Aufwand des frischen Zubereitens reduzieren

Die negativ bewerteten Konsequenzen (Bestrafung) lassen sich ebenfalls noch mal unterteilen:

- *Direkte Bestrafung*: Es wird eine negative Konsequenz in Verbindung mit dem Verhalten wahrgenommen, z. B. Übelkeit nach Verzehr eines Nahrungsmittels, schlechter Geschmack eines Nahrungsmittels, unangenehme Stimmung beim Familienessen
- *Indirekte Bestrafung*: Es wird eine negative Konsequenz durch das Ausbleiben bzw. die Verhinderung eines Verhaltens wahrgenommen, z. B. die Empfehlung fettarmer (und damit die Reduktion fettreicher) Produkte wird in Erwartung eines schlechteren Geschmacks als negativ empfunden

2

Mit der theoretischen Basis, dass erlebte Konsequenzen, die Wahrscheinlichkeit des erneut gezeigten Verhaltens erhöhen oder senken, ist das operante Konditionieren auch Grundlage für den Einsatz von verstärkenden Methoden in der Ernährungserziehung, -beratung oder -therapie.

Zum einen können erwartete negative Konsequenzen (z. B. Gemüse schmeckt nicht) oder Ernährungsgewohnheiten aufgrund erwarteter positiver Konsequenzen (z. B. Schokolade zur Entspannung) aufgedeckt und besprochen werden. Zum anderen können durch geeignete Maßnahmen der Erfolgsrückmeldung aber auch eine stetige Verstärkung der Verhaltensänderung erreicht und eine wahrgenommene Bestrafung durch beispielsweise Misserfolg vermieden werden. So eignen sich verschiedene Methoden des Selbstmonitorings (z. B. Schrittzähler) sehr gut zur konstanten Verstärkung der angestrebten Verhaltensänderung – sie belohnen das veränderte Verhalten und steigern so die Wahrscheinlichkeit dieses beizubehalten. Auch im Sinne der Ernährungserziehung kann erwünschtes Verhalten durch positive Konsequenzen (z. B. Stolz nach der eigenen Zubereitung oder der Mithilfe bei Gerichten, Lob beim Ausprobieren noch unbekannter Gerichte) verstärkt werden. Genauer wird ein motivierendes, die Verhaltensänderung positiv bestärkendes Vorgehen im Abschnitt Ernährungskommunikation (siehe ▶ Kap. 19dem) beschrieben.

◼ **Modelllernen**

Vor allem Bandura (zusammenfassend 1977) setzte sich mit dem Modelllernen als relevanten Teil der Lerntheorie auseinander und entwickelte aus diesem Aspekt heraus die sozial-kognitive Lerntheorie (siehe ▶ Kap. 3). Das Lernen am Modell (auch als Beobachtungslernen oder soziales Modelllernen bezeichnet) ermöglicht die Erweiterung von individuellem Wissen und Kompetenzen ohne ausschließlich auf eigene Erfahrungen oder Konditionierungprozesse angewiesen zu sein. Es kann Veränderungen im Verhalten, in den Kognitionen, Werten oder Gefühlen zur Folge haben. Das Modelllernen lässt sich dabei in zwei Phasen einteilen (Bandura 1986, 2009): Die Aneignungs- und Ausführungsphase (siehe ◻ Abb. 2.2). Die *Aneignungsphase* dient dem Beobachten eines bestimmten Verhaltens in Verbindung mit entsprechenden Merkmalen und Konsequenzen. Hierzu sind vor allem Aufmerksamkeits- und Gedächtnisprozesse nötig. In der *Ausführungsphase* wird das beobachtete Verhalten ausgeführt, wobei motorische Handlungen unter der Voraussetzung verschiedener Motivationsprozesse reproduziert werden müssen. Innerhalb jeder dieser Phasen gibt es Einflussfaktoren, die auf den Prozess des Beobachtungslernens einwirken.

> ▶ **Beispiel**
>
> Eine Familie sitzt am Abendbrottisch. Die zweijährige Tochter Emma isst eine Scheibe Brot mit Käse, während ihr Vater sich von einem auf dem Tisch befindlichen Gemüseteller eine Tomate nimmt, diese mit etwas Salz bestreut und hineinbeißt. Emma beobachtet ihn und nimmt sich danach ebenfalls eine Tomate, die sie zunächst skeptisch, dann mehr und mehr genussvoll verzehrt. ◀

Damit Beobachtungslernen stattfinden kann, sind eine Reihe von Merkmalen notwendig. Zunächst ist es nötig, dass die Tochter die väterliche Handlung aufmerksam verfolgt. Ablenkungen durch Spielzeug oder eventuell vorhandene Müdigkeit könn-

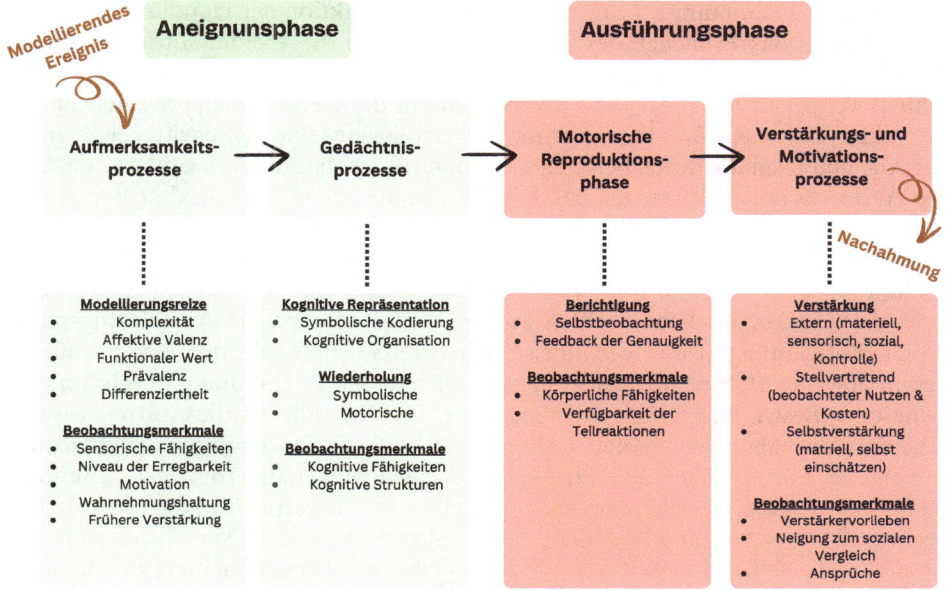

Abb. 2.2   Phasen des Modelllernens. (Nach Bandura 1971)

ten die Lernkapazitäten in dieser Situation negativ beeinflussen. Zudem spielen die Differenziertheit oder Komplexität der beobachteten Handlung eine Rolle. Würde der Vater die Tomate noch zerschneiden und neben Salz noch andere Gewürzen nutzen bzw. ein schwieriger zu verzehrendes oder mit mehr Vorbereitungsaufwand verbundenes Lebensmittel (beispielsweise Grapefruit) zu sich nehmen, wäre die Handlung komplexer und somit (auch altersabhängig) für die Tochter schwerer zu verfolgen. Auch der funktionale Wert der Handlung oder des Objekts selbst sowie die emotionale Bedeutung der Tätigkeit sind entscheidend. Eine schmackhaft aussehende, rote Tomate kann mehr Aufmerksamkeit auf sich ziehen als eine schon etwas verschrumpelte, unauffällige oder ganz klein geschnittene Frucht. Ist der Vater entspannt und fröhlich, werden seine Handlungen von der Tochter wahrscheinlich eher beobachtet als wenn er schimpfen würde. Verbindet das Kind bereits positive Geschmackserfahrungen mit dem verzehrten Lebensmittel, steigt die Aufmerksamkeit zusätzlich. Für den gesamten Prozess der Aneignungsphase sind sensorische und kognitive Fähigkeiten sowie die aktuelle Motivation des Kindes relevante Einflussfaktoren, die die Aufmerksamkeit steuern. Da die beobachteten Ereignisse in der Regel zeitversetzt, also zu einem späteren Zeitpunkt nachgeahmt werden, sind außerdem Gedächtnisprozesse wichtig, die eine interne Repräsentation des Beobachteten ermöglichen. Nur wenn die generellen kognitiven Fähigkeiten sowie die aktuelle Aufmerksamkeitskapazität des Kindes eine gedankliche Aufnahme und Verarbeitung der Handlung des Vaters ermöglichen, kann eine Gedächtnisrepräsentation des Tomate essenden Vaters, womöglich verknüpft mit dem gemeinsamen Abendbrot, entstehen. Je häufiger dieses Ereignis beobachtet wird, und umso positiver die damit verbundenen Emotionen sind, desto stärker wird die Gedächtnisspur und desto wahrscheinlicher die spätere Nachahmung des Verhaltens.

2

Für die Nachahmung ist eine motorische Reproduktion der Handlung nötig, die beispielsweise das Erreichen des Gemüsetellers durch die Tochter sowie den selbstständigen Verzehr der Tomate beinhaltet. Eine interne (unbewusste) Feedbackschleife vergleicht dabei das eigene Verhalten mit der Gedächtnisrepräsentation des Verhaltens des Vaters und korrigiert möglicherweise einzelne Teilschritte. „Fehler" in der Aneignungsphase durch beispielsweise unterbrochene Aufmerksamkeit oder eine die Aufmerksamkeitskapazität des Kindes übersteigende Komplexität der Handlung, würden sich hier in fehlenden Teilen der Handlung zeigen, z. B. würde die Tomate nicht gesalzen. Aber auch ein genau beobachtetes Verhalten kann nicht nachgeahmt werden, wenn beispielsweise die motorische Geschicklichkeit zum Salzen oder die Zähne zum Hineinbeißen fehlen. Weiterhin wird die Ausführungsphase durch Motivationsprozesse beeinflusst. Wie bereits beim operanten Konditionieren beschrieben, wird die Auftretenswahrscheinlichkeit einer Handlung durch Verstärkung oder Bestrafung erhöht oder reduziert. Gleiches gilt für die Auftretenswahrscheinlichkeit einer beobachteten Handlung: Einfache Belohnungen (z. B. soziale Zuneigung, Lob) erhöhen die Auftretenswahrscheinlichkeit des Tomate-Essens, während Bestrafungen (z. B. schimpfen wegen eines verkleckerten Tomatenflecks) diese verringern. Ein im Kontext des Beobachtungslernens wichtiger Verstärkungsprozess ist zudem die stellvertretende Verstärkung. Dabei werden beobachtete Belohnungsoder Bestrafungsprozesse direkt in Zusammenhang mit dem beobachteten Verhalten erlernt, ohne dass die Konsequenzen selbst erfahren werden mussten. Im Rahmen des Beispiels würde also auch ein sehr zufriedener Gesichtsausdruck des Vaters nach dem Verzehr oder Äußerungen zum guten Geschmack der Tomate als stellvertretende Verstärkung die Motivation der Tochter erhöhen. Und genauso kann die Erwartung eigener Freude beim oder nach dem Verzehr (Selbstverstärkung) die Motivation und damit auch die Auftretenswahrscheinlichkeit erhöhen.

Es wurden bereits einige Faktoren beschrieben, die das Beobachtungslernen beeinflussen. Neben den situativen Merkmalen sowie den vorhandenen oder erwarteten Konsequenzen, gibt es auch personenbezogene Merkmale, die das Modelllernen bedingen. So wird ein Modell im Allgemeinen eher nachgeahmt, wenn es für den Beobachtenden Ressourcen, Macht, Status, Intelligenz oder ähnliche anerkannte Eigenschaften präsentiert (vgl. Flanders 1968). Bandura et al. (1963) zeigten beispielsweise, dass Kinder ein Modell eher nachahmten, wenn das Modell über die Ressourcen einer Belohnung verfügte, als wenn die Kinder selbst belohnt wurden. So wurden Zahnputzhandlungen menschlicher Personen beispielsweise häufiger von Kindern imitiert als die künstlicher Modelle (Makuch et al. 2011). Auch die wahrgenommene Fürsorge der Modellperson sowie der Qualität der Beziehung und die wahrgenommene Ähnlichkeit zwischen lernender und beobachteter Person scheinen eine Rolle zu spielen. Kindergartenkinder ahmten beispielsweise eine den Kindern gegenüber freundliche, warmherzige Erzieherin eher nach als eine abgewandte, distanzierte Person (Bandura und Huston 1961). Die genannten Faktoren scheinen dabei die Identifizierung mit dem Modell zu erleichtern, was die Aufmerksamkeit stärker bindet und die Stärke der gedanklichen Repräsentation erhöht.

2.2 Psychoanalytischer Ansatz

Zu Beginn des 20. Jahrhunderts wurde die Psychoanalyse von Sigmund Freud (zusammenfassend 2009) begründet. Die Grundannahme des psychoanalytischen Ansatzes besteht darin, dass menschliches Verhalten nicht nur erlernt ist, sondern auch aus unbewussten Prozessen resultiert. Der Mensch wird dabei als durch seine frühkindlichen Erfahrungen und inneren Konflikte geprägt erlebt. Dabei geht der psychoanalytische Ansatz davon aus, dass das Unbewusste in Form von Wünschen, Ängsten und Überzeugungen, die dem Menschen bewusst nicht zugänglich sind, einen großen Einfluss auf das menschliche Verhalten hat, und somit auch körperliche Symptome psychische Ursachen haben können. Ein zentrales Konzept des psychoanalytischen Ansatzes ist das Struktur- oder auch Drei-Instanzen-Modell. Hierzu wird die menschliche Psyche in die folgenden Bereiche eingeteilt (z. B. Freud 2009):

Das Es ist Sitz für alle angeborenen Triebe, weswegen es auch mit der Geburt existiert. Das Es wird nach dem Lustprinzip gesteuert und bleibt unbewusst, d. h. es ist der menschlichen Kognition nicht zugänglich und kann nur indirekt, durch beispielsweise Assoziationen erschlossen werden. Alle lustvoll erlebten Aktivitäten und Bedürfnisse werden als sofort zu befriedigen erlebt – unabhängig von der aktuellen Situation und Umgebungsfaktoren. Für die Bedürfnisbefriedigung ist das Es auf das Ich im Sinne einer Umsetzung in der Realität angewiesen. Im Es gibt es keine Unterscheidung von Vergangenheit, Gegenwart und Zukunft und es enthält auch verdrängte Erlebnisse, Emotionen und Gedanken. Nach Freud ist das Es „der dunkle, unzugängliche Teil unserer Persönlichkeit; … Wir nähern uns dem Es mit Vergleichen, nennen es ein Chaos, einen Kessel voll brodelnder Erregungen" (Freud 1933, S. 80).

Das Über-Ich stellt die verinnerlichten moralischen Werte des Menschen dar. Es baut sich im Laufe des menschlichen Lebens durch Erziehung, Sozialisation, erlernter und vermittelter Normen, Überzeugungen und Werte auf. Im Über-Ich manifestiert sich der elterliche Einfluss als eigene, vom Ich zu differenzierende, Instanz. Dazu gehören auch die durch Eltern und Bezugspersonen vermittelten gesellschaftlichen Anforderungen sowie die in der weiteren Entwicklung auftretenden Einflüsse von Erziehern, öffentlichen Vorbilder und anderen Idealen. Im Laufe eines Lebens entfernt sich das Über-Ich immer weiter von Eltern und anderen Vorbildern, was nach Freud eine wesentliche Voraussetzung für die seelische Gesundheit ist. Das Über-Ich hat hauptsächlich unbewusste, aber auch einige bewusste Anteile. Mit der Fähigkeit zur kritischen Selbstbeobachtung und der Existenz eines Ideal-Ichs kann es als eine Art Gewissen verstanden werden.

Das Ich entwickelt sich in der Kindheit und stellt den Bezug zur Außenwelt und damit auch der Realität dar. Angesichts der auf sofortige Bedürfnisbefriedigung ausgerichteten Wünsche des Es übernimmt das Ich die Überprüfung anhand der Realität und kann durch verschiedene Abwehrmechanismen als unangemessen erlebte Wünsche zurückweisen. Das Ich dient damit als eine Art Vermittler zwischen dem Es und Über-Ich. Das Ich verarbeitet Sinneseindrücke, speichert Erfahrungen und ist handlungsfähig, weswegen das Es auf die Umsetzung seiner Bedürfnisse durch das Ich angewiesen ist. Daneben gehören zu den Ich-Funktionen auch Abwehrmechanismen.

2

Während das Ich hauptsächlich durch individuelle Erfahrungen geprägt ist, präsentierten das Es die ererbte und das Über-Ich die kulturelle oder gesellschaftliche Vergangenheit. Allerdings spricht Freud immer von einem Modellcharakter seiner Terminologie und bezeichnet die drei Instanzen nicht als scharf gegeneinander abgegrenzte Bereiche, sondern eher als „verschwimmende Farbenfelder wie bei den modernen Malern" (Freud 1933, S. 85). Das Strukturmodell dient nach Freud als Grundlage für das Verständnis von psychischen Konflikten, die aufgrund eines Ungleichgewichts zwischen den drei Ebenen entstehen. Psychische Konflikte können sich durch verschiedene Ängste, somatische Beschwerden oder andere Probleme äußern, werden dabei aber immer als Ausdruck eines unbewussten Konflikts verstanden. Die Methoden des psychoanalytischen Ansatzes (z. B. Assoziation) dienen dabei als Mittel zur Klärung solcher Konflikte durch das Aufdecken des Unbewussten.

▶ **Beispiel**

Werner hatte aufgrund seiner Adipositas bereits zahlreiche Termine bei verschiedenen Ernährungsberatungen. Kurzfristig hatte er auch meist ein paar Kilo abnehmen können, langfristig ist das Gewicht aber immer weiter gestiegen. Aufgrund des hohen Gewichts haben sich zunehmend Gelenkbeschwerden eingestellt, die ihm das Gehen und vor allem Treppensteigen schwer machen. Und vor kurzem ist nun auch noch ein zu hoher Blutdruck festgestellt worden. Er berichtet, sich bei den vorangegangenen Diätversuchen immer wirklich Mühe gegeben zu haben: Er bereitet sein Essen sowieso immer frisch zu, aber dann habe er sich auch um kleinere Portionen bemüht. Aber eine Mahlzeit zu beenden, falle ihm sehr schwer. Er hat manchmal fast das Gefühl, sein Magen sei ein großes schwarzes Loch, welches nie wirklich gefüllt werden kann. Zudem überfalle ihn gerade abends häufig ein unwiderstehlicher Drang nach Süßem, für den er noch keine Gegenmaßnahme gefunden hat. ◀

Das Fallbeispiel beschreibt ein häufig gerade von übergewichtigen Menschen berichtetes Gefühl, sich nur selten oder für nur kurze Zeit satt zu fühlen und ein sehr stetiges Bedürfnis nach Nahrung zu verspüren. Aus der psychoanalytischen Sicht heraus handelt es sich um einen psychischen Konflikt zwischen Es und Ich oder Über-Ich. Das fehlende Gefühl der Befriedigung trotz erfolgter Nahrungsaufnahme kann danach als Ersatzbefriedigung interpretiert werden. Da eine Ersatzbefriedigung (in diesem Fall das Essen) lediglich ein Ersatz für das eigentliche Bedürfnis ist, kann dieses eigentliche Bedürfnis nicht befriedigt werden und das Verlangen danach (Hunger) bleibt. Nach der psychoanalytischen Auffassung ist Essen eng mit der mütterlichen Fürsorge (in der frühen Füttersituation) und somit auch mit Geborgenheit, Nähe und Sicherheit verbunden. Kann in späteren Jahren das angeborene Bedürfnis nach Geborgenheit, emotionaler Anerkennung und Fürsorge in der Realität nicht befriedigt werden (z. B. aufgrund fehlender oder emotional nicht stabiler Bezugspersonen) werden diese Bedürfnisse des Es vom Ich abgewehrt. Es entsteht ein Konflikt, den das Ich möglicherweise durch eine alternative Form der Befriedigung (Ersatzbefriedigung) zu lösen versucht. Ob diese Ersatzbefriedigung Essen oder etwas anderes ist, kann von erlernten Mustern abhängen (beispielsweise kann Nahrung schon im Elternhaus als Trost eingesetzt worden sein, oder die Nahrung selbst wird als entspannend, beruhigend erlebt), oder auch mit der beständigen Verfügbarkeit von Nahrung zusammenhängen. Bei den Zusammenhängen aus psychoanalytischer Sicht handelt es sich schon der Theorie nach um unbewusste Zusammenhänge, die dementsprechend schwer zu belegen sind. Dennoch lohnt sich sowohl in der theoretischen oder wissenschaftlichen Betrachtung von Motiven zur Nahrungsaufnahme als auch der Anwendung in der Ernährungsberatung oder -therapie ihre Berücksichtigung, da gerade im Essverhalten viele unbewusste Faktoren eine Rolle spielen können. Dabei geht es nicht um das vollständige Analysieren oder Aufdecken aller unbewussten Zusammenhänge, aber die psychoanalytische Sicht kann auch im Bereich der Ernährungspsychologie beim Verstehen von nicht immer rational nachvollziehbaren Verhaltensweisen helfen und Methoden zur Annäherung liefern. So sollten neben rationalen Gründen gegen beispielsweise den Verzehr von Schokolade auch mögliche unbewusste Assoziationen und Erwartungen berücksichtigt werden. In der Ernährungsberatung könnte beispielsweise ein Gespräch über Assoziationen zu bestimmten Nahrungsmitteln, der Nahrungsaufnahme oder dem Zustand von Sättigung oder Hunger dabei helfen, die emotionalen Zusammenhänge besser zu verstehen. Inwiefern diese Assoziationen dabei tatsächlichen Erfahrungen entsprechen, ist irrelevant, da als Einfluss immer die subjektive, emotionale Sicht der Betroffenen ausschlaggebend ist.

2.3 Humanistische Ansätze

Die humanistische Psychologie entwickelte sich in den 1950er- und 1960er-Jahren als Reaktion auf die damals vorherrschenden lerntheoretischen und psychoanalytischen Ansätze. Der Mensch wird dabei als ein sich selbst verwirklichendes, sinnorientiertes Individuum gesehen, welches sich mit sich selbst und der Umwelt auseinander setzt. Im Gegensatz zum psychoanalytischen und lerntheoretischen Ansatz sieht der humanistische Ansatz Menschen nicht als Ergebnis ihrer Lernerfahrungen oder Triebe, sondern geht davon aus, dass der Mensch auf Basis der von ihm gemachten Erfahrungen, eines individuellen Wertesystems und Bedürfnissen sein Leben selbst gestaltet. Die humanistische Psychologie ergänzt die anderen Ansätzen durch eine ganzheitliche Sicht auf den Menschen und die Betonung seiner Fähigkeit zur Selbstverwirklichung. Ihre Prinzipien und Methoden werden genutzt, um individuelle Motive und menschliches Verhalten besser zu verstehen und Menschen bei der Erreichung persönlicher Ziele zu unterstützen.

Die von Carl Rogers entwickelte personenzentrierte Therapie bzw. Beratung sowie die von Maslow konstruierte Bedürfnispyramide sind nur zwei Beispiele für humanistische Prinzipien. Da beide Wissenschaftler mit den von ihnen entwickelten Theorien den humanistischen Ansatz entscheidend beeinflusst und mitentwickelt haben, und sich die Konzepte auch im Bereich der Ernährungspsychologie sinnvoll anwenden lassen, sollen diese beiden Konzepte stellvertretend näher vorstellt werden.

▪ Bedürfnispyramide

Maslow (zusammenfassend 1954) ging dem humanistischen Prinzip folgend davon aus, dass der Mensch seine angeborene Natur verwirklichen will, dies aber erst nach der Erfüllung sogenannter Defizitmotive tun wird. Daraus ergibt sich die Bedürfnispyramide, die die menschlichen Bedürfnisse in einer hierarchischen Reihenfolge darstellt, beginnend mit grundlegenden physiologischen Bedürfnissen und endend mit

2

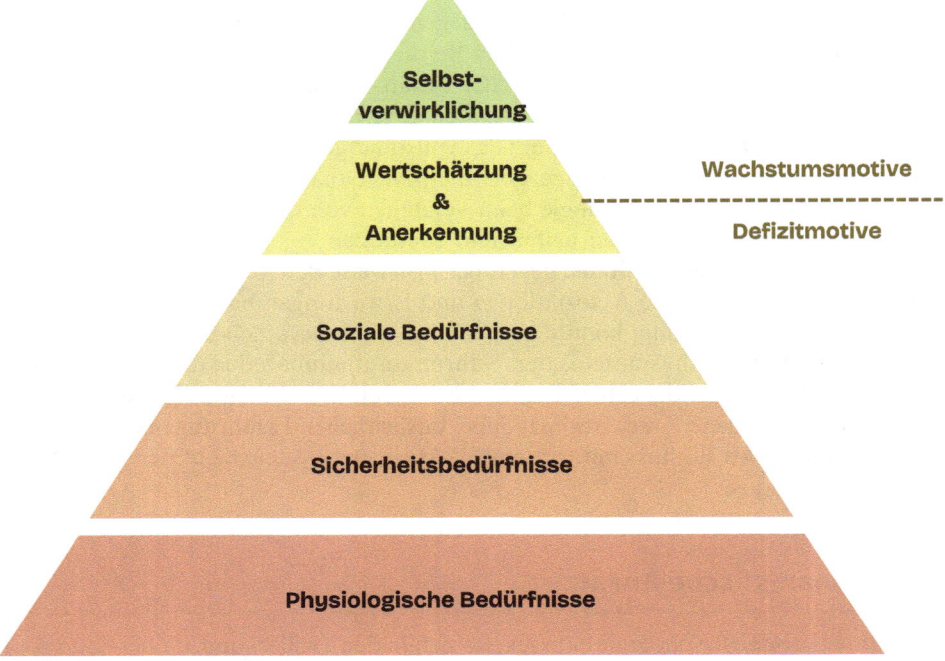

○ Abb. 2.3   Bedürfnispyramide. (Nach Maslow 1954)

höheren psychologischen Bedürfnissen. Die Pyramide ist in fünf Stufen unterteilt (siehe ○ Abb. 2.3)

1. Physiologische Bedürfnisse (z. B. Atmung, Nahrung, Wasser, Schlaf, Fortpflanzung)
2. Sicherheitsbedürfnisse (z. B. Schutz, Sicherheit, Stabilität, Freiheit von Angst und Bedrohung)
3. Soziale Bedürfnisse (z. B. Zugehörigkeit, soziale Interaktion, Freundschaft, Liebe)
4. Wertschätzung und Anerkennung (z. B. Selbstwert, Selbstvertrauen, Anerkennung und Respekt vor anderen)
5. Selbstverwirklichung (z. B. Streben nach persönlichem Wachstum, Erfüllung des eigenen Potenzials)

Maslow postulierte, dass die Erfüllung der Bedürfnisse auf einer niedrigeren Stufe Voraussetzung für die Befriedigung der Bedürfnisse der nächsthöheren Stufe ist. Erst wenn die Bedürfnisse einer Stufe befriedigt sind, können die höheren Stufen erreicht werden.

> **▶ Beispiel**
>
> Ivonne geht an einer Werbung für vegetarische Brotaufstriche vorbei, die als vegan und besonders gesund angepriesen werden. Die Werbung spricht sie an, da sie schon darüber nachgedacht hat, den täglich gewünschten Konsum ihrer Kinder von Nuss-Nougat-Creme etwas zu reduzieren – eben im Sinne einer gesünderen Ernährung. Sie liest die aufgeführten gesundheitlichen Vorteile und sieht in ihrer Vorstellung ihre beiden Kinder beim Früh-

stück mit sehr skeptischem Blick vor dem Brot mit Aufstrich sitzen und meckern. Ivonne entschließt sich doch wieder zur gewohnten Nuss-Nougat-Creme. Am Nachmittag trifft sie auf dem Spielplatz einen Bekannten, der an seine und ihre Kinder mitgebrachte Brote verteilt. Im Gespräch erfährt Ivonne das es sich beim Brotbelag um verschiedene vegane Aufstriche handelt, die er selbst und seine Kinder sehr lecker finden. Da auch ihre Kinder die Brote des Bekannten sehr gern gegessen haben, kauft Ivonne beim nächsten Einkauf mit einem guten Gefühl zwei Aufstriche. ◄

Für die Ernährungspsychologie kann die Bedürfnispyramide als Erklärung für unterschiedliche Prioritäten von Motiven als Auslöser menschlichen Verhaltens sowie als Basis von Verhaltensänderung angewandt werden. Im oberen Beispiel spricht die Werbung zu den besonders gesunden Aufstrichen ein Bedürfnis von Ivonne an. Die Verhaltensänderung (Alternative zur Nuss-Nougat-Creme) scheitert aber an den stärkeren oder dringenderen Bedürfnissen nach Anerkennung (den Kindern schmeckt es), sozialer Gesellschaft (angenehme Mahlzeiten) und anderen. Erst als der Aufstrich durch die Erfahrung mit den Broten des Bekannten auch diesen Bedürfnissen zu entsprechen scheint, verändert Ivonne ihr Verhalten. Wenn beispielsweise die Sicherheit für das Vorhandensein von genügend Nahrung, einer langfristig sicheren Einkommensquelle oder andere individuelle Sicherheitsbedürfnisse nicht gegeben sind, wird die Veränderung zu einem gesundheitsfördernden Lebensstil keine Priorität haben und auch durch ansonsten geeignete Maßnahmen kaum zu erreichen sein. Hier hilft die individuelle Bedürfnishierarchie, die subjektiven Prioritäten besser zu verstehen und Maßnahmen zur Verhaltensänderung entsprechend anzupassen, evtl. sogar auf einen späteren Zeitpunkt verschieben zu können. Auch ist die Bedürfnispyramide eines jeden Menschen unterschiedlich ausgestaltet, sodass individuell jeweils andere Aspekte als Sicherheits-, soziale, -Anerkennungs- oder Selbstverwirklichungsbedürfnisse im Vordergrund stehen. In der Ernährungstherapie und Gesundheitsaufklärung wird beispielsweise oft von einem starken Bedürfnis nach Gesundheit ausgegangen und als Hauptargument für eine Ernährungs- oder Lebensstilumsetzung genutzt. Wenn aber Genuss oder soziale Zugehörigkeit (wie im Beispiel zufriedene Familienmitglieder) stärker ausgeprägt bzw. auf einer niedrigeren Stufe stehen, können sie mit dem Gesundheitsbedürfnis in Widerspruch stehen. Die Einordnung von gesundheits- oder genussbezogenen Bedürfnissen kann also bei der Motivation zur Verhaltensänderung und/oder deren Begleitung unterstützen.

■ Personenzentrierter Ansatz

Der personen- oder klientenzentrierte Ansatz nach Carl Rogers (zusammenfassend 1951) geht von einem Menschenbild aus, was den Menschen von Natur aus gut und an persönlichem Wachstum interessiert wahrnimmt und damit auch den Kern der humanistischen Psychologie aufnimmt. Rogers geht davon aus, dass mit diesem Menschenbild auch die Möglichkeiten zur Selbsthilfe in einem Menschen gegeben ist. Der Mensch hat dem personenzentrierten Ansatz nach die angeborene Tendenz zur Selbstaktualisierung, Selbsterhaltung und Selbstverwirklichung, wobei individuelle Bedürfnisse, Emotionen, aber auch Werte und Ziele die Motivation dazu liefern. Darauf aufbauend geht Rogers von einer subjektiven Sicht auf die Welt aus, die für jeden einzelnen die Wahrheit darstellt. Dieses Selbstkonzept ist für die Ausbildung von Einstellungen, aber auch der Problemwahrnehmung und sonstigen Zusammenhängen die Basis, weswegen neben einer grundsätzlichen Problemanalyse auch immer

2

die aus dem Selbstkonzept hervorgehende Perspektive des Klienten für die Ernährungsberatung oder -therapie im Einzelgespräch entscheidend ist.

Rogers hat aufbauend auf die beschriebenen Konzepte, Grundhaltungen und Strategien für die Gesprächsführung abgeleitet (siehe auch ► Kap. 19). Das Konzept der Gesprächsführung ist auf die Fähigkeit des Menschen, seine Probleme selbst zu bewältigen, und damit auf Hilfe zur Selbsthilfe ausgerichtet. Durch eine wertschätzende, ehrliche und akzeptierende Haltung sowie geeignete Gesprächsstrategien können Ratsuchende in der Ernährungsberatung oder -therapie dazu gebracht werden, selbst ihre Probleme zu erkennen, um dann an einer bedürfnisorientierten Lösung zu arbeiten. Dieser Ansatz bestärkt Menschen in ihrer eigenen individuellen Persönlichkeit und versucht, individuell passende Gründe und Lösungen (personenzentriert) zu erarbeiten.

> ► **Beispiel**
>
> Michael wurde von seinem Arzt zur Ernährungsberatung geschickt, weil sein starkes Übergewicht zu mehreren gesundheitlichen Problemen geführt hat. Michael ist dem Besuch gegenüber sehr skeptisch und glaubt nicht, dass man ihm helfen kann. Er weiß ja, dass er einfach nur weniger, vor allem weniger Süßigkeiten, essen müsste. Aber er kann die dafür notwendige Disziplin einfach nicht lange aufbringen und so schämt er sich schon im Vorfeld ein wenig für das, was die Beraterin oder der Berater über ihn und vor allem seine Ernährungsweise denken mag. In der Ernährungsberatung ist er überrascht, da es zunächst gar nicht um seine konkrete Ernährung oder sein Gewicht geht, sondern sein Wohlbefinden, Erwartungen und Erfahrungen im Vordergrund des Gespräches stehen. Er fühlt sich trotz seiner Sorge dabei nicht bewertet und fasst Vertrauen, sodass er bald auch offen von seinen Misserfolgen und Schwächen sprechen kann. Im Laufe von zwei Gesprächen erkennt Michael, dass er vor allem mit seiner beruflichen Situation sehr unzufrieden ist. Die Zusammenarbeit mit dem Kollegium ist stressig und er fühlt sich mit seiner Leistung nicht anerkannt. Bisher hatte er aus Sorge vor einer möglichen Arbeitslosigkeit zu große Angst vor einer Veränderung. In seinem Frust tröstet er sich viel zu häufig mit Süßigkeiten oder gönnt sich eine zweite oder dritte Portion. Er bemerkt beim Erzählen, dass Essen mittlerweile seine einzige Entspannungsmöglichkeit geworden ist. ◄

Das obige Beispiel beschreibt aus Sicht des Klienten Michael das auf die subjektive Sichtweise des Menschen bezogene personenzentrierte Vorgehen: Der Ratsuchende wird dazu ermutigt, frei zu erzählen ohne bereits mögliche Gründe für sein Problem, das Problem selbst oder Lösungsmöglichkeiten vorzugeben oder anzubieten. Damit fokussiert dieser Ansatz weniger auf die vorhandenen Probleme als das persönliche Erleben der Betroffenen. Der Berater oder die Beraterin hält Michael aktiv im Gespräch und hört akzeptierend zu ohne zu bewerten. Dadurch kann Vertrauen aufgebaut werden und es fällt Michael leichter, sich vor sich selbst und anderen zu öffnen. Mit dieser Basis und das im personenzentrierten Konzept angenommene Bedürfnis nach Selbstverwirklichung oder Selbsterhalt, kann Michael einen Zusammenhang zwischen seinem Essverhalten und der durch seinen Beruf ausgelösten Unzufriedenheit bzw. dem täglichen Stress herstellen. Statt Selbstdisziplin, die er bei vorangegangenen Diätversuchen immer als sein Problem angesehen hat, sucht er nun nach zum Essen alternativen Entspannungsmethoden und will sich bezüglich seiner beruflichen Möglichkeiten zumindest beraten lassen.

2.4 Systemischer Ansatz

Die systemische Psychologie geht davon aus, dass das Verhalten und Befinden der Menschen durch Strukturen der zwischenmenschlichen Beziehungen bestimmt sind. Als System wird dabei eine Gesamtheit von Einzelelementen bezeichnet, die miteinander verbunden sind. Typische für das menschliche Verhalten relevante Systeme sind die Familie, Schule, Arbeit oder Freundeskreis. Der systemische Ansatz versucht, Interaktionsprozesse zwischen Menschen zu analysieren und als Basis für individuelle Entscheidungen, Verhaltensweisen oder Probleme zu begreifen. Die Ursache von Problemen wird also nicht im Individuum selbst, sondern in dem umgebenden System angenommen, womit das Individuum auch als Symptomträger bezeichnet werden kann. Das menschliche Handeln wird in Zusammenhang mit dem Verhalten anderer betrachtet und sucht so neben auslösenden auch nach aufrechterhaltenden Faktoren.

Aus dem systemischen Ansatz lassen sich ebenfalls für die Ernährungsberatung und -therapie geeignete Methoden und Konzepte ableiten, bei denen nicht das Individuum sondern das System, in welchem das Individuum lebt, mit seinen vielfältigen Wechselwirkungen, im Fokus steht. Dabei werden soziale Beziehungen, Interaktionsmuster und deren Einfluss auf das Essverhalten mit betrachtet und als mögliche Ursachen, aufrechterhaltende Faktoren oder Ressourcen berücksichtigt. Das grundsätzliche Vorgehen soll dabei an einem Beispiel verdeutlicht werden.

▶ **Beispiel**

Ingrid und Gabriel sind schon lange glücklich miteinander verheiratet. Leider haben sich bei Ingrid in letzter Zeit einige gesundheitliche Probleme gezeigt, für deren Behandlung ihr der Arzt eine Gewichtsreduktion empfohlen hat. Ingrid sucht in diesem Zusammenhang die Unterstützung einer Ernährungsberatung auf. Die Ernährungsberaterin fragt nach ihrer aktuellen Lebenssituation und sozialen Interaktionen mit oder ohne Zusammenhang zum Essen. Ingrid berichtet, dass sie ein sehr geselliger Mensch ist und eigentlich auch die Mahlzeiten immer in Gesellschaft zu sich nimmt. Meistens isst sie mit ihrem Mann und da dieser leidenschaftlich gern kocht, laden sie dazu auch gern Freunde ein. Auf der Arbeit ist das gemeinsame Mittagessen in der Kantine zu einem Ritual geworden, welches sie und ihr Kollegium nicht mehr missen wollen. Da ihr Mann von zu Hause arbeiten kann, hat er die Zubereitung des Abendessens übernommen und überrascht sie immer wieder mit neuen Gerichten – manchmal sogar mehreren Varianten, wenn er sich auf eine ihrer regelmäßigen Einladungen zum gemeinsamen Essen mit Freunden vorbereitet. Die Beraterin fragt viel zu ihrem Empfindungen während verschiedener Essenssituationen und ihren Annahmen zu den Erwartungen anderer. Dabei bemerkt Ingrid, wie wichtig ihr der soziale Austausch ist, dass sie aber auch das Gefühl hat, dass gutes Essen zu sozialen Kontakten unbedingt dazu gehört. Bei der Vorstellung, ihrem Mann von der nötigen Gewichtsreduktion zu erzählen, hat sie regelrecht Sorge, dass dieser dann seine Essenszubereitungen und Einladungen einstellen würde, um sie zu unterstützen. Sie befürchtet, dass damit dann auch ein wichtiger Teil ihrer Beziehung und sozialen Aktivitäten wegfallen würde. ◀

Die im Beispiel dargestellten Zusammenhänge zwischen sozialer Interaktion und dem Essverhalten könnten natürlich auch ganz anders gestaltet sein, sind im systemischen Ansatz aber ein sehr wichtiger Bestandteil der Anamnese. Durch verschiedene

2

Methoden (siehe ▶ Kap. 19) soll Ingrid zum einen ihre eigenen Erwartungen und Emotionen in verschiedenen Essenssituationen kennenlernen, aber auch ihre Annahmen zu Erwartungen anderer betrachten und gegebenenfalls hinterfragen. So erkennt sie die von ihr angenommene Verbindung zwischen sozialer Akzeptanz und Essen sowie die zentrale Bedeutung, die Essen in ihrer Beziehung spielt. In der Ernährungsberatung kann sie nun mögliche Lösungsszenarien durchsprechen und diese ebenfalls wieder auf ihre eigenen und die angenommenen Reaktionen anderer untersuchen. So wäre eine Lösung die offene Ansprache im Kollegium und mit ihrem Mann, sodass niemand es als unhöflich oder unsozial empfindet (was Ingrid befürchtet), wenn sie zukünftig kleinere Portionen oder Salat isst. Solche Gespräche können auch im Rahmen der Beratung geübt werden, um beispielsweise die richtigen Worte für die Sorgen in der Beziehung zu ihrem Mann zu finden.

Die hier aufgezeigten psychologischen Ansätze stellen ein jeweils unterschiedliches Menschenbild und daraus ableitend auch unterschiedliche Zusammenhänge und Einflussfaktoren in den Mittelpunkt. Auch in der Psychotherapie haben sich aus den verschiedenen Ansätzen heraus unterschiedliche Therapieformen entwickelt (z. B. psychoanalytische Therapie), die mittlerweile auch auf der Ebene der Beratung (z. B. systemische Beratung) unterschieden werden. Die Unterteilung in verschiedene Richtungen kann eine Konkurrenz der Ansätze suggerieren, obwohl sie sich tatsächlich vor allem ergänzen und so eine ganzheitliche, aber auch situations- und zielgruppenspezifische Betrachtung zulassen. In Abhängigkeit vom konkreten Fall und der jeweiligen Situation können also unterschiedliche Ansätze zur Interpretation und der Ableitung geeigneter Maßnahmen genutzt werden (siehe dazu auch ▶ Kap. 19). Trotz der Vorteile, psychologische Methoden und Ansätze auch im Rahmen der Ernährungskommunikation zu nutzen, müssen Psychotherapie und Ernährungsberatung oder -therapie gut gegeneinander abgegrenzt werden. Während psychologische Methoden in der Psychotherapie vor allem der Behandlung psychischer Störungen oder der damit verbundenen Verhaltensprobleme dienen, werden die gleichen oder abgeleitete Methoden in der Ernährungsberatung zur allgemeinen Förderung des Wohlbefindens durch ein gesundheitsförderndes Essverhalten genutzt. Vereinfacht gesagt, bleibt die Ernährungsberatung am konkreten Essverhalten (z. B. Naschen) und sucht in diesem Zusammenhang zwar nach potenziellen Auslösern (z. B. Einsamkeit, Ärger) und alternativen Verhaltensweisen (z. B. Spazierengehen), die Gründe der Auslöser und deren Beeinflussung bleiben aber einer potenziellen psychotherapeutischen Behandlung vorbehalten.

❓ Verständnisfragen zur Selbstüberprüfung

1. Differenzieren Sie zwischen dem lerntheoretischen und psychoanalytischen Menschenbild.
2. Inwiefern können psychologische Ansätze im Rahmen von Ernährungsberatung und -therapie genutzt werden?
3. Wie lässt sich die Abneigung gegen bestimmte Speisen aus lerntheoretischer Sicht erklären?
4. Warum ist bei ernährungsbezogenen Problemen von Kindern der systemische Ansatz von besonderer Relevanz?
5. Warum ist der personenzentrierte Ansatz zur Motivationssteigerung geeignet?

Literatur

Bandura A, Herausgeber. Psychological modeling: conflicting theories. Chicago: Aldine-Atherton; 1971.

Bandura A. Social learning theory. Englewood Cliffs (NJ): Prentice Hall; 1977.

Bandura A. Social foundations of thought and action: a social cognitive theory. Englewood Cliffs, NJ: Prentice-Hall; 1986.

Bandura A. Social cognitive theory of mass communication. In: Bryant J, Oliver MB, Herausgeber. Media effects: advances in theory and research. 2. Aufl. Milton Park: Routledge; 2009. S. 94–124.

Bandura A, Huston AC. Identification as a process of incidental learning. J Abnorm Soc Psychol. 1961;63:311–318.

Bandura A, Ross D, Ross SA. A comparative test of the status envy, social power, and secondary reinforcement theories of identificatory learning. J Abnorm Soc Psychol. 1963;67:527–34.

Flanders JP. A review of research on imitative behavior. Psychol Bull. 1968;69:316–37.

Freud S. Neue Folge der Vorlesungen zur Einführung in die Psychoanalyse. Frankfurt am Main: Fischer Taschenbuch Verlag; 1933.

Freud S. Abriss der Psychoanalyse. Frankfurt am Main: Fischer Taschenbuch Verlag; 2009.

Hoyer J, Knappe S, Herausgeber. Klinische Psychologie & Psychotherapie. 3., vollst. überarb. u. erw. Aufl. Berlin/Heidelberg: Springer; 2020.

Makuch A, Reschke K, Rupf S. Effective teaching of tooth-brushing to preschool children. J Dent Child (Chic). 2011;78(1):9–12.

Maslow AH. Motivation and personality. New York: Harper & Row Publishers; 1954.

Pavlov IP. Conditioned reflexes: an investigation of the physiological activity of the cerebral cortex. London: Oxford University Press; 1927.

Rogers CR. Client-centered therapy: its current practice, implications and theory. Boston: Houghton Mifflin; 1951.

Skinner BF. The behavior of organisms: an experimental analysis. New York: Appleton-Century-Crofts; 1938.

Gesundheitspsychologische Modelle

Inhaltsverzeichnis

Obwohl die meisten Menschen wissen, dass eine adäquate Ernährung ihrer Gesundheit zuträglich ist und auch, wie diese zu gestalten wäre, richten sie sich trotzdem nicht immer danach. Für ein besseres Verständnis dieser Diskrepanz und damit der Entstehung von individuellem Gesundheitsverhalten dienen gesundheitspsychologische Theorien und Modelle. Hier werden theoretische Zusammenhänge aufgrund von empirischen Beobachtungen zusammengefasst, um Einflussfaktoren und Ansatzpunkte für die Veränderung von Gesundheitsverhalten herauszustellen. Die für die Vorhersage von Ernährungsverhalten relevantesten Modelle werden in diesem Kapitel vorgestellt und in ihrer Bedeutung für die Anwendung in Rahmen beispielsweise der Ernährungskommunikation diskutiert.

Wie am Anfang dieses Buches ausgeführt, ist die Ernährungspsychologie ein Teil der Gesundheitspsychologie, da Essverhalten auch eine Form von Gesundheitsverhalten ist. Eine wichtige Fragestellung in diesem Zusammenhang ist die immer wieder zu beobachtende Diskrepanz zwischen Wissen und tatsächlichem Verhalten: Auch im Bereich der Ernährung sind gesundheitsfördernde Verhaltensweisen, wie beispielsweise der Konsum von Obst und Gemüse, gut belegt und werden breit kommuniziert (z. B. durch Maßnahmen wie fünf am Tag). Trotzdem werden die empfohlenen Verhaltensweisen oft nicht umgesetzt, beispielsweise erfüllten in einer Befragung von 2008 nur 87 % den empfohlenen Gemüseverzehr (Max-Rubner-Institut 2008). Um diese Diskrepanz und damit die Entstehung von individuellem Gesundheitsverhalten, Einflussfaktoren und auch Ansatzpunkten zur Veränderung besser zu verstehen, dienen gesundheitspsychologische Theorien und Modelle. In solchen Modellen werden theoretische Zusammenhänge aufgrund von empirischen Beobachtungen zusammengefasst, um folgenden Untersuchungen oder konkreten Anwendungen als theoretische Basis zu dienen. Zeigen weitere Studien differenziertere oder andere Ergebnisse, können die Modelle entsprechend erweitert und gegebenenfalls angepasst werden. Ziel ist es dabei nicht, sämtliche beeinflussende Faktoren und Zusammenhänge aufzuzeigen, sondern die für die Vorhersage eines Verhaltens besonders aussagekräftigsten zusammenzufassen.

Betrachten wir den Obst- und Gemüsekonsum als ein spezifisches Ess- und damit auch Gesundheitsverhalten. Vorhandene Untersuchungen zeigen verschiedene soziodemografische Unterschiede, z. B. essen Frauen durchschnittlich mehr Obst als Männer, und der Obst- und Gemüsekonsum ist auch bei Menschen mit höherem Bildungsstand größer. Diese beispielhaft aufgeführten Unterschiede liefern zwar keinen Ansatzpunkt für die generelle Steigerung des Obst- und Gemüsekonsums, geben aber einen Hinweis auf zielgruppenspezifische Unterschiede, die erklären können, warum bestimmte Methoden, Präventionskonzepte oder Public-Health-Kampagnen bei einer Person wirken und bei einer anderen nicht. So könnten vor allem weitere Studien angestoßen werden, die sich mit den Gründen für die beobachteten Unterschiede beschäftigen, und darauf aufbauend spezifische Maßnahmen für beispielsweise Menschen mit unterschiedlichem Bildungsstand entwickeln. Des Weiteren können bestimmte Motive zusammengetragen werden, die Menschen dazu bringen oder davon abhalten, Obst und Gemüse zu essen. Hier wäre beispielsweise die Erreichbarkeit (z. B. Preis, Praktikabilität), aber auch der erwartete Nutzen (z. B. die enthaltenen Vitamine schützen mich vor Krankheiten) oder Risiken, die man durch oder ohne ausreichenden Obst- und Gemüsekonsum vermutet (z. B. Obst enthält zu viel Fruchtzucker und macht mich dick) und vieles mehr zu nennen. In Modellen werden als besonders einflussreich gezeigte Faktoren zusammengefasst und können damit als Ansatzpunkte für gesundheitsfördernde Maßnahmen oder auf Lebensmittel und das Essverhalten bezogenen Programmen dienen (z. B. Kampagnen, die die Vorteile des Obst- und Gemüsekonsums darstellen, oder die Schaffung preislicher Vorteile). Neuere, differenziertere Forschungsergebnisse sollten in die Modellentwicklung und -anpassung einfließen.

Den vielen Möglichkeiten und unterschiedlichen Studien zur Thematik entsprechend, gibt es zahlreiche unterschiedliche Modelle, die verschiedene Phasen des Gesundheitsverhaltens oder bestimmte Aspekte betrachten. Nachfolgend soll ein kleiner Überblick zu den vorhandenen Modellen gegeben werden, wobei die bedeutendsten und vor allem auch für den Bereich der Ernährungspsychologie gut untersuchten Modelle vorgestellt werden. Der Initiierung eines Verhaltens und seiner Aufrechterhaltung folgend, werden nachfolgend zunächst die grundlegenden ressourcenorientierten Theorien der Salutogenese vorgestellt, die oft auch als Basis für die Gesundheitsförderung (im Überblick Faltermaier 2023) bezeichnet werden. Daran schließen sich die Motivation, also den Prozess zur Intentionsbildung für eine Verhaltensänderung, sowie die Volition, also den Prozess der Verhaltensänderung, betreffende Modelle an. Den Abschluss bilden Modelle, die beide Phasen betreffen.

3.1 Ressourcenorientierte Modelle

Die ressourcenorientierten Modelle fokussieren auf verschiedene menschliche Ressourcen (z. B. soziale Unterstützung, Problemlösestrategien, Optimismus), die bei der Umsetzung von Gesundheitsverhalten und der Stärkung physischer und psychischer Gesundheit eine Rolle spielen. Basis bildet der *Salutogenese-Ansatz*, der generell eine gute theoretische Basis für den Bereich der Gesundheitsförderung darstellt. Ein wichtiger Entstehungsaspekt waren die Untersuchungen zu den Auswirkungen von Konzentrationslagern (z. B. Antonovsky und Sagy 2017). Hier zeigten sich trotz vergleichbar schlimmer Erfahrungen extreme interindividuelle Unterschiede in der Belastung der untersuchten Opfer, die die Frage aufwarf, wie Menschen ihre Gesundheit trotz widriger Umstände aufrechterhalten können. Der Salutogenese-Ansatz geht davon aus, dass auf einen Gesundheits-Krankheits-Kontinuum alle Stressoren in eine eher krankheitsfördernde, neutrale oder gesundheitsfördernde Richtung wirken – immer in Abhängigkeit von den individuellen Möglichkeiten der Bewältigung, den Ressourcen. Inwiefern generelle Ressourcen für unterschiedliche Stresssituationen nutzbar gemacht werden können, hängt dem Ansatz nach auch vom *Kohärenzsinn* ab. Der kurz auch als SOC („"sense of coherence") bezeichnete Sinn wird einer mehr generellen Lebensorientierung gemäß auch als Metaressource bezeichnet. Der Kohärenzsinn entwickelt sich aus den Erfahrungen eines Menschen von frühester Kindheit an, wobei insbesondere Teilhabeerfahrungen in der Kindheit einen bedeutenden Einfluss zu haben scheinen. Mit ungefähr dem 30. Lebensjahr verändert sich der Kohärenzsinn nur noch in Abhängigkeit seines bisherigen Standes – Menschen mit bereits hohem Kohärenzsinn stabilisieren diesen also, bei Menschen mit niedrigem Kohärenzsinn verringert sich dieser eher noch. Der Kohärenzsinn umfasst drei verschiedene Aspekte (siehe auch ◘ Abb. 3.1):

3

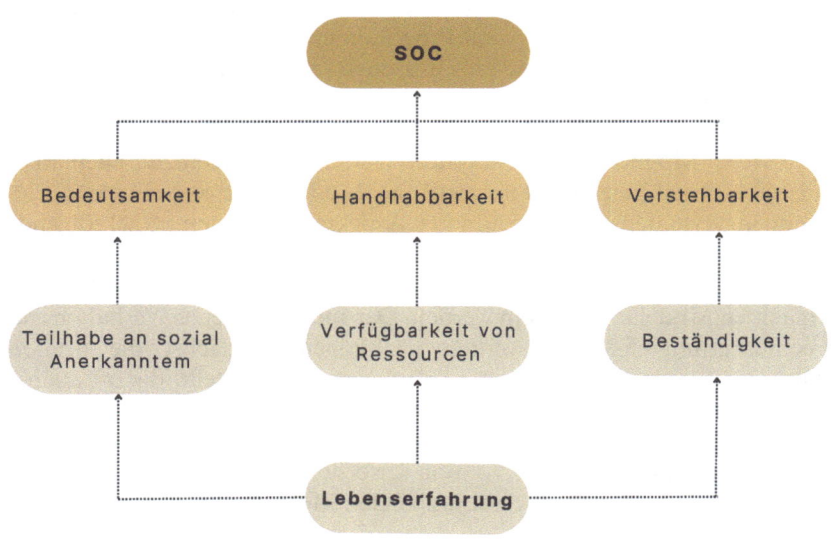

○ **Abb. 3.1**   Kohärenzsinn. (Nach Blättner 2007)

— **Verstehbarkeit**:
   Die umgebende Umwelt wird als geordnet, konsistent und erklärbar erlebt, sodass zukünftige Ereignisse eingeordnet und verstanden werden können. Beispielsweise folgen für das Kleinkind am Morgen immer die gleichen Handlungsabläufe: nach dem Aufstehen Zähneputzen, Waschen und Anziehen sowie Frühstück und der Weg zur Kita. Wenn am Wochenende das Frühstück mal im Schlafanzug erfolgt oder es statt Müsli ein Brötchen mit Marmelade angeboten bekommt, gibt es für das Kind keinen Grund, sich diese Dinge nicht auch unter der Woche zu wünschen. Ein Konzept von Wochentagen und Wochenende sowie dem Zusammenhang zu Kita und Arbeit haben Kinder in dem Alter noch nicht. Erklären ihm die Eltern jedoch, dass es Brötchen nur am Wochenende geben kann, da hier mehr Zeit für das Frühstück vorhanden ist, weil niemand zur Arbeit oder in die Kita muss, so kann das Kleinkind einen Zusammenhang zwischen der Art des Frühstücks und dem weiteren Tagesablauf herstellen. Mit zahlreichen solcher und ähnlicher Erklärungen, Antworten auf Fragen, Beschreibungen von neuen, unbekannten Vorgängen oder Strukturen lernen Kinder, dass ihre Umgebung aufgrund von bestimmten Zusammenhängen funktioniert, sie lernen nach diesen zu suchen und erleben mit der zunehmenden Menge an gelernten Zusammenhängen auch die Vorhersagbarkeit von Verhalten. Andersherum können stetig unstrukturierte, chaotische und damit auch wenig vorhersagbare Struk-

turen diesen Aspekt des Kohärenzsinns reduzieren, sodass auch im späteren Leben – wenn man sich die Strukturen in Teilen selbst schaffen könnte – nicht mehr nach Zusammenhängen gesucht und als Ressource für Stressoren genutzt werden.

- **Handhabbarkeit**:

Bestehende Anforderungen aus der Umwelt werden als mit den vorhandenen Ressourcen machbar erlebt. Zudem wird eine Beeinflussbarkeit von bestimmten Vorgängen, z. B. durch die Fähigkeit zur Veränderung, ein Mitspracherecht und ähnliches, wahrgenommen. Die Verstehbarkeit gilt dabei als Voraussetzung zur Handhabbarkeit. Ein Säugling ist auf Hilfe bei der Bedürfnisbefriedigung von ganz grundlegenden Lebensaspekten wie Hunger, Temperatur und ähnlichem angewiesen. Dazu macht er sich bemerkbar (durch Schreien) und erlebt Handhabbarkeit, wenn sein jeweiliges Bedürfnis erfüllt wird. Im späteren Leben sind es vermehrt die Anforderungen, die sich mit einem adäquaten Maß an Unterstützung bewältigen lassen und den Kohärenzsinn so stärken. Hat ein Schulkind beispielsweise Schwierigkeiten im Mathematikunterricht, so hilft es seiner erlebten Handhabbarkeit weder, wenn die Hausarbeiten beispielsweise vom Vater übernommen werden oder dieser die richtigen Lösungen vorsagt, noch wenn es mit den Schwierigkeiten allein gelassen wird und eine schlechte Note bekommt. Durch sinnvolle Hinweise, beispielsweise die entsprechende Buchseite, ein hilfreiches Video oder wenn Lehrer oder Eltern die notwendige Regel nochmal erklären, kann es dem Kind aber selbst gelingen, die Anforderung zu bewältigen. Das Gefühl der Handhabbarkeit wird dabei besonders gestärkt, wenn die Unterstützungsangebote gut auf die bereits vorhandene Kompetenz abgestimmt sind und der erreichte Erfolg auch bestärkt wird.

- **Bedeutsamkeit**:

Verschiedene Lebensbereiche werden als sinnhaft und bedeutend erlebt. Die Bedeutsamkeit scheint für die Weiterentwicklung des Kohärenzsinn entscheidend zu sein und ist vor allem durch die Teilhabe an sozial anerkannten Aktivitäten geprägt. Die als sozial anerkannt wahrgenommenen Aktivitäten oder Bereiche unterscheiden sich je nach sozialem Lebensraum, aber auch individuellen Vorlieben, finden sich aber vorwiegend in gesellschaftlich vorgegebenen Institutionen, wie Kita, Schule, Ausbildung, Beruf usw. Bereits im Kindesalter tragen das Gefühl der Zugehörigkeit (z. B. zur Familie, Freunden, Verein), die Teilhabe an bedeutsam erlebten Entscheidungen (z. B. Essensauswahl, Spielzeug, Schulausflüge, Klassensprecher) sowie die damit erlebte Mitgestaltung der vorhandenen Lebensräume zur Stärkung des Kohärenzsinns bei, was sich im Erwachsenenalter weiter fortsetzt. Für einen starken Kohärenzsinn müssen Kinder nicht in alle Entscheidungen einbezogen oder alle Meinungen und Wünsche erfüllt worden sein, wichtig scheint vielmehr das Erleben von Mitgestaltung – also auch den Prozess des Diskutierens, Abwägens und das Vorhandensein unterschiedlicher Meinungen zu erleben. Nur wenn Meinungen überhaupt gehört werden, können sich auch Ressourcen zur adäquaten Meinungsäußerung und zum Umgang mit den Meinungen anderer und den letztendlichen Entscheidungen entwickeln.

3

Auch wenn die Operationalisierung und damit auch die Messung des Kohärenzsinn vielfach diskutiert und unterschiedlich gehandhabt wird, lassen vergangene Studien (z. B. Schäfer et al. 2023) einige Zusammenhänge zu gesundheitsbezogenen Aspekten erkennen. So konnte beispielsweise ein positiver Zusammenhang zwischen der Stärke des Kohärenzsinns und der psychischen sowie körperlichen Gesundheit gezeigt werden (z. B. Dziuba et al. 2021). Der Zusammenhang zwischen Kohärenzsinn und Gesundheit scheint dabei vor allem über die Aktivierung und Nutzung von Ressourcen zu funktionieren. Menschen mit einem stärker ausgebildeten Kohärenzsinn verfügen zwar nicht unbedingt über mehr Ressourcen, sie können diese in Belastungssituationen aber besser einsetzen, wodurch die Anwendung geübt wird und gegebenenfalls sogar mehr Ressourcen entstehen.

3.2 Motivationale Modelle

Unter den motivationalen Modellen werden solche verstanden, die sich schwerpunktmäßig auf die Initiierung einer Verhaltensänderung, also den Prozess der Motivationsbildung konzentrieren. Hierbei werden besonders stark auf die Motivation einwirkende Faktoren und diesbezügliche Zusammenhänge erklärt.

■ **Health-Belief-Modell**

Das Health-Belief-Modell (auch als Modell gesundheitlicher Überzeugungen bezeichnet) wurde bereits in den 1950er-Jahren von einer Arbeitsgruppe um Becker (zusammenfassend Janz und Becker 1984) entwickelt. Auch wenn andere Modelle deutlich stärkere empirische Zusammenhänge zeigen, besteht der Vorteil dieses Modells in der Einführung von drei für den Bereich der Gesundheitspsychologie sehr wichtigen Konstrukten, die als Basis für die weitere Forschung und damit auch die weiter beschriebenen Modelle dienen. Das Health-Belief-Modell geht grundsätzlich von einer rationalen Bestimmung des menschlichen Verhaltens aus, wonach das Gefühl einer gesundheitlichen Bedrohung sowie die Kosten-Nutzen-Bilanz ein individuelles Gesundheitsverhalten bestimmen. Die wichtigsten Modellkomponenten sind die subjektive *Verwundbarkeit* und der wahrgenommene *Schweregrad*, aus denen sich die gesundheitliche Bedrohung zusammensetzt, sowie die *Kosten-Nutzen-Bilanz*, aus Erwartungen zu den Kosten und Nutzen einer Verhaltensänderung (siehe ◘ Abb. 3.2).

Schweregrad und Verwundbarkeit beziehen sich auf Erkrankungen oder Risiken, die sich ohne eine Veränderung des Verhaltens ergeben könnten. Bei beiden Aspekten sind nicht die objektiv oder durchschnittlich anzunehmenden Risiken ausschlaggebend, sondern die jeweils subjektive Wahrnehmung, die wiederum durch demografische und soziopsychologische Faktoren beeinflusst wird. Eine bereits übergewichtige Person könnte sich beispielsweise als vergleichsweise schlank empfinden, wenn es in ihrem Umfeld vor allem adipöse Personen gibt. Damit würde der Schweregrad der aktuellen Problematik (z. B. Übergewicht) aufgrund unterschiedlicher Umgebungsfaktoren (z. B. vorwiegend adipöse oder besonders schlanke Personen im Umfeld) subjektiv verschieden eingeschätzt werden. Gleiches gilt für die Verwundbarkeit: Zwei Personen mit gleichem BMI können sich selbst aufgrund verschiedener Faktoren für unterschiedlich verwundbar (vulnerabel) halten. So könnte die eine Person ihr Übergewicht aufgrund von Verwandten in hohem Alter und der damit

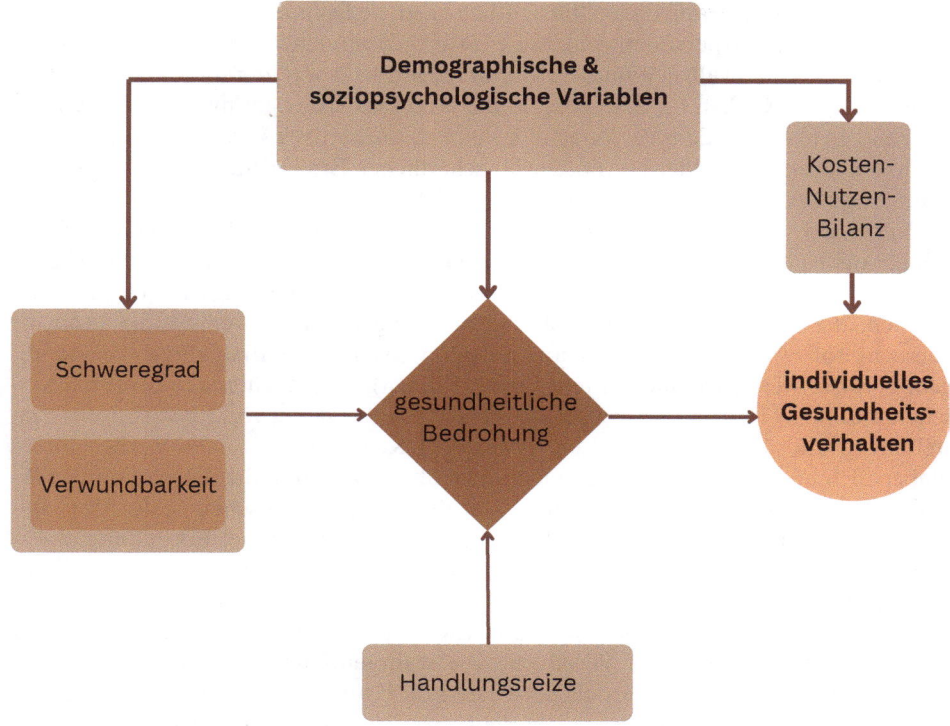

□ **Abb. 3.2** Health-Belief-Modell. (Nach Janz und Becker 1984)

guten genetischen Disposition als wenig relevant für ihre Gesundheit einschätzen, während eine andere Person aufgrund von Erfahrungen oder Erziehung vielleicht schon einen BMI am Ende des Normalgewichtsspektrums für gesundheitsgefährdend hält. Die wahrgenommene Verwundbarkeit wird dabei generell von dem Prinzip des *optimistischen Bias* beeinflusst.

> Der optimistische Bias ist ein Konzept aus der Gesundheitspsychologie, welches die menschliche Neigung beschreibt, persönliche Gesundheitsrisiken zu unterschätzen. Individuen tendieren dazu, ihr eigenes Risiko, von negativen gesundheitlichen Ereignissen betroffen zu sein, als geringer einzuschätzen als das anderer Personen.

Im Ernährungskontext kann der Optimistische Bias beispielsweise dazu führen, dass Menschen die Risiken ungesunder Ernährungsgewohnheiten für sich selbst als weniger gravierend wahrnehmen, selbst wenn sie von vergleichbaren Fällen lesen oder hören. Der optimistische Bias ist grundsätzlich für jede Person und jegliche Verwundbarkeit vorhanden, wird jedoch von aktuellen Emotionen, persönlichen Erfahrungen sowie der Art der Risikodarstellung beeinflusst (zusammenfassend Helweg-Larsen und Shepperd 2001). So kann eine momentan positive Stimmung den Optimistischen Bias ebenso erhöhen wie ein subjektiv wahrgenommenes Kontroll-

3

gefühl. Persönliche Erfahrungen hinsichtlich einer Bedrohung oder die Beschreibung konkreter Vergleichspersonen senken den wahrgenommenen Bias und erhöhen die individuelle Risikowahrnehmung. Zusammengefasst sorgt der optimistische Bias dafür, dass wir Risiken für uns selbst in der Regel als etwas geringer wahrscheinlich einschätzen als für andere Personen und kann so präventives Verhalten hemmen und die Motivation zur Änderung potenziell schädlicher Ernährungsmuster reduzieren Miles und Scaife (2003) Klein und Weinstein 1997.

Neben der wahrgenommenen Bedrohung beeinflussen dem Modell nach auch die Bilanz aus wahrgenommenen Kosten und Nutzen das Gesundheitsverhalten. Darunter werden sowohl positive (Nutzen) als auch negative (Kosten) Erwartungen verstanden, die mit einer Verhaltensveränderung angenommen werden. So kann die Aussicht auf eine Gewichtsreduktion beispielsweise mit der Erwartung von ständigem Hunger, wenig schmackhaftem Essen (Kosten), aber auch einem besseren Aussehen und mehr Fitness (Nutzen) einhergehen. Die aufgrund von Erfahrungen, Einstellungen und ähnlichen Aspekten erwarteten Kosten und Nutzen werden intern (dabei auch häufig unbewusst) gegeneinander abgewogen und die dabei erhaltene Bilanz beeinflusst das gezeigte Verhalten. Neben den demografischen (z. B. Alter, Bildung) und soziopsychologischen Faktoren (z. B. soziales Umfeld, Einstellungen, Erfahrungen) beeinflussen auch Handlungsreize (z. B. ärztlicher oder freundschaftlicher Rat, die Wahrnehmung von Symptomen) das Gesundheitsverhalten.

Empirische Befunde belegen einen konsistenten, aber schwachen Zusammenhang zwischen den beschriebenen Variablen. Die wahrgenommenen Kosten einer Verhaltensänderung wurden meist als der beste Prädiktor für eine Verhaltensänderung beschrieben. Und auch die Verwundbarkeit korreliert häufiger mit dem angestrebten Gesundheitsverhalten als mit dem wahrgenommenen Schweregrad. Der stärkste Kritikpunkt am Modell betrifft die Bedrohung. Ihr Einfluss im Modell wird den meisten empirischen Studien nach überschätzt (z. B. Carpenter 2010; Daddario 2007), da die wahrgenommene Bedrohung höchstens kurzfristig wirkt, dadurch keine Stärkung von Bewältigungskompetenzen erfolgt und gerade Personen mit vorhandenem Risikoverhalten eher mit Leugnung reagieren. So zeigen mehrere Arbeiten (zusammenfassend Ong et al. 2017), dass widersprüchliche Überzeugungen auch im Ernährungsbereich häufig zu Leugnungsstrategien führen, um ein Gefühl der Bedrohung durch beispielsweise gesundheitliche Risiken zu reduzieren. Als besonders häufig genutzte Strategien wurden die *Rationalisierung ungünstiger Entscheidungen* (z. B. „Ich bewege mich genug, um mein Essverhalten auszugleichen."), das *Vermeiden von Informationen* (z. B. „Die Nährwertangaben versteht doch sowieso kein Mensch.") sowie *soziale Vergleiche* (z. B. „Andere essen noch viel schlimmer.") beschrieben. Insgesamt führen die beschriebenen Abwehrstrategien zu einer Verfestigung der ungünstigen Ernährungsmuster sowie einem reduzierten Interesse an Präventionsmaßnahmen jeglicher Art. Trotz der beschriebenen Probleme mit dem Einfluss der Bedrohung sind aus diesem und ähnlichen Modellen (z. B. Modell der Schutzmotivation) die in unserem Alltag bereits gut etablierten Furchtappelle abgeleitet worden. Beispielhaft seien hier die mit dem Ziel der Abschreckung entwickelten Fotos auf Zigarettenpackungen, Warnschilder auf Autobahnen oder Risikobeschreibungen von ernährungsabhängigen Erkrankungen genannt. Studien aus dem Gesundheitsbereich (zusammenfassend Ruiter et al. 2014) zeigen auch hier, das Bilder dieser Art kaum oder nur dann Wirkung zeigen, wenn gleichzeitig auch Handlungskompetenzen zur Verfügung gestellt oder gestärkt werden. Bei auf Gesundheitsbedrohungen fokussierten Informationen werden automatisierte Abwehrprozesse ausgelöst, sobald die dargestellten Risiken mit dem aktuellen Verhalten der Person nicht vereinbar sind.

> ► **Beispiel**
> Markus trinkt leidenschaftlich gern Softdrinks und ist sich des hohen Zuckergehalts der jeweiligen Getränke auch bewusst. Wird Markus nun beispielsweise mit abschreckenden Bildern von Diabetes-Folgen konfrontiert, entsteht eine Diskrepanz zwischen seinem generellen Wunsch, gesund zu bleiben, und seinem tatsächlichen Verhalten. Um diese Diskrepanz zu reduzieren, stehen ihm zwei Optionen offen: Entweder er ändert sein Verhalten, indem er beispielsweise auf zuckerfreie Alternativen umsteigt, oder er passt seine Wahrnehmung an. ◄

Da eine Verhaltensänderung immer aufwendiger ist und eine spezifische Initiative des Betreffenden verlangt, wird die Abwehr der dargestellten Gefahren (meist bereits automatisiert) deutlich wahrscheinlicher erfolgen: Zum Beispiel durch die individuelle Leugnung der Gefahr („So schlimm wird es schon nicht sein."), die Unterschätzung der eigenen Vulnerabilität („Ich bewege mich genug, um den Zucker zu verbrennen.") oder die Rechtfertigung des Konsums („Ich brauche den Zucker für meine Konzentration."). Diese kognitiven Strategien ermöglichen es dem Konsumenten, die psychologische Spannung zu reduzieren, ohne sein Verhalten ändern zu müssen, was erklärt, warum abschreckende Gesundheitsbotschaften oft nicht die gewünschte Wirkung erzielen. Trotz des empirisch gut abgesicherten Befundes der Abwehrreaktion bei Gesundheits- oder Furchtappellen scheint gerade im Bereich der Gesundheitsförderung die Annahme, dass die mit einem Verhalten einhergehende Bedrohung nur stark genug dargestellt werden muss, um Motivation und Verhaltensveränderung auszulösen, leider noch fest verankert. Auch zur Aufklärung dieser Annahme kann die Ernährungspsychologie beitragen, weswegen ► in Kap. 19 alternative Vorgehensweisen zur Vermeidung der automatisierten Abwehr vorgestellt werden.

■ **Sozial-kognitive Theorie**
Während das Health-Belief-Modell und andere seiner Art noch davon ausgegangen sind, dass eine wahrgenommene Bedrohung auch zur Verhaltensänderung führt, integriert die von Bandura entwickelte sozial-kognitive Theorie (zusammenfassend z. B. Bandura 1986) eine Intention oder Ziel als eine wichtige das menschliche Gesundheitsverhalten steuernde Variable. Die individuellen Ziele und Intentionen eines Menschen werden dabei von *Selbstwirksamkeit* und *Ergebniserwartung* sowie soziostrukturell unterstützenden und behindernden Faktoren beeinflusst und wirken so auf das Gesundheitsverhalten (siehe ◘ Abb. 3.3).

Als Selbstwirksamkeit wird im Modell die subjektive Erwartung der Handlungsumsetzung, auch bei eventuellen Schwierigkeiten, angesehen. Sie misst also, inwiefern eine Person daran glaubt, die für eine bestimmte Verhaltensänderung notwendigen Schritte meistern zu können. Die Ergebniserwartungen entsprechen der im Health-Belief-Modell angenommenen Kosten-Nutzen-Rechnung. Es handelt sich um positive und negative Erwartungen, die als Folge oder in Zusammenhang mit dem Ergebnis, also der Verhaltensänderung, wahrgenommen werden. Bandura unterscheidet hier auf eine physische, soziale und selbstevaluative Ebene bezogene

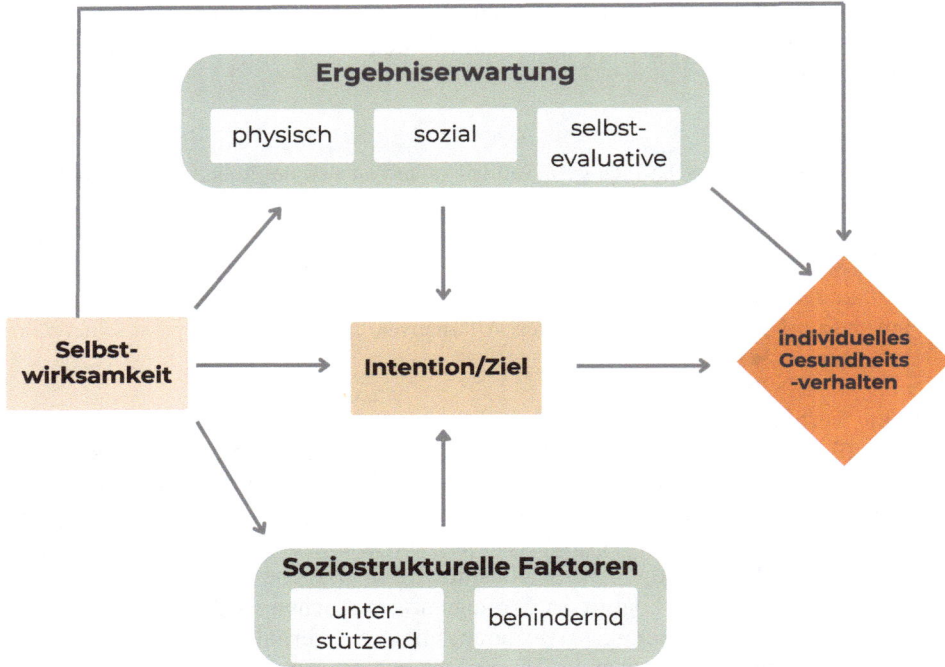

Abb. 3.3 Sozial-kognitive Theorie. (Nach Bandura 2004)

Ergebniserwartungen. Nehmen wir eine Person an, die viele sich vegan ernährende Freunde hat: Mit der Wahrnehmung, dass die Freunde ihre vegane Ernährung gut hinbekommen, würde auch die eigene Selbstwirksamkeit für eine Verhaltensänderung steigen („Heutzutage gibt es doch überall vegane Produkte, das schaffe ich auch."). Würde man gemeinsames Kochen oder Restaurantbesuche aber als schwierig erleben, könnte sich dies auch auf die eigene Selbstwirksamkeit („Sich vegan zu ernähren, ist so kompliziert, das schaffe ich nie.") auswirken. Auch die Ergebniserwartungen basieren auf vorhandenen Erfahrungen oder Einstellungen. Beispielsweise würden mit der Ernährungsumstellung erwartete Gesundheitsverbesserungen („Als Veganer ernähre ich mich viel besser, das wirkt sich positiv auf Haut und Haare aus.") als positive physische Ergebniserwartungen bezeichnet werden, die mit einer anderen Einstellung aber auch negativ ausfallen können („Vegane Produkte sind doch auch nur eine Marketingstrategie und stecken eigentlich voller Chemie."). Soziale Ergebniserwartungen beziehen sich zum Beispiel auf das Umfeld (positiv: „Wenn ich mich auch vegan ernähre, integriere ich mich besser im Freundeskreis.", oder negativ: „Wenn ich mich jetzt vegan ernähre, werden meine Arbeitskollegen mich sicherlich damit aufziehen."). Die selbstevaluative Ebene bezieht sich auf die eigene Wahrnehmung einer Verhaltensänderung (z. B. „Wenn ich es endlich schaffen würde, mich vegan zu ernähren, wäre ich stolz auf mich."). Sowohl Selbstwirksamkeit als auch Ergebniserwartungen werden nicht immer bewusst überlegt und gegeneinander abgewogen, hierbei handelt es sich oft auch um unbewusste Prozesse, die im Ergebnis dann lediglich als vorhandene oder fehlende Intention wahrgenommen wird. Die Person in unserem Beispiel würde also bei überwiegend negativen Ergebniserwartungen

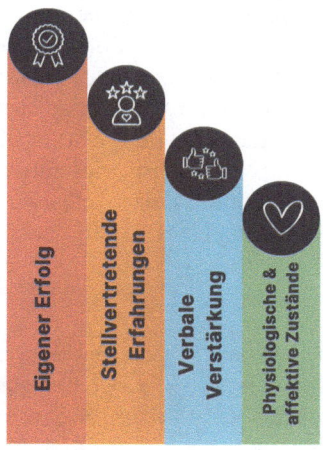

DIE VIER QUELLEN DER
Selbstwirksamkeit

▣ **Abb. 3.4**   Quellen der Selbstwirksamkeit. (Abgeleitet nach Bandura 1986)

und/oder einer geringen Selbstwirksamkeit keine Intention zur veganen Ernährungsumstellung fassen, obwohl strukturell unterstützende Faktoren durch den sich bereits überwiegend vegan ernährenden Freundeskreis da sind. Überwiegen die positiven Erwartungen und ist auch ein gewisser Grad an Selbstwirksamkeit gegeben, könnte die Intention in verschiedenen Ausprägungen entstehen (z. B. „Ich probiere die vegane Ernährung jetzt mal probehalber eine Woche aus.", „Ich verzichte ab jetzt auf jedes tierische Produkt.“), die dem Modell nach auch zum passenden Verhalten führen.

Die sozial-kognitive Theorie konnte bereits in verschiedenen Studien (zusammenfassend Islam et al. 2023; Young et al. 2014) bestätigt werden, wobei sich vor allem die Selbstwirksamkeit als bedeutsam für die Verhaltensänderung erwiesen hat. Bandura hat sich in seiner Forschung auch mit den verschiedenen an der Entstehung von Selbstwirksamkeit beteiligten Faktoren beschäftigt und dabei vier Quellen benannt, die gleichzeitig auch als Strategien zur Steigerung der Selbstwirksamkeit (z. B. Bandura 1986) im Rahmen der Ernährungsberatung oder Gesundheitsförderung dienen können und hier in der Reihenfolge ihrer Wirksamkeit (absteigend) genannt werden (siehe ▣ Abb. 3.4):

- eigene Erfolgserfahrungen,
- stellvertretende Erfahrungen (Modelllernen),
- verbale Verstärkung (Überreden, Zuspruch),
- physiologische und affektive Zustände.

Die Wahrnehmung **eigener Erfolge** hat dabei den größten Einfluss auf die Selbstwirksamkeit, da hier ein bestimmtes Verhalten bereits selbst umgesetzt und so die Erfahrung einer erfolgreichen Durchführung gespeichert wurde. **Stellvertretenden Erfahrungen**, wie beispielsweise durch die sich bereits vegan ernährenden Freunde, können einen ähnlichen, aber immer abgeschwächten, Effekt haben, da die Erfahrung hier „aus zweiter Hand“ kommt, also nur berichtet oder beobachtet wird. Die **verbale Ver-**

3

stärkung kann eigene Erfahrungen oder Modellernen aktivieren („Du isst doch sowieso kaum tierische Produkte, da wird dir die Umstellung nicht schwerfallen."), sie kann aber auch inneren Widerstand hervorrufen, wenn man sich durch die Äußerungen nicht gut wiedergegeben oder angesprochen fühlt, z. B. selbst findet, noch sehr viele tierische Produkte zu essen. **Physiologische und affektive Zustände** unterstützen und bestärken ein bestimmtes Verhalten, in dem es sich beispielsweise „gut anfühlt, vegane Produkte zu kaufen". Allerdings ist diese Art der Verstärkung meist erst im Prozess der Verhaltensänderung möglich, sodass sie zur Entwicklung einer Intention meist noch nicht genutzt werden kann. Der Einfluss der Selbstwirksamkeit auf Verhaltensänderungen soll durch die Beschreibung eines Experiments verdeutlicht werden.

Fallstudie

In einem Experiment von Chambliss und Murray (1979) nahmen Frauen an einem Programm zur Gewichtsreduktion teil, wobei sie ein Placebo bekamen, welches angeblich die metabolischen Prozesse fördern und damit zur Gewichtsabnahme beitragen sollte. Nach zwei Wochen erfolgreicher Gewichtsabnahme aller Frauen wurde die Hälfte über die Placebo-Gabe aufgeklärt und dazu beglückwünscht, nur durch ihre eigene Willenskraft abgenommen zu haben. Nach weiteren zwei Wochen zeigte sich lediglich in der über das Placebo-Präparat aufgeklärten Gruppe eine Gewichtsabnahme. Nur die Frauen, die die bisherige Gewichtsabnahme als ihren Erfolg erfahren und somit mit ihrer eigenen Kompetenz und Willenskraft verbunden haben, konnten ihre Selbstwirksamkeit steigern und so auch die Verhaltensänderungen beibehalten. Die Frauen, die weiter von der Wirkung des Placebos überzeugt waren, machten dieses auch für ihre bisherige Gewichtsabnahme verantwortlich, konnten ihre Selbstwirksamkeit also nicht steigern, was sich auch in einer fehlenden bzw. nicht bei behaltenen Verhaltensänderung zeigte.

Zusammengefasst sind die großen Errungenschaften der sozial-kognitiven Theorie die Etablierung einer vor dem Verhalten stehenden Intention sowie die Differenzierung zwischen Selbstwirksamkeit und Ergebniserwartung mit spezifischen die Selbstwirksamkeit beeinflussenden Faktoren. Durch die Fokussierung auf motivationale, also die Intention beeinflussende Aspekte, lassen die motivationalen Modelle jedoch eine Lücke zwischen Intention und Verhalten, erklären also nicht, warum trotz vorhandener Intention nicht immer auch eine Verhaltensänderung folgt oder durch welche Faktoren eine entsprechende Verhaltensänderung beeinflusst wird.

3.3   Volitionale Modelle

Als volitionale Modelle werden solche Modelle betrachtet, die sich nicht nur mit der Motivation für ein bestimmtes Verhalten beschäftigen, sondern auch mit der entsprechenden Ausführung – nämlich der Volition, dem Handeln. Vorhandene empirische Ergebnisse (z. B. Feil et al. 2023) zeigen, dass auch eine hohe Motivation zur Verhaltensänderung nicht gleichbedeutend mit deren konkreter Umsetzung ist. Obwohl eine Person mit einer möglichen Verhaltensänderung positive Konsequenzen verbindet und sich gern beispielsweise gesünder ernähren würde, gelingt es doch häufig nicht, diese Absichten in konkretes Verhalten zu überführen. Dies auch als *Intention-Behavior-Gap* bekannte Phänomen beschreibt die Diskrepanz zwischen einer positiven Absicht (Intention), ein bestimmtes gesundheitsförderndes Verhalten auszuführen, und der tatsächlichen Umsetzung dieses Verhaltens.

Während die zuvor beschriebenen motivationalen Modelle die Bildung der Intention als wichtige Voraussetzung erklären, greifen die volitionalen Modelle die Lücke zwischen Intention und Handlung auf. Mittels handlungsspezifischen Planungen und Strategien der Selbstregulation werden danach Wege der Umsetzung und Beibehaltung von Verhaltensänderungen entwickelt und schaffen damit auch eine wichtige Basis für Ableitungen zum Vorgehen in der Ernährungsberatung und -therapie.

■ Rubikon-Modell

Das Rubikon-Modell von Heckhausen (1989) erklärt, wie es zur Handlungsausübung kommt, in dem es Handlungspläne zwischen der Motivation zu einer Handlung und der eigentlichen Handlung einbezieht.

Unterschieden werden hierbei die folgenden Phasen:

— **Motivationale Phase (prädezisional)**

Die motivationale Phase liegt vor der eigentlichen Entscheidung für oder gegen eine Verhaltensänderung. Hier werden (wie im vorangegangenen Abschnitt der motivationalen Modelle beschrieben) mehr oder weniger bewusst verschiedene Ziele und Ergebniserwartungen gegeneinander abgewogen. Basierend auf dieser Abwägung werden die Prioritäten gesetzt.

— **Volitionale Phase (postdezisional und aktional)**

Sobald eine Entscheidung (für oder gegen ein bestimmtes Verhalten) getroffen wurde, geht das Modell in die volitionale, also die Handlung betreffende Phase über. Hierunter wird die Planung des anvisierten Ziels sowie die Handlungsinitiierung verstanden. Die Planung spezifiziert, wann, wo und wie das angestrebte Verhalten ausgeführt werden soll. Durch die Planung werden notwendige Rahmenbedingungen sowie bereits erste Schritte des Verhaltens mental repräsentiert, also gedanklich vorweggenommen, was die Wahrscheinlichkeit einer Handlungsumsetzung deutlich erhöht.

— **Postaktionale Phase**

Die postaktionale Phase liegt nach der Handlungsausführung und bewertet diese (bewusst oder unbewusst). Wurden mit der Handlungsumsetzung eher positive Gedanken oder Emotionen hervorgerufen, wird eine erneute Ausführung eher verstärkt, ist die Bewertung eher negativ, ist ein Wiederauftreten der Handlung unwahrscheinlich.

▶ **Beispiel**

Betrachten wir Helga, die sich mit häufig wiederkehrenden Erkältungen plagt. Sie hat schon einiges darüber gelesen, dass zur Stärkung des Immunsystems eine vitamin- und nährstoffreiche Ernährung wichtig ist. Sie hat überlegt, dass sie selbst dazu regelmäßiger Obst und Gemüse verzehren müsste, hat aber keine so richtige Idee, wie sie das in ihre bisherigen Gewohnheiten etablieren kann. Diese Überlegungen kennzeichnen die motivationale Phase, in der sowohl unbewusste Einstellungen („Gemüse schmeckt nicht.") als auch bewusste Überlegungen („Obst und Gemüse ist sehr teuer.") mit dem Wunsch nach weniger Erkältungen konkurrieren. Wenn die positiven Erwartungen an einen höheren Obst- und

3

Gemüsekonsum überwiegen, sodass Helga sich zu dem Ziel entschließt, beginnt die volitionale Phase. Hier hat der Grad der Handlungsplanung großen Einfluss auf die Ausführung des Verhaltens. Nimmt sich Helga einfach vor, zukünftig mehr Obst und Gemüse zu verzehren, kann dieser Vorsatz beim nächsten Einkauf schon unter allen anderen alltäglichen Aufgaben und Anforderungen vergessen werden. Oder Helga kauft zwar Obst und Gemüse ein, „vergisst" dieses aber zu essen, da es nicht zu ihren bisherigen Gewohnheiten passt. Wenn Helga mit ihrem Entschluss zu mehr Obst und Gemüse aber eine differenzierte Planung vornimmt (z. B. konkrete Mahlzeiten überlegt, abends eine Gemüsebox für die Arbeit vorbereitet) wird sie sich beim Einkaufen eher an die geplanten Mahlzeiten erinnern, evtl. sogar einen Einkaufszettel vorbereitet haben und das Gemüse schon verzehrfertig vorbereiten, sodass die Wahrscheinlichkeit der Umsetzung sehr viel höher ist. ◄

Die Handlungspläne zum Schließen der Lücke zwischen Intention und Handlung lassen sich in der Ernährungsberatung oder -therapie gut nutzen, um die Handlungsumsetzung gemeinsam mit den Klienten vorzubereiten, mögliche Barrieren und förderliche Aspekte zu kennen und die Verhaltensänderung so gezielt zu unterstützen und zu fördern (siehe dazu auch ▶ Kap. 19).

3.4   Stadien- oder Stufen-Modelle

Während die vorangegangen Theorien von einem linearen, kontinuierlichen Verlauf zwischen Intentionsbildung und Verhaltensänderung ausgegangen sind, nehmen stadien- oder stufenbezogene Modelle qualitative Unterschiede zwischen Menschen in unterschiedlichen Stufen an. Danach bestehen im Verlauf einer Verhaltensänderung unterschiedliche Stufen oder Stadien, was sich durch unterschiedliche Verhaltensweisen, Einstellungen, Emotionen usw. der Personen äußert und jeweils unterschiedliche Einflussfaktoren bedeutsam macht. Die Idee der Stadien- oder Stufenmodelle ist die Darstellung der einzelnen Stufen mit ihren kennzeichnenden Merkmalen und spezifischen Strategien zum Übergang in die nächste Stufe.

▪ Transtheoretisches Modell (TTM)
Das Transtheoretische Modell (kurz TTM) ist das bekannteste Stufenmodell und wurde auch für den Ernährungsbereich schon vielfach untersucht. Das TTM wurde von Prochaska und DiClemente (1983) entwickelt, wobei dabei zunächst die Raucherentwöhnung im Mittelpunkt des Forschungsinteresses stand. Das TTM unterscheidet fünf bis sechs qualitativ unterschiedliche Stufen der Verhaltensänderung, die jeweils nacheinander durchlaufen werden. Die Zuordnung zu den einzelnen Stufen erfolgt auf Basis der generellen Motivation sowie der Absichtshaltung gegenüber zukünftigem und vergangenem Verhalten. Im eigentlichen Modell sind die Zuordnungen vor allem zeitlich basiert, d. h. an die Dauer eines bestimmten Verhaltens geknüpft. Die Zeitphasen zur Beschreibung der einzelnen Stufen stammen aus Studien zur Raucherentwöhnung und eine problemlose Übertragung auf anderes Gesundheitsverhalten ist durchaus umstritten (z. B. Bridle et al. 2005; Povey et al. 1999). Ein Stufenwechsel wird durch kognitiv-affektive Prozesse (z. B. Handlungsergebniserwartung, emotionales Erleben, Unterstützung) und verhaltensorientierte Aspekte (z. B. Selbstwirksamkeitserwartung) beeinflusst, wobei die Stufen bis zur eigentlichen Verhaltensänderung wie in einem Entwicklungsprozess durchlaufen

werden müssen. Das TTM bietet damit nicht nur einen theoretischen Rahmen, der dabei hilft, Personen nach ihrer Motivationslage zu unterscheiden, sondern auch für die jeweilige Stufe passende Strategien abzuleiten, die im Sinne der individuellen Gesundheitsförderung das Erreichen einer höheren Motivationsstufe unterstützen. Die den Motivationsstufen entsprechenden Gesprächsstrategien werden im ► Kap. 19 ausführlicher beschrieben und deswegen hier nur kurz angerissen:

— **Absichtslosigkeit** („precontemplation"):

Personen in der Stufe der Sorglosigkeit haben keine Intention, ein bestimmtes Verhalten in den nächsten sechs Monaten zu verändern. Sie nehmen ihr aktuelles Verhalten als nicht problematisch wahr und sehen deshalb auch keine Notwendigkeit einer Verhaltensänderung. Für den Übergang in die nächste Motivationsstufe wäre hier zunächst ein Anstoß nötig, der ein Gesundheitsverhalten als relevant herausstellt. Ein solcher Anstoß könnte durch eine Public-Health-Maßnahme, ein Gespräch mit Freunden, einen ärztlichen Rat, eine Ernährungsberatung und vieles mehr gegeben werden und soll den betreffenden Personen ermöglichen, eine Abweichung (Diskrepanz) zwischen ihrem aktuellen Verhalten und dem möglichen Zielverhalten oder einer generellen Zielstellung wahrzunehmen. Da Personen in der Stufe der Sorglosigkeit noch keine Intention haben und somit auch noch nicht über eine Verhaltensänderung nachgedacht haben, wäre eine direkte Ansprache von Veränderungen (egal wie sinnvoll oder gesundheitsbezogen nötig) hier wenig wirksam, wahrscheinlich sogar eher kontraproduktiv. Besser ist es, den zuvor beschriebenen Anstoß durch ein möglichst neutrales Feedback wirken zu lassen. Ziel der Methode ist es, die betreffende Person eine mögliche Diskrepanz zwischen vorhandenen Gesundheitszielen und dem aktuellen Verhalten selbst erkennen zu lassen, da der direkte Hinweis von Außenstehenden im Sinne eines Gesundheitsappells meist nur zu Abwehrreaktionen führt. Um die Eigenerkenntnis anzustoßen, können ohne einen Appell an eine Veränderung kurze und neutrale Informationen (in schriftlicher oder mündlicher Form) zu einem bestehenden Problemverhalten oder/und einem Zielverhalten gegeben werden. Nur wenn diese Informationen von der betreffenden Person ohne sozialen oder zeitlichen Druck bewusst aufgenommen werden können, kann ein Abgleich zwischen dem Zielverhalten und dem eigenen Verhalten zugelassen werden, der die Person dann in die Stufe des Bewusstwerdens bringt.

— **Absichtsbildung** („contemplation"):

Personen in der Stufe des Bewusstwerdens erwägen eine Verhaltensänderung innerhalb der nächsten sechs Monate. In dieser Stufe findet also das bereits in anderen Theorien beschriebene Abwägen zwischen positiven und negativen Ergebniserwartungen, die Abschätzung der Selbstwirksamkeit auf der Basis bereits vorhandener Erfahrungen, Einstellungen usw. statt, weswegen die Stufe auch als Phase der Ambivalenz bezeichnet wird. Zur Unterstützung dieses Abwägungsprozesses sollten positive Ergebniserwartungen und vor allem die Selbstwirksamkeit gestärkt werden. Aber auch in dieser Stufe sollte noch nicht von einer konkreten Veränderung oder einem Veränderungsentschluss gesprochen werden, da die ausführliche Abwägung im Sinne des Motivationsaufbaus unbedingt nötig ist und durch (auch unbeabsichtigten) Druck eventuell verhindert wird. Wirkungsvoller zur Unterstützung dieses Prozesses sind beispielsweise ressourcen- oder ergebnisorientierte Fragen hypothetischer Natur (z. B. „Was glauben Sie, würde

3

sich verändern, wenn Sie Gewicht verlieren würden?", „Was würde Ihnen helfen ein solches Projekt durchzuhalten?").

- **Vorbereitung** („preparation"):

  Überwiegen in der Abwägungsphase die positiven Erwartungen wird ein Veränderungsentschluss gefasst, die Person befindet sich auf der Stufe der Vorbereitung und strebt eine Verhaltensänderung innerhalb der nächsten 30 Tage an. Dabei stehen die Konkretisierung der Entscheidung sowie die Planung und Vorbereitung der Verhaltensänderung im Fokus. Die Zielformulierung ist besonders wichtig, da sich an ihr auch der wahrgenommene Erfolg und damit die Selbstwirksamkeit misst. Ziele sollten deswegen immer positiv sowie realistisch und messbar formuliert werden (siehe auch ▶ Kap. 19). Je nachdem, wie konkret der Veränderungsentschluss bereits gefasst wurde, kann es nötig sein, eine Vielzahl von angestrebten Verhaltensänderungen zu priorisieren oder große Ziele in kleine Ziele zu unterteilen, sodass bereits Teilerfolge die wahrgenommene Selbstwirksamkeit stärken und eine langfristig aufrechtzuerhaltene Motivation unterstützen. Weiterhin sind Handlungspläne im Sinne der Verhaltensvorbereitung sowie der mentalen Aktivierung der dafür notwendigen Schritte eine diese Stufe unterstützende Maßnahme. Wie bereits beim Rubikon-Modell beschrieben (siehe ▶ Abschn. 3.3), sollten hier sowohl vorbereitende Handlungen (z. B. Mahlzeitenauswahl, Einkaufsliste, Sportkurs) als auch die Verhaltensänderung selbst unterstützende Maßnahmen (z. B. Gemüsebox, Erinnerung im Kalender, unterstützender Partner) überlegt werden.

- **Handlung** („action"):

  Mit einer guten Zielplanung und konkreten Handlungsplänen steigt die Wahrscheinlichkeit der Handlungsinitiierung: Personen in der Stufe der Handlung üben das angestrebte Verhalten weniger als sechs Monate aus. Um das Verhalten beizubehalten, sind kontinuierliche Überprüfungen und gegebenenfalls Anpassungen (z. B. unterschiedliche Rezepturen, Sportarten) notwendig, die auch dabei helfen sollen, Misserfolge durch noch nicht passende Routinen oder ähnliches zu vermeiden. Gleichzeitig sind Mechanismen des Selbstmonitorings (siehe ▶ Kap. 19) sowie anderer unterstützender Maßnahmen unerlässlich, um die Motivation dauerhaft aufrechtzuerhalten. Das Selbstmonitoring sollte so ausgesucht werden, dass auch kleine Erfolge bereits sichtbar gemacht werden. Mit beispielsweise einer Strichliste am Kühlschrank, in der jedes verzehrte Stück Obst eingetragen wird, werden einem die Erfolge immer vor Augen gehalten – egal wie klein sie auch sein mögen. Gleiches gilt auch für viele digitale Methoden, wie z. B. Schrittzähler. Misserfolge dagegen sollten ausschließlich zur Analyse genutzt werden: Sie dienen der Reflektion der Umstände, die zum Misserfolg geführt haben und der Entwicklung von Strategien, wie sich dies zukünftig vermeiden ließe, sollten aber nie dauerhaft sichtbar sein. Die stetige Rückmeldung von Erfolgen stärkt die Selbstwirksamkeit und motiviert zur Beibehaltung des Verhaltens.

- **Aufrechterhaltung** („maintenance"):

  Nach Prochaska und DiClemente zeigen Personen in der Stufe der Aufrechterhaltung das angestrebte Verhalten seit mehr als sechs Monaten, aber weniger als fünf Jahren. Es lässt sich für die meisten Gesundheitsverhalten, wie auch dem Ernährungsverhalten, eine Stufe der Aufrechterhaltung nach bereits etablierter Ausübung des angestrebten Verhaltens zeigen, auch wenn der hier genannte Zeitraum eventuell nicht immer passt. Als Unterstützungsmaßnahmen gelten die gleichen wie in der Stufe der Handlung: Maßnahmen des Selbstmonitorings mit dem Ziel der Stärkung der Selbstwirksamkeit durch die kontinuierliche Sichtbarmachung von Erfolgen. Zusätzlich braucht es für die Stabilisierung einer Verhaltensänderung auch die Kompetenz, aus möglichen Misserfolgen und Rückschlägen zu lernen sowie sich langsam wieder einschleichende Verhaltensmuster zu bemerken und ein Repertoire zum Gegensteuern zu besitzen.

— **Stabilisierung** („termination"):

Im ursprünglichen TTM zeigt eine Person in der Stufe der Stabilisierung das angestrebte Verhalten seit mehr als fünf Jahren und ist demnach keinen situativen Versuchungen oder einer Rückfallgefahr ausgesetzt. Dies für die Raucherentwöhnung empirisch gut gesicherte Merkmal des nach fünf Jahren deutlich nachlassenden Verlangen nach einer Zigarette und die reduzierte Rückfallgefahr, lässt sich auf den Bereich der Ernährung weniger gut übertragen, kann aber mit einer automatisierten Verhaltensausführung verglichen werden.

In verschiedenen Studien zum Gesundheitsverhalten wurde das TTM bereits erprobt und als flexibel und umfassend genug eingeschätzt, um Verhaltensänderungen abbilden zu können (zusammenfassend Hashemzadeh et al. 2019). Die Vorhersage einer Verhaltensänderung sowie die konkrete Stadienzuordnung gelingt im Ernährungs- und Bewegungsbereich mittels der aus dem Rauchverhalten vorgegebenen Zeitdimensionen weniger gut, wofür wahrscheinlich auch die höhere Komplexität der essens- und bewegungsbezogenen Verhaltensmuster verantwortlich gemacht werden kann. Konzentriert man sich bei der Stufeneinteilung weniger an den zeitlichen Vorgaben, sondern dem jeweiligen Motivationsgrad der Betroffenen, bildet das TTM für konkrete Anwendungen in der Gesundheitsförderung, beispielsweise in der Umsetzung von Ernährungsberatungen, eine gute Basis. Im Gespräch können Ernährungsberaterinnen und Ernährungsberater herausfinden, auf welcher Stufe sich ein Klient oder eine Klientin befindet und ihre Kommunikationsstrategien entsprechend anpassen. Dies soll an einem Beispiel kurz erläutert werden, wobei auf die konkreten Kommunikationsstrategien noch differenzierter in ► Kap. 19 eingegangen wird.

▶ **Beispiel**

Martin hat sich seit seiner Kindheit immer vor allem von Fleisch und Wurst ernährt. Bisher war ihm das nicht aufgefallen, da dies in seinem Elternhaus und auch in seinem späteren Freundeskreis so üblich war. Allerdings hat ihn seine neue Freundin letzten Abend ziemlich entsetzt darauf angesprochen, ob er eigentlich auch mal was anderes esse und das so viel Fleisch wohl kaum gesund sein dürfte, vom Klimawandel und dem moralischen Problem gar nicht zu reden. Martin war erstaunt und weil er sich damit bisher noch nie beschäftigt hatte, fing er an ein bisschen zu recherchieren. Tatsächlich stieß er auf relativ viele eher problematische Zusammenhänge zum (zumindest hohen) Fleischkonsum und einige der gesundheitlichen Symptome erinnerten ihn an die Probleme, die sein Vater bereits seit Jahren hat. Er bespricht einige seiner Erkenntnisse, aber auch die Sorge, dass er gar nicht so richtig wisse, was er sonst essen soll, mit seiner Freundin. Sie versteht seine Sorgen, erinnert ihn aber auch daran, dass es bereits einige Lebensmittel und Gerichte ohne Fleisch gab, die er bei ihr bereits probiert und eigentlich sehr lecker fand. Martin beschließt das Ganze mal auszuprobieren und nur noch drei- bis viermal pro Woche Fleisch sowie Wurstwaren zu essen. In der Anfangsphase tut er sich noch schwer: Insbesondere wenn er alleine

3

isst, weiß er oft noch nicht so genau, was er essen kann. Aber nachdem seine Freundin ihn zu einer Art Probieressen mit vegetarischen Aufstrichen mitnimmt, weiß er ganz gut, was er mag und hat diese dann auch immer vorrätig. Über seine Handy-App zur Gewohnheitsveränderung notiert er alle fleisch- und wurstfreien Tage, die dann automatisiert dargestellt und für jeweils 3 Tage mit einer besonderen Rückmeldung versehen werden. Außerdem hat seine Freundin eingeführt, dass es bei jeweils 10 fleischfreien Tagen ein gemeinsames Essen gibt, bei dem sie abwechselnd den jeweils anderen mit einem neuen vegetarischen Gericht überraschen. ◄

Zu Beginn des Beispiels sieht Martin keinerlei Problem, befindet sich also in der Stufe der Absichtslosigkeit. Erst mit dem Kommentar seiner Freundin über seinen Fleischkonsum beginnt er zu überlegen und anhand von zusätzlichen Informationen doch auch ein Problem in dem hohen Fleischkonsum zu sehen. Der Kommentar war hier also ein Anstoß, der Martin zunächst lediglich auf eine mögliche Problematik hinwies. Durch die intensivere Auseinandersetzung mit der Thematik konnte Martin eine Diskrepanz zwischen seinem Fleischkonsum und dem was er eigentlich sein will (fit und gesund alt werden) erkennen. Der Anstoß hätte ebenso zufällig (z. B. durch einen Zeitungsbericht) oder gezielt durch Kampagnen der Gesundheitsförderung oder in einer Ernährungsberatung erfolgen können. Martin befindet sich also jetzt in der Stufe des Bewusstwerdens und wägt ab, was er an positiven und negativen Erwartungen mit einem geringeren Fleischkonsum verbindet. Seine größte Sorge, dass er nicht weiß, was er sonst essen soll, zeigt die noch geringe Selbstwirksamkeit eine entsprechende Verhaltensänderung auch umsetzen zu können. Die Erinnerung der Freundin an die bereits probierten fleischfreien Gerichte erhöht die Selbstwirksamkeit und bringt ihn so zu dem Entschluss, zukünftig weniger Fleisch und Wurst zu essen. Auch hier hätte die Erinnerung an bereits vorhandene Kompetenzen oder Erfahrungen zur Stärkung der Selbstwirksamkeit auch durch andere Personen oder in der Ernährungsberatung erfolgen können. Mit dem Entschluss zu weniger Fleischkonsum ist Martin in der Stufe der Vorbereitung. Er formuliert ein konkretes Ziel, scheint sich ansonsten aber eher weniger auf die Verhaltensänderung vorzubereiten. In der nächsten Stufe der Aktion zeigt sich die fehlende Vorbereitung, wenn Martin auf sich allein gestellt nicht weiß, was er alternativ essen soll. Mit der Verkostungseinladung seiner Freundin geht er praktisch nochmal zurück auf die Stufe der Vorbereitung und gewinnt Essensideen. Das Zurückgehen in den Stufen ist unproblematisch und normal im Prozess der Verhaltensänderung, es zeigt aber meist auch an, dass die für die nächste Stufe notwendigen Voraussetzungen (z. B. ausreichende Selbstwirksamkeit, adäquate Handlungsplanung) noch nicht erreicht wurden. In einer professionellen Ernährungsberatung hätte Martin zur konkreteren Handlungsplanung, auch im Sinne der mentalen Aktivierung des angestrebten Verhaltens, ermutigt werden sollen. Die in der Stufe der Aktion notwenige Sichtbarmachung von Erfolgen gelingt Martin durch die App-Nutzung, die alle fleischfreien Tage notiert. Zusätzlich werden die hier sichtbaren Erfolge durch das regelmäßige fleischfreie Abendessen belohnt, was Martin und seine Freundin füreinander zubereiten. Durch das gemeinsame Essen in angenehmer Atmosphäre wird zudem das angestrebte Verhalten selbst bestärkt, die bisherigen Erfolge sichtbar gemacht (also die Selbstwirksamkeit erhöht) und es entstehen gleichzeitig noch weitere Zubereitungsideen, was Martins Kompetenz zur fleischfreien Ernährung erhöht. Die hier entstandene Form des Selbstmonitorings und der Belohnung sollte in einer professionellen Ernährungsberatung auch immer diskutiert und nach ebenso geeigneten Methoden gesucht werden, da sie die notwendige Voraussetzung für die Stufe der Aufrechterhaltung und Stabilisierung, also das automatisierte Verhalten, sind.

Das Beispiel hat gezeigt, wie sich das transtheoretische Modell konkret für die Ableitung von Kommunikations- und Motivationsstrategien eignet und auch die empirischen Befunde sprechen für die Wirksamkeit des Modells. Auch die passende Zuordnung anhand der individuellen Intention, Selbstwirksamkeit usw. zu den jeweiligen Stufen ließ sich empirisch belegen (z. B. Liu et al. 2018). Mit fortschreitenden Veränderungsstadien konnte dabei beispielsweise eine höhere Selbstwirksamkeit, aber auch weniger negative Erwartungen an eine Veränderung gemessen werden, was die durch das TTM angenommenen Stadieneffekte untermauert. Unklar ist, inwieweit diese Entwicklung in wirklich in voneinander klar unterscheidbaren Stufen verläuft oder mehr ineinander übergeht, und wie haltbar die zeitlichen Kriterien des ursprünglich für die Raucherentwöhnung entwickelten Modells dabei sind.

3.5 Integrative Modelle

Die bisher beschriebenen Modelle fokussieren auf unterschiedliche Prozesse der Verhaltensänderung (z. B. Intentionsbildung, Volition), erweitern die betrachteten Annahmen und Konstrukte, bleiben dabei aber als einzelne Modelle und Theorien nebeneinander bestehen. Das sozial-kognitive Prozessmodell des Gesundheitsverhaltens (**H**ealth **A**ction **P**rocess **A**pproach, HAPA-Modell, Schwarzer 2008) vereinigt nicht nur Prädiktions- und Stadienmodelle, sondern auch präintentionale und postintentionale Prozesse, und integriert die bereits bewährten Motivationskonstrukte, wie Selbstwirksamkeit und Ergebniserwartung. Das HAPA-Modell wird auch als hybrides Modell bezeichnet, da es das Konzept einer linearen Entwicklung und der Annahme von bestimmten Stadien der Verhaltensänderung kombiniert. Der lineare Prozess beschreibt zunächst die Entwicklung einer Intention zu einer Verhaltensänderung, die unter dem Einfluss von Risikowahrnehmung, Handlungsergebniserwartung und Selbstwirksamkeitserwartung entsteht, und im weiteren Verlauf über Zielstellung und Handlungsplanung zum anvisierten Verhalten führt (siehe ◘ Abb. 3.5). Gleichzeitig geht das HAPA-Modell von verschiedenen Stadien aus, die die Menschen im Prozess der Verhaltensänderung in der motivationalen Phase (also noch ohne die Intention einer Verhaltensänderung) und der volitionalen Phase (das angestrebte Verhalten wird geplant und ausgeführt) betrachten, wobei für jedes Stadium unterschiedliche soziokognitive Faktoren relevant und für den Übertritt in eine nächste Stufe verantwortlich sind.

Auch wenn im HAPA-Modell die in anderen Modellen bereits beschriebenen Konstrukte integriert werden, sollen die drei relevanten Faktoren zur Entwicklung und Aufrechterhaltung einer Intention hier nochmal definiert werden.

— Bei der **Risikowahrnehmung** handelt es sich um die subjektive Einschätzung des Schweregrads eines bestimmten Verhaltens bzw. der damit zu erwartenden Erkrankungen sowie der eigenen Verwundbarkeit (z. B. „Ein paar mehr Kilos können so schlimm ja nicht sein.").

— Die **Handlungsergebniserwartung** beschreibt positive oder negative Konsequenzen, die mit der Verhaltensänderung erwartet werden (z. B. „Wenn ich abnehme, würde mir das Treppensteigen leichter fallen.", „Um abzunehmen, muss ich auch auf viele leckere Gerichte verzichten.").

— Die **Selbstwirksamkeitserwartung** beschreibt den Glauben an die eigene Umsetzungskraft, selbst wenn Schwierigkeiten auftreten sollten (z. B. „Ich kann auf die Chips am Abend verzichten. Selbst wenn mein Verlangen danach sehr groß sein sollte, nehme ich eine kleine Tüte mit nur einer Portion, sodass ich nicht zu viele Kalorien aufnehme.").

Wie bereits beschrieben, üben die drei Faktoren in den verschiedenen Stadien des Modells einen unterschiedlich hohen Einfluss aus und sind auch in unterschiedlichem Ausmaß für den Übertritt in eine nächste Stufe verantwortlich: Die Risikowahrnehmung hat vor allem Einfluss auf die Intentionsbildung, ist also hauptsächlich in der motivationalen Phase (Non-Intender) wirksam. Maßnahmen zur Erhöhung der Risikowahrnehmung sollten dementsprechend auch nur in diesem Stadium angewandt werden, da sie auf die Zielstellung sowie Handlungsplanung und -aufrechterhaltung kaum Einfluss haben (z. B. Zhang et al. 2019). Gemeinsam mit der Risikowahrnehmung wirken sich die positiven und negativen Handlungsergebnis-

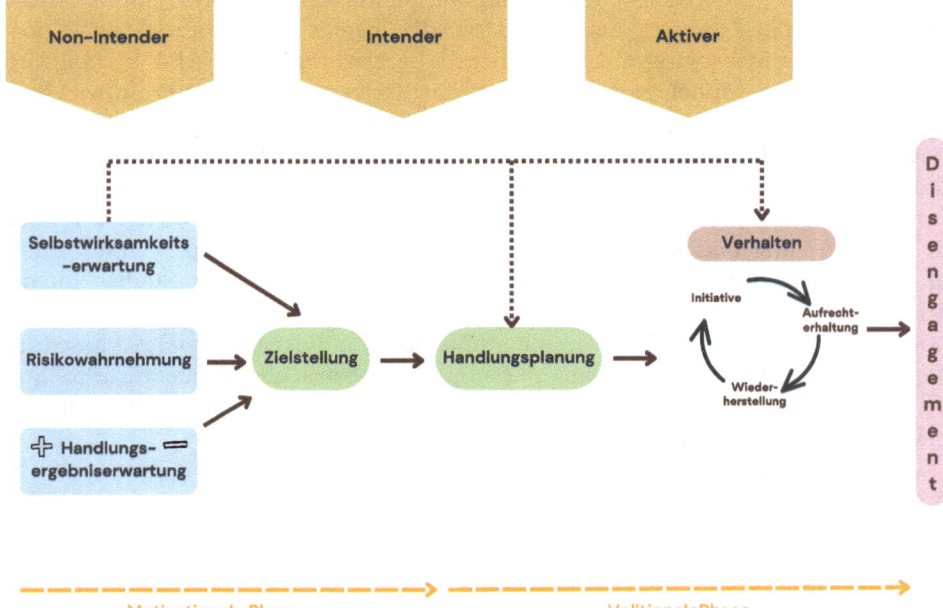

◼ **Abb. 3.5**   HAPA-Modell. (Nach Schwarzer 2008)

erwartungen auf die Intentionsbildung aus. Diesem Prozess des Abwägens sollte in der motivationalen Phase also eine besondere Aufmerksamkeit gewidmet werden, indem beispielsweise durch Fragen vor allem die positiven Erwartungen bestärkt und negative Handlungsergebniserwartungen eventuell sogar entkräftet werden können. Neben der Relevanz für die Zielstellung zur Verhaltensänderung bleiben die positiven Handlungsergebniserwartungen auch als Motive für die Aufrechterhaltung eines Verhaltens von Bedeutung (z. B. Parkinson et al. 2023; Zhang et al. 2019). So kann die positive Erwartung von mehr Ausdauer durch die Reduzierung des Körpergewichts beispielsweise als Selbstmonitoring-Variable im Stadium des Aktiven genutzt werden: Wenn dann über einen Schrittzähler oder ähnliches zu sehen ist, dass die Bewegungsfähigkeit und Ausdauer steigt, bestätigt dies die angenommene Ergebniserwartung und bleibt so als Anreiz erhalten. Wie bereits auch in den anderen Theorien beschrieben, kommt der Selbstwirksamkeitserwartung beim Prozess einer Verhaltensänderung die wichtigste Rolle zu: Nach einem Gefühl der Bedrohung und einer überwiegend positiven Handlungsergebniserwartung, braucht es auch die Überzeugung, die mit der Verhaltensänderung einhergehenden Anforderungen bewältigen zu können. Diese wahrgenommene Selbstwirksamkeit ist damit nicht nur für die Intentionsentstehung und die Zielsetzung, sondern auch für die Handlungsplanung und -aufrechterhaltung relevant. Wie im transtheoretischen Modell bereits erläutert, lässt sich die Selbstwirksamkeitserwartung in der motivationalen Phase vor allem durch ressourcenorientierte Fragen nach beispielsweise bereits gelungenen Abnehmversuchen oder zuvor ausgeübten sportlichen Aktivitäten erreichen. In der motivationalen Phase gelingt die Stabilisierung und Stärkung der Selbstwirksamkeitserwartung am besten durch das stetige Sichtbarmachen von Erfolgen. So erlaubt ein positives Selbstmonitoring (in die angestrebte Zielrichtung) von beispielsweise Gemüsekonsum oder zunehmender Ausdauer die kontinuierliche Konfrontation mit dem, was bisher schon erreicht wurde. Gerade weil die Selbstwirksamkeitserwartung die wichtigste Einflussvariable bei der Verhaltensänderung ist, sollten die im Selbstmonitoring zu registrierenden Variablen so ausgewählt werden, dass Erfolge schnell sichtbar werden und in positiver Weise rückgespiegelt werden (siehe auch ▶ Kap. 19). Wie die Theorien zuvor, soll nach dieser differenzierten Betrachtung der berücksichtigten soziokognitiven Faktoren auch das gesamte HAPA-Modell an einem Beispiel betrachtet werden.

▶ **Beispiel**

Martina hat über die letzten Jahre und vor allem nach der Geburt ihres zweiten Kindes mehrere Kilo zugenommen und merkt, dass sie auf dem Spielplatz Probleme hat, ihren beiden sehr aufgeweckten Kindern hinterher zu kommen: Sie gerät leicht außer Atem, fühlt sich wenig beweglich und insgesamt sehr unsportlich. Vor den Kindern ist sie regelmäßig Joggen und ins Fitness-Studio gegangen, wozu ihr dann aber die Zeit und auch die Energie fehlten. Mit der Erinnerung an die damaligen Zeiten, die auch deutlich mehr persönlichen Raum nur für sie selbst beinhalteten, beschließt sie etwas zu ändern und wieder mit dem Laufen anzufangen. Sie sucht ihre alten Laufschuhe heraus, bespricht mit ihrem Partner, dass er am nächsten Abend die Kinder ins Bett bringt, und freut sich auf ihre erste Laufrunde. Am geplanten Abend waren die Kinder bereits den ganzen Tag quengelig und Martina eigentlich vor allem müde. Wie besprochen übernimmt ihr Mann die Abendvorbereitungen für die Kinder, sodass sich Martina auch verpflichtet fühlt, ihr

3

Laufvorhaben anzugehen. Sie zieht sich also um und läuft los, gerät aber sehr schnell außer Atem und bekommt Seitenstechen, sodass sie stehen bleiben muss. Als das Seitenstechen abklingt, versucht sie weiter zu laufen, ist nach mehreren Minuten aber wieder so außer Atem, dass sie wieder anhalten muss. Und als es dann auch noch anfängt zu regnen, bricht sie den Versuch frustriert ab und geht nach Hause. Zu Hause versucht ihr Partner sie noch davon zu überzeugen, dass das Erlebte am Anfang ganz normal ist und sie eben erst wieder reinkommen muss, aber Martina findet ihr ganzes Vorhaben unrealistisch und will von weiteren Versuchen nichts hören. Einige Wochen später kommt sie auf dem Spielplatz mit einer anderen Mutter ins Gespräch, die darüber klagt so unbeweglich geworden zu sein und dem eigenen Kind kaum noch hinterher zu kommen. Die Mutter berichtet, ein paar Straßen weiter ein Fitness-Studio gesehen zu haben, die sogar eine Kinderbetreuung hätten und mit individuellen Trainingsempfehlungen warben. Martina und die andere Mutter schauen sich noch auf dem Spielplatz die Webseite des Fitness-Studios an und vereinbaren einen gemeinsamen Probetermin. Zu zweit fühlt sich Martina weniger unsicher in ihrer wahrgenommenen Unsportlichkeit und hofft durch die professionelle Betreuung im Fitness-Studio auch besser angeleitet zu werden. Der erste Besuch macht beiden Frauen viel Spaß: Der beratende Trainer rät zu eher kürzeren Ausdauereinheiten, die dann kontinuierlich gesteigert werden, in Kombination mit einem leichten Krafttraining. Martina gerät zwar auch hier schnell außer Atem, kann durch die wechselnden Übungen aber gut mithalten. Danach verabredet Martina mit der anderen Mutter zwei feste Tage pro Woche, an denen sie gemeinsam ins Fitness-Studio gehen. Auf den gemeinsamen Spielplatz-Treffen tauschen sie sich zudem über ihre Erfolge aus und bemerken beide schnell, wie sie bei den Ausdauereinheiten länger durchhalten und auch beim Fangen-Spielen mit den Kindern deutlich schneller und weniger außer Atem sind. ◄

Im Beispiel nimmt Martina in der motivationalen Phase eine gewisse Bedrohung (Risikowahrnehmung) durch die subjektiv erlebte Unsportlichkeit vor allem im Vergleich zu der Zeit vor den Kindern wahr. Mit der Erinnerung an Zeiten, in denen sie sportlich aktiver war, kristallisiert sich aus ihren Abwägungen die Erwartung von mehr Ausdauer und Beweglichkeit sowie ein wenig Zeit für sich selbst heraus (positive Handlungsergebniserwartung). Zudem bestärkt sie die Erinnerung darin, eigentlich immer sportlich gewesen zu sein, diesen Zustand also auch wieder herstellen zu können (Selbstwirksamkeitserwartung). Damit geht Martina in die volitionale Phase über. Sie setzt sich das Ziel regelmäßig laufen zu gehen und sucht im Rahmen der Handlungsplanung nach ihren alten Schuhen und bespricht die Kinderbetreuung mit ihrem Mann (sie aktiviert also auch Ressourcen). Die Ausführung des Laufens bringt Martina in das Stadium des Aktiven, in der Martina aber auch Barrieren erlebt: Müdigkeit durch den Tag, geringe Ausdauer, Regen. Obwohl sie ihre Motivation gegen einzelne Barrieren aufrecht erhalten konnte (sie ist trotz Müdigkeit losgelaufen) fällt die Bewertung der Verhaltensausführung eher negativ aus, außerdem reduziert sich ihre Selbstwirksamkeit aufgrund des wahrgenommenen Misserfolges. Eventuell hätte eine umfangreichere Planung mit beispielsweise einem sich erst langsam aufbauenden Trainingsplan dieses Misserfolgserlebnis vermeiden oder zumindest ein weiteres Dranbleiben bestärken können. Grundsätzlich ist im Stadium der Aktivität aber immer mit möglichen Barrieren, negativen Handlungsbewertungen und dem Abbruch des Verhaltens zu rechnen. Vorbereitungen im Sinne einer differenzierten Planung mit Ressourcen zum Abschirmen von Barrieren, Maßnahmen zum Durchhalten trotz eventuell zunächst ausbleibender Erfolge sowie Handlungsalternativen, mit denen sich das angestrebte Ziel auch erreichen lässt, können einem kompletten Abbruch und Motivationsverlust vorbeugen und sollten dementsprechend unbedingt mit berücksichtigt werden. Martina findet im Gespräch auf dem Spielplatz glücklicherweise auch eine solche Handlungsalternative (der Besuch des Fitness-Studios), die durch den Besuch zu zweit eine zusätzliche soziale Ressource mitbringt und aufgrund des angepassten Trainingsplans für ein Erfolgserlebnis und damit eine Stabilisierung der Selbstwirksamkeitserwartung führt. Die Verhaltensumstellung ist damit durch andere Barrieren (z. B. erkranktes Kind, Urlaub der anderen Mutter) immer noch gefährdet, hat aber bei der weiteren Stärkung der Selbstwirksamkeit eine deutlich höhere Wahrscheinlichkeit aufrechterhalten zu werden und in eine Gewohnheit überzugehen.

Das HAPA-Modell ist auch im Bereich des Ernährungsverhaltens gut untersucht und sowohl die aufgeführten Einflussfaktoren als auch die Stadienunterteilung gut belegt. So konnte beispielsweise die Vorhersagekraft der Selbstwirksamkeitserwartung sowie positiver Handlungsergebniserwartungen sowohl auf die Intention als auch die Aufrechterhaltung der Planung allgemein für den Konsum von Obst und Gemüse und einer insgesamt gesunden Ernährung nachgewiesen werden (z. B. Parkinson et al. 2023; Schwarzer und Renner 2000; Godinho et al. 2013).

? Verständnisfragen zur Selbstüberprüfung
1. Welchen Nutzen haben gesundheitspsychologische Modelle in der Ernährungspsychologie?
2. Was versteht man unter positiven und negativen Handlungsergebniserwartungen?
3. Inwiefern kann der optimistische Bias die Motivation zur Verhaltensänderung beeinflussen?
4. Was beeinflusst die langfristige Verhaltensänderung am stärksten: die Risikowahrnehmung, die Handlungsergebniserwartung oder die Selbstwirksamkeitserwartung?

Literatur

Antonovsky A, Sagy S. Aaron Antonovsky, the Scholar and the Man Behind Salutogenesis. 2016 Sep 3. In: Mittelmark MB, Sagy S, Eriksson M, Bauer GF, Pelikan JM, Lindström B, Espnes GA, editors. The Handbook of Salutogenesis. Cham (CH): Springer; 2017. Chapter 3. PMID: 28590656.

Bandura A. Social foundations of thought and action: a social cognitive theory. Englewood Cliffs: Prentice-Hall; 1986.

Bandura A. Health promotion by social cognitive means. Health Educ Behav. 2004;31(2):143–64.

Blättner, B. Das Modell der Salutogenese. Präv Gesundheitsf. 2007; 2, 67–73. https://doi.org/10.1007/s11553-007-0063-3

Bridle C, Riemsma RP, Pattenden J, Sowden AJ, Mather L, Watt IS, Walker A. Systematic review of the effectiveness of health behavior interventions based on the transtheoretical model. Psychol Health. 2005;20(3):283–301.

Carpenter CJ. A meta-analysis of the effectiveness of health belief model variables in predicting behavior. Health Commun. 2010;25(8):661–9.

Chambliss CA, Murray EJ. Efficacy attribution, locus of control, and weight loss. Cognit Ther Res. 1979;3(4):349–53.

Daddario DK. A review of the use of the health belief model for weight management. Medsurg Nurs. 2007;16(6):363–6.

Dziuba A, Krell-Roesch J, Schmidt SCE, Bös K, Woll A. Association Between Sense of Coherence and Health Outcomes at 10 and 20 Years Follow-Up: A Population-Based Longitudinal Study in Ger-

3

many. Front Public Health. 2021 Dec 10;9:739394. https://doi.org/10.3389/fpubh.2021.739394. PMID: 34957006; PMCID: PMC8702429.

Faltermaier T. Salutogenese. In: Bundeszentrale für gesundheitliche Aufklärung, Herausgeber. Leitbegriffe der Gesundheitsförderung und Prävention. Glossar zu Konzepten, Strategien und Methoden; 2023. https://doi.org/10.17623/BZGA:Q4-i104-3.0

Feil K, Fritsch J, Rhodes RE. The intention-behaviour gap in physical activity: a systematic review and meta-analysis of the action control framework. Br J Sports Med. 2023 Oct;57(19):1265–1271. https://doi.org/10.1136/bjsports-2022-106640. Epub 2023 Jul 17. PMID: 37460164.

Godinho CA, Alvarez MJ, Lima ML. Formative research on HAPA model determinants for fruit and vegetable intake: target beliefs for audiences at different stages of change. Health Educ Res. 2013;28(6):1014–28.

Hashemzadeh M, Rahimi A, Zare-Farashbandi F, Alavi-Naeini AM, Daei A. Transtheoretical model of health behavioral change: a systematic review. Iran J Nurs Midwifery Res. 2019;24(2):83–90.

Heckhausen H. Motivation und Handeln. Berlin: Springer; 1989.

Helweg-Larsen M, Shepperd JA. Do moderators of the optimistic bias affect personal or target risk estimates? A review of the literature. Pers Soc Psychol Rev. 2001;5(1):74–95.

Islam K, Awal A, Mazumder H, et al. Social cognitive theory-based health promotion in primary care practice: a scoping review. Heliyon. 2023;9(4):e15045.

Janz NK, Becker MH. The health belief model: a decade later. Health Educ Q. 1984;11(1):1–47.

Miles S, Scaife V. Optimistic bias and food. Nutr Res Rev. 2003 Jun;16(1):3–19. https://doi.org/10.1079/NRR200249. PMID: 19079933.

Liu KT, Kueh YC, Arifin WN, Kim Y, Kuan G. Application of Transtheoretical Model on Behavioral Changes, and Amount of Physical Activity Among University's Students. Front Psychol. 2018 Dec 17;9:2402. https://doi.org/10.3389/fpsyg.2018.02402. PMID: 30618907; PMCID: PMC6304387.

Max Rubner-Institut. Nationale Verzehrsstudie II: Ergebnisbericht Teil 2. Karlsruhe: Max Rubner-Institut; 2008. S. 33.

Ong AS, Frewer L, Chan MY. Cognitive dissonance in food and nutrition-A review. Crit Rev Food Sci Nutr. 2017 Jul 24;57(11):2330–2342. https://doi.org/10.1080/10408398.2015.1013622. PMID: 25976736.

Parkinson J, Hannan T, McDonald N, Moriarty S, Nguyen TM, Hamilton K. Health action process approach: promoting physical activity, and fruit and vegetable intake among Australian adults. Health Promot Int. 2023 Aug 1;38(4):daad095. https://doi.org/10.1093/heapro/daad095. PMID: 37647521; PMCID: PMC10468016.

Povey R, Conner M, Sparks P, James R, Shepherd R. A critical examination of the application of the Transtheoretical Model's stages of change to dietary behaviours. Health Educ Res. 1999;14(5):641–51.

Prochaska JO, DiClemente CC. Stages and processes of self-change of smoking: toward an integrative model of change. J Consult Clin Psychol. 1983;51(3):390–5.

Ruiter RAC, Kessels LTE, Peters GJY, Kok G. Sixty years of fear appeal research: current state of the evidence. Int J Psychol. 2014;49(2):63–70.

Schäfer SK, Sopp MR, Fuchs A, Kotzur M, Maahs L, Michael T. The relationship between sense of coherence and mental health problems from childhood to young adulthood: a meta-analysis. J Affect Disord. 2023;325:804–16. https://doi.org/10.1016/j.jad.2022.12.106.

Schwarzer R. Modeling health behavior change: how to predict and modify the adoption and maintenance of health behaviors. Appl Psychol. 2008;57(1):1–29.

Schwarzer R, Renner B. Social-cognitive predictors of health behavior: action self-efficacy and coping self-efficacy. Health Psychol. 2000;19(5):487–95.

Young MD, Plotnikoff RC, Collins CE, Callister R, Morgan PJ. Social cognitive theory and physical activity: a systematic review and meta-analysis. Obes Rev. 2014;15(12):983–95.

Zhang C-Q, Zhang R, Schwarzer R, Hagger MS. A meta-analysis of the health action process approach. Health Psychol. 2019;38(7):623–37.

Entstehung des Essverhaltens

Jeder Mensch verfügt über sehr individuelle Vorlieben und Gewohnheiten, wenn es um seine Ernährung geht. Dieses individuelle Essverhalten entwickelt sich hauptsächlich im Kleinkind- und Vorschulalter aufgrund vieler sowohl physiologischer als auch psychologischer und sozialer Aspekte heraus, um als komplexes und zunehmend stabiles System unsere Nahrungsauswahl, die Nahrungsaufnahme selbst und andere damit in Verbindung stehende Ereignisse zu beeinflussen. Die vor allem im Kindesalter angesiedelte Entwicklung steht im Fokus dieses Buchabschnittes, wobei zunächst auf übergreifende, das Essverhalten regulierende Aspekte und diesbezügliche Modelle eingegangen werden soll, um dann die konkreten Entwicklungsprozesse zu beschreiben.

Inhaltsverzeichnis

Regulation des Essverhaltens

Inhaltsverzeichnis

© Der/die Autor(en), exklusiv lizenziert an Springer-Verlag GmbH, DE, ein Teil von Springer Nature 2026
K. Kröller, *Ernährungspsychologie*, https://doi.org/10.1007/978-3-662-72399-9_4

4

Egal ob wir den Hunger nach einer anstrengenden Wanderung, das Verlangen nach Schokolade in stressigen Situation oder andere Ereignisse im Zusammenhang mit der Nahrungsaufnahme betrachten, das menschliche Essverhalten wird durch zahlreiche verschiedene physiologische und psychosoziale Prozesse gesteuert, die sich den in den jeweiligen Essenssituationen aufgenommenen Informationen zum Geschmack oder wahrgenommenen Emotionen immer wieder anpassen. Auch wenn das entstehende System der Nahrungsregulation sehr komplex und individuell unterschiedlich ist, soll das nachfolgende Kapitel einen groben Überblick zu den verschiedenen Regulationsmechanismen und vorhandenen Interaktionen geben.

Wie schon im ▸ Kap. 1 beschrieben, wird mit dem Begriff Ess- oder auch Ernährungsverhalten ein ganzer Komplex an unterschiedlichen Verhaltensweisen, Regeln und weiteren Aspekten der Nahrungsauswahl und -aufnahme beschrieben. Die tägliche Nahrungsaufnahme wird dabei von einer Vielzahl von Entscheidungen und Regulationsmechanismen begleitet, die beeinflussen, wann wir essen, was wir essen, wie schnell wir essen, wann wir aufhören zu essen und vieles mehr. Gleichzeitig werden aber auch Informationen rund um die Nahrungsaufnahme (z. B. Geschmack, Assoziationen) aufgenommen, verarbeitet und gespeichert, um spätere Nahrungssituationen ebenfalls mit zu beeinflussen. So entsteht nach und nach ein sehr differenziertes System der Nahrungsregulation, welches nicht nur automatisch ablaufende physiologische Reaktionen, sondern auch ebenso automatisierte und damit meist unbewusste psychische Prozesse beinhaltet (Davis 1928).

Fallstudie

Die Kinderärztin Clara Davis führte bereits in den 1920er- und 1930er-Jahren Studien zur freien Nahrungsauswahl mit Kindern durch und konnte dabei zeigen, dass der Mensch grundsätzlich in der Lage zu sein scheint, eine ernährungsphysiologisch adäquate Nahrung auszuwählen, die seinem individuellen Energie- und Nährstoffbedarf gerecht wird. In ihrem Experiment ließ Davis beispielsweise drei Kleinkindern über mehr als sechs Monate hinweg die freie Auswahl aus einer Vielfalt an frisch zubereiteten Nahrungsmitteln und Getränken. Das Nahrungsangebot beinhaltete sowohl vegetarische als auch tierische Komponenten, sodass ein ausgewogenes Nahrungsangebot mit Proteinen, Fetten, Kohlenhydraten sowie Mineralien und Vitaminen vorlag (Davis 1928). Die von den Kindern frei ausgewählten Mahlzeiten entsprachen den Erfordernissen einer ausgewogenen Ernährung und waren über den Zeitraum von etwa einer Woche hinweg auch hinsichtlich der zugeführten Kalorien, Nähr- und Mineralstoffe sowie Spurenelemente ausgeglichen und für die individuelle Entwicklung optimal zusammengestellt. Neben der insgesamt ausgewogenen Nahrungszufuhr hatten die beteiligten Kleinkinder zudem individuelle und voneinander unabhängige Vorlieben und Abneigungen entwickelt, sodass man auch bezüglich sensorischer Erfahrungen eine langfristige Entwicklung und entsprechende Regulationsprozesse vermuten kann.

Obwohl es sich bei dem beschriebenen Experiment nur um eine kleine Stichprobe, also eher Fallbeispielen, handelt, unterstützen andere nachfolgende Arbeiten (z. B. Davis 1939) die offenbar angeborene Fähigkeit, den eigenen Bedarf zu erkennen und entsprechende Nahrungsmittel auszuwählen, zeigen aber auch beeinflussende Faktoren auf. So konnte für ältere Kinder und solche mit einem höherem Körperfettanteil beispielsweise eine schlechtere Selbstregulation der Nahrungsaufnahme festgestellt werden (Hughes et al. 2015). Weitere Beobachtungen ließen weitere Einflussfaktoren vermuten, die eine adäquate Nahrungsaufnahme behindern oder erschweren: So passt die weiterhin steigende Anzahl von Menschen mit Übergewicht (z. B. OECD 2019) nicht zu den berichteten Befunden, die Nahrungsaufnahme passend zum individuellen Energiebedarf steuern zu können. Das Vorhandensein von Nährstoffdefiziten trotz einem umfangreichen und vielfältigen Nahrungsangebot (zumindest in den Industrieländern) weist ebenfalls auf zusätzliche bei der Nahrungsauswahl beteiligte Faktoren hin. Und auch eine Vorliebe für Eiscreme in beispielsweise emotionalen Situationen (wie Liebeskummer) kann nur schwer mit einem entsprechenden Nährstoffbedarf in Zusammenhang gebracht werden. Das System der Nahrungsregulation scheint also deutlich komplexer zu sein, sodass im Folgenden auch lediglich ein kleiner Überblick gegeben werden kann. Dabei wird mit einer kurzen Darstellung der neuronalen Steuerung begonnen, um anschließend verschiedene damit in Zusammenhang stehende Konzepte zur Steuerung des Essverhaltens aufzugreifen.

4.1 Neuronale Steuerung

Das Gehirn wirkt bei der Regulation der Nahrungsaufnahme als eine Art Kontrollzentrum, in dem vielfältige Informationen rund um die Nahrungsauswahl und -aufnahme aufgenommen und die damit in Zusammenhang stehenden Prozesse über viele unterschiedliche Komponenten reguliert werden. Lange war man von einer eher einfacheren Aufteilung in ein Hungerzentrum im lateralen Hypothalamus und ein Sättigungszentrum im ventromedialen Hypothalamus ausgegangen. Diese Annahme konnte schon 1942 widerlegt werden, weiter folgende Forschungsergebnisse wiesen auf ein komplexes Netzwerk aus mehreren Kerngebieten und verschiedenen Hirnregionen hin, die an der Steuerung von Hunger und Sättigung beteiligt sind (beispielsweise Augustine et al. 2020). Alle an der Hunger- und Sättigungsregulation beteiligten Wirkmechanismen und Zusammenhänge sind dabei noch nicht abschließend erforscht.

Sobald wir Hunger verspüren, an ein Nahrungsmittel oder eine Essenssituation denken, werden damit zusammenhängenden Erinnerungen abgerufen sowie bestimmte Verdauungsprozesse angeschoben. Je nach individuellem Hunger- bzw. Sättigungszustand sowie der Art der abgerufenen Erinnerungen oder Erwartungen, können die initiierten Verdauungsprozesse Appetit, Hunger oder Heißhunger im Sinne eines **Cravings** (Verlangen nach einem bestimmten Nahrungsmittel oder Geschmacksrichtung) hervorrufen. Mit dem eigentlichen Verzehr eines Nahrungsmittels werden über die Registrierung optischer sowie geruchs- und geschmacksbezogener Reize Verdauungssekrete und Hormone freigesetzt – der Körper bereitet sich auf die Nährstoffaufnahme vor. Mit dem weiteren Verzehr und damit zusammenhängenden Sinnesreizen sowie der Aufnahme von Nahrung durch den Mund, in die Speiseröhre und den Magen wird die Verdauung über Sensoren im

4

Magen und Dünndarm weiter angeregt. Informationen zur Menge sowie Nährstoffzusammensetzung der aufgenommenen Nahrung werden an das zentrale Nervensystem zurückgegeben und aktivieren im Sinne eines Energie- und Nährstoffgleichgewichts Hunger- und Sättigungsprozesse zur Regulation der Nahrungsaufnahme. Der automatisierte Abgleich von aufgenommenen Nährstoffen, dem aktuellen Bedarf und der Aktivierung entsprechende Regulationsmechanismen, die die weitere Nahrungsaufnahme fördern oder hemmen, erklären die im Experiment mit den Kleinkindern erhaltenen Befunde: Der Mensch verfügt über eine angeborene Kompetenz einer bedarfsgerechten Nahrungsaufnahme. Gleichzeitig mit den nährstoffbezogenen Informationen fließen aber auch sensorische und damit oder den bereits gespeicherten Erinnerungen in Zusammenhang stehende Informationen der Nahrungssituation in das Analysesystem der neuronalen Steuerung ein. Das bedeutet, dass die sensorischen Erfahrungen, Erwartungen in Bezug auf das verzehrte Lebensmittel sowie Eindrücke aus der jeweiligen Situation in Assoziation mit dem betreffenden Nahrungsmittel für den späteren Abruf gespeichert werden, aber auch in der aktuellen Situation Regulationsmechanismen aktivieren, die die Nahrungsaufnahme beeinflussen. Im Sinne einer dem Abgleich von aufgenommenen und benötigten Nährstoffen ähnlichen Bedarfsanalyse kann so ein Bedürfnis nach einem mit dem Nahrungsmittel assoziierten Geschmack, einer bereits erlebten Wirkung (z. B. Entspannung) oder ähnliches geweckt werden. Über entsprechende Regulationsmechanismen, wie Hunger, Appetit, Abneigungen und Präferenzen wird im System ein Ausgleich des wahrgenommenen Bedarfs angestrebt.

Die gespeicherten Sinneseindrücke und Assoziationen funktionieren dabei in beide Richtungen: Es können sowohl positive als auch negative oder neutrale Stimmungen gespeichert und entsprechend aktiviert werden. Je nach Art der Aktivierung kann die Nahrungsaufnahme gehemmt oder gefördert werden oder auch unbeeinflusst bleiben. Durch die Vielzahl der beteiligten Informationen und der Komplexität der Interaktionen lassen sich Nahrungsentscheidungen nicht exakt vorhersagen. Dennoch bilden die dargestellten Zusammenhänge eine gute Erklärungsgrundlage für individuelle Präferenzen und auch von der physiologisch bedarfsgerechten Nahrungsaufnahme abweichende Verhaltensweisen, die vereinfacht ausgedrückt der psychologischen Bedürfnisbefriedigung dienen.

▶ **Beispiel**

Hans geht an einem heißen Sommertag an einer Eisdiele vorbei, wo die Betrachtung der dort Eis essenden Menschen eigene Erinnerungen an die erfrischende Wirkung der Eiscreme, den süßen Geschmack oder generell positive Assoziationen mit bereits erlebten Situationen hervorruft. Die aktivierten Erinnerungen oder Assoziationen werden von Hans sehr wahrscheinlich nicht bewusst wahrgenommen, starten aber Regulationsprozesse, die ihn Appetit, Hunger oder Verlangen wahrnehmen lassen, auch wenn er gerade eine vollwertige Mahlzeit zu sich genommen hat und sich vor der Begegnung mit der Eisdiele als satt bezeichnet hätte.

Emma hatte vor einigen Jahren nach dem Verzehr von Eiscreme mit Übelkeit und Erbrechen zu kämpfen. Für sie wird der Anblick Eis essender Menschen auch negative Assoziationen aktivieren. Diese werden ihr ebenfalls nicht unbedingt bewusst sein, führen aber eher zu neutralen Gefühlen, eventuell sogar Ekel gegenüber dem angebotenen Eis. Selbst wenn Emma in der beschriebenen Situation hungrig wäre, der Körper also ein Energiedefizit wahrnimmt, wird der Anblick der Eisdiele eher keinen Appetit bei ihr auslösen. ◀

Wie bereits gesagt, aktiviert die menschliche Nahrungsaufnahme sehr viele unterschiedliche Hirnregionen, sodass die Regulationsprozesse gleichzeitig und damit auch sehr schnell ablaufen. Ganz grob lässt sich sagen, dass nährstoffbezogene Informationen eher im Hirnstamm und Hypothalamus verarbeitet werden, während die sensorischen und emotionalen Informationen vor allem das limbische System und die Amygdala betreffen. Der Nucleus arcuatus erkennt beispielsweise die im Körper vorhandenen Nährstoffe und gespeicherte Energie. Diese Informationen sowie daraus abgeleitete Mängel werden an andere Areale (z. B. Hirnstamm) weitergeleitet (z. B. Enax und Weber 2015). Diese Areale senden Signale von z. B. Hunger und Sättigung aus und streben so ein Gleichgewicht zwischen Energie- bzw. Nährstoffaufnahme und -verbrauch an. Im Vorderhirn werden generelle Sinneseindrücke verarbeitet und somit auch die im Zusammenhang mit der Nahrungsaufnahme relevanten Informationen (z. B. Geschmack, Geruch, Umgebung bei der Nahrungsaufnahme) gespeichert. Als sogenanntes Belohnungszentrum verarbeitet ein aus mehreren Hirnregionen bestehendes System mit der Nahrungsaufnahme in Verbindung stehende Wahrnehmungen und Erfahrungen (z. B. positive Stimmung beim Essen). Unter Mitwirkung des dopaminergen Systems werden durch den Verzehr beispielsweise energiereicher Nahrungsmittel positive, „belohnende" Emotionen freigesetzt, die die Motivation zum wiederholten Konsum der betreffenden Nahrungsmittel erhöhen (z. B. Alonso-Alonso et al. 2015).

Aufgrund der hohen Komplexität der neuronalen Steuerung wurde in Hinblick auf die eher verhaltensorientierte Zielstellung des Buches hier lediglich ein stark vereinfachter Überblick der Wirkungswege wiedergegeben. Eine differenziertere Betrachtung der verschiedenen Hirnregionen sowie neurochemischer Prozesse kann z. B. bei Enax und Weber (2016), Langhans (2010) oder Lippert (2024) nachgelesen werden.

4.2   Die Wahrnehmung von Hunger und Sättigung

Wichtige Aspekte der Steuerung von Essverhalten sind Hunger und Sättigung: Nehmen wir weniger Kalorien zu uns als wir verbrauchen, signalisiert unser Körper Hunger. Haben wir ausreichend Energie zu uns genommen, bemerken wir dies an einem Sattheitsgefühl. Hunger und Sättigung dienen damit in Form verschiedener Wahrnehmungen als Regulationsmechanismus der Nahrungsaufnahme. Hunger als häufig fast schmerzhaft bezeichnetes Gefühl in der Magengegend (Magenknurren) geht mit einem starken, aber unspezifischem Verlangen nach Nahrung einher. Das Magenknurren wird durch neuronale Signale ausgelöst, die wiederum durch einen Abfall des Blutzuckerspiegels und hormonelle Reize (z. B. Hormon Ghrelin) aktiviert werden. Unterstützt wird das Hungersignal von sensorischen und psychologischen Reaktionen, die ebenfalls der Aktivierung der Nahrungsaufnahme dienen. So denken Menschen in Hungersituationen beispielsweise häufiger an Nahrungsmittel und Essenssituationen, sie nehmen Essensgerüche und andere mit dem Essen verbundene Wahrnehmungen schneller und stärker wahr und zeigen eine insgesamt erhöhte kognitive Verarbeitung und Aufmerksamkeit für Nahrungsreize (z. B. Berry et al. 2007). Hungergefühle können aber auch ohne ein Energiedefizit und einen damit einhergehenden Abfall des Blutzuckerspiegels auftreten. Diese auch als Appetit (je nach

Intensität auch Heißhunger oder Craving) bezeichnete Wahrnehmung kann durch Gerüche, Erinnerungen, andere essende Menschen und vieles mehr ausgelöst werden. Die damit einhergehenden Signale melden sich als Verlangen nach einem bestimmten Nahrungsmittel oder einem bestimmten Geschmack, es werden aber auch klassische Hungergefühle, wie das Magenknurren, berichtet.

Sättigung entsteht aus einem komplexen Zusammenspiel von Rezeptoren, Hormonen und sensorischen Wahrnehmungen. Dabei spielt beispielsweise die Dehnung der Magenwand aufgrund der Füllmenge der zugeführten Nahrung eine Rolle. Die Füllung wird über Rezeptoren in der Magenwand registriert und an das Gehirn weitergegeben. Daneben steigt der Blutzuckerspiegel an und bewirkt die Ausschüttung von Insulin, welches die Glukoseaufnahme in die Zellen reguliert, aber auch als Sättigungshormon dient. Außerdem werden im Dünndarm verschiedene Hormone als Reaktion auf die Nahrungszusammensetzung und Vorbereitung der Nährstoffaufnahme aktiviert, die ebenfalls ein Signal der Sättigung an das Gehirn senden. Ein Modell zur Integration der verschiedenen Mechanismen ist das Modell der Sättigungskaskaden von Blundell et al. (1987), siehe ■ Abb. 4.1. Hier werden die sensorischen, kognitiven sowie postgestional und -resorptiven Mechanismen im Zusammenhang mit der kurz- und langfristig wahrgenommenen Sättigung dargestellt. Bis zum Eintreten einer Sättigung dauert es also eine gewisse Zeit – je nach Hungerzustand und aufgenommener Nahrung sowie der damit in Zusammenhang stehenden Magendehnung und verschiedenen metabolischen Signalen 15 bis 30 Minuten (z. B. Gibbons et al. 2019). Diese Verzögerung erklärt auch, dass eine schnellere Nahrungsaufnahme aufgrund der erst nach und nach einsetzenden Sättigungsstufen häufig mit einer vermehrten Energieaufnahme aufgrund der erst verspäteten Sättigungswahrnehmung einhergeht.

Die eingangs beschriebene Beobachtung, dass Kleinkinder aus der ihnen angebotenen Nahrung eine für ihre individuelle Energie- und Nährstoffzufuhr adäquate Auswahl treffen können, hängt auch von der Art der angebotenen Nahrung ab. Die im Experiment angebotenen un- oder minimal verarbeiteten Lebensmittel wirken beispielsweise sättigender als hoch verarbeitete Nahrungsmittel, die insgesamt mit einer höheren Energieaufnahme und Übergewicht verbunden sind (z. B. Crimarco et al. 2022).

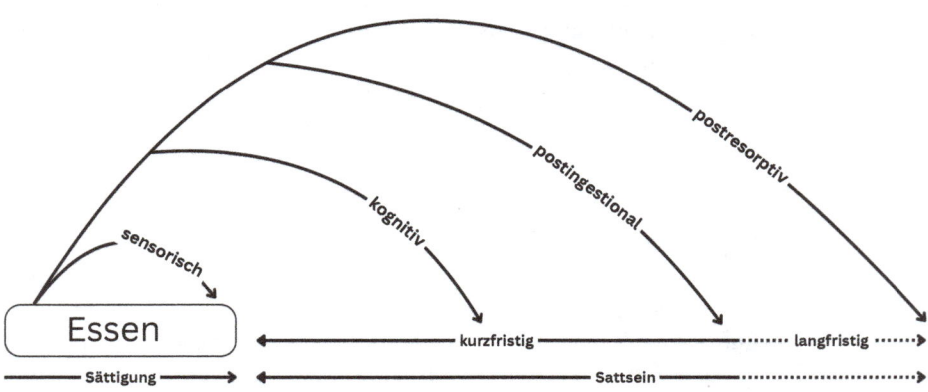

■ **Abb. 4.1** Sättigungskaskaden. (Nach Pudel und Westenhöfer 1998)

Der Einfluss sensorischer und psychologischer Wahrnehmungen rund um die Nahrungsaufnahme wurde auch für das Sättigungsgefühl bereits erwähnt. So kann beispielsweise das Vorhandensein von besonders positiven Assoziationen mit dem Geschmack eines Nahrungsmittels oder auch die angenehme Atmosphäre beim Essen Sättigungssignale unterdrücken und (wie oben bereits beschrieben) sogar erneute Hungersignale aktivieren. Ein weiterer vor allem auf die sensorischen Wahrnehmungen bezogener Effekt ist die **sensorisch-spezifische Sättigung**, die als „sensory specific satiety" von Rolls und Kollegium (1981) beschrieben wurde. Die sensorisch-spezifische Sättigung beschreibt das frühere Einsetzen eines Sättigungseffekts bei einem Nahrungsmittel mit konstantem Geschmack (siehe dazu auch ▶ Abschn. 6.1). Wird dann aber ein Nahrungsmittel einer anderen Geschmacksrichtung angeboten, hebt sich die Sättigung auf und es kann weiter gegessen werden. So wird eine Sättigung beim wechselnden Verzehr von Gummibärchen, Chips und Schokolade später einsetzen als wenn nur eines der genannten Nahrungsmittel gegessen wird.

Die beschriebenen Mechanismen von Hunger und Sättigung werden von zahlreichen physiologischen, psychologischen, kognitiven und sensorischen Faktoren beeinflusst. So bestimmen neben der Menge und Art der aufgenommenen Nahrung beispielsweise auch ein besonders leckeres Essen, Höflichkeit und viele andere Faktoren die wahrgenommene Sättigung und bringen uns manchmal dazu, mehr zu essen, obwohl wir eigentlich satt sind. Und genauso können beispielsweise Diätbemühungen oder Essstörungen eine Nahrungsaufnahme verhindern, obwohl Hunger vorhanden ist.

4.3 Homöostase und Gegenregulation

Aus physiologischer Sicht ist die Sicherstellung der Energieversorgung ein sehr wichtiges Ziel, sodass jede entgegenlaufende Entwicklung eine Gegenregulation bewirkt. In diesem Zusammenhang wurde die **Set-Point-Theorie** entwickelt, nach der der menschliche Körper einen vorbestimmten Gewichts- oder Fettmassen-Sollwertbereich hat (z. B. Ganipisetti und Bollimunta 2024). Der Theorie nach ist die menschliche Physiologie bestrebt, einen einmal bestehenden Sollwert aufrechtzuerhalten und Abweichungen zu vermeiden bzw. zu korrigieren. Auch der Begriff der **Homöostase** findet in diesem Zusammenhang Verwendung und beschreibt übergreifend die Aufrechterhaltung eines Zustands des Gleichgewichts in einem dynamischen System. Im Energie- oder Gewichtssystem ist damit die Stabilität des Körperfettgehalts gemeint, welches durch die Beeinflussung von Sättigungsgefühl und Belohnungswirkung erreicht wird. Eine negative Energiebilanz, wie beispielsweise bei einer Diät, verursacht die bereits angesprochenen Maßnahmen der Gegenregulation, wie z. B. eine Reduktion der Sättigung (zusammenfassend Morton et al. 2014). Der nach der Set-Point-Theorie vorliegende Sollwertbereich für das individuelle Gewicht eines Menschen wäre dem übergreifenderen Verständnis der Homöostase nach das jeweils aktuelle Gewicht (Keys et al. 1950).

4

Fallstudie

In einem ebenfalls sehr klassischen Experiment, auch als Minnesota-Studie bekannt (Keys et al. 1950), bekamen 36 junge Männer über sechs Monate hinweg Mahlzeiten, die einer individuell halbierte Kalorienzufuhr entsprachen. Während dieser Hungerphase beschäftigten sich die Männer deutlich mehr mit essensbezogenen Themen als sie das sonst taten. Sie sprachen untereinander beispielsweise häufig über verschiedene Rezepte, Lieblingsessen und andere im Zusammenhang mit Essen stehende Gedanken. Nach der Rückkehr zu einer normalen, nichtbeschränkten Kalorienzufuhr nahmen manche Männer über ihr vorheriges Gewicht hinaus zu und klagten über eine fehlende Sättigungswahrnehmung beim Essen.

Die auch im Experiment beobachtete Gegenregulation auf eine reduzierte Energieaufnahme besteht in einer Verstärkung des Appetits und einer gesenkten Sättigung. Langfristig wird aber auch der Energieverbrauch verringert und belohnende Reaktionen auf eine Essensaufnahme verstärkt – insgesamt also Veränderungen, die vor allem den langfristigen Verlust von Gewicht erschweren (z. B. Maclean et al. 2011). Psychologisch wird bereits mit dem Einleiten des Hunger-Signals auch die Wahrnehmung in Bezug auf Nahrungsmittel beeinflusst: So werden beispielsweise Essengerüche und -bilder verstärkt wahrgenommen oder auch durch eigene Erinnerungs- oder Vorstellungsbilder generiert.

▶ **Beispiel**

Maria macht in Vorbereitung ihres Strandurlaubs eine vierwöchige strenge Diät, mit der es ihr gelingt acht Kilo zu verlieren. Während der Diät und auch im sich anschließenden Urlaub ist sie hoch motiviert und durch die Vorbereitungen bzw. dann aktuellen Erlebnisse abgelenkt, sodass sie den sich meldenden Hunger gut ignorieren kann. Nach dem Urlaub versucht sie, die strikte Ernährung beizubehalten, fühlt sich aber zunehmend müde und gereizt mit Heißhunger auf vor allem süße und energiereiche Speisen. Besonders nach stressigen Arbeitstagen greift sie immer häufiger zu Fast Food und Süßigkeiten am Abend. In den folgenden Wochen schwankt Maria zwischen strengen Diätversuchen, um die zuvor gegessenen Kalorien auszugleichen, und erneutem Heißhunger. Sie nimmt wieder an Gewicht zu, was sie frustriert und zu weiterem Frustessen führt. ◀

Sowohl die Set-Point-Theorie als auch das Energie-Homöostase-Konzept erklären, warum ein großer Anteil von Menschen, die mit einer Diät Gewicht verlieren, dieses anschließend wieder zunehmen. Maria hat aufgrund ihrer sehr strengen Diät das zur Gewichtsabnahme notwendige Energiedefizit erreicht, damit aber auch eine Gegenregulation aktiviert. Während sie sich von dem mit der Gegenregulation einhergehenden gesteigerten Appetit sowie vermehrten Gedanken an Essen im Urlaub gut ablenken konnte, gelingt dies im zurückkehrenden Alltagsstress weniger gut. Zudem ist davon auszugehen, dass ihr Energieverbrauch gesunken und Belohnungsreaktionen beim Essen angestiegen sind, sodass sich die Abende mit Fast Food und Süßigkeiten sogar schneller in einem wieder ansteigenden Gewicht bemerkbar machen.

Eventuell evolutionär vorteilhaft, durch beide Theorien aber nicht endgültig erklärbar, ist die Asymmetrie der Kompensationsmechanismen: Der Körper reagiert stärker auf eine Gewichtsabnahme, während zur Gegensteuerung einer Gewichtszunahme kaum Mechanismen zu beobachten sind. Das beschriebene Phänomen unterstützt die Problematik eines häufigen oder kontinuierlichen Diätverhaltens, welches mit Störungen der Sättigungswahrnehmung sowie einer veränderten Stoffwechsel- und Belohnungsreaktion in Zusammenhang gebracht wird (z. B. Greenway 2015). Zwar sind mit einer Kalorienrestriktion auch eine Reihe positiver physiologischer Veränderungen (z. B. Verbesserung der Insulinsensitivität) verbunden, insgesamt wird aber deutlich, dass die physiologischen und psychologischen Mechanismen der Gegenregulation automatisiert ablaufen und dabei sehr weitreichende Konsequenzen haben können, die zu einer Art Teufelskreis führen können (siehe auch ▶ Kap. 13).

4.4 Genussmaximierung

Genussmaximierung wird als generelles Prinzip der Verhaltenssteuerung verstanden (Cabanac et al. 2002), nach der die Maximierung von Vergnügen als ein wichtiger Faktor in Entscheidungsprozessen gesehen wird, der der Rationalität in vielen Fällen überlegen ist. Die bereits aufgezeigten Mechanismen zeigen, dass auch die Essensaufnahme mit Genuss verbunden ist, der bereits durch die bloße Aufnahme von Energie, sensorisch durch den Geschmack oder die Haptik der Lebensmittel, assoziativ mittels Erinnerungen oder Erwartungen und neuronal durch die Aktivierung des Belohnungszentrums ausgelöst werden kann. Damit muss die Genussmaximierung auch beim Essen als ein wichtiger Entscheidungsfaktor angesehen werden, der durch die Speicherung von mit dem Essen verbundenen Assoziationen und dem auf energiereiches und als schmackhaft erlebtes Essen besonders stark reagierenden Belohnungszentrum noch verstärkt wird: Positive Assoziationen oder die durch das Belohnungszentrum ausgelösten positiven Emotionen verstärken den aktuellen Genuss und motivieren uns, diese Erfahrung wiederholen zu wollen (Cabanac und Ferber 1987).

Fallstudie

Eine Studie von Cabanac und Ferber (1987) untersuchte das beschriebene Phänomen genauer: Zehn junge Männer bewerteten in vier Sitzungen ihr Vergnügen oder Missfallen für 25 verschiedene Getränke, die Süße mit Temperatur oder Säure kombinierten. In späteren Sitzungen durften die Probanden selbst Getränke mischen. Die Ergebnisse zeigten, dass die Teilnehmer konsistent die Kombinationen wählten, die ihnen am besten schmeckten, und so ihr Vergnügen maximierten. Dies galt sowohl für vorgegebene als auch für selbst gemischte Getränke.

Evolutionär betrachtet muss die Präferenz für energiereiche Nahrung als Überlebensvorteil gesehen werden, was durch das Prinzip der Genussmaximierung noch unterstützt wird. Im Nahrungsüberfluss der heutigen Industrieländer hat sich das Prinzip aber bereits als problematisch erwiesen. Lebensmittelwerbung, hoch verarbeitete und energiereiche Produkte mit optimiertem Geschmack sprechen unser Prinzip der Genussmaximierung in besonderem Maße an, was durch die körpereigenen Belohnungsmechanismen noch verstärkt wird. Statt evolutionär für eine ausreichende Energie- und Nährstoffversorgung bei mangelndem Angebot zu sorgen, führt dies aktuell zu einer eher übermäßigen Energieaufnahme und möglicherweise auch einer Desensibilisierung gegenüber natürlichen Geschmackserlebnissen. Eine Aufgabe der Ernährungspsychologie liegt in der Analyse solcher Zusammenhänge, aber auch in der Ableitung möglicher Strategien, um ein ausgewogenes Verhältnis zwischen Genuss und gesunder Ernährung zu finden.

? Verständnisfragen zur Selbstüberprüfung

1. Welche Rolle spielen Emotionen, Stimmungen und Assoziationen während der Nahrungsaufnahme für die langfristige Nahrungsregulation?
2. Welche physiologischen und psychologischen Veränderungen stehen mit der Gegenregulation auf eine reduzierte Energieaufnahme in Zusammenhang?
3. Warum ist Genussmaximierung ein evolutionär sinnvolles Prinzip, in Zeiten des Nahrungsüberflusses aber problematisch?

Literatur

Alonso-Alonso M, Woods SC, Pelchat M, Grigson PS, Stice E, Farooqi S, et al. Food reward system: current perspectives and future research needs. Nutr Rev. 2015;73(5):296–307.

Augustine V, Lee S, Oka Y. Neural control and modulation of thirst, sodium appetite, and hunger. Cell. 2020;180(1):25–32.

Berry SE, Andrade J, May J. Hunger-related intrusive thoughts reflect increased accessibility of food items. Cognitive and Emotions. 2007;21(4):865–878. https://doi.org/10.1080/02699930600826408.

Blundell JE, Rogers PJ, Hill AJ. Evaluating the satiating power of foods: implications for acceptance and consumption. In: Colms J, Booth DA, Pangbourne RM, Raunhardt O (Eds.). Food acceptance and nutrition. London: Academic Press; 1987. S. 205–19.

Cabanac M, Ferber C. Pleasure and preference in a two-dimensional sensory space. Appetite. 1987;8(1):15–28.

Cabanac M, Guillaume J, Balasko M, Fleury A. Pleasure in decision-making situations. BMC Psychiatry. 2002;2:7.

Crimarco A, Landry MJ, Gardner CD. Ultra-processed foods, weight gain, and co-morbidity risk. Curr Obes Rep. 2022;11(3):80–92.

Davis CM. Self selection of diet by newly weaned infants: an experimental study. Am J Dis Child. 1928;36(4):651–79.

Davis CM. Results of the self-selection of diets by young children. Can Med Assoc J. 1939;41(3):257–61.

Enax L, Weber B. Neurobiologie von Nahrungsmittelentscheidungen – zwischen Energiehomöostase, Belohnungssystem und Neuroökonomie. Neuroforum. 2016;22(1):17–26.

Ganipisetti VM, Bollimunta P. Obesity and set-point theory. In: StatPearls [Internet]. Treasure Island: StatPearls Publishing; 2024.

Gibbons C, Hopkins M, Beaulieu K, Oustric P, Blundell JE. Issues in measuring and interpreting human appetite (satiety/satiation) and its contribution to obesity. Curr Obes Rep. 2019;8(2):77–87.

Greenway FL. Physiological adaptations to weight loss and factors favouring weight regain. Int J Obes. 2015;39(8):1188–96.

Hughes SO, Power TG, O'Connor TM, Orlet Fisher J. Executive functioning, emotion regulation, eating self-regulation, and weight status in low-income preschool children: how do they relate? Appetite. 2015;89:1–9.

Keys A, Brožek J, Henschel A, Mickelsen O, Taylor HL. The biology of human starvation. Minneapolis: University of Minnesota Press; 1950.

Langhans W. Hunger und Sättigung. Ernährungs Umschau. 2010;57(10):550–8.

Lippert RN. Das Gehirn. Wie ein Organ unsere Entscheidung zu essen steuert Die physiologische Kontrolle des Essverhaltens verstehen. In: Kollodzeiski U, Hafner JE, Herausgeber. Du sollst nicht essen: Warum Menschen auf Nahrung verzichten – interdisziplinäre Zugänge. 1. Aufl. Baden-Baden: Ergon; 2024. S. 15–32

Maclean PS, Bergouignan A. Cornier M-A, Jackman MR. Biology's response to dieting: the impetus for weight regain. Am J Physiol Regul Integr Comp Physiol. 2011;301(3):R581–600.

Morton GJ, Meek TH, Schwartz MW. Neurobiology of food intake in health and disease. Nat Rev Neurosci. 2014;15(6):367–78.

Organisation for Economic Co-operation and Development (OECD). The heavy burden of obesity: the economics of prevention. OECD Publishing; 2019.

Pudel V, Westenhöfer J. Ernährungspsychologie: Eine Einführung. 2. Auflage. Göttingen: Hogrefe Verlag für Psychologie; 1998.

Rolls BJ, Rolls ET, Rowe EA, Sweeney K. Sensory specific satiety in man. Physiol Behav. 1981;27(1):137–42.

Modelle zur Entwicklung des Essverhaltens

Inhaltsverzeichnis

Wie schon beschrieben, sind die Einflüsse auf das individuelle Essverhalten sehr zahlreich und miteinander zu einem komplexen System verbunden. In diesem Kapitel werden theoretische Modelle vorgestellt, die einzelne Bereiche oder übergreifende Aspekte der Entwicklung des Essverhaltens beschreiben. Theoretische Modelle können zwar immer nur eine Art Durchschnitt des menschlichen Verhaltens und seiner Einflussfaktoren darstellen, bieten damit jedoch ein zusammenfassendes Verständnis für die Entwicklung und Beeinflussung des Essverhaltens, was wiederum die Ableitung individueller Erklärungen und Veränderungsansätze erlaubt.

5

Die Auswahl der hier dargestellten Theorien fokussiert auf empirisch belegbaren Modellen, die gleichzeitig verschiedene Aspekte oder Ebenen des Essverhaltens beleuchten. So werden beispielsweise Einflussfaktoren in Abhängigkeit der unterschiedlichen Lebensphasen oder ihrer unterschiedlichen Betrachtungsebenen sowie dem konkreten Prozess der Nahrungsauswahl betrachtet. Bei allen Theorien handelt es sich um eine Zusammenfassung oder vereinfachte Darstellung des typischen oder durchschnittlichen Essverhaltens. Individuelle Ausprägungen und Entwicklungen können davon abweichen. Auch in der individuellen Ernährungsberatung bieten die Modelle trotzdem eine gute Basis für das aktuelle Verhalten erklärende Zusammenhänge, beeinflussende Faktoren und sich daraus ergebende Ansatzpunkte für Verhaltensänderungen, sollten aber um individuelle Erfahrungen und Ausprägungen ergänzt oder dahingehend differenziert werden. Grundsätzlich helfen solche generalisierenden Modelle dabei, Forschungserkenntnisse zusammenfassend abzubilden und gemeinsam weiterzuentwickeln sowie übergreifende Erkenntnisse um relevante Einflussfaktoren und Strategien für Änderungen im Essverhalten abzuleiten. Damit stellen sie die Basis für verschiedene Akteure und damit auch Sichtweisen rund um das Thema Ernährung (z. B. aus Sicht der Lebensmittelindustrie, gesundheitsbezogener Organisationen, individueller Ernährungstherapie usw.) dar.

5.1   Essverhalten in verschiedenen Lebensphasen

Die Entwicklung des Essverhaltens muss als lebenslanger Prozess angesehen werden. Essen ist zu jedem Zeitpunkt unseres Lebens eine notwendige Tätigkeit und wird über die Lebensspanne hinweg von unterschiedlichen Faktoren oder den gleichen Faktoren in unterschiedlicher Stärke beeinflusst. Um Verständnis für die Entwicklung des Essverhaltens und somit auch dem Essverhalten verschiedener Altersgruppen zu erhalten, ist eine Betrachtung möglicher Faktoren über verschiedene Lebensphasen hinweg sinnvoll.

Das **Drei-Komponenten-Modell** von Pudel und Westenhöfer (1998) zeigt einen Wechsel von primärer Bedürfnisbefriedigung zu Sekundärbedürfnissen im Laufe unseres Lebens, welcher sich vor allem durch die sich ändernde Bedeutung von Einflussfaktoren ergibt (siehe ◖ Abb. 5.1).

So sorgen zunächst *Innenreize*, wie Hunger und Sättigung, für eine optimale Versorgung des Säuglings mit Nahrung. Der Zeitpunkt, die Menge und in Teilen auch die Art der Nahrungsaufnahme werden in diesem frühen Alter aufgrund von Hunger und Sättigung sowie dem Bedarf nach spezifischen Nährstoffen und evolutionsbiologischen Programmen (z. B. zum Schutz vor Giften) gesteuert. Zwar haben

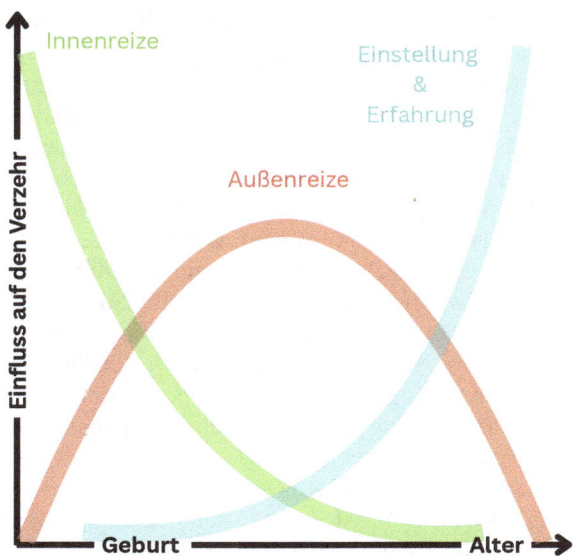

□ **Abb. 5.1**   Einflussfaktoren auf das Essverhalten über die Lebensspanne hinweg. (Nach Ellrott 2007)

Bezugspersonen durch das Nahrungsangebot und die eigene Reaktion auf die Signale des Kindes Einfluss auf die weitere Entwicklung des individuellen Essverhaltens, das vom Kind ausgehende Bedürfnis nach Nahrungsaufnahme ist aber zunächst ausschließlich inneren Reizen zuzuordnen. Mit zunehmendem Alter werden *Außenreize* als Sekundarbedürfnisse immer wichtiger. So spielen beispielsweise wiederkehrende Essenszeiten, die Atmosphäre beim Essen, Geruch und Geschmack eine relevante Rolle bei der Entwicklung individueller Präferenzen. Die Kinder lernen, sich den Umweltgegebenheiten anzupassen, und richten sich beispielsweise eher nach bestimmten Essenszeiten und kulturellen Regeln als nach den inneren Signalen. Der Einfluss der Innen- und Außenreize wechselt sich sozusagen ab, sodass die Nahrungsauswahl und -aufnahme häufiger aufgrund von Faktoren, wie beispielsweise Marketing, Preis, sozialen Kontakten, Stimmungen und mehr bestimmt wird, als dem Energie- und Nährstoffbedarf. Ungefähr ab dem späteren Schul- und Jugendalter verändert auch der Einfluss von *Einstellungen oder Erfahrungen* die individuellen Präferenzen – ein Einfluss, der sich bis zum höheren Alter verstärkt und dann auch einen stärkeren Einfluss als die Außenreize haben kann. Die Kenntnisse über den Einfluss bestimmter Nahrungsmittel auf unsere Gesundheit, ethische oder umweltbezogene Auswirkungen können unser selbstbestimmtes Essverhalten erst dann beeinflussen, wenn wir kognitiv in der Lage dazu sind, langfristige Konsequenzen gedanklich vorwegzunehmen.

▶ **Beispiel**

Mia ist mit ihrer Mutter einkaufen und möchte ein Eis. Mias Mutter erklärt, dass der Zucker im Eis nicht gut für die Zähne ist und Mia gestern schon eins hatte, sie zu Hause aber gern einen Apfel für sie aufschneidet. Mia ist damit nicht einverstanden und weint. ◄

Mias Wunsch nach einem Eis kann durch Hunger ausgelöst worden sein – als ein inneres Signal. Der in Aussicht gestellte Apfel wäre dann eventuell zu spät für eine sofortige Bedürfnisbefriedigung, müsste aber ansonsten auch eine Möglichkeit sein, den Hunger zu stillen. Das von Mia geäußerte Bedürfnis nach einem Eis wird aber wahrscheinlicher durch äußere Reize, wie beispielsweise den bereits bekannten Geschmack und vielleicht auch die bei gerade warmen Temperaturen erwartete Abkühlung, geprägt. Die Mutter reagiert mit einem kognitiven, durch Einstellungen und/oder Erfahrungen erworbenen, Argument, welches Mia, die diese Einstellungen oder Erfahrungen noch nicht hat, nicht nachvollziehen kann. Ein Kind kann zwar das theoretische Wissen erwerben, dass Süßigkeiten die Zähne schädigen, und dieses Wissen auch wiedergeben. Da diese Konsequenz aber nicht sofort eintritt, also nicht direkt mit dem Eisverzehr assoziiert wird, und das kindliche Zeitempfinden noch keine abstrakten Zusammenhänge und die Annahme zukünftiger Konsequenzen erlaubt, kann Mia die Verweigerung des Eiswunsches hier nicht nachvollziehen. Das Beispiel zeigt also zum einen die unterschiedlichen Einflüsse auf das Essverhalten der beiden Generationen: Während Mias Essenswünsche vor allem von inneren und äußeren Reizen beeinflusst werden, lässt ihre Mutter sich auch von Einstellungen und kognitiven Argumenten leiten. Zum anderen wird aber auch ein Ansatzpunkt für die Ernährungserziehung deutlich: Begründungen müssen zu den tatsächlich wirksamen Einflussfaktoren der jeweiligen Altersstufe passen: Mias Mutter hätte also den Wunsch nach einer Abkühlung ihrer Tochter oder die beim Einkaufen sehr präsenten bunten Angebote als äußeren Reiz wahrnehmen können und entsprechend wirkungsvoller schon durch eine zuvor ausgemachte Vereinbarung (z. B. nach dem Einkaufen gibt es die zuvor zu Hause schon gekühlte Melone) oder einen Kompromiss (z. B. ein Wassereis) reagieren können. Damit wäre sie mehr auf die aktuell wirkenden äußeren Faktoren eingegangen und hätte zumindest mit einer höheren Wahrscheinlichkeit ihre Tochter besser erreichen können als mit kognitiven Argumenten.

Das ursprüngliche Drei-Komponenten-Modell wurde stetig weiter entwickelt und auch spezifisch auf die Entwicklung des Essverhaltens von Kindern angewandt (z. B. Ellrott 2007). Dabei werden speziell auf die Entwicklung und Stabilisierung des kindlichen Essverhaltens bezogene Einflussfaktoren betrachtet, die in ▶ Kap. 6 noch genauer betrachtet werden: Durch Vererbung, Prägung, kulturelle Umgebung und evolutionsbiologische Programme werden wir bereits mit bestimmten Präferenzen geboren, welche im Rahmen soziokultureller Lernprozesse beständig erweitert werden. Birch (1979) zeigte beispielsweise, dass 74 % der Varianz von Ernährungsvorlieben 4–5-jähriger Kinder durch die Aspekte „Süße" (eine evolutionsbiologisch determinierte Süßpräferenz) und „Familiarität" (eine Vorliebe aufgrund von Bekanntheit oder Gewohnheit) erklärt werden kann. Neben den kulturellen Gegebenheiten und evolutionsbiologischen Programmen beeinflussen im Kindesalter vor allem lernbezogene Aspekte die Entstehung des Essverhaltens. Dabei sind verschiedene Formen der Ernährungserziehung, aber auch soziales und modellbezogenes Lernen in allen Alters- und Lebensbereichen beteiligt. Kognitive Einflüsse wie Diätverhalten oder bestimmte Kostformen (z. B. Veganismus) treten meist erst mit dem Schul- oder Jugendalter auf, können sich aufgrund von unterschiedlichen Einstellungen, Trends oder anderen sozialen und psychologischen Einflüssen (z. B. über soziale Medien) aber auch häufiger ändern.

5.2 Modelle zu verschiedenen Ebenen von Einflussfaktoren

Neben der Betrachtung der Lebensspanne ist die Berücksichtigung unterschiedlicher Systeme und ihrer Wechselwirkungen auf die Entstehung des Essverhaltens von großer Relevanz. Die individuellen Charakteristika des Kindes führen dem Modell nach nur in Interaktion mit familiären und gesellschaftlichen Faktoren zur Entstehung eines günstigen oder ungünstigen Essverhaltens und können dementsprechend nur in einem solch umfassenden Rahmen erklärt werden. Das **Bioökonomische Modell** (nach Bronfenbrenner 1993) stellt die Mensch-Umwelt-Beziehung im Sinne eines sich über die Zeit verändernden Ökosystems in den Mittelpunkt seiner Betrachtung. Auf die Entwicklung des individuellen Essverhaltens bezogen, zeigt es die verschiedenen Einflussfaktoren nach individuellen, familiären und gesellschaftlichen Ebenen getrennt auf (siehe ◘ Abb. 5.2).

Die einzelnen Systeme werden als verschachtelte Kontexte begriffen, die sich wechselseitig beeinflussen. So stehen im Mittelpunkt des Modells die *individuellen Faktoren (Subjektsystem)* als unveränderbare Aspekte, die jedoch in Wechselwirkung zu den familiären und gesellschaftlichen Faktoren stehen. Auf die Entwicklung des Essverhaltens bezogen handelt es sich bei dem Subjekt um das Kind, dessen demografischen (z. B. Alter) und genetischen Gegebenheiten die Einflüsse der anderen Faktoren verändern können. So können im späteren Entwicklungsverlauf beispielsweise Unterschiede zwischen Männern und Frauen bezüglich ihrer Nahrungspräferenzen und der Nahrungsstruktur festgestellt werden (z. B. Feraco et al. 2024). Für die Entstehung der gefundenen Unterschiede ist von einem komplexen Zusammenspiel sowohl biologischer als auch soziokultureller und entwicklungsspezifischer Faktoren auszugehen, wobei über die Größe der jeweiligen Anteile noch wenig bekannt ist. Ähnliches lässt sich zur Entstehung von ernährungsbedingten Erkrankungen oder Übergewicht feststellen: Die Erblichkeit des individuellen Gewichts in Relation zur Körpergröße wird auf 40–70 % geschätzt (Hebebrand

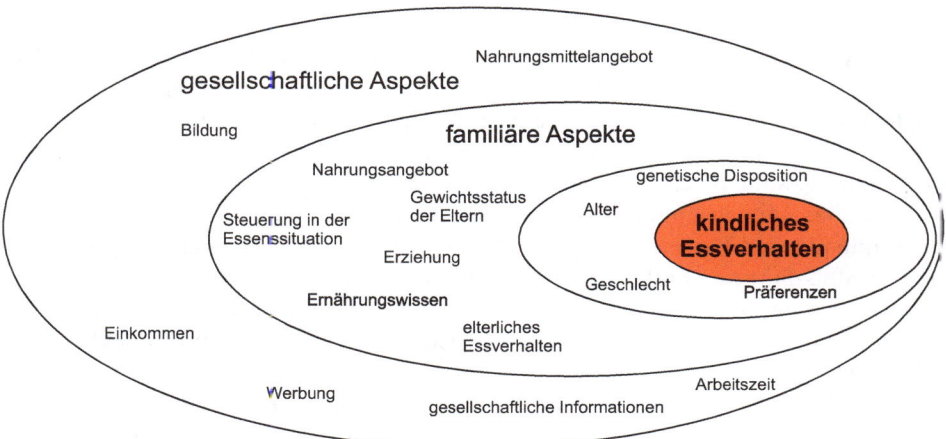

Bioökonomisches Modell nach Bronfenbrenner

◘ **Abb. 5.2**   Bioökonomisches Modell zur Entstehung des Essverhaltens et al. 2010), wobei die genetischen Aspekte in Wechselwirkung mit verschiedenen Umweltfaktoren stehen. Eine die Entstehung von Übergewicht fördernde Umwelt (durch beispielsweise ungünstige Ernährungserziehung, Überangebot an hoch verarbeiteten Lebensmitteln usw.) verstärkt mögliche genetische Prädispositionen und führt so bei dem einen Menschen schneller zu Übergewicht als bei einem anderen. Zusammenfassend lässt sich sagen, dass die individuellen Faktoren, wie Genetik, Alter und Geschlecht einen relevanten Einfluss auf die Ausprägung des spezifischen Essverhaltens haben, die Zusammenhänge zu familiären und gesellschaftlichen Bedingungen aber komplex und multifaktoriell sind.

Die *familiären Faktoren (Mikrosystem)* schließen sich als Gesamtheit der Beziehungen eines Menschen innerhalb seines primären Lebensbereiches (wie Schule, Familie, Freunde etc.) an, um vom *gesellschaftlichen Einfluss (Makrosystem)* als gesamtgesellschaftlichen, kulturellen Zusammenhang umschlossen zu werden. Die Interaktionen zwischen den einzelnen Systemen beziehen sich jeweils auf die Entwicklung des Kindes und müssen dementsprechend als transaktionale Prozesse begriffen werden. So hängt die Ausbildung des individuellen Essverhaltens von der Interaktion verschiedener Faktoren ab, die sowohl mit dem Kind, den Betreuungspersonen als auch der gesellschaftlichen Umwelt zusammenhängen (zusammenfassend Dantas und Da Silva 2019). Zur Rolle einer das Übergewicht beeinflussenden (adipogenen) Umwelt tragen beispielsweise nicht nur die Eltern als Vorbild, sondern auch die Gestaltung der Umgebung durch z. B. Bewegungsräume, fussgänger-und fahrradfreundliche Innenstädte bei. Insgesamt müssen also alle Systeme bei der Entwicklung des individuellen Essverhaltens berücksichtigt und in ihrer Interaktion untereinander betrachtet werden (zusammenfassend Afsharinia et al. 2022).

5.3   Modelle zur Nahrungsauswahl

Während die letzten Modelle sich übergreifend mit einer vor allem in der Kindheit angesiedelten Entwicklung von Essverhalten und den entsprechenden Einflussfaktoren beschäftigt haben, soll hier ein Modell vorgestellt werden, was die grundsätzlich wirksamen Umweltfaktoren mit konkreten im Essverhalten wirksamen Einflussfaktoren verbindet. Das Modell bildet somit gleichzeitig die Stabilität des individuellen Musters von Ernährungsentscheidungen und die weiterhin bestehende Flexibilität ab. In einem integrierenden Modell werden die bei dem Prozess der Nahrungsauswahl beteiligten Faktoren und ihre Beziehungen untereinander dargestellt. Das Modell umfasst drei Hauptkomponenten, die in ihrer Interaktion zu dem individuellen Essverhalten einer Person führen: der Lebensverlauf, grundsätzliche Einflussfaktoren und ein individuelles Muster (siehe ◘ Abb. 5.3). Wie auch in den vorherigen Modellen beschrieben, ändern sich Einflussfaktoren und Essverhalten mit der eigenen Entwicklung im **Lebensverlauf** und sind von subjektiven Erfahrungen in Zusammenhang mit der Nahrungsaufnahme abhängig. In dem hier vorliegenden Modell ist dabei nicht in erster Linie das Alter, sondern Lebensereignisse, wie z. B. der Übergang vom Studium in den Beruf, Wohnungsort- oder Berufswechsel, Kinder usw., gemeint. Das sich im Kindesalter bereits etablierte Essverhalten wird durch solche Lebensereignisse oft zusätzlich beeinflusst, wodurch sich aufgrund veränderter Rahmenbedingungen, aber auch der persönlichen Entwicklung

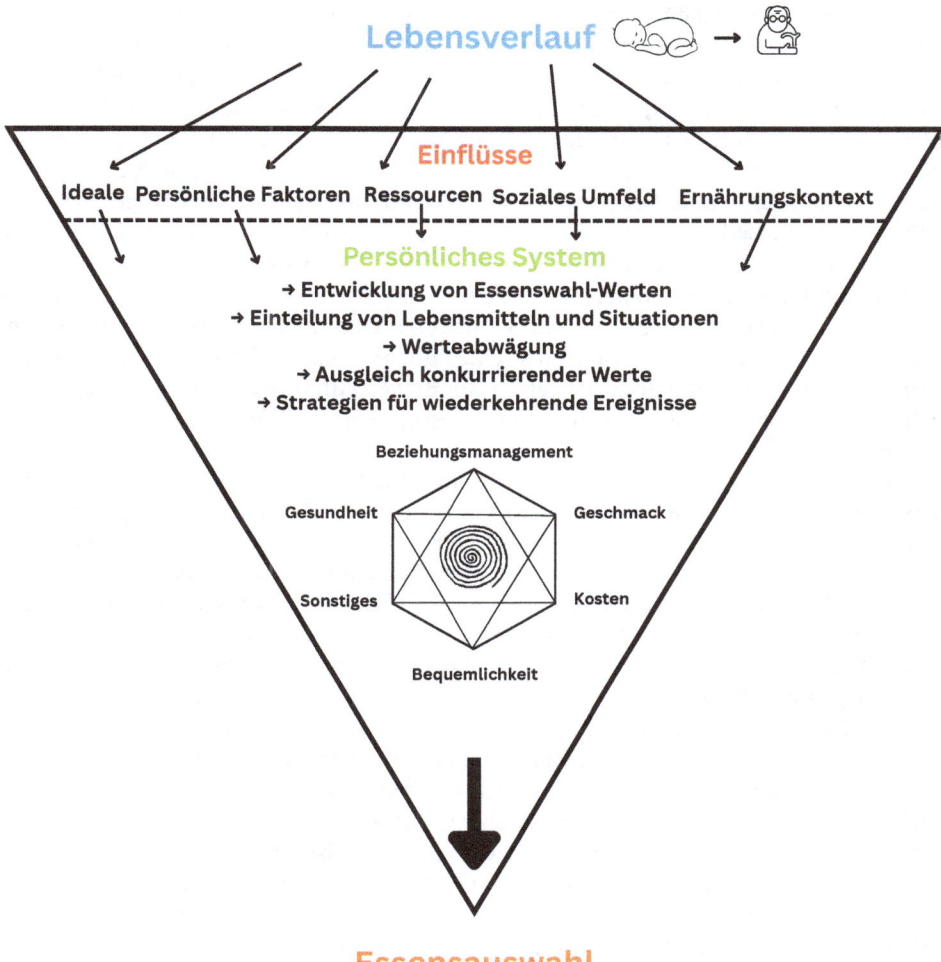

Abb. 5.3 Einflussfaktoren auf Nahrungsentscheidungen. (Nach Furst et al. 1996)

das bereits gebildete Muster des Essverhaltens erweitert. Daneben werden im Modell grundsätzliche **Einflüsse** in fünf unterschiedlichen Kategorien zusammengefasst, die ineinander übergehen und sich gegenseitig beeinflussen: Ideale, persönliche Faktoren, Ressourcen, soziale Faktoren und Umweltfaktoren. Diese Einflussfaktoren verändern sich ebenfalls über den Lebensverlauf hinweg, werden also von Alter, verschiedenen Lebensereignissen usw. beeinflusst. *Ideale* stehen dabei für individuelle Vorbilder oder Modelle in Bezug auf den Lebensstil und die Ernährung. Dazu gehören aber auch kulturelle und soziale Normen, wie Nahrungstabus oder kulturell entstandene Gewohnheiten. *Persönliche Faktoren* umfassen sowohl physiologische als auch soziale und psychologische Aspekte, die sich aus den Lebenserfahrungen und dem subjektiven Selbstbild ergeben. Die einer Person zur Verfügung stehenden *Ressourcen* umfassen beispielsweise die für den Einkauf zur Verfügung stehenden finanziellen Ressourcen, Ernährungswissen, die Kompetenz bei der Nahrungszubereitung

5

sowie generelle Fähigkeiten zur Problembewältigung. Die *sozialen Faktoren* können meist auch anderen Kategorien zugeordnet werden, sollen hier aber die Relevanz der sozialen Komponente gerade für den Bereich der Ernährung hervorheben. Darunter sind sämtliche sich auf das Essverhalten auswirkende Beziehungen und sozialen Netzwerke gemeint, von familiären über digitale Vorbilder bis hin zu bei der Nahrungszubereitung unterstützenden Systemen oder der Anwesenheit anderer bei der Nahrungsaufnahme. Als *Umweltbedingungen* werden alle umgebenden Variablen, wie z. B. Wetterbedingungen, Infrastruktur und Nahrungsangebot, verstanden, die das individuelle Essverhalten beeinflussen können. Auch wenn diese meist nicht direkt gewählt werden, verändern sie sich mit den oben beschriebenen Lebensereignissen (z. B. Umzug) sehr häufig und können so dann auch das Essverhalten beeinflussen. Eine weitere Hauptkomponente des übergreifenden Modells ist das **persönliche Muster** („personal food system") an Essverhalten, welches Menschen dazu bringt, Nahrungsentscheidungen in einer bestimmten Richtung oder einer anderen zu treffen.

Das von Connors und Kollegen (2001) entwickelte Modell des individuellen Musters von Essverhalten beinhaltet verschiedene Aspekte, die sich in vorangegangenen Forschungsarbeiten als relevant für den Prozess der Nahrungsauswahl erwiesen haben. Ein individuell aus Erfahrungen und Einstellungen entwickeltes System von Normen, Werten und Erwartungen in Bezug auf die Ernährung beeinflusst sowohl die Auswahl der Nahrung als auch das wahrgenommene Geschmackserlebnis, wird aber umgekehrt auch von neuen Erfahrungen beeinflusst. Bei diesen Werten scheinen sich hauptsächlich fünf Werte (Geschmack, Convenience, Kosten, Gesundheit und soziale Beziehungen) herauszukristallisieren (z. B. Connors et al. 2001), wobei sich die jeweilige Gewichtung oder auch zusätzliche Werte individuell unterscheiden. Der *Geschmack* bezieht sich hier nicht nur auf das mit dem Verzehr eines Lebensmittels verbundene komplexe sensorische Erlebnis (siehe auch ▶ Kap. 1), sondern auch auf die individuell entstandenen Präferenzen. Daneben ist die *leicht zugängliche Anwendung* (Convenience) im Sinne der mit dem Erwerb, der Zubereitung und dem Verzehr der Nahrung verbundenen Anstrengung und Zeit ein weiteres Kriterium des individuellen Essverhaltens. Die Convenience ist natürlich von den eigenen Fähigkeiten zur beispielsweise Zubereitung, aber auch von aktuellen Rahmenbedingungen wie Zeit und Ort abhängig. Der Wert der *Kosten* bezieht sich auf die finanziellen Kosten für ein Nahrungsmittel, damit aber vor allem auf den subjektiven Wert, den ein Lebensmittel für eine bestimmte Person hat und ist damit wiederum eng mit der Erwartung an Geschmack, Gesundheit oder soziale Beziehungen geknüpft. Unter dem Wert der *Gesundheit* werden nicht nur angenommene gesundheitsfördernde Eigenschaften eines Nahrungsmittels verstanden, sondern alle mit dem Nahrungsverzehr und dem Wohlbefinden in Verbindung gebrachten Wahrnehmungen. So kann ein Nahrungsmittel aufgrund seiner positiven Inhaltsstoffe in dieser Kategorie hoch bewertet werden, ein anderes aber aufgrund des angenehmen Gefühls beim Verzehr, ausbleibender allergischer Reaktionen, einem bestimmten Nährstoffprofil oder anderer Aspekte. Da es sich um ein Modell für ein individuelles Muster von Nahrungsentscheidungen handelt, ist für die Einschätzung immer die subjektive, also auch durch Werbung, Einstellungen usw. beeinflusste Wahrnehmung, nicht der tatsächliche ernährungsphysiologische Wert entscheidend. Die letzte Wertekategorie betrifft die *sozialen Beziehungen* und meint die Berücksichtigung von Einstellungen und Werten anderer Personen, mit denen wir gemeinsam einkaufen oder essen.

Aus dem persönlichen Muster ergeben sich typische, die Nahrungsauswahl vereinfachende Strategien in Form von Gewohnheiten oder Regeln. Menschen brauchen für die Vielzahl täglicher Nahrungsentscheidungen Strategien, um die Komplexität aufgrund der zahlreichen damit verbundenen Aspekte zu vereinfachen. Die Entwicklung der Strategien erfolgt in der Regel nicht aktiv und bewusst, sondern ergibt sich aus dem gerade beschriebenen individuellen Muster des Essverhaltens und kann deswegen in unterschiedlichen Situationen (z. B. Urlaub oder Dienstreise) oder auch für verschiedene Nahrungsmittel anders ausfallen. Mögliche Vereinfachungen sind Gewohnheiten, die bestimmte Mahlzeiten standardisieren (z. B. Müsli zum Frühstück, am Donnerstag ist Pizza-Tag), Substitutionen (z. B. kalorienfreie Limonaden, fettreduzierter Joghurt) oder Regeln, die entweder den Konsum (z. B. nur zwei Süßigkeiten pro Tag, kein Essen nach 18 Uhr) oder die Nahrungsauswahl (z. B. immer die kalorienärmste oder preiswerteste Variante eines Lebensmittels kaufen) betreffen. Die unterschiedlichen Vereinfachungen und Strategien können auch als individuelles Repertoire der Nahrungsauswahl bezeichnet werden.

Theoretische Modelle können oft nur einen kleinen Ausschnitt eines bestimmten Bereiches oder viele Zusammenhänge im Überblick beleuchten. Auch verliert die Verankerung empirischer Aussagen in allgemeingültigen Zusammenhängen an individueller Varianz. Trotz dieser Einschränkungen können solche Modelle dabei helfen, ein übergeordnetes Verständnis für komplexe Zusammenhänge, beteiligte Einflussfaktoren und deren mögliche Interaktionen zu gewinnen, die als Basis für konkrete Ableitungen in der Ernährungstherapie, präventiven Maßnahmen, Strategien der Produktentwicklung und anderen Bereichen dienen. Dementsprechend sollen die hier beschriebenen Modelle auch nur eine möglichst hilfreiche Auswahl sein, die nach dem jeweiligen Tätigkeitsfeld ausgewählt und durch weitere empirische Erkenntnisse weiterentwickelt werden.

❓ Verständnisfragen zur Selbstüberprüfung

1. Wozu können Modelle zur Entwicklung des Essverhaltens in beispielsweise der Ernährungsberatung genutzt werden?
2. Erläutern Sie den im Altersverlauf unterschiedlichen Einfluss von Innen- und Außenreizen sowie Einstellungen auf das Essverhalten.
3. Diskutieren Sie, ob individuelle Faktoren auf die Entstehung von Übergewicht einen größeren Einfluss haben als familiäre und gesellschaftliche Einflüsse.

Literatur

Afsharinia B, Gurtoo A, Mannan H. Ecosystems determinants of nutritional adequacy among the Indian Preschool Children. J Indian Inst Sci. 2022;102(2):811–29.

Birch LL. Preschool children's food preferences and consumption patterns. J Nutr Educ. 1979;11(4):189–92. https://doi.org/10.1016/s0022-3182(79)80025-4.

Bronfenbrenner U. Die Ökologie der menschlichen Entwicklung: natürliche und geplante Experimente. Frankfurt am Main: Fischer Taschenbuch Verlag; 1993.

Connors M, Bisogni CA, Sobal J, Devine CM. Managing values in personal food systems. Appetite. 2001;36(3):189–200. https://doi.org/10.1006/appe.2001.0400. PMID: 11358343.

Dantas RR, Silva GAPD. The role of the obesogenic environment and parental lifestyles in infant feeding behavior. Rev Paul Pediatr. 2019;37(3):363–71. https://doi.org/10.1590/1984-0462/;2019;37;3;00005

Ellrott T. Wie Kinder essen lernen. Ernährung. 2007;1(4):167–73. https://doi.org/10.1007/s12082-007-0041-3

Feraco A, Armani A, Amoah I, Guseva E, Camajani E, Gorini S, et al. Assessing gender differences in food preferences and physical activity: a population-based survey. Front Nutr. 2024;11:1348456.

Furst T, Connors M, Bisogni CA, Sobal J, Falk LW. Food choice: a conceptual model of the process. Appetite. 1996;26(3):247–65. https://doi.org/10.1006/appe.1996.0019.

Hebebrand J, Bammann K, Hinney A. Genetische Ursachen der Adipositas. Bundesgesundheitsblatt. 2010;53(7):674–80.

Pudel V, Westenhöfer J. Ernährungspsychologie: Eine Einführung. 2. Aufl. Göttingen: Hogrefe Verlag für Psychologie; 1998.

5

Entwicklung des individuellen Essverhaltens

Inhaltsverzeichnis

Das menschliche Essverhalten umfasst zahlreiche Verhaltensweisen rund um die Auswahl, Vorbereitung und Aufnahme von Nahrung. Diese Verhaltensweisen etablieren sich in einem für jede Person spezifischem Muster aus Vorlieben, Abneigungen und Gewohnheiten bereits im Kindesalter und bleiben dann relativ stabil. Im weiteren Verlauf eines Lebens werden die eigenen Präferenzen durch Lernprozesse und Erfahrungen zwar weiterhin beeinflusst, jedoch in einem sehr viel geringeren Umfang. Das folgende Kapitel stellt die Entwicklung dieses Musters an individuellem Essverhalten vor und betrachtet dabei sowohl evolutionäre als auch lerntheoretische und persönliche Einflüsse.

Wie bereits in den Modellen zur Entwicklung des Essverhaltens beschrieben (▶ Kap. 5), beginnt dieser Entwicklungsprozess bereits vor der Geburt und konzentriert sich auf die Phase der Kindheit, bleibt aber grundsätzlich weiterhin für innere und äußere Einflüsse offen. Im Kindesalter entwickelt sich also ein relativ stabiles Muster aus verschiedenen Essverhaltensweisen, die in den nachfolgenden Lebensphasen weiter differenziert und auch verändert werden. Empirische Studien zeigen, dass die bei zwei- dreijährigen Kindern beobachteten Präferenzen bis zum Alter von acht Jahren (Skinner et al. 2002) und selbst bis ins junge Erwachsenenalter (Nicklaus et al. 2004) stabil bleiben.

Die Teile II (Entstehung von Essverhalten) und III (psychische Einflüsse auf das Essverhalten) versuchen eine Trennung zwischen vor allem die kindliche Entwicklung des Essverhaltens betreffenden Faktoren und denen, die auch im späteren Lebensalter und spezifischen Situationen wirksam sind. Dabei wird es jedoch Überlappungen geben, da langfristig wirksame Einflussfaktoren auch kurzfristige und situations- oder personenspezifische Einflüsse zeigen können.

6.1   Evolutionsbiologische Prozesse

Im Laufe der Evolution haben sich bestimmte Verhaltensweisen und Geschmackspräferenzen herausgebildet, die das Überleben und die Reproduktion unserer Vorfahren sicherten. Diese Anpassungen wirken bis heute und prägen (oft unbewusst) unseren Umgang mit Nahrungsmitteln. Kenntnisse zu den Auswirkungen evolutionsbiologischer Prozesse helfen dabei, häufig gezeigte Verhaltensweisen zu verstehen und bei der Ableitung von wirksamen Strategien zur Förderung ausgewogener Essgewohnheiten zu berücksichtigen.

■ **Süßpräferenz**
Auch wenn es angesichts der steigenden Zahlen übergewichtiger Kinder und Erwachsener kaum glaubhaft scheinen mag, die angeborene Süßpräferenz ist für den Menschen ein evolutionsbiologischer Vorteil: Mit der angeborenen Präferenz für süß schmeckende Speisen wird die frühkindliche Versorgung mit der aufgrund ihres Milchzuckergehaltes süß schmeckenden Muttermilch sichergestellt und gleichzeitig die Bevorzugung sicherer und energiereicher Lebensmittel „vorprogrammiert". Bereits bei wenigen Tagen alten Säuglingen kann man klare Veränderungen des Gesichtsausdruckes bei süßen bzw. bitteren Geschmacksstoffen feststellen, dabei

saugen Säuglinge an Zuckerlösungen länger und stärker je höher die Konzentration der Zuckerlösung ist und auch bei etwas älteren Kindern ist eine universelle Bevorzugung süß schmeckender Nahrung zu beobachten (Steiner et al. 2001; Prinz 2023).

> Bei der Süßpräferenz handelt es sich um eine universelle, d. h. über verschiedene Kulturen und Individuen hinweg auftretende, Vorliebe für süß schmeckende Nahrungsmittel. Die Ausprägung ist von verschiedenen Faktoren abhängig, generell lässt sich aber ein Nachlassen der Süßpräferenz mit steigendem Alter beobachten.

Die Süßpräferenz basiert zum einen auf der Tatsache, dass keine natürlich vorkommenden Gifte existieren, die süß schmecken. Zum anderen haben Nahrungsmittel mit einer höheren natürlichen Süße aufgrund des damit einhergehenden höheren Zuckergehaltes auch eine höhere Kaloriendichte, d. h. die Nahrungsauswahl wird im Sinne einer eher hochkalorischen und sicheren Nahrungsaufnahme beeinflusst, was evolutionär gesehen das Wachstum und die Entwicklung von Kindern positiv beeinflusst. Zusätzlich wird die Süßpräferenz durch wiederholte positive Assoziationen mit süß schmeckenden Nahrungsmitteln verstärkt (z. B. Drewnowski et al. 2012). Dabei spielen sowohl die Aktivierung des Belohnungszentrums als auch die Speicherung positiver mit dem süßen Nahrungsmittel assoziierter Wahrnehmungen eine Rolle (siehe auch ▶ Abschn. 4.1). Durch den heute zumindest in den Industrienationen vorhandenen Überfluss an Nahrung kann die angeborene Präferenz für Süßes aber auch zu einem Risiko für Überkonsum von Zucker und damit verbundenen gesundheitlichen Problemen führen (zusammenfassend Menella et al. 2016).

Trotz der genetischen Basis und entsprechend ähnlicher Befunde über verschiedene Länder und Kulturen hinweg, ist die Präferenz für Süßes ein komplexes System, das durch eine Vielzahl von Faktoren, wie beispielsweise Alter, Ernährungsgewohnheiten, hormonelle Faktoren, Körpergewicht und genetische Veranlagung, beeinflusst wird (Venditti et al. 2020). Mit steigendem Alter kann eine Abnahme der Süßpräferenz beobachtet werden (Liem und Menella 2002). Wahrscheinlichste Ursache dafür ist die Zunahme kognitiver Einflussfaktoren auf die Präferenzentwicklung. So könnte beispielsweise die Einstellung, dass Zucker schlecht für die Gesundheit und Figur ist, zum eingeschränkten Verzehr süßer Nahrungsmittel und somit langfristig auch zur Abnahme der Süßpräferenz führen. Auch steigt mit dem zunehmenden Einfluss von Erfahrungen und Einstellungen der Konsum von Nahrungsmitteln, von denen wir uns eine bestimmte Wirkung versprechen. Für den Genuss von Kaffee und Alkohol kann man beispielsweise von einer erlernten Akzeptanz des eher bitteren Geschmacks aufgrund der mit dem Konsum verbundenen Wirkung ausgehen.

■ **Neophobie**
Ein weiteres evolutionsbiologisches Programm für die Entwicklung des Essverhaltens ist die kindliche Neophobie. Mit dem Begriff der Neophobie ist zunächst allgemein eine Angst vor Neuem und Unbekanntem gemeint, wobei sich die hier gemeinte Neophobie auf unbekannte Nahrungsmittel bezieht.

> Bei der kindlichen Neophobie (manchmal auch als Lebensmittel-Neophobie, engl. „food neophobia", bezeichnet) handelt sich um eine mit etwa 18 bis 24 Monaten auftretende Ablehnung unbekannter Speisen und Lebensmittel, die sich – in unterschiedlichem Ausmaß – bei den meisten Kindern beobachten lässt.

Evolutionär lässt sich die Neophobie als eine Art Selbstschutz vor dem Verzehr risikobehafteter Speisen erklären. In der betreffenden Entwicklungsphase werden Kinder zunehmender mobiler, sodass auch die eigenständige Aufnahme von Lebensmittel möglich ist. Gerade evolutionär betrachtet kämen hier beispielsweise giftige Beeren oder Pilze, bereits verdorbene Lebensmittel oder insgesamt nicht zum Verzehr bestimmte Objekte in Betracht. Die kindliche Neophobie sorgt dafür, dass unbekannte – und somit evtl. auch giftige Lebensmittel – nicht verzehrt werden und steigert so aus Evolutionsperspektive die Chance zum Überleben. Das beschriebene Verhalten tritt meist erstmalig im Alter von 1,5 bis 2 Jahren auf, kann aber durchschnittlich bis zum fünften Lebensjahr andauern. Je nach Art der Befragung wird in Studien von einer Auftretenshäufigkeit von 13 bis 100 % berichtet (zusammenfassend Torres et al. 2021). In der aktuellen Zeit macht sich die kindliche Neophobie vor allem durch eine (im Vergleich zum vorherigen Verhalten) plötzlich eingeschränkte Nahrungsauswahl der Kinder bemerkbar. Ein sehr typisches Erscheinungsbild ist beispielsweise der praktische tägliche Wunsch nach Nudeln - am besten ohne Sauce. Das Auftreten der Neophobie ist als evolutionär für einen bestimmten Zeitabschnitt angelegtes Verhalten zunächst unproblematisch und gibt sich in der Regel von allein wieder. Trotzdem wird es von Eltern und Bezugspersonen häufig als problematisch erlebt, insbesondere da die Kinder vor dem Einsetzen der Neophobie meist als sehr offen und probierfreudig wahrgenommen wurden. Zudem trifft die Abneigung gegen unbekannte Speisen einen Lebensabschnitt, der für die Entwicklung des individuellen Essverhaltens besonders relevant ist, sodass sich länger anhaltende oder stark ausgeprägte Anzeichen der Neophobie auch auf die Entwicklung dieses Musters auswirken können.

Trotz der Universalität der Neophobie lassen sich unterschiedliche Ausprägungen feststellen, die mit verschiedenen Faktoren, wie den generellen kindlichen Vorlieben, elterlichen Essgewohnheiten sowie den Reaktionen auf kindliche Abneigungen, das bereit gestellte Nahrungsangebot und anderen Faktoren assoziiert sind (zusammenfassend Cole et al. 2017). Die Ausprägung der Neophobie, also in welchem Ausmaß die Kinder verschiedene Nahrungsmittel verweigern, wirkt sich vor allem auf die aktuelle Ernährungsqualität aus, kann aber auch Einfluss auf die spätere Akzeptanz von Nahrungsmitteln haben. Ersteres ist aufgrund der meist kurzen Phase der Neophobie in der Regel unproblematisch, letzteres beeinflusst dagegen das generelle Muster des zu entwickelnden Essverhaltens. Kinder mit einer stärker ausgeprägten Neophobie akzeptieren auch später insbesondere Obst und Gemüse weniger und verzehren diese Lebensmittelgruppen auch seltener (z. B. Cooke et al. 2006), was mit einer generell geringeren Lebensmittelvielfalt sowie einer schlechteren Ernährungsqualität einhergeht (Falciglia et al. 2000). Da die Ausprägung der Neophobie selbst ebenfalls mit bestimmten Faktoren in Zusammenhang steht, die vor allem von Bezugspersonen zu beeinflussen sind, existieren Ansatzpunkte, um die Ausprägung der Neophobie zu verringern und so auch die spätere Akzeptanz einer Vielfalt an Nahrungsmitteln positiv zu beeinflussen:

- *Zeitpunkt der Beikosteinführung:*

  Das vollständige Stillen über mindestens vier Monate ist die beste Voraussetzung für die Gesundheit des Kindes. Wenn danach mit einer breiten Vielfalt an Geschmacksrichtungen zugefüttert wird – ein gleichzeitig noch überwiegendes Stillen verringert den Effekt nicht – kann die Ausprägung der Neophobie reduziert und die spätere Nahrungsakzeptanz erhöht werden (zusammenfassend de Cosmi et al. 2017).

- *Nahrungsangebot:*

  Kinder, die von klein auf viele unterschiedliche Geschmacksrichtungen angeboten bekommen und verzehren, zeigen eine weniger ausgeprägte Neophobie und eine auch im späteren Leben noch höhere Nahrungsakzeptanz. Bereits das Stillen (gegenüber einer industriellen Säuglingsnahrung) erlaubt den Kindern die Wahrnehmung unterschiedlicher Geschmacksrichtungen, je nachdem was die Mutter im Laufe des Tages gegessen hat. Gleiches gilt für die Beikost und weitere Ernährung des Kindes: Umso mehr unterschiedliche Geschmacksrichtungen angeboten werden, umso geringer scheint die Ausprägung der Neophobie, während sich die spätere Nahrungsakzeptanz erhöht.

- *Motivation zum Ausprobieren unbekannter Nahrungsmittel*:

  Kinder, die zum Ausprobieren von neuen Nahrungsmitteln oder Speisenkombinationen motiviert werden, zeigen geringere Ausprägungen an Neophobie und eine bessere Nahrungsakzeptanz. Die Motivation kann dabei beispielsweise über das regelmäßige Angebot neuer Nahrungsmittel, aber auch über den gemeinsamen Einkauf oder die gemeinsame Zubereitung erfolgen (z. B. Allirot et al. 2016). Auch eine farbenfrohe Präsentation in angenehmer Atmosphäre unterstützt die Akzeptanz.

- *Modellverhalten von Bezugspersonen:*

  Kinder, deren Bezugspersonen selbst eine Vielzahl an unterschiedlichen Nahrungsmitteln konsumieren und offen für neue Nahrungsmittel sind, zeigen eine durchschnittlich geringer ausgeprägte Neophobie und akzeptieren auch später mehr Nahrungsmittel. Dieser Zusammenhang ist stärker, umso mehr die Kinder ihre Bezugspersonen bei den entsprechenden Verhaltensweisen (z. B. dem Ausprobieren neuer Nahrungsmittel) beobachten können.

In einer für die aufgezeigten Zusammenhänge sehr relevanten Studie von Maier und Kollegium (Maier et al. 2007) konnte in einem Vergleich von in Frankreich und Deutschland aufwachsenden Kindern gezeigt werden, dass die französischen Kinder, welche früher Beikost mit häufiger wechselnden Gemüsesorten bekamen, mit später weniger neophobische Tendenzen zeigten und mehr neuartige Nahrungsmittel akzeptierten als die deutschen Kinder. Interessant dabei war auch die Tatsache, dass die Mütter aus Frankreich bei der Nahrungsauswahl für ihre Kinder mehr an die kindliche Geschmacksentwicklung dachten, während die Mütter in Deutschland weit häufiger von Sorgen um mögliche Nahrungsallergien berichteten, nach denen sie ihr Fütterungsverhalten ausrichteten.

Mere-Exposure-Effekt

Ein weiteres evolutionsbiologisches Programm, welches die Entwicklung unserer Nahrungspräferenzen langfristig beeinflusst, ist der Mere-Exposure-Effekt. Es handelt sich dabei um einen generellen Effekt, der eine zunehmend positive Einstellung für einen wiederholt dargebotenen Reiz vorhersagt. Dieses Grundprinzip wirkt nicht nur im Ernährungsbereich und findet gerade im Bereich des Marketings häufige Anwendung: So werden Produkte, die durch Werbung oder Auslagen häufiger gesehen werden, auch häufiger gekauft; Musik, die häufiger im Radio oder Filmen gespielt wird, wird von den Kunden mehr gemocht und vieles mehr. Auf den Bereich der Ernährung und Nahrungspräferenzen bezogen, besagt der Mere-Exposure-Effekt, dass Nahrungsmittel, die häufiger gegessen werden, auch mehr gemocht werden (zusammenfassend Cooke 2007).

> Auf die Entwicklung des Essverhaltens bezogen, besagt der Mere-Exposure-Effekt, dass der wiederholte Verzehr oder die Wahrnehmung eines Nahrungsmittels für eine erlernte Sicherheit bezüglich der ernährungsphysiologischen und ernährungspsychologischen Konsequenzen sorgt und somit zu einer höheren Akzeptanz des Nahrungsmittels führt.

6

Die Wirkung des Mere-Exposure-Effektes beruht auf einem unbewussten Wiedererkennungseffekt (Bekanntheit). Nahrungsmittel, die wir häufiger wahrnehmen oder verzehren, erlauben aufgrund der gesteigerten Bekanntheit eine zunehmend schnellere neuronale Verarbeitung. Dabei spielt die gelernte Verbindung zwischen dem betreffenden Nahrungsmittel und einer positiven Konsequenz (z. B. Sattheit), aber auch die zunehmende Bekanntheit mit Aussehen, Geruch, Geschmack und Textur des Nahrungsmittels eine Rolle. Wie beim Beispiel Marketing bereits aufgezeigt, funktioniert der Mere-Exposure-Effekt unabhängig vom Alter und den betreffenden Objekten. Trotzdem hat er in der Phase der Entwicklung des Essverhaltens einen sehr großen Einfluss auf das sich dort ausbildende, relativ stabile Muster an Nahrungspräferenzen und Essverhaltensweisen. Im Kindesalter häufig wahrgenommene Geschmacksrichtungen, auf das Essen bezogene Verhaltensweisen oder verzehrte Lebensmittel verstärken also die Ausbildung von Präferenzen und Essgewohnheiten, die sehr häufig bis ins Erwachsenenalter stabil bleiben. Empirische Befunde belegen, dass früh in der Entwicklung und häufig angebotene Speisen die stärksten Auswirkungen auf die kindliche Präferenzentwicklung haben. So entwickeln Kinder, die regelmäßig eine Vielzahl unterschiedlicher Obst- und Gemüsesorten angeboten bekommen, in der Regel auch eine höhere Präferenz dafür und essen insgesamt mehr Obst und Gemüse als Kinder, die dieses weniger häufig angeboten bekommen haben (zusammenfassend Evans et al. 2012). Auch langfristig geht ein in der Kindheit größeres Obst- und Gemüseangebot mit einer höheren Wahrscheinlichkeit des Konsums im Erwachsenenalter einher (zusammenfassend Folkvord et al. 2021).

Für die Steigerung der Präferenz aufgrund des Mere-Exposure-Effektes braucht es durchschnittlich 10 bis 16 Angebote eines zuvor unbekannten Nahrungsmittels. Die wiederholte Erfahrung sorgt für einen höheren Bekanntheitsgrad mit den verschiedenen Eigenschaften eines Nahrungsmittels und verstärkt so das mit dem Nahrungsmittel assoziierte Sicherheitsgefühl und den Wiedererkennungseffekt. Bei besonders positiven Erfahrungen können auch weniger Wiederholungen für eine Präferenzausbildung nötig sein. Berichte von Eltern und anderen Bezugspersonen zeigen jedoch, dass Speisen bereits nach drei- bis viermaliger Ablehnung des Nahrungsmittels durch das Kind nicht mehr angeboten werden. Durch die dann reduzierte Exposition kann sich der Bekanntheitsgrad nicht erhöhen und eine auch unbewusste Wiedererkennung als Voraussetzung für den Mere-Exposure-Effekt bleibt aus. Gleiches gilt für das „Untermischen" von Nahrung: Wenn das Kind die bisher angebotene Paprika abgelehnt hat, wird es diese unter die Nudelsauce püriert möglicherweise essen. Eine Präferenz für Paprika kann sich aufgrund der fehlenden Erfahrung mit dem spezifischen Geschmack, der Textur, Form usw. aber nicht herausbilden.

Für den Mere-Exposure-Effekt wirken verschiedene Aspekte der Bekanntheit zusammen, die sich gegenseitig beeinflussen und im Zusammenwirken den Effekt auch verstärken können. Das *Probieren eines Nahrungsmittels* scheint für sich allein genommen den stärksten Effekt zu haben, vor allem in Verbindung mit einem als positiv wahrgenommenen Geschmack (z. B. Wardle et al. 2003). Allerdings ist die Bereitschaft zum Probieren nicht immer gegeben und wird gerade im Kindesalter durch das Auftreten der Neophobie zusätzlich erschwert. Untersuchungen in verschiedenen Altersgruppen sprechen dafür, dass *Informationen über ein Nahrungsmittel* (z. B. zu seiner Beschaffenheit, dem Geschmack, Herkunft oder dem Namen) die Bereitschaft zum Probieren erhöhen können (z. B. McFarlane und Pliner 1997). In den Informationen zu einem Nahrungsmittel ist auch dessen Wahrnehmung enthalten, die durch ein konkretes Anbieten, aber auch andere Gelegenheiten, wie das Beobachten einer anderen Person beim Verzehr des Nahrungsmittels, Bilder oder Spielzeug erzeugt werden kann. Der Mere-Exposure-Effekt beruht auf der wiederholten *bewussten oder unbewussten Wahrnehmung* eines Objekts, die mit einer gesteigerten Akzeptanz einhergeht. Dabei scheint sich schon allein durch die bildliche Darstellung eines Nahrungsmittel (z. B. durch die regelmäßige Beschäftigung mit entsprechenden Bilderbüchern) die kindliche Akzeptanz und Bereitschaft zum Probieren zu erhöhen (z. B. Houston-Price et al. 2009).

Fallstudie

In einer eigenen Untersuchung (Kröller et al. 2013) wurden mittels standardisierter Fotos und einer computergestützten Präferenzerfassung (siehe ◻ Abb. 6.1) der Zusammenhang unterschiedlicher Bekanntheitsgrade von Nahrungsmitteln und ihrer Akzeptanz an 213 Kindern zwischen zwei und zehn Jahren untersucht. Die Lebensmittel wurden dabei nur bildlich präsentiert, wobei die Kinder mittels Touchscreen jeweils auf das von zwei dargebotenen Lebensmitteln tippen sollten, was sie lieber essen. Außerdem wurde mittels einfacher Ja/Nein-Fragen ermittelt, welche Lebensmittel die Kinder bereits kennen („Kennst du das?"), sie schon einmal probiert haben,

6

ihnen geschmeckt haben und ob sie den Namen des Lebensmittels auf dem Bild kennen.

Durchschnittlich erkannten die befragten Kinder fast 66 % der gezeigten Gemüsesorten. Die Sorten Tomate, Erbse, Gurke und Paprika wurden dabei zu mehr als 90 %, Lauch dagegen zu weniger als 10 % erkannt. Im Altersvergleich wurden ähnliche Gemüsesorten häufiger bzw. weniger häufig erkannt (siehe ▪ Abb. 6.2), wobei mit steigendem Alter generell mehr Sorten als bereits bekannt bezeichnet wurden.

Im Vergleich zu den verschiedenen Gemüsesorten (wurden zu 66 % erkannt) wurden Obstsorten und Süßigkeiten häufiger (zu jeweils 78 %) als bekannt bezeichnet. Etwa genauso viele Gemüsesorten, wie erkannt wurde, hatten die Kinder auch bereits probiert und als schmackhaft bezeichnet (63 %). Allerdings konnten nur 48 % der Gemüsesorten auch korrekt benannt werden – eine Fähigkeit, die mit steigendem Alter der Kinder zunahm. Im Zusammenhang zur ebenfalls ermittelten Präferenz war für die verschiedenen Gemüsesorten die richtige Benennung des Nahrungsmittels weniger ausschlaggebend als das Erkennen und Schon-Probiert-Haben. Das heißt, die Kinder mochten Lebensmittel generell mehr, wenn sie sie bereits gesehen oder probiert hatten.

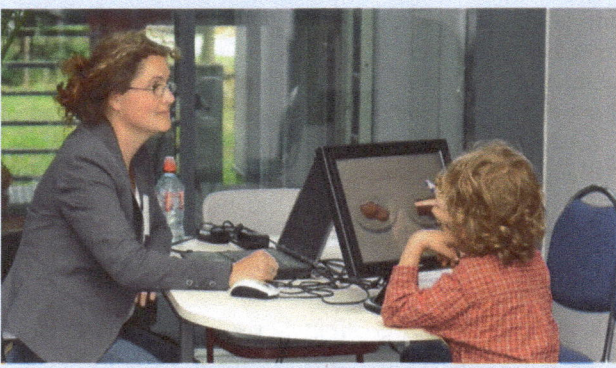

▪ **Abb. 6.1**   Computergestützte Präferenzmessung (Beispielmessung während der Studie)

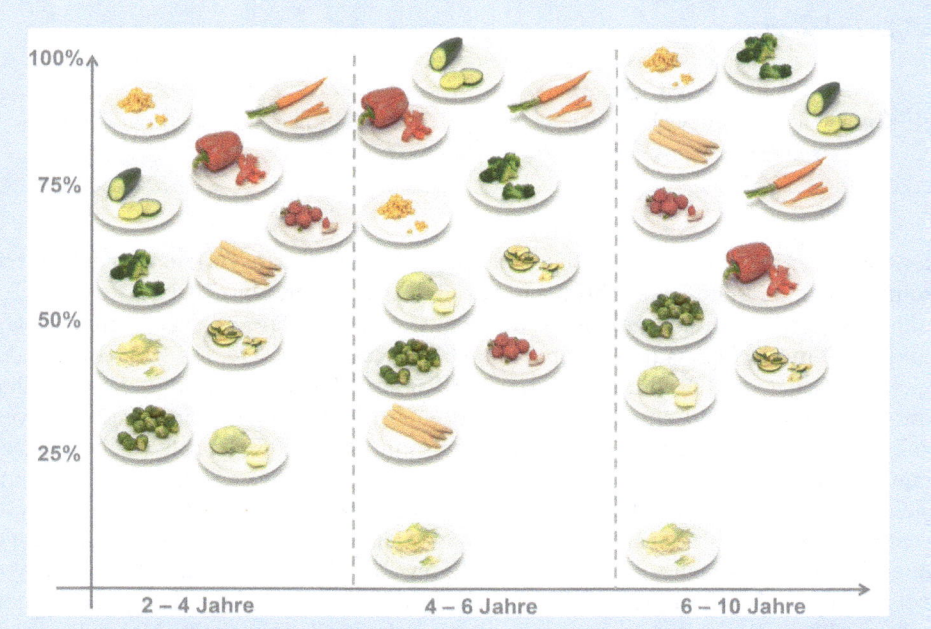

◘ Abb. 6.2   Angabe der als bereits bekannt bezeichneten Gemüsesorten nach Altersgruppen

Verkürzt gesagt, müssen die auf verschiedenen Wegen aufgenommenen unterschiedlichen Eigenschaften eines Nahrungsmittels als Summe der Bekanntheit verstanden werden. Je mehr Sinne, Kognitionen und Emotionen hierbei beteiligt sind, desto stärker kann sich der Bekanntheitsgrad ausbilden. Die Bekanntheit mit Nahrungsmitteln (und damit auch die Präferenz) lässt sich bereits durch Bilder und die Wahrnehmung von Nahrungsmitteln (z. B. beim Einkaufen) positiv beeinflussen. Für eine Ernährungserziehung im Sinne eines gesundheitsfördernden Essverhaltens sind also auch entsprechende Abbildungen (durch beispielsweise Bilderbücher mit Obst- und Gemüseabildern, Filme, Spielzeug) und Beobachtungen (z. B. angebotene und von anderen verzehrte Lebensmittel) relevant. Gerade das Zusammenwirken unterschiedlicher Bekanntheitsaspekte kann die Akzeptanz von eher gesundheitsfördernden Nahrungsmitteln erhöhen und bietet somit gerade bei der Entwicklung des Essverhaltens sehr viele Möglichkeiten der positiven Beeinflussung (z. B. in der Familie, Kita, über Werbung und entsprechende Auslagen, Spielzeug, Bücher und vieles mehr).

■ **Sensorisch-spezifische Sättigung**

Der Mere-Exposure-Effekt sorgt zusammenfassend gesagt für eine Steigerung der Präferenz bei vertrauten, häufig angebotenen bzw. verzehrten Nahrungsmitteln. Das Prinzip der sensorisch-spezifischen Sättigung funktioniert dagegen fast gegenteilig durch die zumindest kurzfristige Ablehnung sich wiederholender Geschmacksrichtungen. Dieses ebenfalls genetisch determinierte Prinzip soll dadurch einen Schutz vor einer zu einseitigen Ernährungsweise bieten.

> Die sensorisch-spezifische Sättigung beschreibt das frühere Eintreten einer Sättigung bei dem konstanten Konsum einer Geschmacksrichtung. Diese Form der Sättigung ist vor allem dadurch gekennzeichnet, dass sie angesichts des Angebots anderer Geschmacksrichtungen schnell vergeht, und den Menschen aus evolutionärer Sicht auf eine abwechslungsreiche Ernährung hin programmiert.

Das von der sensorisch-spezifischen Sättigung unterstützte Verlangen nach unterschiedlichen Geschmacksrichtungen hat das Ziel einer abwechslungsreichen Ernährung, die evolutionär gesehen für eine ausreichende Nährstoffversorgung sorgen und somit möglichen Mangelerscheinungen vorbeugen soll. Der längere Konsum des gleichen Lebensmittels würde also zu einer früheren Sättigung führen, die sich allerdings aufhebt, sobald ein Nahrungsmittel einer anderen Geschmacksrichtung verzehrt wird. So erhöht ein vielfältiges Nahrungsangebot im Gegensatz zu einer einzelnen Speise die verzehrte Menge (zusammenfassend Embling et al. 2021). Während sich evolutionär gesehen eher natürliche Lebensmittel, wie Obst-, Gemüse- oder Getreidesorten abwechseln sollten, kann man mit dem heutigen industriellen Nahrungsangebot auch eine später einsetzende Sättigung bei einem wechselnden Verzehr von beispielsweise Gummibärchen, Chips und Schokolade beobachten. Mit den unterschiedlichen Geschmacksrichtungen vieler industriell gefertigter Nahrungsmittel wird so zwar die sensorisch-spezifische Sättigung umgangen, die Vielfalt an Nährstoffen aber nicht unbedingt erhöht.

Das Prinzip der sensorisch-spezifischen Sättigung machen sich auch die sogenannten Blitzdiäten, bei denen nur wenige oder eben nur ein Lebensmittel gegessen werden dürfen (wie z. B. die Schokoladen- oder Eier-Diät), zunutze. Die eingangs hohe Motivation angesichts des unbegrenzt möglichen Konsums eines schmackhaft erscheinenden Nahrungsmittels weicht mit dem Eintreten der sensorisch-spezifischen Sättigung. Von dem für die Diät ausgelobten Nahrungsmittel wird mit Eintreten dieser Sättigung weniger gegessen (z. B. Rolls et al. 1984) – was den vermeintlichen Diäteffekt ausmacht. Gleichzeitig wächst aber das Verlangen nach anderen Nahrungsmitteln mit unterschiedlicher Geschmacksrichtung, was die Motivation zum Durchhalten der Diät senkt. Wird der Geschmack des Diät-Nahrungsmittels durch ein anderes Nahrungsmittel abgelöst (Diätbruch), kann meist wieder zum eigentlichen Lebensmittel gegriffen werden – das Diätziel wird so jedoch nicht erreicht.

6.2 Prägung

Die geschmackliche Prägung des Kindes – also der lerntheoretische Erwerb von Präferenzen und Essverhaltensweisen – erfolgt bereits vor sowie direkt nach der Geburt. So lässt sich nachweisen, dass Kinder bereits im Mutterleib (wahrscheinlich ab dem dritten Schwangerschaftsmonat) über Geschmacksknospen verfügen und verschiedene Geschmacksrichtungen differenzieren können (z. B. Ustun et al. 2022). Die von der Mutter in der Schwangerschaft sowie während der Phase des Stillens über die Nahrung aufgenommenen Geschmacksrichtungen werden vom Ungeborenen bzw. Säugling wahrgenommen und beeinflussen im Sinne der Etablierung vertrauter

Geschmacksrichtungen und des Mere-Exposure-Effekts (siehe ▶ Abschn. 6.1) die
Entwicklung spezifischer Präferenzen. In einer Reihe von Untersuchungen mit
Geschmacksinduktionen konnte gezeigt werden, dass Kinder, deren Mütter den betreffenden Geschmack insbesondere in den letzten Schwangerschaftsmonaten zu sich
nahmen, diesen Geschmack bzw. Geruch bereits wenige Stunden nach der Geburt
besser akzeptierten als Kinder, deren Mütter den Geschmack nicht zu sich genommen hatten (zusammenfassend Nehring et al. 2015). Gleiches gilt für die über
die Muttermilch weitergegebenen Geschmacksanteile.

Fallstudie

In einer für das Forschungsfeld der auf die
Geschmackspräferenz bezogenen Prägung
wegweisenden Studie von Mennella, Jagnow und Beauchamp (2001) wurde untersucht, wie frühe Geschmackserfahrungen
die Nahrungsvorlieben von Säuglingen beeinflussen. In der Studie wurden schwan-
gere Frauen in drei Gruppen eingeteilt:
Eine Gruppe trank während der
Schwangerschaft regelmäßig Karotten-
saft, die zweite Gruppe während der Stillzeit, und eine Kontrollgruppe trank in beiden Phasen nur Wasser. Mit Beginn der je-

weiligen Beikosteinführung (keiner der
Säuglinge hatte bisher Karotten gegessen)
wurden sie beim Verzehr von Getreidebrei
mit und ohne Karottengeschmack beobachtet. Die Ergebnisse zeigten, dass
Säuglinge, die entweder im Mutterleib
oder beim Stillen über die Muttermilch
Karottengeschmack erlebt hatten, weniger
negative Gesichtsausdrücke beim Verzehr
des karottenhaltigen Breis zeigten und von
ihren Müttern als genussvoller beim Verzehr des nach Karotte schmeckenden Breis
wahrgenommen wurden.

Die beschriebene Studie legt nahe, dass sehr frühe Geschmackserfahrungen die Akzeptanz und den Genuss ähnlich schmeckender Lebensmittel im späteren Leben beeinflussen können. Und sie zeigt einen zusätzlichen Vorteil des Stillens gegenüber
einer Flaschennahrung auf: Durch die von der Mutter aufgenommene Nahrung wird
die Muttermilch geschmacklich vielseitiger je nach verzehrten Lebensmitteln unterschiedlicher Geschmacksrichtungen. So bekommt das Neugeborene über die Muttermilch bereits eine gewisse Vielfalt von Geschmacksrichtungen, was zu einer höheren
Akzeptanz unterschiedlicher Nahrungsmittel und später auch zu einem gegenüber
mit der Flasche ernährten Kindern gesünderen Essverhalten führen kann (z. B. Ventura 2017). Neben dem Stillen hat auch die geschmackliche Vielfalt des folgenden
oder gleichzeitigen Beikostangebots Einfluss auf die Nahrungsakzeptanz (siehe
▶ Abschn. 6.1): Mehr geschmackliche Vielfalt ist auch hier mit einer größeren Wahrscheinlichkeit zu einem später gesundheitsfördernden Essverhalten verbunden. Zur
kindlichen Prägung des Essverhaltens gehört demnach die Exposition gegenüber
Aussehen, Geschmack, Textur und Bezeichnung verschiedener Nahrungsmittel ab
der frühen Kindheit bzw. bezüglich des Geschmacks bereits ab der Schwangerschaft.
Die Exposition erfolgt dabei sowohl direkt über den Geschmack von Fruchtwasser
und Muttermilch bzw. den Verzehr verschiedener Nahrungsmittel als auch indirekt
über die Beobachtung anderer Personen. Die durch die Exposition erlernten Assoziationen mit dem Geschmack, den erlebten Konsequenzen (z. B. erlebte Lebens-
mittelsicherheit nach mehrfacher Exposition) sowie der sozialen Umgebung (z. B.

eine freundliche Essensumgebung) rund um die Nahrungsaufnahme beeinflussen den Prägungsprozess ebenfalls und können die Entwicklung eines gesundheitsfördernden Essverhaltens fördern oder hemmen.

6

> ► **Beispiel**
>
> Mika und Robin werden gleichzeitig geboren, ihre Mütter sind ungefähr gleich alt und beste Freundinnen. Während Mikas Mutter in der Schwangerschaft möglichst vielseitig und mit frischen Zutaten gegessen hat, hatte Robins Mutter mit starker Übelkeit zu kämpfen, die ihr den Verzehr von nur wenigen Nahrungsmitteln erlaubte. Nach der Geburt wird Mika gestillt, was bei der Mutter von Robin trotz vieler Versuche misslang. Beide Mütter beginnen zu einem ähnlichen Zeitpunkt zuzufüttern, was sowohl bei Mika als auch Robin problemlos war. Beide Kinder essen gern und probieren ihnen noch unbekannte Nahrungsmittel. Mit ca. 1,5 Jahren beginnt Robin viele vorher gern verzehrte Speisen zu vermeiden, unbekannte Nahrungsmittel lehnt Robin ab und isst überhaupt nur noch sehr wenige ausgewählte Lieblingsgerichte. Die Abneigung gegen die meisten Speisen wird mit zunehmendem Alter zwar besser, trotzdem akzeptiert Robin im Alter des Schulbeginns deutlich weniger unterschiedliche Lebensmittel als Mika und vermeidet vor allem Gemüse- und Vollkornprodukte. ◄

Das Beispiel zeigt zwei unterschiedliche Entwicklungen auf, die den generellen Einfluss der geschmacklichen Prägung aufzeigen. Trotz sozial und demografisch ähnlichen Verhältnissen unterschieden sich Mika und Robin in ihrem Essverhalten, vor allem im Schulalter, stark. Während die abwechslungsreiche Ernährung in der Schwangerschaft, das Stillen und das vielseitige Beikostangebot Mika eine kontinuierliche Exposition mit unterschiedlichen Geschmacksrichtungen und damit die Festigung verschiedener Geschmacksrichtungen nach dem Mere-Exposure-Effekt erlaubte, blieben die geschmacklichen Erfahrungen Robins deutlich eingeschränkter. Die Prägung ist nur ein Aspekt der Entwicklung des kindlichen Essverhaltens, sodass das für Robin beschriebene Szenario trotz der fehlenden Nahrungsvielfalt in der Schwangerschaft und der Unmöglichkeit des Stillens auch anders hätte ausgehen können bzw. die fehlende Gemüseakzeptanz auch ab dem Schulalter noch positiv beeinflusst werden kann. Es handelt sich um generelle Zusammenhänge, die die Wahrscheinlichkeit einer bestimmten Entwicklung, aber nicht ihr exaktes Auftreten vorhersagen. Individuelle Abweichungen sowie die Interaktion mehrerer Einflussfaktoren können auch andere Ergebnisse erklären. Dennoch kann und sollte das Konzept der Prägung durch die verschiedenen Bezugspersonen genutzt werden, um im Sinne einer gesundheitsförderlichen Ernährungserziehung die frühe Exposition (direkt und indirekt) mit möglichst vielseitigen Geschmacksrichtungen zu ermöglichen und somit die Wahrscheinlichkeit einer langfristig guten Akzeptanz auch gesundheitsfördernder Speisen zu erhöhen.

6.3 Entwicklungspsychologische Einflüsse

Neben den evolutionsbiologischen Programmen spielen nach der Prägungsphase auch alterstypische, entwicklungspsychologische Phänomene eine Rolle in der Entwicklung von Präferenzen bzw. dem kindlichen Essverhalten. So ist das Vorschulalter – als relevanter Abschnitt für die Präferenzentwicklung – von einem **vor-operatorischem, anschaulichen Denken** des Kindes geprägt. Das Denken von Kindern dieses Alters richtet sich demnach hauptsächlich auf konkrete Objekte, Erfahrungen oder das eigene Handeln. Kinder eignen sich in dieser Stufe neues Wissen nahezu ausschließlich durch praktische und anschauliche Weise an, während das Verstehen von abstrakten Bezeichnungen oder die Übertragung auf ähnliche Dinge und Situationen noch nicht problemlos gelingt (zusammenfassend Piaget 2020). So können Kinder beispielsweise die Erfahrung gemacht haben, dass ihnen eine aufgeschnittene, rote Paprika als Snack gut schmeckt. Dies bedeutet jedoch nicht, dass das gleiche Lebensmittel in anderer Zubereitung (z. B. gegart), Form (z. B. als kleine Stücke im Salat) oder Farbe (z. B. gelbe Paprika) als ebenfalls schmackhaft angenommen wird. Tatsächlich kann sogar eine erste Ablehnung aufgrund des als „neu" wahrgenommenen Nahrungsmittels auftreten, die den umgebenden Bezugspersonen meist unverständlich erscheint. Die Übertragungsfähigkeit auf verschiedene Essenssituationen ist von der Anzahl und Art der vorherigen Lernerfahrungen abhängig. Je häufiger die Exposition mit einem Nahrungsmittel stattfindet, desto mehr wird es aufgrund des Mere-Exposure-Effekts akzeptiert (siehe ▶ Abschn. 6.1). Wenn diese Erfahrungen zusätzlich in unterschiedlichen Situationen der Zubereitung oder mit verschiedenen Verzehrsformen gemacht werden können, wird gleichzeitig auch die kindliche Übertragungsfähigkeit gesteigert. Dabei hilft jede altersgerechte Form der Einbeziehung, sodass verschiedene Gelegenheiten (z. B. Einkaufsplanung, Einkauf und Zubereitung) je nach zur Verfügung stehender Zeit und Möglichkeiten abwechslungsreich genutzt werden können.

> ▶ **Beispiel**
>
> Moritz sitzt mit seinem Vater bei einem Teller mit bereits aufgeschnittener roter Paprika. Während Moritz an der roten Paprika kaut, berichtet ihm sein Vater davon, dass es auch noch gelbe und grüne Paprika gibt. Beim nächsten Einkauf zeigt Moritz Vater auf die ausliegende Paprika in rot und kauft zusätzlich gelbe und grüne Paprika ein. Wieder zu Hause verweigert Moritz die gelben Paprikastücke in der Nudelsauce, probiert am nächsten Tag aber die in Streifen aufgeschnittene grüne Paprika. ◀

Das Beispiel zeigt auf, wie unterschiedlich die Zusammenhänge zwischen unterschiedlichen Sorten und Zubereitungsarten hergestellt werden können, aber auch wie langsam eine entsprechende Übertragung funktionieren kann. Um einen Bezug zur gegarten Paprika in der Nudelsauce herstellen zu können, kann die Einbeziehung bzw. das Beobachten der Essenszubereitung, z. B. beim Aufschneiden der Paprika und der Zugabe zur Sauce helfen. Im Sinne des anschaulichen Denkens ist es dabei wichtig, dass bei der Herstellung solcher Verbindungen das Nahrungsmittel nicht nur genannt wird, da die Bezeichnung für Kinder häufig noch sehr abstrakt ist und nicht gleich erinnert wird. Wirkungsvoller ist dagegen der Bezug zur Situation, in der beispielsweise die Paprika schon gegessen wurde (z. B. „Weißt du noch, wie wir bei Jan zum Spielen eingeladen waren und es als Snack die rote Paprika gab, die du so gern mochtest?"). Hier wird zum einen die Spielsituation und zum anderen die Farbe des Nahrungsmittels als Erinnerungsanker genutzt, aber auch die Möglichkeit zur Verknüpfung mit der Bezeichnung sowie der jeweiligen veränderten Variante gegeben.

6

Das vorrangig auf die Gegenwart und konkrete Erlebnisse bezogene Denken erschwert auch die Argumentation für eine gesunde Nahrungsauswahl. Die meisten vernunftbezogenen Argumente beziehen sich auf zukünftige Folgen, die gerade beim Thema Ernährung zudem eher weit in die Zukunft reichen. So ließe sich der Spinat vielleicht kurzfristig mit seiner kraftgebenden oder gesunden Wirkung anpreisen, wenn sich das Kind im Anschluss an den Verzehr aber nicht sofort entschieden stärker fühlt (und z. B. den Esszimmertisch hochheben kann) oder eine aktuell vorhandene Erkältung plötzlich weg ist, werden die vorgebrachten Argumente (meist unbewusst) als falsch interpretiert und helfen beim nächsten Spinatangebot nicht mehr. Tatsächlich zeigen erste Studienergebnisse (z. B. Maimaran und Fishbach 2014; Raghunathan et al. 2006) sogar einen negativen Einfluss durch die Begrifflichkeiten „gesund" oder „Gesundheit" auf die Präferenz von Nahrungsmitteln, was möglicherweise an der Abstraktheit der Begriffe (zumindest im Kindesalter) und/oder der zunehmenden Benutzung auch beispielsweise im Kontext von Überredungsversuchen bei der Nahrungsaufnahme liegen kann. Zudem werden die als „ungesund" bezeichneten Nahrungsmittel (wie Süßigkeiten) als überwiegend gut schmeckend wahrgenommen, sodass auch der Umkehrschluss („Wenn Ungesundes so lecker ist, ist es das Gesunde sicherlich nicht.") eine mögliche Erklärung für das Phänomen ist.

Ein weiteres entwicklungspsychologisches Phänomen dieses Alters ist der **kindliche Egozentrismus**. Die nahezu ausschließliche Konzentration auf die eigene Sichtweise, Emotionen und Verhaltensweisen sorgt dafür, dass Kinder diese subjektive Sicht als objektiv, also auch für andere Menschen wirksam, halten. Diese Haltung wirkt sich sowohl auf die Wahrnehmung der Kinder als auch auf ihre sozialen Interaktionen aus. Bis zum Alter von ca. sieben Jahren können sie sich nur schwer in andere hineinversetzen und deren Perspektive übernehmen (zusammenfassend Piaget und Inhelder 1967). Sie schließen vielmehr von sich selbst, also ihren eigenen Gedanken und Gefühlen, auf andere. So erklärt sich beispielsweise, warum die meisten Vorschulkinder nur schwer teilen oder abgeben können – zumindest wenn sie dabei das Gefühl haben, dass ihr eigenes Bedürfnis zu kurz kommt. Für eine Veränderung nützt der Verweis auf die Bedürfnisse von anderen Personen noch wenig, da die Sicht auf die Welt zu dieser Zeit ausschließlich aus der eigenen Perspektive erfolgt und andere Personen noch nicht als eigenständig, sondern lediglich Teil der eigenen Welt wahrgenommen werden. Es ist trotzdem gut, andere Perspektiven und Bedürfnisse immer wieder hervorzuheben (z. B. „Der Jan ist traurig, wenn du die Kekse alle für dich haben willst, denn er liebt sie genauso wie du."), um eine Perspektivübernahme nach und nach lernen zu können. Dabei sollte man aber keine schnellen Erfolge erwarten. Außerdem erklärt der kindliche Egozentrismus die Relevanz von Auswahlmöglichkeiten und Entscheidungen aus kindlicher Sicht: Durch die Möglichkeit einer eigenen Entscheidung (für z. B. das Obst, was heute mit in den Kindergarten soll, die Größe der Portion, die das Kind essen möchte, oder auch das Gemüse, was es heute nicht essen möchte) fühlt es sich ernst genommen, sodass sich in Bezug auf die jeweiligen Nahrungsmittel positive gedankliche Assoziationen herausbilden können. Das gilt selbst für abgelehnte Speisen, die zwar aus vielen Gründen vermieden werden können – Abgrenzung und Autonomie spielen dabei aber auch eine Rolle, umso mehr, je stärker die jeweiligen „Trotzphasen" ausgebildet sind, was nachfolgend erläutert wird.

Die **Trotzphase** ist trotz der damit verbundenen Herausforderungen für die Bezugspersonen ein wichtiger Entwicklungsschritt zur Ausbildung der eigenen Persönlichkeit und der dafür notwendigen ersten Abgrenzung. Während Kinder sich im ersten
Lebensjahr noch komplett an den Eltern oder anderen Bezugspersonen orientieren,
sie sogar für einen Teil der eigenen Persönlichkeit halten, wird ihnen gegen Ende des
zweiten Lebensjahres bewusst, dass sie eine eigenständige Persönlichkeit sind und ihr
Handeln selbst verursachen. Mit dieser neu gewonnenen Erkenntnis sind die meisten
Kinder sehr stark auf Selbstständigkeit bedacht. Entwicklungspsychologisch betrachtet ermöglichen ihnen erst die eigenen, selbstständigen Entscheidungen zu lernen, die möglichen Folgen ihres Handelns besser einzuschätzen. Gerade während der
Trotzphase ist das kindliche Selbstständigkeitsstreben stark ausgeprägt und entspricht
eher selten den schon vorhandenen Fähigkeiten, was es für die jeweiligen Bezugspersonen häufig nicht leicht aushaltbar oder umsetzbar macht. Erschwerend kommt
hinzu, dass Kinder in diesem Alter Risiken kaum wahrnehmen, ihre eigenen Kompetenzen deutlich überschätzen und die Trennung von Fantasie und Realität in vielen
Bereichen noch nicht gelingt. Wie für die zuvor beschriebene Einbeziehung gilt jedoch
auch hier, dass jeder noch so kleine Entscheidungsspielraum, der gewährt werden
kann, den Kindern dabei hilft, nach und nach verantwortungsvoller mit ihrer Selbstständigkeit umzugehen. Für die Entwicklung des kindlichen Essverhaltens gilt damit:
Essensbezogene Entscheidungen, die von den Kindern selbstständig getroffen wurden, haben eine höhere Wahrscheinlichkeit positiv assoziiert und entsprechend abgespeichert zu werden als vorgegebene oder sogar aufgezwungene Entscheidungen.
Dabei ist die Größe, der Umfang der Entscheidung oder auch das selbstständige Umsetzen nicht relevant. So gehört zur kindlichen Autonomie bereits, zwischen zwei Gemüsesorten wählen zu dürfen, beim Abendessen einige der notwendigen Zutaten
heranzuholen oder ein Nahrungsmittel abzulehnen. Tatsächlich reduzieren sich auch
größere kindliche Vorhaben (z. B. „Heute koche ich das Abendessen.") aufgrund fehlender Geduld meist von selbst auf einige wenige Arbeiten, sodass Abwarten (natürlich unter unterstützender Beobachtung) manchmal schon ausreicht. Trotzdem werden sich in dieser Zeit „Kämpfe" und „Wutanfälle" kaum vermeiden lassen, da jedes
„Nein", jede Einschränkung oder gar Verbot, die gerade entdeckte Selbstständigkeit
aus Sicht des Kindes infrage stellt und damit Widerspruch (nicht selten lautstark)
hervorruft. Da Essen (genau wie Anziehen, Hygieneverhalten usw.) ein alltägliches
Handlungsfeld ist, also mehrmals täglich ausgeführt wird, bezieht sich das Trotzver-
halten sehr häufig auch auf diesen Bereich. Gerade in der Phase der Neophobie ist es
deswegen nicht immer leicht zu erkennen, ob ein Lebensmittel gerade aus Trotz oder
der Angst vor Neuem abgelehnt wird. Tatsächlich nimmt das Essverhalten auch insofern einen besonderen Platz in der kindlichen Entwicklung ein, da Kinder hier schon
aus physiologischen Aspekten heraus mehr Autonomie als in anderen Bereichen
haben: Während man das Tragen einer Winterjacke bei Minusgraden oder das
morgendliche Zähneputzen als Bezugsperson in Grenzen durchaus erzwingen kann,
würde dies beim Essen (vor allem dem Schlucken) nur mit tatsächlicher Gewaltein-
wirkung funktionieren. Weiterhin machen sich Eltern und Bezugspersonen beim
Thema Essen schnell Sorgen um fehlende Nährstoffe oder eine ungenügende Energieaufnahme und sind deswegen eher bereit, den Wünschen des Kindes nachzugeben.
Letztendlich ist die Frage nach dem Vorliegen eines Trotzverhaltens oder einer Neophobie im Umgang mit dem kindlichen Verhalten aber zweitrangig, da in beiden Fällen die Kontinuität eines vielseitigen Angebots (im Sinne des Mere-Exposure-Effekts)

sowie die Kommunikation über Erfahrungen, Sinneseindrücke bzw. die Gründe für eine Ablehnung als Strategien zur Entwicklung eines gesundheitsfördernden Essverhaltens gelten. Für die Trotzphase gilt zudem, dass mehr Aufmerksamkeit im Sinne von Überredung, Versprechungen oder Belohnung die Wahrscheinlichkeit des gezeigten Verhaltens erhöht, während Gelassenheit und Akzeptanz sowie Raum für Wahlmöglichkeiten, Miteinbeziehen bei Essensvorbereitungen und -entscheidungen das Kind in seinem Autonomiestreben bestätigt und ihm – unabhängig vom Trotz – die Ausbildung individueller Präferenzen erlaubt.

6.4 Soziokultureller Kontext

Schon vor der Geburt werden die durch das Fruchtwasser weitergegebenen Geschmacksrichtungen auch soziokulturell durch beispielsweise kultur- und gruppenspezifische Speisen und individuelle Vorlieben beeinflusst. Die uns umgebenden Menschen und Institutionen bestimmen im Sinne bestimmter kultureller Gruppen sowie übergeordneter Gesellschaften unsere Erfahrungen, Werte und Normen. So ist beispielsweise ein in Indien geborenes Kind schärfer gewürzte Speisen meist bereits durch die Prägung in Schwangerschaft und Stillzeit stärker gewohnt als ein in Deutschland geborenes Kind. Dies kann mit den individuellen Vorlieben der jeweiligen Mütter zusammenhängen, ist aber auch durch die Esskultur des jeweiligen Landes, durch im jeweiligen sozialen Umfeld beeinflusste Zubereitungsarten usw. bedingt. Der soziokulturelle Kontext, in den ein Kind geboren wird, setzt sich aus der umgebenden Gesellschaft sowie den enger verbundenen sozialen Gruppen, wie der Familie, anderen Betreuungspersonen, Freunden der Familie, später hinzukommenden eigenen Freunden usw. zusammen. Soziokulturelle Einflussfaktoren auf gesellschaftlicher Ebene beeinflussen die Entwicklung des Essverhaltens eher übergeordnet durch beispielsweise die soziale Organisation, Bildungsangebote und das spezifische Nahrungsangebot. Die umgebenden Gruppen üben aufgrund ihres jeweiligen kulturellen, sozialen oder religiösen Hintergrunds sowie individueller Überzeugungen, Einstellungen und Werte Einfluss auf die Entwicklung des kindlichen Essverhaltens aus. Die beschriebenen Faktoren können auf unterschiedliche Arten und in einem komplexen Gefüge das Essverhalten beeinflussen, weswegen hier nur beispielhaft einige Aspekte vorgestellt werden können, die eine Übertragung auf andere Aspekte erlauben.

▪ Mit dem Nahrungsverzehr wahrgenommene Konsequenzen

Ein auf unterschiedlichen Ebenen wahrnehmbarer Aspekt des soziokulturellen Kontextes sind die beim Essen erlebten Konsequenzen. Bereits in ▶ Kap. 4 wurde beschrieben, dass mit einem Nahrungsmittel oder Speise verknüpfte Wahrnehmungen, wie Geschmack und Textur, aber auch Erwartungen und Überzeugungen sowie mit der Situation des Verzehrs assoziierte Stimmungen und Emotionen gespeichert werden und die individuelle Präferenz bzw. die Entwicklung des Essverhaltens beeinflussen. Ein auch evolutionsbiologisch verankerter Aspekt dieses Zusammenhangs sind *körperliche Konsequenzen* beim bzw. nach dem Verzehr eines bestimmten Lebensmittels. Lernprozesse im Sinne der Stärkung einer Präferenz oder Abneigung finden unabhängig von der Ausprägung und der Richtung der Konsequenzen statt. Stark ausgeprägte negative körperliche Symptome, wie beispielsweise Übelkeit, Magenschmerzen oder ein verdorbener Geschmack können im Sinne eines Selbstschutzes jedoch zu sehr schnellen und starken Ablehnungen führen, die meist auch länger anhalten und nur schwer zu überwinden sind. Inwiefern die körperlichen Reaktionen auch ursächlich mit dem gerade verzehrten Lebensmittel zusammenhängen, ist für den Lernprozess nicht relevant.

▶ **Beispiel**

Jacob fühlt sich nicht wohl, er ist müde und klagt über Kopfschmerzen. Um ihm eine Freude zu machen, gibt ihm sein Vater eine warme Milch mit Honig. Nach dem Verzehr wird Jacob übel, er bekommt Magenkrämpfe und muss sich übergeben. Obwohl die Milch selbst für seine körperlichen Symptome nicht verantwortlich ist – vielmehr scheint ihn eine Magen-Darm-Grippe erwischt zu haben – verspürt Jacob auch nach erfolgreicher Genesung einen starken Ekel bei dem Gedanken an warme Milch. Obwohl warme Milch mit etwas Honig zuvor zu seinen Lieblingsspeisen zählte, reagiert er jetzt stark ablehnend und verweigert es, ihm angebotene Milch überhaupt nur zu probieren. ◀

In dem beschriebenen Beispiel erfolgt das soziokulturelle Lernen nach dem Prinzip des klassischen Konditionierens (siehe ▶ Abschn. 2.1). Das Lebensmittel (Milch mit Honig) als eigentlich neutraler Reiz wird mit den negativen Konsequenzen nach dessen Verzehr (Magenschmerzen, Übelkeit) assoziiert. Normalerweise braucht es für den Lernprozess der klassischen Konditionierung einige Wiederholungen des gemeinsamen Erlebens von neutralem und bedeutsamen Reiz. Handelt es sich aber um einen als besonders emotional erlebten Reiz, der im Sinne des evolutionär angelegten Selbstschutzes eventuell auch als physiologisch gefährlich erlebt wird, kann die Konditionierung bereits nach dem einmaligem Zusammentreffen erfolgen.

Einem ähnlichen Prinzip folgt die Konditionierung aufgrund angenehmer Konsequenzen:

▶ **Beispiel**

In der Familie von Jule ist es Tradition, den Sonntag mit Waffeln im Bett zu beginnen. Dabei sammeln sich Jule und ihre Geschwister nach dem Aufwachen im elterlichen Schlafzimmer und machen eine Kissenschlacht bis ihr Vater sich bereit erklärt in die Küche zu gehen. Dort bereitet er die Waffeln frisch zu und kommt dann mit einem großen Tablett voller Waffeln, Sirup und frischem Obst zurück ins Schlafzimmer, wo ihre Mutter solange eine Geschichte vorgelesen hat. Waffeln mit Sirup waren schon immer das Lieblingsessen von Jule und sind es bis ins Erwachsenenalter. ◀

Der Geschmack der Waffeln wird im oberen Beispiel mit den positiven Begleitfaktoren des Sonntagsfrühstücks (kein Stress, positive Stimmung, familiäre Nähe usw.) verknüpft. Im Sinne der operanten Konditionierung ((siehe ▶ Abschn. 2.1) wirken die als positiv erlebten Konsequenzen verstärkend auf die sich entwickelnde Präferenz, sodass das betreffende Lebensmitteln (Waffeln mit Sirup) bereits automatisch die Erwartung an die mit dem Lebensmittel assoziierten Konsequenzen hervorruft. Im Gegensatz zum Beispiel der negativen Konsequenzen, sind die ausgelösten Emotionen weniger stark ausgeprägt, sodass für die langfristige Verbindung (und damit relativ stabile Präferenz) wahrscheinlich mehrere Wiederholungen der Verbindung von positiver Stimmung und dem Waffelgeschmack benötigt werden.

Für das soziokulturelle Lernen im Sinne erlebter Konsequenzen spielen also sowohl körperliche als auch soziale und psychologische Aspekte eine Rolle. So steigt die Präferenz für Speisen, wenn das Essen in positiver Atmosphäre und ohne Zeitdruck, am Tisch sitzend und ohne Ablenkungen eingenommen wird (zusammenfassend Dallacker et al. 2019). Auch vom Geschmack oder der Textur der Gerichte unabhängige visuelle Reize, wie ein ansprechend gedeckter Tisch und appetitlich angerichtete Speisen lassen positive Assoziationen mit dem jeweiligen Essen zu und können so langfristig die Präferenz steigern (zusammenfassend Wadhera und Capaldi-Phillips 2014).

■ **Bekanntheitsgrad von Speisen**

Der Einfluss der Bekanntheit unterschiedlicher Nahrungsmittel auf die Entwicklung des Essverhaltens wurde bei der Vorstellung des Mere-Exposure-Effektes schon erläutert (siehe ▶ Abschn. 6.1), soll hier aufgrund des Bezugs zum soziokulturelle Lernen aber erneut aufgegriffen werden. Die Ausbildung eines stabilen Musters an Präferenzen und Essverhalten wird zu einem großen Anteil durch individuelle Erfahrungen mit Nahrungsmitteln beeinflusst, wobei hier der Bekanntheitsgrad bestimmter Speisen eine besondere Rolle spielt. Die Bekanntheit in Bezug auf Nahrungsmittel umfasst den Geschmack und Geruch eines Lebensmittels oder Speise, aber auch Meinungen zur Form, Farbe, dem Gefühl beim Anfassen, der Bezeichnung, dem Gewicht, Herkunft, Zubereitungsarten und vieles mehr. Der Bekanntheitsgrad bezeichnet dann die Ausprägung bzw. die Differenziertheit dieses subjektiven Wissens und wird vor allem durch Erfahrungen mit dem betreffenden Nahrungsmittel – indirekt oder direkt – erhöht. Der Mere-Exposure-Effekt basiert auf der mit der Steigerung des Bekanntheitsgrades einhergehenden Vertrautheit und Sicherheit für ein bestimmtes Nahrungsmittel: Speisen, die häufiger gegessen bzw. wahrgenommen werden, geben uns ein vertrautes, sicheres Gefühl und werden letztendlich stärker präferiert (zusammenfassend Cooke 2007).

Die individuelle Bekanntheit mit Nahrungsmitteln sowie der jeweilige Bekanntheitsgrad wird durch den soziokulturellen Kontext bestimmt: Die in der nahen Umgebung (Familie, Kita, Schule) angebotenen Speisen, aber auch das durch Werbung, Lebensmittelgeschäfte, Bücher und Videos vermittelte Nahrungsangebot bestimmen die Auswahl der Nahrungsmittel, mit denen ein Kind bekannt werden kann. Der Bekanntheitsgrad für die zur Verfügung stehenden Speisen wird zusätzlich durch beobachtetes Modellverhalten (z. B. die Apfel essende Mutter), den Grad der Beschäftigung mit dem Nahrungsmittel (z. B. durch Gespräche über den Geschmack, der Beteiligung beim Einkauf oder der Zubereitung) und andere Aspekte beeinflusst, was sich wiederum auf die Entwicklung von Präferenzen und Essverhalten auswirkt.

■ **Religiöse und kulturelle Regeln und Normen**

Zum sozialen Kontext gehören wie bereits beschrieben auch kulturelle, regionale oder religiöse Aspekte, die die Essensumgebung des aufwachsenden Kindes beeinflussen und über das vorhandene Angebot und die kindlichen Erfahrungen individuelle Muster von Essverhalten entstehen lassen (zusammenfassend Pourabbasi et al. 2021). So beeinflusst die Angebotshäufigkeit über den Mere-Exposure-Effekt auch die individuelle Präferenz, weswegen für die jeweilige Region oder den kulturellen Hintergrund typische Gerichte meist bevorzugt werden. Auch durch kulturelle oder religiöse Überzeugungen aufgestellte Regeln werden häufig als Essgewohnheiten übernommen und durch beispielsweise soziale Normen oder die jeweilige Atmosphäre verstärkt. So kann das Gefühl einer individuellen Abweichung von der Norm (bei beispielsweise nicht-koscherem Essen) oder eine als gemeinschaftlich positiv erlebte Stimmung bei kulturell verankerten Festessen zu verschiedenen Assoziationen führen, die die Entwicklung des kindlichen Essverhaltens beeinflussen.

> ► **Beispiel**
>
> Paul hat seine Freundin Hayriye beim Frühstück im Kindergarten von seinem Brot mit Leberwurst probieren lassen. Hayriye ist begeistert, und als zu Hause beim Abendessen alle von ihren Lieblingsgerichten schwärmen, zählt sie ein Leberwurstbrot auf und bittet darum, dieses auch mal als Kindergartenfrühstück mitzubekommen. Die ausgelassene Stimmung am Tisch schlägt sofort um, ihre älteren Geschwister meckern Hayriye lautstark an, dass sie doch keine Leberwurst essen kann und alle rufen durcheinander. Bevor ihre Mutter sich gegen den Lärm durchsetzen kann, um in Ruhe über die Regeln ihrer Religion zu sprechen, ist Hayriye schon schuldbewusst in Tränen ausgebrochen. ◄

Im obigen Beispiel bekommt Hariyye durch ihre etwas übereifrigen Geschwister die essensbezogenen Regeln ihrer Religion in einem eher negativen Kontext zu spüren. Obwohl ihre Eltern sie in Schutz nehmen und ihr alles erklären, bleibt ein gewisses Schuldgefühl und sie traut sich sehr lange nicht, unbekannte, von der Familie nicht explizit erlaubte Lebensmittel auszuprobieren. Meist führt der soziale Kontext aber eher indirekt zu einer Beeinflussung des Essverhaltens, in dem kulturelle, regionale oder religiöse Aspekte bereits das Nahrungsangebot für das sich entwickelnde Kind bestimmen oder durch die überhaupt verfügbaren Lebensmittel beeinflusst. So sind beispielsweise manche Speisen in bestimmten Ländern kaum verfügbar oder es etablieren sich familiäre Traditionen durch die positive Verstärkung in der Gemeinschaft, sodass sie eher durch den Mere-Exposure-Effekt als positive oder negative Assoziationen unsere Präferenz beeinflussen.

6.5 Ernährungserziehung

Auch wenn Eltern und Bezugspersonen in den vorangegangenen Abschnitten bereits häufig im Zusammenhang der Entwicklung des kindlichen Essverhaltens genannt wurden, soll diesem sehr relevanten Einflussfaktor auf die Entstehung des kindlichen Essverhaltens mit einem eigenen Abschnitt Rechnung getragen werden. Eltern und Bezugspersonen nehmen zwar nicht nur durch bewusste Verhaltensweisen Einfluss auf die kindliche Entwicklung des Essverhaltens, trotzdem soll hier in Anlehnung an dem Begriff *Erziehung* als ungerichtete, neutrale Bezeichnung verschiedener Interaktionsmuster der Begriff *Ernährungserziehung* verwendet werden. Als Bestandteil der Gesundheitserziehung wird die Ernährungserziehung auch als auf die Förderung einer gesundheitsfördernden Ernährungsweise ausgerichtet bezeichnet (z. B. Contento und Koch 2007). Durch diese Einengung auf ein bestimmtes Ziel würden ungeplante, unbewusste oder auf ein abweichendes Ziel ausgerichtete Prozesse unberücksichtigt bleiben, die jedoch die Entwicklung des Essverhaltens ebenfalls beeinflussen. Insofern sollen unter dem hier genutzten Begriff der Ernährungserziehung alle bewussten und unbewussten, die Nahrung betreffenden Prozesse gefasst werden, unabhängig von der Art oder dem Vorhandensein eines damit verbundenen Ziels.

6

> Der Begriff Ernährungserziehung umfasst alle auf den Bereich der Ernährung bezogenen Prozesse sozialer Beeinflussung – sowohl bewusst als auch unbewusst – in der Familie, Kita, Schule oder anderen Betreuungssituationen.

Durch die häusliche Umgebung und den gerade im Kindesalter meist noch sehr engen Kontakt beeinflussen Eltern und Bezugspersonen das Ernährungsverhalten ihrer Kinder auf unterschiedliche Art und Weise. Sie schaffen zum einen den Raum für frühkindliche Erfahrungen mit Nahrungsmitteln, stellen ein ausgewähltes Angebot von Lebensmitteln und Speisen zur Verfügung, präsentieren sich mit ihren eigenen Vorlieben und Abneigungen und interagieren mit dem Kind in der Esssituation. Auch für die Bekanntheit der Nahrungsmittel sind vorwiegend die engsten Betreuungspersonen verantwortlich (zusammenfassend Benton 2004).

■ **Nahrungsmittelangebot**
Gerade in den ersten Lebensjahren bestimmt das Angebot im Elternhaus, von engen Bezugspersonen sowie in eventuellen Betreuungseinrichtungen die kindliche Nahrungsaufnahme nahezu vollständig. Diesem regelmäßig zur Verfügung gestellten Nahrungsangebot kommt durch die Prinzipien der frühkindlichen Prägung, des soziokulturellen Lernens und des Mere-Exposure-Effektes (siehe ▶ Abschn. 6.1, 6.2 und 6.4) bereits eine besondere Bedeutung in der Entwicklung des kindlichen Essverhaltens zu: Die stetige Wiederholung von Aussehen, Geruch und Geschmack einer bestimmten Nahrungsmittelauswahl erhöhen den Bekanntheitsgrad desselbigen und darüber auch die Präferenz. Eine starke Eingrenzung der dem Kind angebotenen Nahrungspalette aufgrund der elterlichen Vorlieben, Sorgen um Nahrungsmittelallergien oder ungünstigen Inhalts- und Zusatzstoffen können die Möglichkeit an Erfahrungen eines Kindes mit unterschiedlichen Lebensmitteln und Geschmacksrichtungen bereits stark einschränken. Im Sinne einer gesundheitsförderlichen Ernährungserziehung ist die Einschränkung von beispielsweise Zucker oder hoch verarbeiteten Lebensmitteln zwar sinnvoll, da Kinder aber von klein auf auch anderen Einflüssen (z. B. durch das Lebensmittelangebot im Supermarkt, Werbung, Filme, die Speisen anderer im Kindergarten usw.) ausgesetzt sind, bergen zu große Einschränkungen des familiären Nahrungsangebots das Risiko einer Gegenregulation. Besonders positive Erfahrungen oder eine starke Attraktivität des Reizes können die Präferenz für ein Lebensmittel sehr schnell erhöhen. Dementsprechend können auch kurzfristige Einflüsse (z. B. durch die Verbindung von Spielzeug und Essen in der Werbung; bunte, mit Comicfiguren assoziierte Verpackungen – zusammenfassend Russel et al. 2019) eine hohe Präferenz auslösen, insbesondere da die betreffenden Produkte meist auch die angeborene Süßpräferenz (siehe ▶ Abschn. 6.1) der Kinder ansprechen. Auch können strenge Regeln und damit erlebte Einschränkungen den sogenannten *Reiz des Verbotenen* wecken und darüber die Präferenz des als verboten erlebten Nahrungsmittels erhöhen. Die tatsächlich verzehrte Nahrung zu Hause und/oder in anderen Betreuungssituationen beeinflusst also vorrangig die aktuelle Ernährung, aber nur zum Teil die generelle Entwicklung des kindlichen Essverhaltens und der Präferenz (z. B. Hearn et al. 1998).

Der Einfluss von Eltern und Bezugspersonen ist gerade bezüglich des Nahrungsangebots in der frühen kindlichen Entwicklung am größten, reduziert sich mit zunehmendem Alter des Kindes jedoch (z. B. Mahmood et al. 2021). Diese Entwicklung lässt sich durch die zunehmende Selbstständigkeit des Kindes (z. B. durch Taschengeld, Unternehmungen mit Freunden, Klassenfahrten) und damit zusammenhängenden Aspekten, wie eine stärkere Wahrnehmung der Umwelt, die Beeinflussung durch Gleichaltrige, das Nahrungsangebot in Betreuungseinrichtungen oder nahrungsbezogene Geschenke, erklären und gehört zum kindlichen Entwicklungsprozess dazu. Gleichzeitig macht diese Entwicklung aber auch deutlich, dass die Kontrolle des Nahrungsangebotes durch Bezugspersonen nur in den ersten Jahren gegeben ist. Ernährungserziehung sollte deswegen vor allem als unterstützende Begleitung in ein eigenständiges Essverhalten betrachtet werden. Im Sinne dieser Begleitung ist für die Entwicklung eines gesunden Essverhaltens das Angebot einer großen Geschmacks- und Nahrungsvielfalt sowie vielfältiger Erfahrungsmöglichkeiten zu empfehlen. Besonders für gesundheitsfördernde Nahrungsgruppen, die der angeborenen Süßpräferenz nicht entsprechen (z. B. Gemüse, Vollkornprodukte), ist die möglichst frühe und regelmäßige Wahrnehmung wichtig, um im Sinne eines hohen Bekanntheitsgrades auch die Präferenz und damit die Chance für einen langfristigen Konsum zu erhöhen.

■ **Modelllernen**

Der elterliche Einfluss auf die Entwicklung des kindlichen Essverhaltens wurde bereits in vielen Kontexten untersucht. In einer zusammenfassenden Analyse der vorhandenen Studien stellten Yee und Kollegen (2017) das verfügbare Nahrungsangebot sowie das elterliche Vorbildverhalten als die stärksten Parameter für die Beeinflussung des kindlichen Essverhaltens heraus. Nach dem Nahrungsangebot soll hier deswegen das Modellernen als weiterer relevanter Einflussfaktor beschrieben werden. Kinder sind eher geneigt, neue Nahrungsmittel zu probieren, wenn sie eine erwachsene Bezugsperson beim Essen des relevanten Lebensmittels sehen (z. B. Birch et al. 1980). Die Wirkung ist dabei umso größer, je positiver die Person wahrgenommen wird oder je enger die Bindung ist. Dementsprechend zeigen kindliche Präferenzen bzw. Abneigungen zu denen der engen Bezugspersonen große Ähnlichkeiten, vor allem wenn mehr Mahlzeiten gemeinsam eingenommen werden (z. B. Lee und Reicks 2003). Dieses ebenfalls lerntheoretische Prinzip (siehe ▶ Abschn. 2.1) beruht auf der über die Beobachtung wahrgenommenen Sicherheit des Lebensmittels, wenn es der beobachteten Person beim und nach dem Verzehr gut ging. Zusätzlich werden aber auch emotionale Konsequenzen wie Geschmack oder Stimmung bei der Bezugsperson wahrgenommen und auf die eigenen Einstellungen zum Nahrungsmittel übertragen. Die Beobachtung erfolgt dabei vor allem über den Gesichtsausdruck und begleitende sprachliche Kommentare. Die nonverbalen Signale für Abneigungen und Präferenzen lassen sich beispielsweise an Bewegungen der Augenbrauen oder der Mundwinkel verfolgen. Gerade für Abneigungen zeigen sich diese als kulturell unabhängig in herunter gezogenen Mundwinkeln, zusammengezogenen Augenbrauen und einer „gerümpften Nase". Positive Reaktionen sind weniger deutlich, aber durch eher angehobene Mundwinkel und eine entspannte Nasen- und Augenmuskulatur abzuleiten. Daneben werden auch aus den sprachlichen Signalen sowie dem allgemeinen Kontext der Essenssituation Ableitungen gezogen – selbst wenn diese nicht mit dem Nahrungsmittel verbunden sind.

> ► **Beispiel**
>
> Die Familie der kleinen Sarah streitet beim Abendessen häufig, da die Familie hier nach einem langen und häufig anstrengenden Tag erst wieder zusammenkommt und auch viele organisatorische Dinge besprochen werden müssen, die nicht selten Konflikte auslösen. Die dabei verzehrten Speisen schmecken Sarah weniger gut als die im Kindergarten und sie glaubt, dass es ihren Eltern und ihrem Bruder auch so geht, da sie meist sehr traurig aussehen. ◄

Im oben genannten Beispiel funktionieren Bruder und Eltern als Modell für das verzehrte Essen, obwohl sich die Mimik der Bezugspersonen gar nicht auf den Geschmack der Speisen, sondern viel wahrscheinlicher auf die dabei besprochenen Probleme beziehen.

Die Wirkung des Modelllernens ist größer, wenn es sich um emotional relevante Personen (z. B. Eltern oder andere Bezugspersonen), aber auch als ähnlich wahrgenommene Personen (z. B. Gleichaltrige) handelt. Beispielsweise probieren schon sehr kleine Kinder fremde Lebensmittel eher, wenn ihre Mutter sie auch isst (z. B. Pickard et al. 2024). Gemeinsame Familienmahlzeiten können also nicht nur die Bekanntheit der angebotenen Speisen erhöhen (Mere-Exposure-Effekt, siehe ► Abschn. 6.1), sondern bieten auch die Gelegenheit zum Modellverhalten und der daraus folgenden Beeinflussung des kindlichen Essverhaltens. Dies gilt für die Mahlzeiten zu Hause genauso wie die in Betreuungseinrichtungen. Bei der Nahrungsaufnahme in Kita oder Schule sind neben den Betreuern als Bezugspersonen auch Gleichaltrige vorhanden, die mit ihren Präferenzen und Verhaltensweisen ebenfalls als Modell wirken, was dazu führt, dass das Essverhalten in der Kita und zu Hause unterschiedlich sein kann (z. B. Zaltz et al. 2023).

■ **Ernährungswissen**

Die genannten Aspekte der Ernährungserziehung werden auch von soziodemografischen Faktoren der Familie, wie der sozialen Herkunft oder dem vorhandenen Ernährungswissen beeinflusst. So konnte beispielsweise gezeigt werden, dass Kinder, deren Eltern und Bezugspersonen mehr über Ernährung wissen, auch insgesamt mehr Obst und Gemüse essen sowie weniger Fett aufnehmen (z. B. Gibson et al. 1998). Eine von der AOK in Deutschland durchgeführte Befragung kam zu dem Ergebnis, dass fast 44 % aller Eltern ein inadäquates Ernährungswissen aufweisen und ein schlechteres Ernährungswissen mit einem höheren Gewichtsstatus des Kindes zusammenhängt (AOK-Familienstudie 2023). Das Wissen um eine gesunde Ernährung muss lediglich als ein kleiner Einflussfaktor bezeichnet werden, der nicht bedeutet, dass Personen mit höherem Ernährungswissen auch automatisch eine gesündere Ernährung zeigen. Dennoch ist ein grundlegendes Ernährungswissen die notwendige Basis, um ein adäquates Nahrungsangebot sowie ein geeignetes Modellverhalten zu zeigen.

■ **Essensbezogene Steuerungstrategien**

Wie bereits beschrieben sind Eltern und Bezugspersonen für viele frühkindliche Erfahrungen mit dem Essen verantwortlich und tragen durch ihre Interaktionen mit dem Kind in der Essenssituation zur Entwicklung des Essverhaltens bei. In diesem Abschnitt soll es um konkrete Strategien gehen, die explizit oder implizit das kindliche Essverhalten beeinflussen und im Weiteren als essensbezogene Steuerungsstrategien (engl. „feeding strategies") bezeichnet werden.

> Essensbezogene Steuerungsstrategien umfassen konkrete Verhaltensweisen von Eltern oder Bezugspersonen, die das kindliche Essverhalten und deren Entwicklung beeinflussen. Dabei können Eltern und Bezugspersonen sowohl (durch direkte Aufforderungen, Verbote u. ä.) als auch (durch ihr eigenes Essverhalten, unbewusste Bemerkungen u. ä.) die Ernährung bzw. das Essverhalten ihrer Kinder steuern.*explizitimplizit*

Essensbezogene Steuerungsstrategien können bereits ab der Geburt beobachtet werden, verändern sich mit den unterschiedlichen Altersphasen der Kinder aber. Da die Nahrungsaufnahme ein alltäglicher Prozess ist, werden die hier gemeinten Verhaltensweisen so häufig angewandt, dass sie als solche von den jeweiligen Bezugspersonen nicht immer bewusst erinnert oder eingesetzt werden. Zudem sind auch Verhaltensweisen gemeint, die unbewussten Zielen oder Sorgen entsprechen. Befragungen von Eltern zeigen beispielsweise, dass diese eher befürchten, ihre Kinder könnten zu wenig als zu viel essen. Diese Sorge und auch der Versuch, die Kinder zu einer vermehrten oder spezifischen Nahrungsaufnahme zu drängen, wird in vielen Untersuchungen berichtet (z. B. Moore et al. 2007). In einer eigenen Erhebung mit über 500 Müttern ein- bis zehnjähriger Kinder (Kröller und Warschburger 2009) wurde die Steuerungsstrategie des *Drängens* (z. B. „Ein halbes Brötchen schaffst du aber noch.") im Vergleich zu anderen Strategien als eher weniger eingesetzt beschrieben (siehe auch ■ Abb. 6.3). Weiterhin berichteten Eltern und Bezugspersonen

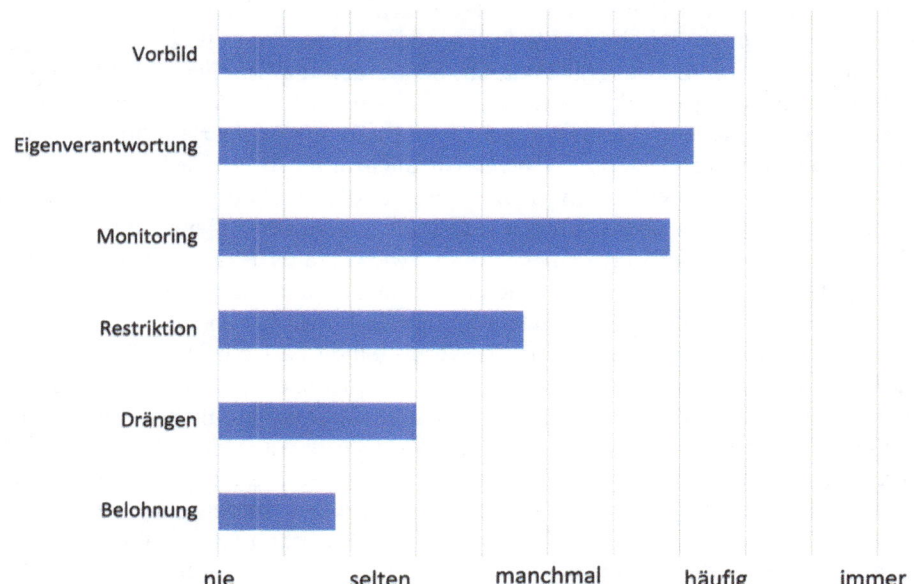

■ **Abb. 6.3**   Steuerungsstrategien im elterlichen Selbstbericht. (Nach Kröller und Warschburger 2009)

6

über den Wunsch oder die Notwendigkeit, den kindlichen Konsum bestimmter Nahrungsmittel zu kontrollieren (z. B. Sherry et al. 2004). Dabei wird eine beobachtende Kontrolle, im Sinne eines *Monitoring*s häufiger berichtet (z. B. „Was gab es denn heute zum Mittagessen?" oder „Hast du bei der Oma auch Obst gegessen?") als direkte Verbote im Sinne der *Restriktion* von Menge oder Art der Nahrungsmittel (z. B. „Ein Stück Schokolade reicht aber."), z. B. Crouch et al. 2007. Die *Belohnung* mit Essen bzw. dem Verzehr bestimmter Nahrungsmittel (z. B. „Wenn du dein Gemüse aufisst, gibt es auch noch Nachtisch.") wird in direkten Befragungen zwar als eher selten angegeben, lässt sich in der Praxis aber häufiger beobachten. Diese Strategie könnte somit ein Beispiel für die anfangs beschriebene, mit der Zeit fast unbewusste Nutzung von Verhaltensweisen zur Beeinflussung des Essverhaltens sein. Viele Eltern geben an, gemeinsame Mahlzeiten mit ihren Kindern bewusst als Möglichkeit zur Vorbildwirkung zu nutzen (z. B. Litterbach et al. 2017), insbesondere bei der Einführung neuer Nahrungsmittel (z. B. Mazza et al. 2022; Moore et al. 2007). Die Strategie des expliziten *Vorbild*verhaltens („Ich esse so, wie ich es mir für mein Kind wünsche.") wird von den Eltern als „häufig" in Essensituationen eingesetzt beschrieben. Eine weiteres als häufig eingeschätztes Verhalten zur Einflussnahme auf das kindliche Essverhalten ist die Förderung oder das Zulassen *eigenverantwortlicher* Entscheidungen des Kindes über Menge und Art seiner Nahrungsaufnahme (z. B. „Mein Kind darf entscheiden, was es aufs Brot möchte."). Zusammenfassend lässt sich erkennen, dass neben den *direkten* Steuerungsstrategien (Restriktion, Drängen, Belohnung), Eltern die Ernährung ihrer Kinder vor allem *indirekt*, durch beobachtende Kontrolle (Monitoring), Vorbild und Eigenverantwortung des Kindes, versuchen zu steuern (z. B. Kröller und Warschburger 2008, 2009).

Mit steigendem Alter der Kinder scheinen Eltern die Verwendung der Steuerungsstrategien anzupassen, wodurch vor allem die direkten Steuerungsstrategien bei älteren Kindern weniger zur Anwendung kommen. Dieser Zusammenhang lässt sich über die zunehmende Selbstständigkeit der Kinder sowie den ebenfalls mit zunehmenden Alter der Kinder größer werdenden Anteil von außerhalb der Familie eingenommenen Mahlzeiten gut erklären. So werden die Strategien des Drängens, der Restriktion sowie des Vorbildverhaltens bei älteren Kindern weniger häufig angegeben als bei jüngeren (z. B. Lumeng und Burke 2006). Der Einfluss von Einkommen und Ernährungswissen scheint vor allem mit Unterschieden in der elterlichen Kontrolle assoziiert zu sein (z. B. Kröller und Warschburger 2008), insgesamt ist die Studienlage hier aber noch widersprüchlich. Einfluss auf das Steuerungsverhalten von Bezugspersonen haben auch der Gewichtsstatus des Kindes sowie der der Bezugspersonen, allerdings ist die Studienlage (insbesondere bezüglich der Nutzung kontrollierender Strategien) noch uneindeutig (zusammenfassend Patel et al. 2018). Eine den Zusammenhang möglicherweise vermittelnde Variable ist die Sorge um das kindliche Gewicht: Während übergewichtige Eltern ohne Sorge um ein mögliches Übergewicht ihres Kindes eher weniger Kontrolle über die kindliche Nahrungsaufnahme ausüben, wird bei Eltern, die um ein mögliches Übergewicht ihres Kindes besorgt sind, eine stärkere Kontrolle beobachtet (z. B. Loth et al. 2021). Auch muss die Rolle des kindlichen Gewichts als Interaktion betrachtet werden, da der Gewichtsstatus eines Kindes sowohl das elterliche Steuerungsverhalten beeinflusst als auch selbst über die Einflussnahme der Bezugspersonen auf das kindliche Essverhalten verändert werden kann.

Ausgehend von der Tatsache, dass immer mehr Kinder einen Anteil ihrer täglichen Mahlzeiten in außerfamiliärer Betreuung (statistisches Bundesamt 2022) zu sich nehmen, spielen auch die dortigen Betreuungspersonen eine wichtige Rolle. Erste Arbeiten zeigen, dass die meisten Betreuungspersonen eine persönliche Verantwortung für die Ernährungserziehung der ihnen anvertrauten Kinder wahrnehmen und diese für eine positive Beeinflussung nutzen wollen (z. B. Swindle et al. 2017). Die dafür genutzten Strategien lassen sich mit denen im Elternhaus vergleichen (z. B. Dev et al. 2014; Anundson et al. 2018). Und auch zwischen dem Steuerungsverhalten von Bezugspersonen in Betreuungseinrichtungen und der Entstehung von Präferenzen und dem allgemeinen Essverhalten konnte ein Zusammenhang bereits gezeigt werden (z. B. Gubbels et al. 2015; Ward et al. 2015).

Insgesamt ist der Einfluss der von Eltern und anderen Bezugspersonen genutzten Steuerungsstrategien in der Essensituation und der kindlichen Ernährung bzw. der Entwicklung des Essverhaltens gut belegt (zusammenfassend Costa und Oliveira 2023; Clark et al. 2007). An den übergreifenden Erziehungsbegriff angelehnt, ist es vor allem ein *autoritatives* elterliches Verhalten (also wiederkehrende Rituale mit einem expliziten elterlichen Vorbildverhalten sowie dem Zulassen von Eigenverantwortung), welches mit einem gesünderen kindlichen Ernährungsverhalten verknüpft ist (zusammenfassend Shloim et al. 2015; Vollmer und Mobley 2013). Mit einem erhöhten Risiko für eine eher ungünstige Entwicklung des kindlichen Essverhaltens wird insbesondere die restriktive Steuerung in Verbindung gebracht. Experimentelle und längsschnittliche Untersuchungen belegen, dass die Einschränkung von Nahrungsmenge oder spezifischen Nahrungsmitteln mit einer reduzierten Fähigkeit zur Sättigungsregulation assoziiert ist (zusammenfassend Ruzicka et al. 2021; Vollmer und Mobley 2013). Die Kinder erleben, dass sie sich nicht satt essen dürfen, was zum heimlichen Essen führen kann, aber auch die Sättigungsgrenze verschiebt, wenn ein Bedürfnis nach Nahrung dauerhaft nicht befriedigt werden kann (siehe ▶ Kap. 13). So zeigen Kinder, deren Eltern über eine besonders starke Einschränkung des kindlichen Essens berichten, in Experimenten eine höhere Kalorienaufnahme, obwohl sie sich selbst schon als satt bezeichnen (z. B. Jansen et al. 2007; Rollins et al. 2014). Weiterhin ist mit der Einschränkung (Restriktion) eines Nahrungsmittels eine automatische Steigerung der Präferenz verbunden (zusammenfassend Loth 2016). Je nach Länge der Einschränkung ist die gesteigerte Präferenz nicht immer von Dauer, aber der grundsätzliche Wirkmechanismus lässt sich sehr schnell beobachten (siehe Fallstudie von Jansen und Kollegen (2007)) und etabliert sich bei langfristigen Einschränkungen der Nahrungsmenge oder -auswahl auch dauerhaft.

Fallstudie

Die Studie von Jansen et al. (2007) untersuchte den Einfluss von Nahrungsmittelverboten auf das Essverhalten von fünf- bis sechsjährigen Kindern. In einem zweiphasigen Experiment erhielten die in zwei Gruppen eingeteilten Kinder Schüsseln mit roten und gelben Schokolinsen sowie Chips. Der Verbotsgruppe wurde in der ersten Versuchsphase untersagt, die roten Snacks zu essen, während sie sich bei den gelben Snacks unbegrenzt bedienen durften. Die Kontrollgruppe erhielt keine Verbote und durfte zwischen allen angebotenen Snacks frei wählen. In der zweiten Phase durften beide Gruppen alle Snacks essen (siehe ■ Abb. 6.4). Die Ergebnisse zeigten, dass die Kinder in der Verbotsgruppe ein signifikant höheres Verlangen nach den zuvor verbotenen roten Snacks entwickelten und in der zweiten Phase einen höheren Anteil roter Schokolinsen und Chips im Vergleich zu den gelben konsumierten. Die Kontrollgruppe zeigte keine unterschiedliche Präferenz zwischen roten und gelben Snacks.

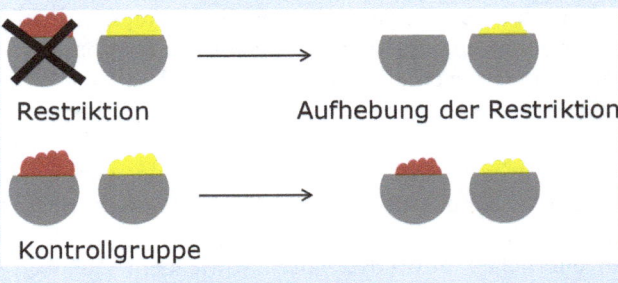

■ **Abb. 6.4** Studiendesign im Experiment von Jansen und Kollegen. (2007)

Das beschriebene Experiment verdeutlicht, dass selbst kurzfristige Verbote zu einem erhöhten Verlangen nach den verbotenen Lebensmitteln und einem entsprechend höheren Konsum führen können. Die Wirkung von Verboten und Einschränkungen bestimmter Lebensmittel lässt sich auch für Erwachsene zeigen: In einem Experiment von Polivy et al. (2005) konnte beispielsweise verdeutlicht werden, dass die Einschränkung von Schokolade zu einem verstärkten Konsum führen kann, was insbesondere bei Personen mit vorwiegend restriktivem Essverhalten zuzutreffen scheint (siehe auch ► Kap. 13).

Was steht aber hinter dem Reiz des Verbotenen? Während des Angebots der beiden Süßigkeiten im Experiment werden mit den Süßigkeiten assoziierte Einstellungen und Erinnerungen *aktiviert*. Die Aktivierung sorgt dafür, dass vorhandene Assoziationen vor allem emotional schneller verfügbar sind und so als (meist unbewusste) Grundlage für Entscheidungen dienen. Bei freier Wahlmöglichkeit zwischen den Süßigkeiten werden individuelle Assoziationen aktiviert, die im obigen Beispiel zum gleich verteilten Verzehr beider Süßigkeiten in der Kontrollgruppe führen. Im Sinne der *Ironic Process Theory* bewirken Verbote oder selbst auferlegte Regeln und der damit eingeschränkte Zugang zu bestimmten Nahrungsmitteln (wie in der Experimentalgruppe) für eine stärkere Aktivierung des verbotenen Nahrungsmittels. Dies geschieht zum einen einfach aufgrund der kognitiven Verarbeitung des ausgesprochenen Verbotes. Zum anderen bewirkt die eingeschränkte Wahlmöglichkeit das Bedürfnis, die (aufgrund der sichtbaren Süßigkeiten) erwartete Entscheidungsfreiheit wieder herzustellen – ein Effekt, der auch als Reaktanz beschrieben wird (zusammenfassend Rains 2013). Reaktanz entsteht nicht nur durch direkte Verbote, sondern auch durch starke Appelle, was zu einem möglichen Bumerang-Effekt von Gesundheitskampagnen führen kann (z. B. Sprengholz et al. 2023, siehe auch ► Kap. 19). Bei subjektiv nachvollziehbaren Gründen der Einschränkung (z. B. die rote Süßigkeit ist verdorben) wird die Attraktivität des Verbotenen kaum gesteigert, weil sie auch die eigene Entscheidung eindeutig beeinflusst. Fehlt eine solche Begründung oder die individuelle Erwartungshaltung ist besonders hoch (z. B. weil ich mich schon den ganzen Tag auf meine Lieblingssüßigkeit freue), fällt die Reaktanz größer aus und das Bedürfnis nach dem gerade nicht Erreichbarem wird größer. Die im Experiment beschriebenen kurzfristigen Reaktionen auf Einschränkungen der Nahrungsauswahl beeinflussen das Essverhalten nicht nachhaltig, sondern werden über den Wegfall der Einschränkung oder individuelle Bewältigungsstrategien ausgeglichen. Werden solche Einschränkungen aber als immer wiederkehrend, dauerhaft und unkontrollierbar erlebt (z. B. weil sich das Kind die begehrte Süßigkeit noch nicht selbst kaufen kann), verstetigt sich die Aktivierung, was zu einer gehäuften mentalen Repräsentation des Nahrungsmittels (oder der damit verbundenen Assoziationen) führt und somit auch die Präferenz erhöht. Dieser Mechanismus erklärt auch Beobachtungen, dass Kinder deren frühe Ernährung eingeschränkt wird (z. B. ohne Süßigkeiten) diese besonders präferieren, sobald sie sie kennenlernen, was sich mit zunehmenden Alter des Kindes kaum vermeiden lässt (z. B. Rollins et al. 2014). Der aufgezeigte Mechanismus funktioniert dabei vor allem bei Lebensmitteln, die (z. B. aufgrund der angeborenen Süßpräferenz) sowieso schon attraktiver sind als andere Lebensmittel. Das beschriebene Experiment zeigt aber auch auf, dass die Präferenzsteigerung sich auch bei zwei als geschmacklich nahezu identischen Produkten herstellen lässt.

Untersuchungen zur beobachtenden Kontrolle (z. B. Arredondo et al. 2006) zeigen, dass ein verstärktes elterliches Monitoring der kindlichen Nahrungsaufnahme (im Gegensatz zur einschränkenden Kontrolle) eher einen geringeren Gewichtsstatus des Kindes zur Folge hat. Das elterliche Drängen zu vermehrter Nahrungsaufnahme ist zwar häufiger bei Kindern mit geringerem Gewicht anzutreffen, dennoch bewirkt diese Steuerung eine generell erhöhte Energieaufnahme des Kindes sowie einen gesteigerten Konsum ungesunder und einem geringeren Konsum gesunder Nahrungsmittel (z. B. Loth et al. 2014). Eine dem eigentlichen Ziel entgegengesetzte Wirkung zeigt die Steuerung durch Belohnung. Obwohl diese Erziehungsmethode für andere Verhaltensbereiche häufig erfolgreich ist, scheint das Belohnen mit Essen einen eher gegenteiligen Effekt zu haben. Studienergebnisse zeigen, dass Kinder, die für den Verzehr beispielsweise gesunder Nahrungsmittel mit eher ungesunden, aber beliebten Nahrungsmitteln belohnt werden, das gesunde Nahrungsmittel in der Belohnungsphase zwar häufiger essen, aber auch langfristig eher ungesunde Essgewohnheiten entwickeln (zusammenfassend Cooke et al. 2011). Es wird angenommen, dass die als Belohnung eingesetzten, eher ungesunden Nahrungsmittel die Präferenz für energiedichte und nährstoffarme Lebensmittel erhöhen, während eine mögliche Präferenz für das ungesunde Nahrungsmittel durch die Belohnung gesenkt wird.

▶ **Beispiel**

Emil isst bereits seit längerem immer nur sehr wenig von der beim Abendessen vorhandenen Gemüsebeilage und weil Wahlmöglichkeiten oder seine Hilfe bei der Zubereitung bisher keine Erfolge gezeigt haben, versuchen seine Eltern es mit einer Methode, die sie selbst von ihren Eltern und Großeltern schon kennen. Emil bekommt seinen Nachtisch (auf den er sich immer am meisten freut) erst, wenn er auch seine Gemüseportion aufgegessen hat. Auf den ersten Blick funktioniert die Methode wunderbar: Emil ist sein Gemüse ohne große Probleme. Wenn es aber mal keinen Nachtisch gibt, verweigert er dieses komplett und auch als seine Eltern die Belohnung wieder aufheben wollen, rührt er davon keinen Bissen Gemüse mehr an. ◀

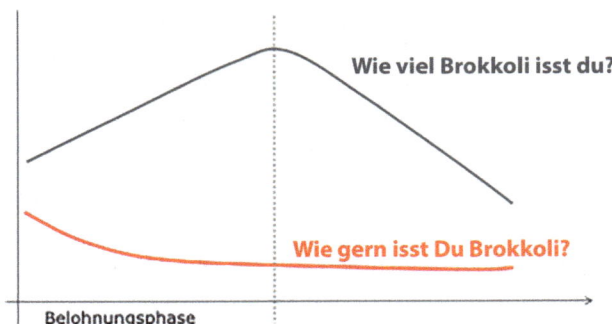

Wie viel Brokkoli isst du?

Wie gern isst Du Brokkoli?

Belohnungsphase

▣ Abb. 6.5 Zusammenhang zwischen Nahrungskonsum und Präferenz während und nach der Belohnungsphase (Symbolbild)

Wie das obige Beispiel beschreibt, isst Emil mit Beginn der Belohnungsphase das angebotene Gemüse deutlich besser, ohne Widerspruch und auch zunehmend mehr (zur besseren Verdeutlichung siehe auch ▣ Abb. 6.5). Diese Steigerung des Gemüsekonsums lässt sich gut durch den Nachtisch als Anreiz erklären: Emil weiß, dass er den Nachtisch erst bekommt, wenn er sein Gemüse aufgegessen hat. Also bemüht er sich, dieses Ziel zu erreichen – die Menge an gegessenem Gemüse steigt. Betrachtet man im gleichen Zeitraum die Entwicklung der Präferenz, zeigt sich jedoch ein anderes Bild: Diese sinkt mit zunehmendem Verlauf der Belohnungsphase. Psychologisch lässt sich die sinkende Präferenz durch den paradoxen Effekt externer Motivationsfaktoren auf die eigene innere Motivation erklären. Eine wahrscheinlich zwar niedrige, aber vorhandene Präferenz für ein Nahrungsmittel (im Sinne einer inneren Motivation) wird von äußeren, bereits sehr attraktiven Reizen (dem Nachtisch) überlagert. Für das Kind bedeutet die Belohnung, dass das Gemüse als allgemein „schrecklich" wahrgenommen werden muss, wenn es für den Verzehr extra eine Belohnung erhält („Etwas was extra belohnt werden muss, kann nicht gut sein."). Theoretisch gesagt, wird die innere Motivation, also die Präferenz für das Gemüse, von der äußeren Belohnung, dem Nachtisch verdrängt. Damit erklärt sich auch, warum Emil nach Beendigung der Belohnungsphase kein Gemüse mehr isst, denn seine Präferenz dafür ist nochmal gesunken.

Die dargestellte paradoxe Wirkung der Belohnung als Steuerungsstrategie scheint sich so eindeutig nur auf die Belohnung mit Essen (Nachtisch) zu beziehen. Während es für die Belohnung mit z. B. Stickern oder kleinen Geschenken für den Verzehr von Obst und Gemüse noch uneindeutige Ergebnisse gibt (zusammenfassend Verdonschot et al. 2023), hat sich ein verbales Lob bereits als positiv wirksam zur Steigerung von beispielsweise dem Probieren von Lebensmitteln und ihrer Akzeptanz erwiesen (z. B. Yee et al. 2017). Der Forschungsstand zur Wirkung des elterlichen Vorbildverhaltens zeigt dagegen ein einheitlich positives Bild. Die verstärkte Anwendung dieses Steuerungsverhaltens geht mit einem höheren Konsum gesunder sowie einem geringeren Konsum problematischer Nahrungsmittel einher (zusammenfassend Mahmood et al. 2021; Yee et al. 2017). In einer sehr niedrigschwelligen Maßnahme umgesetzt, zeigte sich beispielsweise ein positiver Einfluss auf den Verzehr von Gemüse in einer Kitaeinrichtung, wenn die anwesenden Erzieherinnen und Erzieher den Konsum verbal lobten und ebenfalls Gemüse aßen (Modellverhalten) (Kröller, in

Vorbereitung). Diese Art von Interventionen sind wenig aufwendig und bieten so einen niedrigschwelligen Ansatz zur Ernährungserziehung – unabhängig vom Nahrungsangebot und Ernährungswissen im Elternhaus.

❓ Verständnisfragen zur Selbstüberprüfung
1. Inwiefern ist die angeborene Süßpräferenz ein evolutionsbiologischer Vorteil?
2. Welche Maßnahmen lassen sich aus dem Mere-Exposure-Effekt zur Entwicklung eines gesunden Essverhaltens ableiten?
3. Warum hat bereits die Ernährung in der Schwangerschaft Einfluss auf die kindliche Präferenzentwicklung?
4. Warum beeinflussen starke körperliche Symptome nach der Nahrungsaufnahme die Präferenzentwicklung stärker als positive Assoziationen?
5. Hat das Belohnen von beispielsweise Gemüseverzehr einen positiven oder negativen Einfluss auf die verzehrte Menge und die Präferenz? Erklären Sie die unterschiedlichen Auswirkungen.

Literatur

Allirot X, Da Quinta N, Chokupermal K, Urdaneta E. Involving children in cooking activities: a potential strategy for directing food choices toward novel foods containing vegetables. Appetite. 2016;103:275–85.

Anundson K, Sisson SB, Anderson M, Horm D, Soto J, Hoffman L. Staff food-related behaviors and children's tastes of food groups during lunch at child care in Oklahoma. J Acad Nutr Diet. 2018;118(8):1399–407. https://doi.org/10.1016/j.jand.2017.07.023. Epub 2017 Oct 5.

AOK-Bundesverband. AOK-Familienstudie 2022. Berlin: AOK-Bundesverband; 2023.

Arredondo EM, Elder JP, Ayala GX, Campbell N, Baquero B, Duerksen S. Is parenting style related to children's healthy eating and physical activity in Latino families? Health Educ Res. 2006;21(6):862–71.

Benton D. Role of parents in the determination of the food preferences of children and the development of obesity. Int J Obes Relat Metab Disord. 2004;28(7):858–69. https://doi.org/10.1038/sj.ijo.0802532.

Birch LL, Zimmerman SI, Hind H. The influence of social-affective context on the formation of children's food preferences. Child Dev. 1980;51(3):856–61. https://doi.org/10.2307/1129474.

Clark HR, Goyder E, Bissell P, Blank L, Peters J. How do parents' child-feeding behaviours influence child weight? Implications for childhood obesity policy. J Public Health (Oxf). 2007;29(2):132–41. https://doi.org/10.1093/pubmed/fdm012.

Cole NC, An R, Lee SY, Donovan SM. Correlates of picky eating and food neophobia in young children: a systematic review and meta-analysis. Nutr Rev. 2017;75(7):516–32.

Contento IR, Koch P. Nutrition education: linking research, theory and practice. Burlington: Jones & Bartlett Learning; 2007.

Cooke L, Carnell S, Wardle J. Food neophobia and mealtime food consumption in 4-5 year old children. Int J Behav Nutr Phys Act. 2006;3:14.

Cooke LJ. The importance of exposure for healthy eating in childhood: a review. J Hum Nutr Diet. 2007;20(4):294–301. https://doi.org/10.1111/j.1365-277X.2007.00804.x.

Cooke LJ, Chambers LC, Añez EV, Wardle J. Facilitating or undermining? The effect of reward on food acceptance. A narrative review. Appetite. 2011;57(2):493–7. https://doi.org/10.1016/j.appet.2011.06.016. Epub 2011 Jul 2.

de Cosmi V, Scaglioni S, Agostoni C. Early taste experiences and later food choices. Nutrients. 2017;9(2):107.

Costa A, Oliveira A. Parental Feeding Practices and Children's Eating Behaviours: An Overview of Their Complex Relationship. Healthcare (Basel). 2023;11(3):400. https://doi.org/10.3390/healthcare11030400.

6

Crouch P, O'Dea JA, Battisti R. Child feeding practices and perceptions of childhood overweight and childhood obesity risk among mothers of preschool children. Nutr Diet. 2007;64(3):151–8. https://doi.org/10.1111/j.1747-0080.2007.00180.x.

Dallacker M, Hertwig R, Mata J. Quality matters: a meta-analysis on components of healthy family meals. Health Psychol. 2019;38(12):1137–49. https://doi.org/10.1037/hea0000801.

Dev DA, McBride BA, Speirs KE, Donovan SM, Cho HK. Predictors of head start and child-care providers' healthful and controlling feeding practices with children aged 2 to 5 years. J Acad Nutr Diet. 2014;114(9):1396–403. https://doi.org/10.1016/j.jand.2014.01.006.

Drewnowski A, Mennella JA, Johnson SL, Bellisle F. Sweetness and food preference. J Nutr. 2012;142(6):1142S–8S.

Embling R, Pink AE, Gatzemeier J, Price M, Lee MD, Wilkinson LL. Effect of food variety on intake of a meal: a systematic review and meta-analysis. Am J Clin Nutr. 2021;113(3):716–41. https://doi.org/10.1093/ajcn/nqaa352.

Evans CE, Christian MS, Cleghorn CL, Greenwood DC, Cade JE. Systematic review and meta-analysis of school-based interventions to improve daily fruit and vegetable intake in children aged 5 to 12 y. Am J Clin Nutr. 2012;96(4):889–901. https://doi.org/10.3945/ajcn.111.030270.

Falciglia GA, Couch SC, Gribble LS, Pabst SM, Frank R. Food neophobia in childhood affects dietary variety. J Am Diet Assoc. 2000;100(12):1474–81.

Folkvord F, Naderer B, Coates A, Boyland E. Promoting fruit and vegetable consumption for childhood obesity prevention. Nutrients. 202114. https://doi.org/10.3390/nu14010157.

Gibson EL, Wardle J, Watts CJ. Fruit and vegetable consumption, nutritional knowledge and beliefs in mothers and children. Appetite. 1998;31(2):205–28.

Gubbels JS, Gerards SMPL, Kremers SPJ. Use of food practices by childcare staff and the association with dietary intake of children at childcare. Nutrients. 2015;7(4):2161–75. https://doi.org/10.3390/nu7042161.

Hearn MD, Baranowski T, Baranowski J, Doyle C, Smith M, Lin LS, Resnicow K. Environmental influences on dietary behavior among children: availability and accessibility of fruits and vegetables enable consumption. J Health Educ. 1998;29(1):26–32. https://doi.org/10.1080/10556699.1998.10603315.

Houston-Price C, Butler L, Shiba P. Visual exposure impacts on toddlers' willingness to taste fruits and vegetables. Appetite. 2009;53(3):450–3. https://doi.org/10.1016/j.appet.2009.08.012.

Jansen E, Mulkens S, Jansen A. Do not eat the red food!: prohibition of snacks leads to their relatively higher consumption in children. Appetite. 2007;49(3):572–7. https://doi.org/10.1016/j.appet.2007.03.229.

Kröller K, Warschburger P. Associations between maternal feeding style and food intake of children with a higher risk for overweight. Appetite. 2008;51(1):166–72.

Kröller K, Warschburger P. Maternal feeding strategies and child's food intake: considering weight and demographic influences using structural equation modeling. Int J Behav Nutr Phys Act. 2009 22(6):78. https://doi.org/10.1186/1479-5868-6-78. PMID: 19930607; PMCID: PMC2785754.

Kröller K, Kröller A, Warschburger P. Was isst du am liebsten? Z Gesundheitspsychol. 2013;21(2):53–61.

Lee S, Reicks M. Environmental and behavioral factors are associated with the calcium intake of low-income adolescent girls. J Am Diet Assoc. 2003;103(11):1526–9. https://doi.org/10.1016/j.jada.2003.08.020.

Liem DG, Mennella JA. Sweet and sour preferences during childhood: role of early experiences. Develop Psych. 2002;41(4):388–395. https://doi.org/10.1002/dev.10067

Litterbach E-KV, Campbell KJ, Spence AC. Family meals with young children: an online study of family mealtime characteristics, among Australian families with children aged six months to six years. BMC Public Health. 2017;17(1):–111. https://doi.org/10.1186/s12889-016-3960-6.

Loth K, Fulkerson JA, Neumark-Sztainer D. Food-related parenting practices and child and adolescent weight and weight-related behaviors. Clin Pract (Lond). 2014;11(2):207–20.

Loth KA. Associations between food restriction and pressure-to-eat parenting practices and dietary intake in children: a selective review of the recent literature. CurrNutr Rep. 2016;5(1):61–7. https://doi.org/10.1007/s13668-016-0154-x.

Loth KA, Mohamed N, Trofholz A, Tate A, Berge JM. Associations between parental perception of- and concern about-child weight and use of specific food-related parenting practices. Appetite. 2021;160:105068. https://doi.org/10.1016/j.appet.2020.105068.

Lumeng JC, Burke LM. Maternal prompts to eat, child compliance, and mother and child weight status. J Pediatr. 2006;149(3):330–5. https://doi.org/10.1016/j.jpeds.2006.04.009.

Mahmood L, Flores-Barrantes P, Moreno LA, Manios Y, Gonzalez-Gil EM. The influence of parental dietary behaviors and practices on children's eating habits. Nutrients. 2021;13(4):1138. https://doi.org/10.3390/nu13041138.

Maier A, Chabanet C, Schaal B, Leathwood P, Issanchou S. Food-related sensory experience from birth through weaning: contrasted patterns in two nearby European regions. Appetite 2007; 49(2):429–40. https://doi.org/10.1016/j.appet.2007.02.007.

Maimaran M, Fishbach A. If it's useful and you know it, do you eat? Preschoolers refrain from instrumental food. J Consum Res. 2014;41(3):642–55. https://doi.org/10.1086/677224.

Mazza M, Morseth M, Torheim LE. Association between parental feeding practices and children's dietary intake: a cross-sectional study in the Gardermoen Region, Norway. Food Nutr Res. 202266. https://doi.org/10.29219/fnr.v66.8050.

McFarlane T, Pliner P. Increasing willingness to taste novel foods: effects of nutrition and taste information. Appetite. 1997;28(3):227–38. https://doi.org/10.1006/appe.1996.0075.

Mennella JA, Jagnow CP, Beauchamp GK. Prenatal and postnatal flavor learning by human infants. Pediatrics. 2001;107(6):E88. https://doi.org/10.1542/peds.107.6.e88.

Mennella JA, Bobowski NK, Reed DR. The development of sweet taste: from biology to hedonics. Rev Endocr Metab Disord. 2016;17(2):171–8.

Moore SN, Tapper K, Murphy S. Feeding strategies used by mothers of 3-5-year-old children. Appetite. 2007;49(3):704–7.

Nehring I, Kostka T, von Kries R, Rehfuess EA. Impacts of in utero and early infant taste experiences on later taste acceptance a systematic review. J Nutr. 2015;145(6):1271–9. https://doi.org/10.3945/jn.114.203976.

Nicklaus S, Boggio V, Chabanet C, Issanchou S. A prospective study of food preferences in childhood. Food Qual Prefer. 2004;15(7-8):805–18.

Patel C, Karasouli E, Shuttlewood E, Meyer C. Food parenting practices among parents with overweight and obesity: a systematic review. Nutrients. 2018;10(12):1966. https://doi.org/10.3390/nu10121966.

Piaget J. Psychologie der Intelligenz. 2. Aufl. Stuttgart: Klett-Cotta; 2020.

Piaget J, Inhelder B. The child'conception of space. New York: W.W. Norton & Company; 1967.

Pickard A, Farrow C, Haycraft E, Herle M, Edwards K, Llewellyn C, et al. Associations between parent and child latent eating profiles and the role of parental feeding practices. Appetite. 2024;201:107589.

Polivy J, Coleman J, Herman CP. The effect of deprivation on food cravings and eating behavior in restrained and unrestrained eaters. Int J Eat Disord. 2005;38(4):301–9.

Pourabbasi A, Akbari Ahangar A, Nouriyengejeh S. Value-based eating habits; exploring religio-cultural nutritional behavior norms. J Diabetes Metab Disord. 2021;20(1):187–92. https://doi.org/10.1007/s40200-021-00728-z.

Prinz P. Sweetness preference and its impact on energy intake and body weight – a review of evidence. Front Nutr. 2023;10:1289028.

Raghunathan R, Naylor RW. Hoyer WD. The unhealthy = tasty intuition and its effects on taste inferences, enjoyment, and choice of food products. J Mark. 2006;70(4):170–84. https://doi.org/10.1509/jmkg.70.4.170.

Rains SA. The nature of psychological reactance revisited: a meta-analytic review. Hum Commun Res. 2013;39(1):47–73.

Rollins BY, Loken E, Savage JS, Birch LL. Effects of restriction on children's intake differ by child temperament, food reinforcement, and parent's chronic use of restriction. Appetite. 2014;73:31–9. https://doi.org/10.1016/j.appet.2013.10.005.

Rolls BJ, Van Duijvenvoorde PM, Rolls ET. Pleasantness changes and food intake in a varied four-course meal. Appetite. 1984;5(4):337–48. https://doi.org/10.1016/s0195-6663(84)80006-9.

Russell SJ, Croker H, Viner RM. The effect of screen advertising on children's dietary intake: a systematic review and meta-analysis. Obes Rev. 2019;20(4):554–68. https://doi.org/10.1111/obr.12812.

Ruzicka EB, Darling KE, Sato AF. Controlling child feeding practices and child weight: a systematic review and meta-analysis. Obes Rev. 2021;22(3):e13135. https://doi.org/10.1111/obr.13135.

Sherry B, McDivitt J, Birch LL, Cook FH, Sanders S, Prish JL, et al. Attitudes, practices, and concerns about child feeding and child weight status among socioeconomically diverse white, Hispanic, and

African-American mothers. J Am Diet Assoc. 2004;104(2):215–21. https://doi.org/10.1016/j.jada.2003.11.012.

Shloim N, Edelson LR, Martin N, Hetherington MM. Parenting styles, feeding styles, feeding practices, and weight status in 4-12 year-old children: a systematic review of the literature. Front Psychol. 2015;6:1849. https://doi.org/10.3389/fpsyg.2015.01849.

Skinner JD, Carruth BR, Bounds W, Ziegler PJ. Children's food preferences: a longitudinal analysis. J Am Diet Assoc. 2002;102(11):1638–47.

Sprengholz P, Tannert S, Betsch C. Explaining boomerang effects in persuasive health communication: how psychological reactance to healthy eating messages elevates attention to unhealthy food. J Health Commun. 2023;28(6):384–90.

Statistisches Bundesamt (Destatis). Statistiken der Kinder- und Jugendhilfe, 2022. Wiesbaden: Statistisches Bundesamt; 2022. https://www.destatis.de/DE/Themen/Gesellschaft-Umwelt/Soziales/Kindertagesbetreuung/Publikationen/DownloadsKindertagesbetreuung/tageseinrichtungen-kindertagespflege-5225402227004.pdf?__blob=publicationFile. Zugegriffen am 19.06.2023.

Steiner JE, Glaser D, Hawilo ME, Berridge KC. Comparative expression of hedonic impact: affective reactions to taste by human infants and other primates. Neurosci Biobehav Rev. 2001;25(1):53–74.

Swindle TM, Patterson Z, Boden CJ. A Qualitative Application of the Belsky Model to Explore Early Care and Education Teachers' Mealtime History, Beliefs, and Interactions. J Nutr Educ Behav. 2017 Jul-Aug;49(7):568–578.e1. https://doi.org/10.1016/j.jneb.2017.04.025. PMID: 28689611; PMCID: PMC5518700.

Torres TO, Gomes DR, Mattos MP. Factors associated with food neophobia in children: systematic review. Rev Paul Pediatr. 2021;39:e2020089.

Ustun B, Reissland N, Covey J, Schaal B, Blissett J. Flavor sensing in utero and emerging discriminative behaviors in the human fetus. Psychol Sci. 2022;33(10):1651–63. https://doi.org/10.1177/09567976221105460.

Venditti C, Musa-Veloso K, Lee HY, Poon T, Mak A, Darch M, et al. Determinants of sweetness preference: a scoping review of human studies. Nutrients. 2020;12(3):718.

Ventura AK. Does breastfeeding shape food preferences? Links to obesity. Ann Nutr Metab. 2017;70(Suppl 3):8–15. https://doi.org/10.1159/000478757.

Verdonschot A, Follong BM, Collins CE, de Vet E, Haveman-Nies A, Bucher T. Effectiveness of school-based nutrition intervention components on fruit and vegetable intake and nutrition knowledge in children aged 4-12 years old: an umbrella review. Nutr Rev. 2023;81(3):304–21. https://doi.org/10.1093/nutrit/nuac057.

Vollmer RL, Mobley AR. Parenting styles, feeding styles, and their influence on child obesogenic behaviors and body weight. A review. Appetite. 2013;71:232–41. https://doi.org/10.1016/j.appet.2013.08.015.

Wadhera D, Capaldi-Phillips ED. A review of visual cues associated with food on food acceptance and consumption. Eat Behav. 2014;15(1):132–43. https://doi.org/10.1016/j.eatbeh.2013.11.003.

Ward S, Bélanger M, Donovan D, Carrier N. Systematic review of the relationship between childcare educators' practices and preschoolers' physical activity and eating behaviours. Obes Rev. 2015;16(12):1055–70. https://doi.org/10.1111/obr.12315.

Wardle J, Herrera ML, Cooke L, Gibson EL. Modifying children's food preferences: the effects of exposure and reward on acceptance of an unfamiliar vegetable. Eur J Clin Nutr. 2003;57(2):341–8. https://doi.org/10.1038/sj.ejcn.1601541.

Yee AZH, Lwin MO, Ho SS. The influence of parental practices on child promotive and preventive food consumption behaviors: a systematic review and meta-analysis. Int J Behav Nutr Phys Act. 2017;14(1):47. https://doi.org/10.1186/s12966-017-0501-3.

Zaltz DA, Pate RR, Liu T, McIver KL, Neelon B, Benjamin-Neelon SE. Young children's dietary quality in family child care and in their own home. J Acad Nutr Diet. 2023;123(8):1197–206.

Psychische Einflüsse auf das Essverhalten

Auch wenn sich im Kindesalter ein relativ stabiles Muster an Nahrungspräferenzen und Essverhalten entwickelt, sind die Prozesse rund um die Nahrungsauswahl und -aufnahme weiterhin von vielen situativen Einflüssen abhängig. Diese entsprechen zum Teil den Aspekten, die zur Entwicklung des Essverhaltens führen, und etablieren so beispielsweise zusätzliche, das Essverhalten weiter stabilisierende Gewohnheiten. Im Folgenden sollen aber auch andere innere und äußere Einflüsse besprochen werden, die das Essverhalten sowohl kurzfristig (z. B. in bestimmten Situationen) als auch langfristig für beispielsweise bestimmte Personengruppen bestimmen.

Inhaltsverzeichnis

Individuelle und soziale Erfahrungen

Inhaltsverzeichnis

Trotz einer relativen Stabilität unseres individuellen Essverhaltens, sammeln wir jeden Tag weitere essensbezogene Erfahrungen. Neben vielen Wiederholungen durch beispielsweise das tägliche Müsli oder die Lieblingseissorte entstehen auch immer wieder neue Assoziationen und Eindrücke durch beispielsweise das Frühstück im Urlaub, veränderte Lebensbedingungen infolge eines Umzugs, eine Werbung, die uns unterschwellig anspricht und vieles mehr. Während Wiederholungen das vorhandene Muster im Essverhalten verstärken und durch die Etablierung von Gewohnheiten stabilisieren, können neue Eindrücke unser Essverhalten kurzfristig verändern oder das vorhandene Muster auch langfristig ergänzen.

Während der Entwicklung des kindlichen Essverhaltens sind der umgebende soziale Kontext, der Bekanntheitsgrad von Speisen sowie die mit dem zur Verfügung gestellten Nahrungsangebot gemachten und beobachteten Erfahrungen für die Ausbildung von Präferenzen und nahrungsbezogenen Verhaltensweisen ausschlaggebend. Empirische Befunde zeigen, dass das frühe Nahrungsangebot und diesbezügliche Erfahrungen und Beobachtungen das Essverhalten bis ins Erwachsenenalter beeinflussen. Damit nimmt das kindliche Essverhalten eine wichtige Rolle ein. Zudem lassen sich viele Verhaltensweisen oder Einstellungen Erwachsener mit Einflussfaktoren aus der Kindheit begründen. Dennoch ist das individuelle Essverhalten mit dem in der Kindheit entwickelten Muster kein feststehendes, unveränderbares Konzept. Wie in vielen anderen Lebensbereichen auch, lernen wir als Kind möglicherweise schneller, aber Veränderungen sind weiterhin möglich. Dies betrifft sowohl Änderungen im Essverhalten, die bewusst aufgrund veränderter Einstellungen, gesundheitsbezogener Empfehlungen oder ähnlichem angestrebt werden, als auch implizite Veränderungen aufgrund veränderter Umgebungsfaktoren (z. B. der Auszug aus dem Elternhaus, Zusammenziehen in einer Partnerschaft), die den betroffenen Personen eventuell gar nicht bewusst sind (z. B. Tao et al. 2024; Winpenny et al. 2018).

▶ **Beispiel**

Marianne und Claudia sind seit ihrer Kindergartenzeit gut befreundet. Während des Studiums hatten sie sich eine Weile aus den Augen verloren, haben jetzt aber zufällig in der gleichen Firma angefangen und freuen sich über die wiederbelebte Freundschaft. Beide Mädchen fühlten sich in ihrer Kinder- und Jugendzeit im Vergleich zu Gleichaltrigen nie richtig schlank, hatten an sportlichen Aktivitäten eher wenig Interesse, liebten es aber zu backen und immer wieder neue Rezepte auszuprobieren. Bei ihrem ersten Wiedersehen im neuen Job macht Marianne Claudia große Komplimente für ihre schlanke Figur, während sie sich selbst als „unabänderlich dick" beschreibt. Sie berichtet frustriert von unzähligen Diätversuchen, die nie funktionierten, sondern das Gewicht eher weiter nach oben trieben und hofft nun auf einen Geheimtipp der Freundin. Claudia freut sich über das Kompliment, kann aber keine wirklichen Tipps weitergeben, da sie selbst gar keine Veränderung wahrgenommen oder angestrebt hat. In den Gesprächen über ihr bisheriges Leben erzählt Marianne, dass sie sich mit der ersten eigenen Wohnung und dem Studienstress häufig überfordert gefühlt hat, ihr Back-Hobby aber immer als Entspannung erlebt hatte und so sowohl sich als auch ihre Kommilitonen gern mit süßen Werken versorgte. Sie hatte mit Kommilitonen auch verschiedene Sportangebote ausprobiert, durch eine Knieverletzung hatte sie aber eine Weile aussetzen müssen und dann hatte sie irgendwie nie wieder reingefunden. Claudia war für ihr Studium in eine Wohngemeinschaft gezogen, die sehr auf eine gesunde Ernährung achtete. Zudem ging nach ihrem Einzug der Backofen kaputt und wurde vom Vermieter erst nach ca. einem Jahr ersetzt. Auch Claudia hatte das Hochschulsportprogramm ausprobiert und war beim Volleyball hängen geblieben, weil sie sich mit der Gruppe sehr gut verstand und in dieser vorher noch nie probierten Sportart plötzlich auch ganz gut war. ◄

Das Beispiel zeigt zwei in recht übereinstimmenden sozialen Kontexten aufgewachsene Freundinnen mit einem in der Kindheit noch ähnlichen Muster an Essverhalten. Trotz der damit vergleichbaren Voraussetzungen, beginnt sich ihr Essverhalten nach dem Studium aber zu unterscheiden. Für beide Freundinnen wird ersichtlich, dass der sich mit Studienbeginn veränderte soziale Kontext (eigene Wohnung, WG, Kommilitonen, veränderte Aufgaben usw.) auch Auswirkungen auf ihr Essverhalten hatte. Beiden bleibt die Präferenz für süße Backwaren erhalten, während Claudia aber kaum Gelegenheit dazu hat (z. B. auch durch den kaputten Backofen), etabliert Marianne das Backen als eine Art Entspannungsstrategie. Dafür bekommt sie auch von ihren Kommilitonen, die die mitgebrachten Speisen sehr schätzen, Anerkennung und Unterstützung. In der WG von Claudia wurden Lebensmittel dagegen vor allem nach ihrem Gesundheitswert beurteilt, sodass ihre ersten Backversuche dort weniger gut ankamen.

Der Wechsel in unterschiedliche Lebensphasen ist häufig auch mit einem sich verändernden sozialen Kontext verbunden. Je nach Art der jeweiligen Übergangsphase (Transition) bleiben einige Aspekte unverändert (z. B. die Familie), während andere sich in unterschiedlichem Maß wandeln (z. B. Freundeskreise, soziale Vorbilder, Einstellungen, finanzielle Mittel) und auch die Häufigkeit solcher Übergänge im Leben variiert von Person zu Person. Der individuelle Biografieverlauf wird als Prozess von Wechselwirkungen zwischen dem Individuum und der Umwelt betrachtet. Der soziale Kontext, individuelle Erfahrungen, Vorbilder usw. beeinflussen den möglichen Erfahrungsbereich, die eigenen Einstellungen, Normen, Assoziationen und somit auch das Verhalten. Neben vielen anderen Bereichen wird durch diese Wechselwirkung auch das Essverhalten nach den bereits dargestellten Prinzipien (siehe ► Abschn. 6.4) beeinflusst: Die neuen Freunde oder soziale Medien dienen als Vorbild für beobachtete Essenserfahrungen, Wohngemeinschaften, Mensa und die zur Verfügung stehenden Mittel beeinflussen das Nahrungsangebot bzw. die Möglichkeiten des Erwerbs und vieles mehr.

7.1 Einstellungen

Neben dem Einfluss durch infolge essensbezogenen Erfahrungen abgespeicherten Assoziationen, dem Bekanntheitsgrad von Nahrungsmitteln oder dem Nahrungsangebot, erfolgt der Einfluss im Erwachsenenalter vermehrt auch über die Veränderung von Einstellungen.

> Als Einstellung wird die Gesamtbewertung eines Objekts oder Sachverhalts be-
> zeichnet. Sie umfasst kognitive (Überzeugungen), affektive (Gefühle) und ver-
> haltensbezogene Komponenten. Einstellungen dienen der Orientierung in der Um-
> welt, der sozialen Anpassung und der Verhaltenssteuerung und beeinflussen so die
> Nahrungsmittelauswahl, Ernährungsgewohnheiten sowie die emotionale Beziehung
> zum Essen. Einstellungen entstehen vorrangig durch Lernprozesse der klassischen
> oder operanten Konditionierung, beruhen also sowohl auf eigenen Erfahrungen als
> auch den Beobachtungen anderer.

In dem Maße, in dem mit zunehmendem Alter kognitive Aspekte wie Einstellungen
und Werte relevanter für das eigene Essverhalten werden (siehe ▶ Abschn. 5.1),
nimmt auch der Einfluss der Umwelt auf die Bildung von Einstellungen, Normen
und Werten zu. Während im Kindesalter der direkte Umwelteinfluss durch das vorhandene Nahrungsangebot, Verbote usw. größer ist, wächst im Erwachsenenalter der
Einfluss durch die Veränderung eigener Einstellungen und Kognitionen. So wäre eine
vegetarische Ernährungsweise bei kleinen Kindern wahrscheinlicher durch ein von
den Eltern bewusst eingeschränktes Nahrungsangebot verursacht, während im Ju-
gend- und Erwachsenenalter eine durch Dokumentationen über das Tierwohl, soziale Vorbilder und ähnliches bewirkte Einstellungsveränderung ausschlaggebend
sein könnte. Da individuelle Bewertungen in Form von Einstellungen nicht immer
dauerhaft sind, spricht man auch von einer psychologischen Tendenz, die durch ein
bestimmtes Ausmaß der Zustimmung oder Ablehnung in einem einzelnen Moment
ausgedrückt wird (zusammenfassend Greitemeyer 2012). Einstellungen entstehen
aufgrund unterschiedlicher Informationen und können *explizit* – also bewusst zugänglich – oder *implizit* – also unbewusst, aber handlungsleitend – vorliegen.

Der Einfluss von Einstellungen auf das eigene Handeln ist von der Stärke der Einstellung, aber auch ihrer Zugänglichkeit abhängig. Die Stärke hängt von den bei der
Entstehung beteiligten Assoziationen ab: Ist das Geschmackserlebnis nach dem Verzehr einer noch unbekannten Speise besonders positiv oder negativ, wird sich eine
stärkere Einstellung herausbilden als in Situationen mit einem leicht unangenehmen
oder angenehmen Geschmack. Wird die Assoziation zwischen Geschmack und Speise
jedoch häufiger erlebt, wird trotz einer nur geringfügigen Ausprägung die Zugänglichkeit für die Erfahrung erhöht, die Einstellung also schneller abrufbar sein – eventuell
auch in Situationen mit einem lediglich ähnlichen Lebensmittel. Eine aktivierte Einstellung kann die Einschätzung einer Situation in die Richtung der Einstellung beeinflussen und bestimmt so auch das individuelle Verhalten. Allerdings zeigen Untersuchungen auch große Abweichungen zwischen Einstellung und Verhalten: So halten
beispielsweise die deutliche Mehrheit der Menschen eine gesunde Ernährung für
wichtig, befolgen dies aber aufgrund von Zeitmangel oder fehlendem Durchhaltevermögen nicht immer. Die Diskrepanz zwischen Einstellung und Verhalten erklärt sich
zum Teil durch die Komplexität der Verhaltensvorhersage, bei der zwischen der Art
des Verhaltens, aber auch dem einstellungsbezogenen Objekt oder Sachverhalt sowie
dem Kontext und Zeitpunkt der jeweiligen Situation unterschieden werden muss (z.
B. Greitemeyer 2012). Beispielsweise kann eine übergreifend positive Einstellung
einer vegetarischen Ernährung gegenüber bei differenzierter Betrachtung des Kon-

texts auch einen situativ bedingten Fleischverzehr im Elternhaus, bei Einladungen oder Restaurants erklären, wenn hier die Anforderungen der Höflichkeit oder mangelnder Alternativen als relevanter wahrgenommen wird. Neben dem komplexen Wirkungsgefüge von Einstellungen und beeinflussenden psychosozialen Aspekten (z. B. soziale und subjektive Normen) ist ein von den explizit geäußerten Einstellungen abweichendes Verhalten aber auch durch die Wirkung impliziter Einstellungen zu erklären. Implizite Einstellungen leiten das eigene Handeln zwar, sind uns aber bewusst nicht zugänglich und somit auch nur schwer messbar.

Gerade das Essverhalten wird aufgrund der vorwiegend assoziativen Steuerung stark durch implizite Einstellungen und entsprechende Erwartungen beeinflusst, was auch die Grundlage der Wirksamkeit von Werbestrategien ist. So werden beispielsweise als solche sichtbar gemachte Markenprodukte in den meisten Lebensmittelgruppen als schmackhafter und qualitativ hochwertiger gegenüber den sogenannten No-Name-Produkten eingeschätzt, während Blindverkostungen häufig andere Ergebnisse zeigen (z. B. Kühn und Gallinat 2013).

> **Fallstudie**
>
> Die von Pepsi 1975 initiierte *Pepsi Challenge* war eine innovative Marketingstrategie, die auf Blindverkostungen basierte. Teilnehmer probierten unmarkierte Becher mit Pepsi und Coca-Cola und gaben an, welches Getränk ihnen besser schmeckte. Während in der Blindverkostung viele Teilnehmer Pepsi-Cola bevorzugten, wurde bei sichtbaren Markennamen häufiger Coca-Cola gewählt, die deutlich häufiger verkauft und damit auch den Verbrauchern besser bekannt war. Pepsi nutzte die Ergebnisse, um sie in verschiedenen Werbespots als Beweis für die Überlegenheit des Geschmacks zu zeigen. Die Kampagne führte zu einem signifikanten Anstieg des Marktanteils von Pepsi.

Neben der unbewussten Erwartung an bestimmte Marken, den Preis oder besondere Inhaltsstoffen (z. B. Super Food) spielt auch der erwartete Geschmack eine wichtige Rolle. Individuelle Entscheidungen für ein ungesundes Speisenangebot können beispielsweise durch die als *„unhealthy-tasty-Intuition"* bekannte Heuristik erklärt werden (z. B. Garaus und Lalicic 2021; Lassen et al. 2016): Dabei wird die Nahrungsauswahl durch implizit vorhandene Erwartungen eines besseren Geschmackserlebnis bei ungesunden gegenüber gesunden Angeboten beeinflusst. Da die bei der Essensauswahl vorgenommene Bewertung in der Regel automatisiert erfolgt und emotionale Aspekte, wie das erwartete Geschmackserlebnis, einen starken Einfluss haben, kann die individuelle Konsumentenentscheidung somit trotz gesundheitsbewusster Einstellungen und vorhandenem Ernährungswissen zugunsten der weniger gesunden Alternative ausfallen (Mai und Hoffmann 2015). Diese Tendenz unterstützt den Vorrang einer geschmacklich positiven Erwartung gegenüber gesundheitsbezogenen Argumenten, die als kognitive Einstellungen vor allem bei Kindern nicht wirksam sind und sogar zu einer Verschlechterung der Präferenz führen können.

Die auch in den gesundheitspsychologischen Modellen (siehe ▶ Kap. 3) integrierten Einstellungen können also einen wichtigen Anteil zur Vorhersage von Essverhalten bzw. der Möglichkeit einer Veränderung beitragen. In einer Studie zum Fleischkonsum konnten Seffen und Dohle (2023) beispielsweise zeigen, dass die Einstellung den größten Einfluss auf die Absicht weniger Fleisch zu essen, hatte. Für die individuellen Einstellungen erwiesen sich positive Überzeugungen über gesundheitliche Vorteile (z. B. geringeres Risiko für Herz-Kreislauf-Erkrankungen) als besonders relevant, während Überzeugungen zu Umweltfolgen und des Tierschutzes keinen signifikanten Einfluss auf die Einstellungen zum Fleischkonsum hatten. So können über die Kenntnis der Wirkung von unterschiedlichen Einstellungen gezielte Interventionen zur Veränderung von Ess- oder Konsumverhalten abgeleitet werden. Einstellungen können sich auf der einen Seite durch Argumente und eine kognitive Überzeugung ändern, werden auf der anderen Seite aber häufiger durch sich verändernde Erfahrungen erneuert. So wissen sowohl Claudia als auch Marianne aus dem obigen Beispiel das Bewegung und Sport gesund sind und einen auch in Teenagerzeiten schon vorhandenen Wunsch nach einer schlankeren Figur unterstützt. Trotzdem konnten die diesbezüglichen Argumente sie nicht zu einer langfristigen sportlichen Betätigung bringen. Erst als Claudia andere positive Wahrnehmungen mit dem Thema Sport verknüpfen konnte (durch ihre Erfahrungen beim Volleyball-Training), änderte sich die implizit negative Einstellung zum Sport, während sie bei Marianne unverändert blieb.

7.2 Selbstkonzept

Für Claudia aus dem oben angeführten Beispiel (siehe ▶ Abschn. 7.1) werden die positiven Erfahrungen beim Volleyball mit einer positiven Kompetenzwahrnehmung verknüpft (sie hatte erstmalig das Gefühl, gut in einer Sportart zu sein), was uns zu einer weiteren Einstellungsform führt. Neben Einstellungen gegenüber anderen Objekten, Personen oder Verhaltensweisen verändern individuelle Erfahrungen und die entsprechenden Interpretationen auch die Einstellungen zur eigenen Person – also das Selbstkonzept und damit zusammenhängende Aspekte, wie die Einschätzung der eigenen Kompetenz, Selbstkontrolle, Selbstwirksamkeit usw. (zusammenfassend siehe Moschner und Dickhäuser 2018).

> Das Selbstkonzept ein Netz von individuellen Einschätzungen, Überzeugungen und Gedanken, die wir über uns selbst haben. Diese Überzeugungen sind eine kognitive Repräsentation unserer Selbsterkenntnis, die sich aus verschiedenen Quellen (persönlich, relational und sozial) ergibt.ist

Das Selbstkonzept setzt sich über die Selbsterkenntnis vor allem durch zwei Konzepte zusammen:
- **die Introspektion** als Prozess, durch den man seine eigenen internen (mentalen und emotionalen) Zustände beobachtet sowie
- **die Selbstwahrnehmung** als einen Prozess, mit dem Menschen bei nicht eindeutigen inneren Zuständen versuchen, die inneren Einstellungen aus dem eigenen Verhalten zu erschließen.

Beide Konzepte tragen ihren Teil zur individuellen Selbsterkenntnis bei, haben aber insbesondere durch die Komplexität der menschlichen Informationsverarbeitung und der damit verbundenen automatischen Verzerrungen auch ihre Grenzen. Zusätzliche Erkenntnisse bieten

- **Beobachtungen**, wie andere Personen auf uns reagieren, und
- **soziale Vergleiche**, in denen wir uns mit anderen Menschen vergleichen, um die eigenen Fähigkeiten und Meinungen besser einschätzen zu können.

Das sich so ergebende Selbstkonzept gibt eigenen Erfahrungen eine Bedeutung und eine Struktur, selbstbezogene Informationen zu organisieren. Die spezifische Verarbeitung selbstbezogener Informationen unterliegt dabei vor allem dem *Selbstreferenzeffekt* – nämlich der Tendenz, selbstbezogene Informationen besser als andere Informationen zu verarbeiten und zu erinnern. Diese Tendenz betont die Relevanz unseres Selbstkonzeptes als Grundlage, von der aus wir nicht nur uns selbst, sondern auch Informationen über andere Menschen und Themen verarbeiten. Dadurch erklärt sich beispielsweise auch die stärkere Wirkung eigener Erfahrungen gegenüber Empfehlungen und Ratschlägen auf die Umsetzung von Verhaltensänderungen: Die im Beispiel für Claudia angeführte Sporterfahrung (Sie hatte Spaß beim Volleyball-Spielen und fühlte sich kompetent.) konnte die Motivation zur Bewegung deutlich besser herstellen als ähnliche Empfehlungen und Ratschlägen, die sie früher schon von anderen erhalten oder gelesen hatte.

Das eng mit dem Selbstkonzept in Beziehung stehende **Selbstwertgefühl** beschreibt die Gesamtbewertung aller im Selbstkonzept verankerten Eigenschaften. Menschen mit einem überwiegend positiven Selbstwertgefühl beschreiben sich selbst in positiveren Begriffen und sind sich sicherer darin, eigene Ziele zu erreichen und Erfolg zu haben. Das heißt sie haben auch eine höhere Selbstwirksamkeitserwartung, was für die langfristige Umsetzung von Verhaltensänderungen die entscheidende sozial-kognitive Variable ist (siehe ▶ Kap. 3). Das Selbstwertgefühl ist wie viele andere Eigenschaften sowohl als überdauernder, stabiler als auch situativer Einflussfaktor vorhanden. Das zeitlich andauernde Selbstwertgefühl beschreibt dabei ein allgemeineres Gefühl den eigenen Fähigkeiten und Kompetenzen gegenüber, welches auch im Lauf des eigenen Lebens relativ stabil bleibt. Das situative Selbstwertgefühl bezieht sich auf variable Selbstbewertungen, die für unterschiedliche Bereiche sehr verschieden ausfallen können (z. B. „Das wissenschaftliche Schreiben fällt mir schwer, aber ich bin gut in den statistischen Analysen.") und sich aufgrund externer Erfahrungen (z. B. Erfolge, Lob, Kritik) temporär verändern können. Ein weiterer wichtiger Aspekt für den Zusammenhang von Selbstwert und Essverhalten ist das individuelle Körperbild als ein Aspekt des Selbstwerts. Unzufriedenheit mit dem eigenen Körper senkt auch das allgemeine Selbstwertgefühl, wobei dieser Aspekt für Frauen einen stärkeren Anteil am Selbstkonzept zu haben scheint als für Männer (z. B. Pokrajac-Bulian und Živčić-Bećirević 2005).

Die beschriebenen Prozesse verdeutlichen, warum die im Selbstkonzept und Selbstwertgefühl verankerten selbstbezogenen Erfahrungen unbewusst auch das Essverhalten beeinflussen. Für bewusste Veränderungen ist jedoch ein weiteres damit zusammenhängendes Konzept der **Selbstregulation** notwendig. Dabei wird Kontrolle über unser Verhalten und damit in Zusammenhang stehende Motivationsfaktoren ausgeübt, sodass wir effektiv planen und unsere Ziele verfolgen können. Während dieses Prozesses spielt die Selbstaufmerksamkeit als Zustand, in dem sich die eigene Aufmerksamkeit auf das Selbst richtet, eine entscheidende Rolle. Gemeint ist damit eine Art Selbstmonitoring, bei dem das eigene Verhalten beobachtet und mit den eigenen Normen abgeglichen wird. Das Selbstmonitoring führt zu expliziten und impliziten Schlussfolgerungen, die Verhaltensänderungen initiieren, unterstützen, aber auch hemmen können. So kann die anfängliche Motivation mehr Sport zu machen durch Verletzungen oder fehlende Erfahrung im jeweiligen Sport zu einer negativen Wahrnehmung der Leistung führen und die Motivation senken, während zu den eigenen Kompetenzen und Vorlieben passende Aktivitäten möglicherweise mit einem positiv assoziierten Gefühl die Motivation steigern und somit zur langfristigen Verhaltensänderung beigetragen hätten (siehe auch ▶ Kap. 19). Die Fähigkeit zur Selbstregulation wird bereits früh beeinflusst. So fördert ein auf die Hunger- und Sättigungssignale des Säuglings adäquat ausgerichtetes Füttern dessen Fähigkeit zur Selbstregulation, während die Nichtberücksichtigung der Signale problematisches Essverhalten fördern kann. Aber auch spätere Übungen zur Selbstregulation (z. B. im Rahmen des intuitiven Essens) können die Wahrnehmung von Hunger und Sättigung stärken oder andere Mechanismen wie das emotionale Essen (siehe ▶ Kap. 13) verringern. Die Selbstregulation wird von vielen kognitiven und psychologischen Variablen beeinflusst. Ein für das Essverhalten und andere Verhaltensweisen sehr wichtiges Konzept ist die schon genannte Selbstwirksamkeitserwartung, die sich als subjektive Überzeugung zu einem bestimmten Handeln befähigt zu sein etabliert (siehe ▶ Kap. 3). Eine hohe Selbstwirksamkeitserwartung beinhaltet die Annahme einer Leistungssteigerung, sodass auch wenn wir uns bei einer erst begonnenen Sportart noch wenig leistungsstark fühlen, eine Steigerung dieser Leistung für möglich gehalten wird und so die Motivation zum Training bestehen bleibt. Eine geringe Selbstwirksamkeitserwartung in Bezug auf körperliche Aktivität führt dagegen wahrscheinlicher zu der Annahme, dass ich meine körperliche Fitness sowieso nicht steigern kann – egal wie sehr ich mich anstrenge. In diesem Fall würde zum einen die Motivation zu körperlicher Aktivität deutlich geringer ausfallen, zum anderen aber auch andere diesbezügliche Anstrengung eher vermieden werden.

Der beschriebene Mechanismus erklärt einen bedeutenden Teil der Selbstregulation und beeinflusst somit auch das individuelle Essverhalten. Die Berücksichtigung des Selbstkonzepts hilft somit, die Entstehung eines individuellen Essverhaltens zu erklären sowie Ableitungen für die Initiation von Verhaltensänderungen zu schaffen. Erfahrungen mit zahlreichen am Ende immer wieder gescheiterten Diätversuchen führen beispielsweise zu einer stetigen Reduktion der Selbstwirksamkeitserwartung („Ich schaffe es sowieso nicht abzunehmen."), was die Motivation für mögliche Verhaltensänderungen bzw. das langfristige Durchhalten stark senkt. Insgesamt fördern damit ein positives Selbstkonzept und eine hohe Selbstwirksamkeitserwartung die langfristige Umsetzung eines gesunden Essverhaltens, während ein negatives Selbstbild und geringe Selbstwirksamkeit mit problematischem Essverhalten einhergehen können. Nochmal auf das obige Beispiel von Marianne und Claudia bezogen, reicht die Selbstregulation bei der von Marianne bewusst angestrebten Verhaltensänderung nicht aus, weil möglicherweise die Selbstwirksamkeitserwartung infolge der bisher eher negativen Erfahrungen zu gering ist. Claudia dagegen gelingt die (nicht bewusst angestrebte) Verhaltensänderung durch die zufälligen Veränderungen in den Umgebungsfaktoren. Durch die positiven Erfahrungen steigert sich ihre Selbstwirksamkeit und damit auch die Fähigkeit zur Selbstregulation in anderen, auch bewusst angestrebten Verhaltensänderungen. Das aufgezeigte Zusammenspiel von Erfahrungen, Einstellungen und

Selbstregulation kann auch gezielt zur Unterstützung bewusst angestrebter Verhaltensänderungen genutzt werden, indem beispielsweise positive Erfahrungen aus anderen
Bereichen zur Unterstützung der Selbstregulation im anvisierten Veränderungsbereich
genutzt wird. Darauf wird in ▶ Kap. 19 noch näher eingegangen.

7.3   Gewohnheiten

Gewohnheiten sind ein großer Teil unseres täglichen Lebens und ermöglichen es uns,
immer wiederkehrende Handlungen durch automatisierte Prozesse zu vereinfachen
und mehr Aufmerksamkeit auf andere Aspekte richten zu können. So brauchen wir
dem täglichen Zähneputzen, der Reihenfolge des Anziehens und sogar dem technischen Anteil des Auto- oder Fahrradfahrens kaum noch Aufmerksamkeit zu widmen, sondern können Radio hören, uns gedanklich der Tagesplanung widmen und
vieles mehr. Auch das Essverhalten ist von Gewohnheiten geprägt, die bereits im
Kindesalter entstehen. Ein großer Teil dieser an der Entwicklung des typischen Essverhaltens beteiligten Gewohnheiten betreffen im sozialen Kontext erlernte Zusammenhänge (z. B. das morgendliche Müsli, siehe ▶ Abschn. 6.4) und sollen hier
trotz der grundlegend gleichen Struktur nur nachrangig betrachtet werden. Dem Ziel
dieses Kapitels folgend, liegt der Fokus hier auf den sich später entwickelnden Gewohnheiten.

> Gewohnheiten sind automatisierte Reaktionen auf einen spezifischen Kontextreiz
> (auch Trigger), der sich durch mehrfache Wiederholung des im Kontext ausgelösten
> Verhaltens und einem erwarteten Feedback etabliert.

Eine Gewohnheit setzt sich also aus der automatischen Verhaltensantwort auf einen
bestimmten Kontext oder Trigger und eine mit dem automatisierten Verhalten assoziierten Belohnung bzw. Feedback zusammen (siehe ◘ Abb. 7.1).

So wird beispielsweise das tägliche Zähneputzen bei Kindern zunächst durch
kontinuierliches Ermahnen der Eltern initiiert. Im Laufe der Zeit werden der Kontext
von Badezimmer und z. B. der morgendlichen Uhrzeit und der Prozess des Zähneputzens miteinander assoziiert. Das Verhalten selbst wird durch den frischen Geschmack der Zahnpasta und dem damit verbundenem Feedback frisch geputzter Zähne
belohnt (siehe ◘ Abb. 7.2). Aufgrund der mehrfachen Wiederholung und des kurzfristigen Feedbacks (Gefühl frisch geputzter Zähne) entsteht eine automatisierte Verbindung, die sich auch neuronal durch schnellere Verbindungswege etabliert und uns so
eine nahezu unbewusste Aktivierung und Umsetzung des Zähneputzens erlaubt (zusammenfassend Wyatt 2024 oder sehr spannend verpackt Duhigg 2012).

Gewohnheiten sind somit automatisierte Verhaltensweisen, die unseren Alltag
unterstützen können, und so neben einer guten Zahnhygiene beispielsweise auch
eine gesunde Ernährungsweise über eine ausreichende Trinkmenge oder den täglichen Obst- und Gemüsekonsum positiv beeinflussen können (z. B. Singh et al.
2024). Die Etablierung einer automatisierten Verknüpfung entsteht aber auch bei
weniger gesundheitsfördernden Verhaltensweisen, die wiederholt gezeigt und oftmals schon durch das positiv wahrgenommene Erlebnis (z. B. den Geschmack,

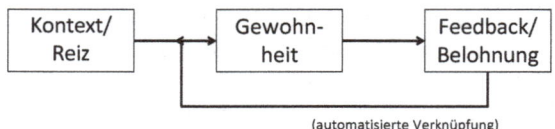

□ **Abb. 7.1**   Entstehung und Aufrechterhaltung von Gewohnheiten. (Abgeleitet aus Duhigg 2012)

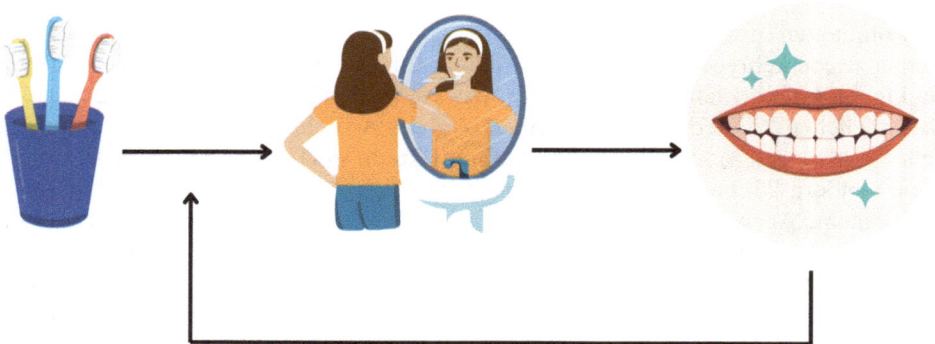

□ **Abb. 7.2**   Zähneputzen als Beispiel für die Entstehung einer Gewohnheit

wahrgenommene Entspannung) verstärkt werden. Dies kann die abendliche Schokolade auf dem Sofa oder das Popcorn im Kino betreffen, bei dem der Kontext aus Sofa und abendlicher Erschöpfung in Kombination mit den durch den süßen Schokoladengeschmack ausgelösten positiven Assoziationen sowie der Aktivierung des Belohnungszentrums als Feedback ein Bedürfnis nach Schokolade etablieren. Gewohnheiten sind aufgrund der neuronalen Verankerung grundsätzlich schwer zu verändern, was in Kombination mit der automatisierten Belohnung von energiereichen Nahrungsmitteln sowie der auch neuronalen Verankerung von Gewohnheiten noch verstärkt wird (zusammenfassend Thanarajah et al. 2023). Gewohnte Verhaltensweisen werden automatisiert, d. h. ohne zielgerichtetes Denken oder Bewusstsein umgesetzt. Untersuchungen deuten darauf hin, dass es schwierig ist, einen bereits begonnenen Gewohnheitsprozess zu unterbrechen, da dem beschriebenen Kreislauf ein automatisierter Prozess nach dem ausgelösten Kontext folgt. Eine mögliche Lösung zur Aufgabe einer Gewohnheit wäre es, diesen Kontext, den auslösenden Trigger, zu vermeiden. Leider sind die meisten unserer alltäglichen Gewohnheiten zu Hause, z. B. in Zusammenhang mit dem Sofa oder Kühlschrank angesiedelt – Situationen, die sich nicht einfach vermeiden lassen. Darüber hinaus wird das gewohnheitsmäßige Verhalten durch eine erwartete Belohnung, ein Feedback, verankert. Meistens sind wir uns dieser Belohnung nicht bewusst, aber unser Gedächtnis hat vergangene Erfahrungen (z. B. Entspannungsgefühle nach dem Verzehr von Schokolade) gespeichert. Auch wenn wir jetzt bewusst weniger Schokolade essen wollten, wird die erwartete Belohnung nach stressigen Situationen weiter präsent sein und das Verlangen nach Schokolade erhöhen, bis wir sie doch essen, oder einen anderen Weg zur Entspannung finden. Aufgrund des gewohnheitsmäßigen

Verhaltens ist den Menschen der Zusammenhang zwischen bestimmten Nahrungs-mitteln und einer dabei erwarteten Konsequenz (z. B. Entspannung, Belohnung) sel-ten bewusst. Auch wenn der kurzfristige Verzicht durch aktive Selbstregulation und Disziplin machbar ist, kann eine solche Disziplin über einen längeren Zeitraum kaum aufrechterhalten werden oder bindet viel Aufmerksamkeit. Alltägliche Prob-leme, stressige Ereignisse und andere Ziele werden irgendwann wieder mehr Auf-merksamkeit fordern und dann verstärkt sich auch das automatisierte Verhalten wieder. Entgegen unserer Gewohnheiten zu handeln, erfordert viel kognitive Auf-merksamkeit, so dass in stressigen Situationen, wenn andere Ziele oder Alltagsauf-gaben wichtiger werden, die Aufmerksamkeit für das Umsetzen des angestrebten Verhaltens automatisch reduziert wird und alte, unerwünschte Gewohnheiten mög-licherweise wieder in den Vordergrund treten.

? Verständnisfragen zur Selbstüberprüfung

1. Inwiefern beeinflussen Einstellungen die auch im Lebensmittelbereich häufige Markenpräferenz?
2. Was versteht man unter der „unhealthy-tasty-Intution" und wie kann sie die Dis-krepanz zwischen Einstellungen und Verhalten im Essensbereich erklären?
3. Welche Rolle spielen Belohnung oder Feedback in der Entstehung von Gewohn-heiten?
4. Geben Sie ein Beispiel für eine positive, essensbezogene Gewohnheit.

Literatur

Duhigg C. The power of habit: why we do what we do in life and business. New York: Random House; 2012.

Edwin Thanarajah S, DiFeliceantonio AG, Albus K, et al. Habitual daily intake of a sweet and fatty snack modulates reward processing in humans. *Cell Metabolism*. 2023;35(4):571–589.e6. https://doi.org/10.1016/j.cmet.2023.02.015.

Garaus M, Lalicic L. The unhealthy-tasty intuition for online recipes – when healthiness perceptions backfire. Appetite. 2021 Apr;159:105066. https://doi.org/10.1016/j.appet.2020.105066.

Greitemeyer T. Sozialpsychologie. Stuttgart: Kohlhammer-Verlag; 2012.

Kühn S, Gallinat J. Does taste matter? How anticipation of cola brands influences gustatory processing in the brain. PLoS One. 2013;8(4):e61569. https://doi.org/10.1371/journal.pone.0061569.

Lassen AD, Lehmann C, Andersen EW, Werther MN, Thorsen AV, Trolle E, et al. Gender differences in purchase intentions and reasons for meal selection among fast food customers – Opportunities for healthier and more sustainable fast food. Food Qual Prefer. 2016;47:123–9. https://doi.org/10.1016/j.foodqual.2015.06.011.

Mai R, Hoffmann S. How to combat the unhealthy = Tasty intuition: The influencing role of health consciousness. J Public Policy Mark. 2015;34(1):63–74. https://doi.org/10.1509/jppm.14.006.

Moschner B, Dickhäuser O. Selbstkonzept. In: Rost DH, Sparfeldt JR, Buch S, Herausgeber. Hand-wörterbuch Pädagogische Psychologie. 5. Aufl. Weinheim: Beltz; 2018. S. 750–756.

Pokrajac-Bulian A, Živčić-Bećirević I. Locus of control and self-esteem as correlates of body dissatis-faction in Croatian university students. Eur Eat Disorders Rev. 2005;13(1):54–60. https://doi.org/10.1002/erv.606.

Seffen AE, Dohle S. What motivates German consumers to reduce their meat consumption? Identifying relevant beliefs. Appetite. 2023;187:106593. https://doi.org/10.1016/j.appet.2023.106593.

Singh B, Murphy A, Maher C, Smith AE. Time to form a habit: a systematic review and meta-analysis of health behaviour habit formation and its determinants. *Healthcare*. 2024;12(23):2488. https://doi.org/10.3390/healthcare12232488.

Tao Y, Wall M, Larson N, Neumark-Sztainer D, Winpenny EM. Changes in diet quality across life transitions from adolescence to early adulthood: a latent growth analysis. The American Journal of Clinical Nutrition. 2024; 120(5):1215–1224

Winpenny EM, van Sluijs EMF, White M, Klepp K-I, Wold B, Lien N. Changes in diet through adolescence and early adulthood: longitudinal trajectories and association with key life transitions. Int J Behav Nutr Phys Act. 2018;15(1):86. https://doi.org/10.1186/s12966-018-0719-8.

Wyatt Z. The neuroscience of habit formation. Neurol Neurosci. 2024;5(1). https://doi.org/10.33425/2692-7918.1063.

7

Emotionen

Inhaltsverzeichnis

Das menschliche Essverhalten ist eng mit Emotionen verknüpft, die mit oder nach dem Essen erlebt und/oder aufgrund vorhandener Assoziationen erwartet werden. Essverhalten und Emotionen beeinflussen sich gegenseitig und verändern damit auch zukünftige Vorlieben, Verhaltensweisen und emotionale Reaktionen. Allerdings ist die Richtung der Beeinflussung nicht immer eindeutig: Während manche Menschen sich als „Stress-Esser" bezeichnen und in entsprechenden Situationen eher mehr Nahrung verzehren, nehmen andere in emotional angespannten Situationen eher weniger Nahrung auf oder bezeichnen ihre Nahrungsaufnahme als unbeeinflusst von Emotionen.

Emotionen in Kombination mit Essen treten in unserem Alltag sehr häufig auf: Wir feiern ein schönes Ereignis mit einem besonders guten Essen, der Protagonist im Film braucht bei Liebeskummer erstmal einen Becher Eis, Werbeposter, die strahlende Laune nach dem Verzehr eines bestimmten Lebensmittels versprechen und vieles mehr. Die angeführten Beispiele weisen schon darauf hin, dass sowohl die Richtung der Emotion als auch ihre Stärke Einfluss zu haben scheinen und zu unterschiedlichen nahrungsbezogenen Reaktionen führen können. Von einer wechselseitigen Beeinflussung zwischen Essverhalten und Emotionen ausgehend, wird sich dieses Kapitel vor allem mit Emotionen als Einflussfaktor auf das aktuelle Essverhalten beschäftigen, während die Wirkung der Nahrung auf die menschliche Psyche in ▶ Kap. 10 und 11 betrachtet werden. Das Kapitel beginnt mit einer Differenzierung unterschiedlicher Emotionen und Stimmungen, die dann in ihrem Einfluss auf das Essverhalten betrachtet werden. Die vor, bei oder nach der Nahrungsaufnahme erlebten Emotionen sind dabei nicht nur dem Geschmack und mit dem Nahrungsmittel verbundenen Assoziationen, sondern auch dem Verdauungsprozess an sich geschuldet, wobei sich die verschiedenen Wirkungswege gegenseitig verstärken und so das Bedürfnis nach Essen bei Stress, Unruhe oder negativer Stimmung möglicherweise prägen.

8.1 Arten von Emotionen

Emotionen bezeichnen einen Zustand, der sich in seiner Art und Intensität von anderen unterscheiden lässt und dem in der Regel auch eine Ursache zugeordnet werden kann.

Emotionen sind komplexe, mehrdimensionale Phänomene und eine zentrale Komponente menschlichen Erlebens und Verhaltens. Damit bezeichnet werden Zustände von beispielsweise Freude, Traurigkeit, Ärger oder Angst, die in einer jeweils charakteristischen Art erlebt („gefühlt") sowie mit physiologischen und verhaltensbezogenen Veränderungen in Zusammenhang gebracht werden. In Abgrenzung zu Stimmungen, emotionalen Dispositionen oder Erlebnistönungen lassen sich Emotionen in ihrer Qualität, Intensität und Dauer gut unterscheiden und sind objektgerichtet, d. h. immer auf ein vorgestelltes oder reales Geschehen bezogen, zu betrachten.

Emotionen müssen dabei von

- **emotionalen Dispositionen**, also einer eher generellen Bereitschaft zum Erleben einer Emotion,
- **Stimmungen** als weniger intensiv und abgegrenzt wahrgenommenes Gefühl, meist auch ohne spezifische Ursache, sowie
- **Erlebnistönungen** als eher beiläufige, auch unbewusste Gefühle unterschieden werden.

Die oben aufgezählten Abgrenzungen (zusammenfassend Fox et al. 2018) zur Emotion hängen eng miteinander zusammen, beeinflussen sich gegenseitig und können alle auch das individuelle Essverhalten beeinflussen. So wird die Intensität einer Emotion (z. B. Ärger aufgrund einer schlechten Prüfung) durch eine möglicherweise emotionale Disposition (z. B. Reizbarkeit) beeinflusst. Emotionen können in Stimmungen übergehen und umgekehrt. Stimmungen bleiben im Gegensatz zu Emotionen aber meist unspezifisch, also ohne konkreten Bezug zu einem Ereignis. Stimmungen können wie emotionale Dispositionen die Intensität einer Emotion im Sinne einer Art Grundstimmung beeinflussen (z. B. könnte der Ärger aufgrund der schlechten Prüfung durch eine generell positive Stimmung an diesem Tag abgeschwächt werden). Wie Emotionen können auch Stimmungen mit physiologischen Veränderungen (z. B. Hauttemperatur, Herzrate, mimischer Ausdruck, Körperhaltung) und dem entsprechenden Erleben einhergehen, werden aber gegenüber den Emotionen meist als weniger ausgeprägt erlebt. Insbesondere der mimische Ausdruck dient zudem als ein Beleg für das Vorhandensein universeller Basisemotionen, die kulturübergreifend mimisch gezeigt und verstanden werden. Nach Ekman (1982) zählen Freude, Traurigkeit, Überraschung, Ekel, Furcht und Wut zu den Basisemotionen, die eng mit grundlegenden Motivationssystemen verbunden sind und evolutionär adäquate Verhaltensweisen (z. B. Flucht bei Angst) auslösen. Es existieren unterschiedliche Theorien (zusammenfassend Fox et al. 2018) dazu, welche Emotionen als Basisemotionen gelten und welche eher als sekundäre, komplexere Emotionen (z. B. Scham) angesehen werden. Da diese Diskussion für den Zusammenhang zum Essverhalten keine Rolle spielt, soll hier jedoch nicht weiter darauf eingegangen werden.

Von den sogenannten Basisemotionen kommt dem Ekel eine besondere Rolle in Bezug auf das menschliche Essverhalten zu. Menschen, die sich vor etwas ekeln, erkennt man an heruntergezogenen Mundwinkeln und einer gerümpften Nase. Allerdings werden bei starkem Ekel auch intensivere körperliche Reaktionen, wie Schweißausbrüche, Übelkeit sowie Würge- oder Brechreiz berichtet. Evolutionär gesehen schützt Ekel vor Verdorbenem oder Giftigem und hindert uns mit den beschriebenen Reaktionen beispielsweise am Verzehr von verschimmelten oder verdorbenen Speisen. Dazu können erlernte Ekel-Reaktionen kommen, die sich auf Erfahrungen nach Verzehr eines Nahrungsmittels (z. B. nach einer Lebensmittelvergiftung, siehe auch ► Abschn. 6.4), kulturelle oder kognitive Aspekte beziehen. So werden kulturell oder religiös verankerte Nahrungstabus (z. B. das Essen von Meerschweinchen in Deutschland, Verzehr von Kühen in Indien) auch mit Ekel assoziiert, der in diesem Fall nicht dem gesundheitlichen, sondern einem moralischen Schutz dient.

8.2   Emotionen und Essverhalten

Wie bereits beschrieben werden Emotionen häufig im Zusammenhang mit der Nahrungsauswahl und -aufnahme wahrgenommen und beeinflussen wahrscheinlich genauso häufig auch unterbewusst das Essverhalten. Dabei können Emotionen sowohl die Art der Nahrungsauswahl (z. B. mehr Süßes bei Stress) als auch die Menge der aufgenommenen Nahrung (sowohl nach unten als auch nach oben) beeinflussen. Zudem unterscheidet sich der Wirkzusammenhang von Person zu Person. Nach Macht (2005) lassen sich emotionsbedingte Veränderungen des Essverhaltens anhand ihres Bezugs zur Nahrung, der Intensität der Emotion sowie ihrer Richtung differenzieren (siehe ◘ Abb. 8.1).

■   **Nahrungsbezogene Emotionen**
Nahrungsbezogene Emotionen entstehen durch den Gedanken an oder den Anblick bestimmter Nahrungsmittel und den dadurch ausgelösten Assoziationen. Dies kann sowohl positive (z. B. bei dem Gedanken an die eigene Lieblingsspeise) als auch negative Emotionen (z. B. beim Anblick eines verdorbenen Lebensmittels) betreffen, wobei die Richtung der wahrgenommenen Emotionen die Nahrungsauswahl und -aufnahme direkt beeinflusst: Positive Emotionen fördern eine Nahrungsaufnahme, während negative Emotionen sie eher behindern. Durch unterschiedliche Erfahrungen und Bedingungen bei der Entwicklung des Essverhaltens, sind die mit Nahrungsmitteln in Zusammenhang stehenden Assoziationen individuell verschieden, sodass das Lieblingsgericht der einen Person, bei einer anderen Person Ekel hervorrufen kann. Gemeinsam ist den meisten Menschen eine positive emotionale Steuerung bei süßen, energiereichen Speisen, was mit der evolutionsbedingten Süßpräferenz (siehe ▶ Abschn. 6.1) und der Aktivierung des Belohnungszentrum (siehe ▶ Abschn. 10.1) zusammenhängt.

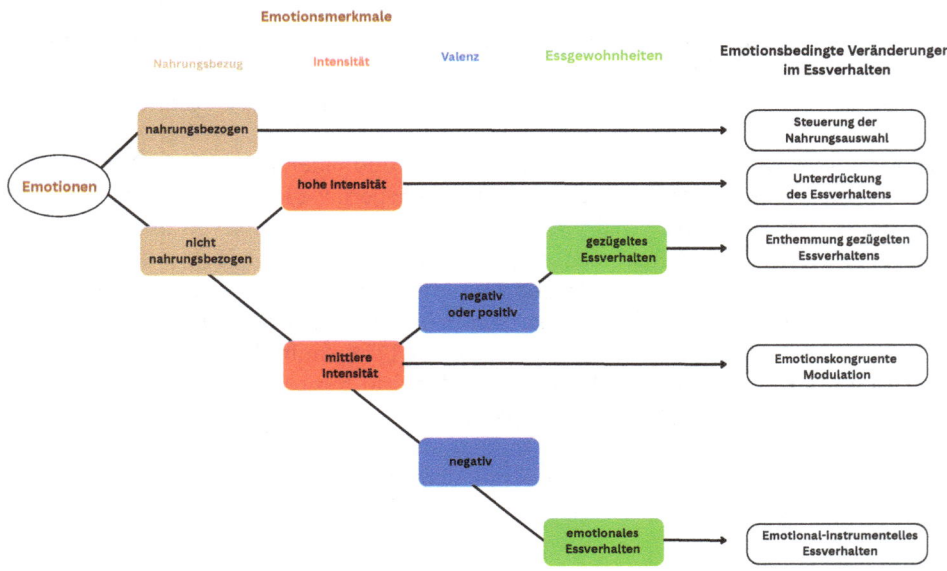

◘ **Abb. 8.1**   Emotionsbedingte Veränderungen des Essverhaltens. (Nach Macht 2005)

Paul und Johannes sind Zwillinge, die viele gemeinsame Interessen haben und nahezu jede Minute miteinander verbringen. Nur in der Beurteilung von Lakritz unterscheiden sie sich: Während Paul Lakritze liebt, kann bei Johannes schon der Geruch einen Würgereflex auslösen. Werden die beiden Brüder auf ihre unterschiedliche Präferenz für Lakritz angesprochen, haben beide keine Erklärung und beschreiben den Zustand als „schon immer so". ◀

Aufgrund der hohen genetischen Übereinstimmung sowie einer gemeinsamen Sozialisation stimmen die Präferenzen und Abneigungen der beiden Zwillingsbrüder Paul und Johannes wahrscheinlich in hohem Maße überein. Trotzdem reichen kleine, eher zufällige Gegebenheiten, um Unterschiede wie im Beispiel auszulösen: Vielleicht fühlte sich Johannes nicht wohl, als beide zum ersten Mal mit Lakritz in Kontakt kamen. Eine entsprechend negativere Stimmung kann die Wahrnehmung (Erlebnistönung) beim Kosten der Lakritz negativ beeinflusst haben. Ein solcher erster Eindruck könnte sich aufgrund der mit dem Nahrungsmittel automatisch gespeicherten Assoziation in negativen Erwartungen fortsetzen und auch spätere Berührungspunkte mit dem Nahrungsmittel negativ beeinflussen bis es sogar zur Entstehung des Ekelgefühls kommt. Auch Assoziationen zum Aussehen der Lakritz (z. B. eine subjektiv wahrgenommene Ähnlichkeit zu Käfern), ihrem Geruch oder Geschmack könnten trotz vergleichbarer äußerer Bedingungen unterschiedlich bei den beiden Brüdern ausfallen und die unterschiedliche Präferenz erklären. Die hier aufgezeigten Wege sind von vielen Einflussfaktoren abhängig, in ihrer Komplexität kaum nachzuverfolgen und dementsprechend auch den betroffenen Personen nur selten bewusst.

■ **Nicht-nahrungsbezogene Emotionen**

Der Einfluss nicht-nahrungsbezogener Emotionen kann sich sowohl über emotionale Dispositionen, Stimmungen und Erlebnistönungen als auch konkrete, auf einen Sachverhalt außerhalb der Nahrungsaufnahme bezogene Emotionen beziehen. Ein Merkmal zur Differenzierung der Wirkungsrichtung ist die Intensität der Emotion bzw. der damit einhergehenden Wahrnehmungen (Gefühle). Während eine hohe Emotionsintensität eher mit einer Unterdrückung des Essverhaltens einhergeht, können geringe und mittlere Intensitäten eine gesteigerte Nahrungsaufnahme zur Folge haben. Per Definition treten Stimmungen und Erlebnistönungen in geringerer Intensität auf, sodass die *Unterdrückung des Essverhaltens* nur mit intensiven Emotionen in Zusammenhang steht. Intensive Emotionen, wie große Angst oder Wut, können als solche eindeutig wahrgenommen und einer Ursache zugeordnet werden. Sie rufen evolutionär etablierte Reaktionen, wie Fluchtverhalten oder Aggressivität, hervor, die wiederum mit physiologischen Veränderungen (z. B. höhere Herzfrequenz) einhergehen, wobei beide Reaktionen sowohl Appetit als auch physiologische Verdauungsprozesse hemmen. In einem Moment sehr starker Emotionen wird also das autonome Nervensystem aktiviert, was das Essverhalten hemmt – zumindest kurzfristig.

Emotionen mittlerer Intensität können das Essverhalten je nach Emotionsrichtung und persönlicher Disposition bzw. dem schon etablierten Essverhalten auf unterschiedliche Art und Weise beeinflussen. Die meisten Experimente (z. B. Macht et al. 2002, siehe Studienbeschreibung) und Befragungen beobachten eine emotionskongruente Beeinflussung des Essverhaltens, d. h. das Essverhalten wird im Sinne der Emotionsrichtung beeinflusst.

Fallstudie

In einem Experiment von Macht und Kollegium (2002) wurden 48 gesunde Männer in drei Gruppen eingeteilt und mittels unterschiedlicher Filmclips entweder einer freudigen, traurigen oder neutralen Stimmungsinduktion unterzogen. Während verschiedene Messungen durchgeführt wurden, bekamen die Teilnehmer Schokolade zur freien Verfügung angeboten. Die Männer, die den freudigen Film gesehen hatten, zeigten dabei den größten Appetit und empfanden die angebotene Schokolade als angenehmer und stimulierender. Die Männer, die den traurigen Film gesehen hatten, zeigten dagegen einen geringeren Appetit.

Die emotionskongruente Beeinflussung basiert auf der durch die Emotion beeinflussten Reizverarbeitung. Durch positive Emotionen oder Stimmungen wird die Bereitschaft zur Aufnahme und Verarbeitung externer Reize erhöht, wodurch auch die nahrungsbezogenen Reize schneller und eher positiv verarbeitet werden. Umgekehrt können negative Emotionen die Reizverarbeitung hemmen und so zu einer geringeren Motivation zu essen sowie einer eher negativ ausgerichteten Geschmackswahrnehmung führen. Die beschriebene Beziehung zwischen Emotion, Reizverarbeitung und Essverhalten scheint allerdings durch zahlreiche Untersuchungen widerlegt zu werden, die eine von der Emotionsrichtung unabhängige Steigerung des Essverhaltens beobachten. Zum Verständnis dieser Befunde muss das individuell bestehende Muster nahrungsbezogener Verhaltensweisen betrachtet werden.

▶ Beispiel

Die beiden Freundinnen Clara und Helene lieben es, gemeinsam auf Partys zu gehen, in großer Runde essen zu gehen oder zu Hause für andere zu kochen. In die Vorbereitungen für ihre nächste Essenseinladung vertieft, bemerkt Clara scherzhaft, dass sie solche Feste nicht zu oft stattfinden lassen dürfen, da sie sonst nicht mehr in ihre Hosen passen würde. Helene reagiert erstaunt und im Gespräch stellen die beiden Freundinnen fest, dass Clara bei Essengelegenheiten in fröhlicher Runde häufiger zugreift und gar nicht satt zu werden scheint, während Helene eher sogar weniger isst als sie es allein tun würde. Clara beschreibt, dass sie beim Lachen mit den Anderen einen unwiderstehlichen Appetit verspürt, ihr die angebotenen Speisen immer besonders attraktiv erscheinen und sie gern alles probieren würde. Auch hätte sie den Eindruck, dass der Genuss von Alkohol – selbst in kleinen Mengen – ihren Appetit noch steigern würde. Helene kann die Beschreibungen der Freundin nicht so richtig nachvollziehen: Sie empfindet ihren Hunger oder Appetit als immer gleich, habe dagegen eher das Gefühl, dass sie bei all den Gesprächen häufig gar nicht mehr daran denke, auch zu essen. ◀

Die im Beispiel aufgeführten Unterschiede zwischen den beiden Freundinnen lassen sich mit dem Konzept der Enthemmung erklären. Schon sehr früh wurden in Experimenten Unterschiede im Zusammenhang zwischen Hungerstatus und Essensmenge beobachtet, die sich durch den Grad des alltäglich gezeigten gezügelten Essverhaltens erklären ließen (zusammenfassend Pudel und Westenhöfer 1998).

Fallstudie

Um in ihrem Experiment den Einfluss des gezügelten Essverhaltens auf unterschiedliche Situationen der Nahrungsaufnahme zu untersuchen, teilten Pudel und Westenhöfer die Teilnehmer in zwei Gruppen: gezügelte Esser und ungezügelte Esser. Nach einer sogenannten Preload-Mahlzeit (also einem eingeschobenen Snack vor der eigentlichen Hauptmahlzeit) mit kalorienarmer Nahrung wurde die Menge der anschließend konsumierten Hauptmahlzeit gemessen. Die Ergebnisse zeigten, dass gezügelte Esser nach Aufnahme der Preload-Mahlzeit mehr aßen als ohne und auch mehr als ungezügelte Esser nach der Preload-Mahlzeit.

Beim gezügelten oder restriktivem Essverhalten wird absichtlich auf ein Essen bis zur vollständigen Sättigung verzichtet (siehe auch ▶ Abschn. 13.3). Dieses Essverhalten findet sich besonders häufig bei Frauen, die meist aufgrund von Sorgen um ihr Gewicht, gesundheitsorientierten Bestrebungen oder einer bestimmten Mengenvorstellung ihre Nahrungsaufnahme einschränken. Kurzfristige Anpassungen der Art oder Menge aufgenommener Lebensmittel haben in der Regel keinen Einfluss auf unser generelles Essverhalten. So essen wir beispielsweise nur eine Kleinigkeit, wenn wir schon Hunger haben, aber mit dem Abendessen noch auf die Familie warten wollen. Oder wir müssen Appetit- oder Hungergefühle aushalten, weil während eines wichtigen Meetings keine Zeit zum Essen bleibt oder keine Nahrung verfügbar ist. Ist das eigentliche Abendessen dann aber da oder das Meeting beendet, können wir unseren Hunger stillen und essen bis wir satt sind. Wenn aus Gründen der Gewichtskontrolle Hunger oder Appetit aber über einen längeren Zeitraum bzw. immer wieder ignoriert werden oder bei den Mahlzeiten nicht bis zur wirklichen Sättigung gegessen wird, hat dieses als gezügelt oder restriktiv bezeichnete Essverhalten physiologische und psychologische Folgen, die das eigentliche Ziel der Gewichtsabnahme oder -stabilität möglicherweise erschweren (mehr Details in ▶ Abschn. 13.3). Ein gezügeltes oder restriktives Essverhalten erfordert Aufmerksamkeit im Sinne einer kognitiven Kontrolle, um den für den Ausgleich des Energiedefizits entstehenden Appetit auszublenden bzw. dagegen zu steuern. Emotionen können die Fähigkeit zur Kontrolle reduzieren und das Essverhalten somit *enthemmen*. Dieses als *Disinhibitionseffekt* bekannte Phänomen wurde erstmalig von Hermann und Polivy (1975) beschrieben und benennt den Aspekt, dass kognitive Kontrolle über das Essverhalten durch verschiedene Faktoren durchbrochen (enthemmt) werden kann. Personen, die ihr Essverhalten normalerweise stark kontrollieren (gezügelte Esser), neigen danach in bestimmten Situationen (z. B. unter Stress, dem ungeplanten Verzehr von Nahrung oder Emotionen) dazu, mehr zu essen als beabsichtigt. Clara aus dem obigen Beispiel kann sich beispielsweise zum Halten ihres Wunschgewichts angewöhnt haben, immer nur kleine Portionen zu essen und nach einer ihr angemessenen erscheinenden Essensmenge aufzuhören – auch wenn sie sich eventuell noch nicht wirklich satt fühlt. Während der Essenseinladungen oder Partys wird Claras Aufmerksamkeit von Gesprächen, dem allgemeinen Trubel, anderen Personen usw. beansprucht, sodass für die Kontrolle ihrer Nahrungsaufnahme keine Kapazität mehr übrig bleibt, sie sich von ihrem Appetit „überrollt" fühlt und mehr als sonst isst.

Experimente zeigen, dass gezügeltes Essverhalten sowohl von positiven (wie im Fall von Clara) als auch negativen Emotionen enthemmt werden kann.

Ein Aspekt, der evtl. auch bei der zuvor beschriebenen Enthemmung infolge negativer Emotionen eine Rolle spielt, ist eine mit dem Essen verbundene emotionale Entlastung. So geht akuter Stress (z. B. in Prüfungssituationen) bei fast der Hälfte aller Menschen mit einer erhöhten Energieaufnahme einher, was zu einer erhöhten Wahrscheinlichkeit eines langfristigen Gewichtsanstieg führt (z. B. Barker et al. 2015; Hill et al. 2022). Mit der Nahrung verbundene positive Assoziationen, ein als gut empfundener Geschmack, Erinnerungen usw. können negative Emotionen reduzieren und wirken so im lerntheoretischen Sinne (siehe ▶ Kap. 2) als doppelte Verstärkung: Nach einem anstrengenden Tag wirkt die Erwartung des beispielsweise süßen Schokoladengeschmacks als eine situative positive Konsequenz oder Belohnung. Gleichzeitig stabilisiert sich die Erfahrung, sich beim Genuss der Schokolade zu entspannen und weniger Stress zu empfinden, als positive Konsequenz vorangegangener Erlebnisse, in denen der Verzehr von Schokolade schon zur Stimmungsaufhellung beigetragen hat, und etabliert sich so als eine Art Bewältigungsstrategie für negative Emotionen. Beide Prozesswege (aktuell wahrgenommene Entspannung und die Erwartung einer früher bereits wahrgenommenen Entspannung) verstärken den Wunsch nach Schokolade in Situationen mit negativ ausgerichteten Emotionen, was durch jede weitere Erfahrung von Entspannung nach dem Schokoladenverzehr im Sinne der positiven Konsequenz verstärkt wird. Der aufgezeigte Zusammenhang ist meist unbewusst und wird bei negativen Emotionen (z. B. Ärger, Frust, Enttäuschung) und den mit Stress einhergehenden Empfindungen (z. B. innere Anspannung, Unruhe und Erschöpfung) meist als Appetit oder Heißhunger nach einer bestimmten Speise oder Geschmacksrichtung wahrgenommen. Die individuellen Wahrnehmungen reichen dabei von einem leichten Appetit auf insbesondere Knabbereien bis zu einem unwiderstehlichen Verlangen oder dem Gefühl eine einmal begonnene Nahrungsaufnahme nicht stoppen zu können. Insgesamt ist ein vermehrtes oder spezifisch ausgerichtetes (z. B. auf Süßigkeiten) Essen aufgrund von Stress und anderen negativen Emotionen empirisch gut belegt und durchaus häufig (ca. 40 %) in der Bevölkerung anzutreffen (zusammenfassend Hill et al. 2022). Personen, die Stress und negative Emotionen eher mit Essen bewältigen, haben dabei ein höheres Risiko, übergewichtig zu werden oder Essstörungen zu entwickeln (siehe auch ▶ Kap. 13 und 14; zusammenfassend Konttinen et al. 2019; Dakanalis et al. 2023).

8.3   Emotionale Wirkung der Nahrungsaufnahme

Wie im vorherigen Abschnitt bereits aufgezeigt, gilt für den Zusammenhang zwischen Emotionen und Essverhalten eine gegenseitige Einflussnahme: Stimmungen und Emotionen beeinflussen das Essverhalten, können sich mit der Aufnahme bestimmter Nahrungsmittel aber auch selbst verändern. Dem letzteren wird detaillierter im Teil IV (Nahrungsbezogene Einflüsse auf die Psyche) nachgegangen, während hier die Reduktion negativer Emotionen durch die Nahrungsaufnahme als ein großer Einflussfaktor für das individuelle Essverhalten betrachtet werden soll.

Ein beruhigender Effekt durch die Aufnahme von Energie oder der Wahrnehmung eines süßen Geschmacks lässt sich bereits im frühen Kindesalter zeigen. So empfinden beispielsweise Säuglinge beim Impfen oder anderen Eingriffen weniger Schmerzen, wenn sie gleichzeitig eine Zuckerlösung erhielten (zusammenfassend Kassab et al. 2012). Auch Untersuchungen mit älteren Kindern, Jugendlichen und Erwachsenen zeigen ein vermehrtes oder einseitiges Essverhalten bei Stress (z. B. Kistenmacher et al. 2018) oder negativer Stimmung (zusammenfassend Hill et al. 2022). Der beschriebene Effekt kann in zwei Hauptrichtungen unterteilt werden: Zum einen kann sich Essen aufgrund der mit dem verzehrten Nahrungsmittel verbundenen Assoziationen positiv auf die Stimmung auswirken *(assoziative Wirkung)*, zum anderen wirkt sich die Nahrungsaufnahme selbst durch den angeschobenen Verdauungsprozess sowie die sensorische und nährstoffbezogene Wirkung des Nahrungsmittels aus *(physiologische Wirkung)*.

Bereits mit dem Anblick eines Nahrungsmittels werden Verdauungsprozesse initiiert, die sich mit dem weiteren Verzehr verstärken. Die mit dem Verdauungsprozess verbundene Nährstoff- und Energieversorgung beeinflusst über verschiedene Sensoren und Transmitter das dopaminerge System, was mit einer beruhigenden, aber auch belohnenden Wirkung einhergeht (zusammenfassend z. B. Singh 2014). Das evolutionär auf die Sicherstellung einer ausreichenden Nahrungszufuhr eingestellte System initiiert auch ohne das Vorhandensein von Hunger oder eines Energiedefizits motivierende Signale beim Anblick oder Verzehr von vor allem kohlenhydrat- und fettreicher Nahrung. So kann der Anblick, Geruch oder auch nur Gedanke an ein favorisiertes Kuchenteilchen neuronale Aktivitäten auslösen, die mit der Aussicht auf die Energieaufnahme und den damit verbundenen Geschmack die Erwartung einer Belohnung und damit verbundenen Appetit auslöst. Das Kuchenteilchen signalisiert auf physiologischer Ebene eine verlässliche Energiequelle und kann so Hunger auslösen. Neben den physiologischen Aspekten der antizipierten Energieaufnahme und einer damit zusammenhängenden Belohnung, wirken zudem sensorische Wahrnehmungen beim Verzehr bzw. der Erinnerung daran und reduzieren so gemeinsam vorhandene negative Emotionen wie Stress oder schlechte Stimmung. Das Kuchenteilchen ist also nicht nur aufgrund seiner Energiedichte besonders attraktiv, sondern auch aufgrund bestimmter sensorischer Eigenschaften, möglicher mit dem Verzehr verbundenen Erinnerungen oder Assoziationen sowie der (meist unbewusst verankerten) Erfahrung, dass negative Emotionen reduziert werden. Die wahrgenommene Entspannung oder positive Stimmung verstärkt dabei auf psychologischer Ebene den bereits physiologisch vorhandenen Belohnungseffekt energiereicher Nahrung, wodurch ein physiologisch-assoziativer Lernprozess die Präferenz weiter erhöht. Mit dem regelmäßigen Verzehr eines präferierten Nahrungsmittels steigert sich zudem die Sensitivität für die erwartete Belohnung (ähnlich einer Droge), was die Attraktivität weiter erhöht und einen angestrebten Verzicht aus beispielsweise gesundheitlichen Gründen stark erschwert (siehe ◻ Abb. 8.2).

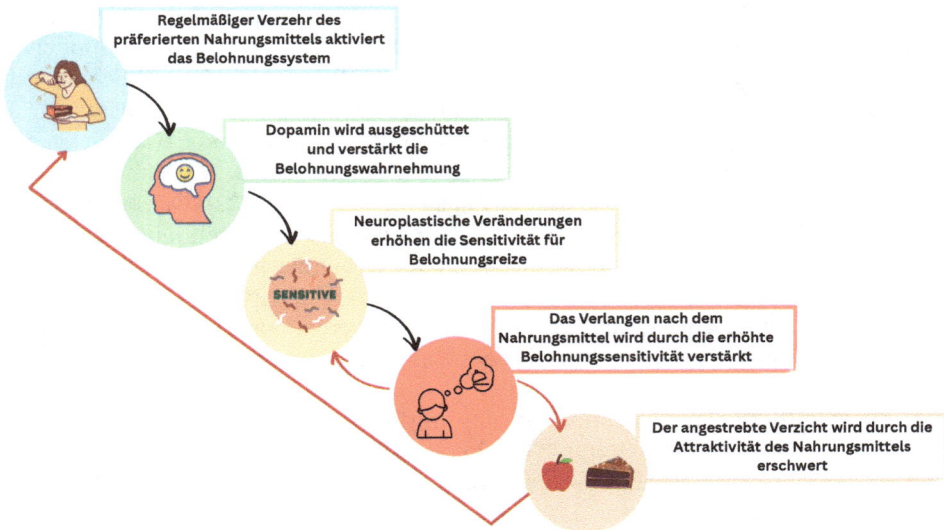

Regelmäßiger Verzehr des präferierten Nahrungsmittels aktiviert das Belohnungssystem

Dopamin wird ausgeschüttet und verstärkt die Belohnungswahrnehmung

Neuroplastische Veränderungen erhöhen die Sensitivität für Belohnungsreize

Das Verlangen nach dem Nahrungsmittel wird durch die erhöhte Belohnungssensitivität verstärkt

Der angestrebte Verzicht wird durch die Attraktivität des Nahrungsmittels erschwert

Abb. 8.2 Der sich selbst verstärkende Lernprozess im Rahmen der Präferenzerhöhung

? Verständnisfragen zur Selbstüberprüfung
1. Welche evolutionäre Funktion hat Ekel?
2. Beeinflussen eher positive oder negative Emotionen das Essverhalten?
3. Was ist unter dem Disinhibitionseffekt zu verstehen und welche Rolle spielt er im Zusammenhang zwischen Emotionen und Essverhalten?
4. Differenzieren Sie zwischen der assoziativen und physiologischen Wirkung im Zusammenhang zwischen Nahrungsaufnahme und Stimmung.

Literatur

Barker ME, Blane D, Forouhi NG, Inskip HM, Wardle J, Lawrence WT. Relationships between acute stress responses and future weight gain in young women. Eur J Nutr. 2015;54(4):555–63. https://doi.org/10.1007/s00394-014-0738-4.

Dakanalis, A.; Mentzelou, M.; Papadopoulou, S.K.; Papandreou, D.; Spanoudaki, M.; Vasios, G.K.; Pavlidou, E.; Mantzorou, M.; Giaginis, C. The Association of Emotional Eating with Overweight/Obesity, Depression, Anxiety/Stress, and Dietary Patterns: A Review of the Current Clinical Evidence. Nutrients 2023, 15, 1173. https://doi.org/10.3390/nu15051173.

Ekman P. Emotion in the human face. 2. Aufl. Cambridge: Cambridge University Press; 1982.

Fox AS, Lapate RC, Shackman AJ, Davidson RJ, Herausgeber. The nature of emotion: fundamental questions. 2. Aufl. New York: Oxford University Press; 2018. ISBN: 978-0190873126.

Herman CP, Polivy J. Anxiety, restraint, and eating behavior. J Abnorm Psychol. 1975;84(6):666–72. https://doi.org/10.1037/0021-843X.84.6.666.

Hill D, Conner M, Clancy F, et al. Stress and eating behaviours in healthy adults: a systematic review and meta-analysis. Health Psychol Rev. 2022;16(2):280–304. https://doi.org/10.1080/17437199.2021.1923406.

Kassab M, Foster JP, Foureur M, Fowler C. Sweet-tasting solutions for needle-related procedural pain in infants one month to one year of age. Cochrane Database Syst Rev. 2012;12:CD008411. https://doi.org/10.1002/14651858.CD008411.pub2.

Kistenmacher A, Goetsch J, Ullmann D, et al. Psychosocial stress promotes food intake and enhances the neuroenergetic level in men. Stress. 2018;21(6):538–47. https://doi.org/10.1080/10253890.2018.1485645.

Konttinen H, van Strien T, Männistö S, Jousilahti P, Haukkala A. Depression, emotional eating and long-term weight changes: a population-based prospective study. Int J Behav Nutr Phys Act 2019; 16(1):28. https://doi.org/10.1186/s12966-019-0791-8.

Macht M, Roth S, Ellgring H. Chocolate eating in healthy men during experimentally induced emotions. Appetite. 2002;39(2):147–58. https://doi.org/10.1006/appe.2002.0504.

Macht M. Essen und Emotion. Ernährungs-Umschau. 2005;52(8):304–8.

Pudel V, Westenhöfer J. Gezügeltes Essen: Der aktuelle Ansatz der Verhaltensforschung. In: Pudel V, Westenhöfer J, Herausgeber. Ernährungspsychologie: Eine Einführung. Göttingen: Hogrefe; 1998. S. 177–216.

Singh M. Mood, food, and obesity. Front Psychol. 2014;5:925. https://doi.org/10.3389/fpsyg.2014.00925.

Situative Außenreize

Inhaltsverzeichnis

Wenn Menschen gefragt werden, was sie dazu bringt etwas essen zu wollen, obwohl sie eigentlich satt sind, werden häufig der Geruch oder das Aussehen eines Nahrungsmittels genannt. Geruch und Aussehen setzen sich als äußere Merkmale in der Verpackung von Lebensmitteln, ihrer Platzierung und Bewerbung im Supermarkt, der Präsentation auf dem Teller und vieles mehr fort. So beeinflussen bereits die jeweiligen situativen Umgebungsfaktoren, wo wir hingehen, um etwas zu essen oder zu kaufen, um es später zu verzehren. Dort angelangt, können die jeweilige Platzierung, Farbe und Form von Verpackung, begleitenden Werbebotschaften, die Darstellung der Speisen, Markenzugehörigkeit und vieles mehr dafür sorgen, dass uns ein Produkt mehr oder weniger anspricht und so die Wahrscheinlichkeit von Auswahl und Verzehr beeinflussen.

In diesem Abschnitt sollen die äußerlich wahrnehmbaren Aspekte von Nahrungsmitteln und ihre Wirkung auf die individuelle Präferenz betrachtet werden. Während die Rolle der Emotionen in Bezug auf unsere Nahrungsauswahl meist nicht bewusst wahrgenommen und auch in ihrer Bedeutung unterschätzt wird, werden Einflüsse durch Geruch oder Aussehen meist bewusster wahrgenommen und als Auswahlkriterium für die Nahrungsauswahl und -aufnahme berichtet. Doch auch im Bereich der situativen Außenreize sind viele indirekte Prozesse von Relevanz, die unser Essverhalten unbewusst beeinflussen. Sie sind die Basis für beispielsweise die Mechanismen von Werbebotschaften (siehe auch ▶ Kap. 19). Kenntnisse über die zugrunde liegenden Mechanismen bilden die Grundlage für das Ableiten zielgruppenspezifischer Strategien in der Lebensmittelentwicklung und -vermarktung sowie der Beeinflussung der Nahrungsauswahl im Sinne der Prävention ernährungsabhängiger Erkrankungen durch z. B. Nudging (siehe ▶ Abschn. 19.3). Aufgrund der sehr großen Anzahl äußerer Einflussfaktoren, kann die nachfolgende Auswahl lediglich einen Ausschnitt sowie grundsätzliche Wirkzusammenhänge betrachten, die auch auf andere äußere Aspekte der Nahrungsauswahl übertragen werden können.

9.1   Aussehen

Visuelle Signale bilden bei vorhandener Sehfähigkeit ein Muster aus wiederkehrenden Kombinationen und Neuerungen, die im Lernverlauf der menschlichen Entwicklung immer mehr als Orientierungshilfe dienen. So sind beispielsweise Farben im evolutionären Sinne ein wichtiges Kommunikationsmittel: Sie sorgen dafür, dass Tiere in ihrem natürlichen Umfeld weniger auffallen, oder im Fall der Paarungszeit von potenziellen Partnern besonders gut erkannt werden. Auch die Kirsche am Baum macht es dem nach Nahrung suchenden Tier durch ihre Rotfärbung vor dem Hintergrund grüner Blätter leichter, gefunden zu werden. Für den Menschen existieren für ein generell attraktives Aussehen kulturübergreifende Standards, die der überwiegende Teil der Menschen ähnlich positiv bzw. negativ bewertet. Attraktivität steht in der Evolution für Gesundheit und führt zu einer generell positiveren Bewertung, was Vorteile bei der Paarungssuche, Beförderungen und ähnlichen Bereichen mit sich bringt (zusammenfassend Langlois et al. 2000).

Der Ausspruch „Das Auge isst mit" wirbt um eine möglichst attraktive Darbietungsform des Essens und signalisiert gleichzeitig die mögliche Steigerung von Präferenz oder Essensmenge bei visuell ansprechender Wahrnehmung. Die Studienlage unterstützt diesen Eindruck: Optisch ansprechendere Nahrungsmittel oder ihre attraktive Darbietung steigern die Präferenz und die verzehrte Essensmenge sowie die Zuschreibung anderer positiv wahrgenommener Eigenschaften wie beispielsweise Gesundheit (z. B. Hagen 2021).

> **Fallstudie**
>
> In einer Studie von Hagen (2021) wurden mehrere Experimente durchgeführt, bei denen die Teilnehmenden um die Bewertung verschiedener Lebensmittel gebeten wurden, die unterschiedlich attraktiv präsentiert wurden. Die Teilnehmenden schätzten zu den einzelnen Lebensmitteln den subjektiven Gesundheitswert, die Natürlichkeit und ihren eigenen Kaufwillen ein. So wurden beispielsweise zwei in den Zutaten und der Zubereitung identische Avocado-Toasts gezeigt, wobei einer sorgfältig angerichtet war und der andere weniger ansprechend präsentiert wurde. Die Ergebnisse zeigten konsistent, dass die attraktiveren Versionen der Lebensmittel als gesünder wahrgenommen wurden. Zudem waren die Teilnehmenden bereit, für die attraktiver präsentierten Speisen mehr zu bezahlen.

Die wahrgenommene Attraktivität eines Nahrungsmittels bezieht sich zumeist auf *Frischekennzeichen* wie beispielsweise feucht glänzende Salatblätter, glatte Oberflächen und ähnliches. Sie signalisieren dem Verbraucher ein im Geschmack und den enthaltenen Nährstoffen optimales Produkt, während welke Blätter und vertrocknete Stellen auf durch den fortschreitenden Verfall bereits hervorgerufene Geschmackseinbuße oder sogar gesundheitliche Probleme hinweisen. Ein zweiter Attraktivitätsaspekt ist die *Symmetrie*. Der Mensch bevorzugt symmetrische Formen und Abbildungen, da sie nach den Lehren der Gestaltpsychologie ein Urbedürfnis nach Harmonie und Übersichtlichkeit befriedigen. Die Bevorzugung symmetrischer Formen findet sich bei der Einschätzung der Attraktivität von Menschen, aber auch von Objekten (z. B. Vasen, Bilder) wieder, sodass die Übertragung auf essensbezogene Objekte nur sinnvoll erscheint (zusammenfassend Rhodes et al. 1998). Bei natürlichen Lebensmitteln wie Obst und Gemüse widerspricht diese Präferenz in Teilen der Vielfalt der dort vorhandenen Formen. Dies führt dazu, dass „krumme" Produkte weniger gern gekauft und damit auch seltener in den Verkauf gebracht werden und unterstreicht die beschriebene menschliche Bevorzugung symmetrischer Formen (z. B. Campos et al. 2022). Darüber hinaus zählt auch die *Größe* zur wahrgenommenen Attraktivität. Dies hängt zum einen damit zusammen, dass größere Objekte besser wahrgenommen werden, liegt zum anderen aber auch an der damit verbundenen Wertigkeit.

Die aufgezählten Attraktivitätsattribute treffen im Fall der Nahrungsmittel und Speisen auch auf entsprechende Darstellungen auf beispielsweise der Verpackung, Werbepostern oder ähnlichem zu. Ästhetisch ansprechende Darstellungen werden eher präferiert und auch ausgewählt (z. B. Hagen 2021), wobei die grundsätzliche Form der Darbietung (Poster, digitales Bild, Film und anderes) dabei unabhängig zu sein scheint und auch unrealistische (z. B. künstlich erzeugte oder veränderte Bilder) als ansprechend und appetitlich wahrgenommen werden (z. B. Califano und Spence 2024). Die bildliche Darstellung wird auch im Nahrungsmittelbereich häufig mit viel Aufwand durch beispielsweise die Möglichkeiten der nachträglichen Bildbearbeitung, den Einsatz digital erzeugter Bilder sowie dem Zurechtmachen der abzubildenden Produkte durch sogenannte „Food-Stylisten" betrieben. Dem Verbraucher sind solche Maßnahmen meist bekannt und trotz der dabei oftmals großen Diskrepanz zwischen Realität und Bild, werden Nahrungsmittel mit ansprechenderer Darstellung bevorzugt. Insgesamt wirkt sich die bewusste oder unbewusste Wahrnehmung von Lebensmitteln in Form von Nahrungsmittelwerbung (als Plakat, in sozialen Medien usw.), den Produkten selbst (z. B. im Supermarkt) oder die Beobachtung anderer essender Personen (auf der Straße, im Film, dem Videoclip und anderem) positiv auf gespeicherte Assoziationen, Einstellungen und Präferenzen aus. Dies funktioniert nach dem Mere-Exposure-Effekt (siehe ▶ Abschn. 6.1), in dem die häufigere Betrachtung eine Familiarität und damit auch eine positivere Bewertung schafft. Studien zeigen auch, dass Nahrungsmittelwerbung die Kalorienaufnahme insgesamt steigert mit einem scheinbar größeren Effekt für besonders kalorienreiche Nahrungsmittel (zusammenfassend Russell et al. 2018).

Neben dem generellen Aussehen und der Präsentation einzelner Objekte wird unsere Umwelt in entscheidendem Maß durch *Farben* strukturiert. Wie oben bereits aufgeführt, dienen Farben in der Pflanzen- und Tierwelt sowohl der Tarnung als auch der Hervorhebung bestimmter Merkmale oder Eigenschaften. Auch das Leben des Menschen wird durch Farben beeinflusst, die aufgrund von Wiederholung zu erlernten Assoziationen und damit auch Orientierungshilfen werden. So wird das Rot der Ampel beispielsweise auch auf andere Stopp- oder Gefahrensignale (z. B. Notschalter, Verbotsschilder) übertragen. Grün wird dagegen eher für Hinweise auf zu benutzende Wege (z. B. Fluchtwege) oder freie Parkplätze oder Umkleiden genutzt. Beim Essen werden weitere farbbedingte Assoziationen gelernt, die spezifische Geschmacksrichtungen betreffen, wie z. B. rot für den Geschmack von Kirschen oder Erdbeeren, blau für Blaubeeren usw. Übergreifend werden aus den gesammelten geschmacklichen Erfahrungen übergreifende Erwartungen abgeleitet, die die individuelle Präferenz oder Bewertung beeinflussen. So wurde von Testtrinkern ein eher gelb eingefärbter oder unter rötlichem Licht verzehrter Wein reifer und fruchtiger im Geschmack wahrgenommen, während der gleiche Wein grün eingefärbt oder unter grünem Licht verzehrt als sauer und nicht sehr ausgereift bezeichnet wurde (z. B. Oberfeld et al. 2009). Die wahrgenommene Farbe einer Speise trägt in sehr bedeutsamen Maß zum Erkennen von Geschmacksrichtungen bei, sodass bei Blindverkostungen oder unwissentlich anders eingefärbten Produkten die richtigen Geschmacksrichtungen oft nur schwer erkannt werden.

Fallstudie

In einem eigenen Experiment mit Besuchern des Hochschulinformationstages wurde Naturjoghurt mit etwas Zucker gesüßt und verschiedenen Lebensmittelfarben angefärbt. Nach dem Geschmack der einzelnen Produkte befragt, beschrieben die Besucher gelbliche Mischungen als nach Zitrone, Vanille, Maracuja, Mango usw. schmeckend, während die rötlichen Proben als nach Kirsche, Erdbeere, Himbeere usw. schmeckend bezeichnet wurden. Obwohl dieses Experiment über mehrere Jahre wiederholt durchgeführt wurde, hat es bisher erst eine Person (ein siebenjähriges Mädchen) gegeben, die die verschiedenen Proben als gleich schmeckend und „ohne Geschmack" bezeichnet hat.

Auch die geschmacklich wahrgenommene Intensität kann durch die Farbkraft beeinflusst werden, wobei der Mensch die Erfahrung einer dunkelroten, süßer schmeckenden Kirsche oder Erdbeere auf gefärbte Nahrungsmittel zu übertragen scheint. In der Studie von Johnson und Clydesdale (Johnson und Clydesdale 1982) wurden Probanden beispielsweise verschiedene Zuckerlösungen in unterschiedlichen Rottönen präsentiert, um den Einfluss der Farbe auf die Wahrnehmung von Süße zu untersuchen. Bei der Bewertung der Süße wurde das dunkelrote Getränk gegenüber den hellroten Varianten im Durchschnitt als süßer bezeichnet, obwohl es tatsächlich sogar weniger Zucker enthielt. Diese und andere Ergebnisse zeigen, dass die visuelle Wahrnehmung der Farbe über Erfahrungen (Früchte mit dunklerer/intensiverer Farbe sind reifer und haben einen süßeren Geschmack) auch Erwartungen an den Geschmack wecken und so die geschmackliche Einschätzung beeinflussen. Tatsächlich wirkt dabei sogar die Verpackung eines Lebensmittels, sodass ein mit kräftigen Farben präsentierter Joghurtbecher als fruchtiger schmeckend eingeschätzt wird als ein neutral verpackter Joghurt.

Neben erlernten Assoziationen zwischen der Farbe eines Nahrungsmittels und seiner ursprünglichen Geschmacksrichtung, scheint es evolutionär verankerte und durch Lernerfahrungen gefestigte Verbindungen von verdorbenen Speisen und ihrer entsprechenden Färbung zu geben.

> **Fallstudie**
>
> In einem sehr berühmten, eher erzählerisch überlieferten Experiment (Wheatley 1973) wurden Testesser in ein Restaurant eingeladen, dessen Beleuchtung so verändert werden konnte, dass auch die verzehrten Nahrungsmittel in einer anderen Farbe wahrgenommen wurden. Das servierte Menü aus Pommes und Steak erschien den mitmachenden Personen in dem normalen Restaurantlicht als völlig einwandfrei und appetitlich angerichtet. Ein Umstellen auf ein andersfarbiges Licht ließ die Pommes grün und das Steak blau erscheinen, was bei nahezu allen Testessern zu einem deutlich geringen Verzehr sowie teilweise sehr starken Ekelreaktionen, wie Übelkeit, Erbrechen usw. führte.

Eine natürliche bläuliche Verfärbung bei Fleisch und Fleischprodukten deutet auf einen fortschreitenden Zerfallsprozess und möglicherweise giftige Abbauprodukte hin. Lerntheoretische und evolutionäre Assoziationen lassen den Menschen die veränderte Farbe als Warnsignal wahrnehmen und mit Ekel reagieren – eine selbstschützende, gesunde Reaktion. Abneigungen, Ekel, aber auch Präferenzen für bestimmte Nahrungsmittel entstehen meist auf emotionaler Ebene und damit unbewusst. Die Testesser des oben beschriebenen Experiments bekamen keine Erklärung für den plötzlichen Farbwechsel, mussten sich die Veränderung also anhand eigener Erfahrungen oder evolutionär verankerter Zusammenhänge erklären. Gerade in solchen Situationen überwiegen unbewusste, emotionale sowie evolutionär verankerte Reaktionen, was die häufigen Ekelreaktionen der Testesser erklärt. Hätten die Probanden für das andersartige Aussehen vom Fleisch oder den Pommes eine andere glaubhafte Erklärung erhalten (z. B. eine neue Produktentwicklung auf Algenbasis) wären sehr wahrscheinlich weniger Ekelreaktionen, eventuell sogar geschmackliches Lob und Präferenz aufgetreten. Die evolutionär angelegte Assoziation zu grün und blau als mit dem Verderb eines Nahrungsmittels in Zusammenhang stehende Farben kann übergreifend als eher appetitdämpfende Wirkung der entsprechenden Lebensmittel beobachtet werden (zusammenfassend Spence 2018), wogegen ein eher rötliches, gelbes Licht Nahrungsmittel frischer und attraktiver wirken lässt und somit eher appetitsteigernd wirkt. Diese Assoziationen treffen vor allem bei natürlichen oder als solche wahrgenommenen Produkte zu. Bei als eher künstlich wahrgenommenen Nahrungsmitteln, wie Softdrinks, alkoholische Getränke, Bonbons oder Cornflakes, wirken intensive Farben auch in blau oder grün durchaus erfolgreich und verkaufsfördernd. Auch kann eine appetitdämpfende Wirkung blau erscheinender Nahrungsmittel bei Kindern seltener beobachtet werden, was die Vermutung einer Festigung durch zunehmende Erfahrungen unterstützt.

> ▶ **Beispiel**
>
> Familie Schmidt erledigt zusammen (Vater, Mutter, sechsjähriges Kind) den Wocheneinkauf. Um nichts zu vergessen, haben sie zuvor einen Einkaufszettel geschrieben, den sie jetzt gemeinsam abarbeiten. Herr Schmidt kommt mit einem Tetrapack Orangensaft zum Einkaufswagen, den seine Frau ihm mit den Worten „Wir nehmen doch immer den guten, in der Flasche" gleich wieder abnimmt. Leo, der Sohn der Familie Schmidt, steht währenddessen vor dem Regal mit den Cerealien und möchte unbedingt die mit dem Auto, seinem neusten Lieblingsfilm. Nachdem der richtige Orangensaft und die begehrten Cornflakes im Wagen sind, geht es weiter in Richtung Kühlregal – jeder soll sich seinen Lieblingsjoghurt aussuchen: Frau Schmidt wählt einen Joghurt mit grünem Schriftzug, weil „dieser gesünder sei". Leo möchte am liebsten einen Joghurt mit bunten Perlen im Deckel, seine Mutter überredet ihn aber zu einem mit roter Verpackung, weil der „besonders fruchtig" ist. Herr Schmidt schwankt zwischen einem Joghurt, der gerade im Angebot ist und seiner üblichen Marke, entscheidet sich dann aber für die Marke, weil „man hier weiß, was man hat". ◀

Das Beispiel zeigt einen kleinen Ausschnitt der unterschiedlichen Assoziationen an, die wir nicht nur mit dem Aussehen der Nahrungsmittel, sondern auch ihrer Verpackung und Herkunft verbinden. Einzelne der im Zusammenhang mit Farben, Verpackungsart, Hersteller, Produktname usw. angenommenen Erwartungen können gut benannt werden, andere bleiben unbewusst und beeinflussen damit die Nahrungsauswahl und -aufnahme unbemerkt. Da die meisten der Assoziationen aus Erfahrungen erlernt werden, können diese auch sehr individuell sein: So sorgt beispielsweise der für die Entwicklung des Essverhaltens sehr relevante Mere-Exposure-Effekt (siehe ▶ Abschn. 6.1) auch für die Bevorzugung bestimmter Farben, Produkte oder Marken, die in der Familie besonders häufig angeboten wurden bzw. vorhanden waren. Aber auch individuelle Erfahrungen wie besonders gute Erinnerungen an bestimmte Produkte oder Erlebnisse von Unwohlsein beeinflussen nicht nur die Präferenz für ein bestimmtes Nahrungsmittel, sondern können sich auch auf diesbezügliche Verpackungen (z. B. Glasflasche oder Tetrapack) oder Hersteller beziehen. So kann die im Beispiel angesprochene Präferenz für Orangensaft aus der Flasche auf ein individuelles Erlebnis mit einem nicht mehr guten Produkt zurückzuführen sein: Hierbei hätte sich dann die Abneigung nicht direkt auf das Lebensmittel, sondern die Verpackung übertragen – wahrscheinlich weil der Tetrapack als ursächlich für den schlechten Geschmack vermutet wurde. Neben individuellen Ausprägungen lassen sich aber auch übergreifende Zusammenhänge beobachten, die sich gehäuft zeigen. So sind Getränke (z. B. Saft, Wein) oder Milch in der Glasflasche meist teurer als im Tetrapack, was der Kunde automatisch mit einer höheren Qualität in Zusammenhang bringt. Die Erwartung einer höheren Qualität bei höherem Preis (Preis-Qualitäts-Relation) ist ein sehr häufiges Verbraucherverhalten, was vom Kunden (meist unbewusst) entweder mit dem einzelnen Produkt, der Marke oder auch einer als höherwertig wahrgenommenen Verpackung in Zusammenhang gebracht werden kann. Ein starker Einfluss kann dabei der *Marke* zugeschrieben werden. Über unterschiedliche Konsumbereiche hinweg, werden sogenannten Markenprodukten, also solche, die von einer bekannten Marke hergestellt und/oder vertrieben werden, eine höhere Qualität, längere Haltbarkeit, besserer Geschmack und mehr zugeschrieben. Auch wenn Analysen im Lebensmittelbereich die angenommene Preis-Qualitäts-Relation nicht unterstützen (z. B. Schulze et al. 2008), werden in vergleichenden Verkostungen mit Sichtbarkeit des Herstellers häufig Markenprodukte bevorzugt, während die Auswahl bei verblindeten Produkten weniger einheitlich ausfällt. Im Lebensmittelbereich trifft dies vor allem für Luxusgüter, wie Schokolade, Gummibärchen, Fertigpizza und ähnliches zu (z. B. Lowengart 2012; Kühn und Gallinat 2013), während bei den Grundnahrungsmitteln ein Markenvorteil seltener erwartet wird. Auch lässt sich ein subjektiv angenommener Qualitätsvorteil nicht immer direkt im Kaufverhalten ablesen. Beim Kauf wird die Auswahl nochmal stark vom Preis und dem zur Verfügung stehenden Einkommen beeinflusst, was gerade in schwierigen Haushaltszeiten zu einem höheren Verkauf der beispielsweise Eigenmarken oder No-Name-Produkte führt. Die geschmacklich erwartete Höherwertigkeit der Markenprodukte bleibt hierbei aber unverändert. Im oberen Beispiel wählt Herr Schmidt seinen Joghurt aufgrund der Herkunftsmarke aus, weil „man hier weiß, was man hat". Dieses Vertrauen lässt sich auf der einen Seite mit der erwarteten Preis-Qualitäts-Relation, auf der anderen Seite aber auch mit der Vertrautheit von Markenprodukten durch beispielsweise konstante Sichtbarkeit im Ladenregal, regelmäßige Werbung usw. erklären. Hier wird das Vertrauen des Verbrauchers ebenfalls im Sinne des Mere-Exposure-Effekts über den regelmäßigen Kontakt mit positiven Konsequenzen (z. B. auch durch positive Werbedarstellung) gestärkt, die vom Verbraucher möglicherweise auch auf andere Produkte der Marke übertragen werden. Frau Schmidt wählt ihren Joghurt eher aufgrund eines gesundheitlich orientierten Motivs und verbindet dies mit einer grünen Farbe im Schriftzug. Auch für diese Entscheidung kann ein soziokulturelles Lernen als Ursache angenommen werden: Grüne Verpackungen, Schriftzüge oder ähnliches werden mit Natur assoziiert und besonders häufig für Produkte verwendet, die mit einer Bio-Herkunft oder gesundheitsbezogenen Aspekten werben. Dabei wirkt zum einen die natürliche Assoziation der Farbe Grün mit Naturbelassenheit und Natur, aber auch die Erfahrung, entsprechende Produkte vorwiegend in grüner Verpackung zu sehen. Ein ähnliches Prinzip wirkt bei der Auswahl des Joghurts für Leo. Hier ist es die rote Farbe der Verpackung, die unbewusst mit einem höheren Früchteanteil und damit auch einem fruchtigeren Geschmack assoziiert ist. Bei der letztendlichen Wirkung auf das Kaufverhalten und den Nahrungskonsum sind Interaktionen zwischen individuellen Vorlieben, Einstellungen, Erfahrungen und Erwartungen ausschlaggebend und führen so zu personenabhängigen Unterschieden: Zum Beispiel werden helle und blasse Farben von weniger gesundheitsbewussten Verbrauchern mit einem weniger intensivem Geschmack, von eher gesundheitsbewussten Verbrauchern aber mit gesünderen Produkten assoziiert (z. B. Mai et al. 2016).

9.2 Erwartungen

Das Aussehen eines Nahrungsmittels, seine Verpackung, Werbebotschaften oder auch ernährungsbezogene Informationen in verschiedenen Medien erzeugen meist unbewusste Erwartungen, die wir aufgrund von eigenen Erfahrungen, beobachteten oder angenommenen Assoziationen erlernen und infolge unseren jeweiligen Appetit, Präferenzen und Nahrungsaufnahme beeinflussen können. Im Bereich der Ernährung werden wir insgesamt mit vielen gesundheitsbezogenen Informationen oder Deklarationen konfrontiert, die beispielsweise für eine geringere Zucker-, Fett- oder Salzaufnahme stehen. Diese Hinweise können bereits aufgrund des sehr häufigen Anblicks auf Lebensmittelprodukten, Werbeplakaten und ähnlichem eine gewisse Norm erzeugen. Als soziale Norm werden sich implizit aus der stetigen Anwesenheit sowie erwarteten oder bereits erlebten Konsequenzen entwickelnde Regeln oder Vorstellungen bezeichnet (siehe auch ▶ Kap. 3 und 6). Die Fülle von auf die Gesundheit bezogenen Hinweisen auf zahlreichen Produkten des Lebensmittelbereiches (z. B. „hoher Proteingehalt", „fettarm", „ohne Zucker") suggerieren dem Verbraucher eine Art Soll-Ernährung und verstärken die entsprechende Norm, da mit dem Hinweis automatisch auch die Notwendigkeit einer Verbesserung angenommen wird. Gleichzeitig erzeugen die Hinweise eine Art Rechtfertigungsdruck, wodurch die entsprechenden Produkte als gesünder wahrgenommen werden (z. B. Aschemann-Witzel 2010).

▶ **Beispiel**

Gerd ist mit seinem Partner im Supermarkt unterwegs. Beide essen gern, wollen sich dabei aber auch gesund halten und probieren gern Neues aus. Aktuell fallen ihnen viele proteinreiche und glutenfreie Produkte auf. Gerd geht regelmäßig ins Fitnessstudio und hat dort bereits viele proteinangereicherte Produkte kennengelernt. Einige der dort ebenfalls trainierenden Sportler halten sich an solche Produkte, um schnell und sichtbar Muskeln aufzubauen. Da er selbst aber vor allem an seiner Fitness interessiert ist, hält er zusätzliche Proteinanreicherungen bei einer ausgewogenen Ernährung für nicht nötig. Die glutenfreien Produkte im Supermarkt interessieren die beiden jedoch und sie beschließen sich ein bisschen mehr zu informieren. Wieder zu Hause ergibt eine kurze Internetrecherche viele Nachteile durch Gluten und sie finden einige Berichte von Personen, die sich nach dem Verzicht auf Gluten fitter und gesünder fühlen. Die Berichte sprechen die beiden an und so landen beim nächsten Einkauf auch einige glutenfreie Produkte im Wagen. ◀

Das Beispiel zeigt, dass ein Produktaufdruck oder eine Werbebotschaft generell Erwartungen auslöst, die auf der unbewussten Annahme einer Verbesserung basieren. Selbst wenn die reduzierten, entfernten oder zugesetzten Inhaltsstoffe dem Kunden unbekannt sind, wird automatisch ein positiver Effekt erwartet und die Wahrscheinlichkeit eines Kaufs steigt. Das obere Beispiel zeigt auch auf, dass kritische Kunden, die sich mehr informieren wollen, aufgrund der Fülle der sehr unterschiedlichen Informationen meist Bestätigungen in jegliche Richtung finden (je nach Suchanfrage). Glutenfreie Produkte, die ursprünglich für eine kleine Personengruppe der Zöliakie-Erkrankten entwickelt und hergestellt wurden, werden so beispielsweise auch für eine größere Gruppe attraktiv, obwohl ihr gesundheitlicher Nutzen bei nicht vorhandener Zöliakie umstritten ist (zusammenfassend Lerner et al. 2019). Neben der Reduktion von Inhaltsstoffen kann auch der Zusatz von anderen Stoffen die Präferenz und Nahrungsaufnahme beeinflussen. Auch wenn Gerd aus dem oberen Beispiel die als proteinhaltig beworbenen Produkte für sich als unnötig befunden hat, wirkt dieser Zusatz gerade bei generell eher als ungesund geltenden Speisen (z. B. Pudding, Eis) verkaufsfördernd. Auf Grundlage der zuvor beschriebenen Norm einer gesunden Ernährungsweise fällt dem Verbraucher die Nahrungsentscheidung leichter, wenn das Nahrungsmittel als gesünder angenommen wird (z. B. Fernan et al. 2018). Dieser Effekt verstärkt sich bei ungesunden Nahrungskategorien, die so als weniger problematisch für die eigene Gesundheit wahrgenommen und dadurch eher vermehrt verzehrt werden (z. B. Beltrá et al. 2024).

Der beschriebene Effekt gesundheitsbezogener Produktinformationen lässt sich allerdings nicht generell übertragen. Wie bereits beschrieben, können bestimmte Speisedarstellungen oder Werbebotschaften die Präferenz bzw. Nahrungsaufnahme erhöhen. Während mit einem ansprechenderen Aussehen des Produkts oder der Verpackung automatisch die Erwartung an einen besseren Geschmack verknüpft ist, kann dies bei als besonders gesund beworbenen Produkten genau anders herum sein. Die als *unhealthy-tasty-Intuition* bekannte Heuristik (siehe auch ▶ Abschn. 7.1) begründet Befunde nach denen Produkte, die als besonders gesund angepriesen wurden, gegenüber solchen, die als schmackhaft beworben wurden, weniger präferiert wurden (z. B. Garaus und Lalicic 2021; Raghunathan et al. 2006; Lassen et al. 2016). Die Heuristik basiert auf der bereits beschriebenen Erwartung eines besseren Geschmackserlebnisses, wobei eine solche Erwartung durch Erfahrungen, evtl. auch Werbebilder für eher ungesunde Speisen, verstärkt wird. Umgekehrt wird die Erwartung auch durch negative Erfahrungen mit als gesund beworbenen Nahrungsmitteln oder deren möglicherweise anderes Aussehen (z. B. dunkle Vollkornnudeln, grauer Fleischersatz) unterstützt. Zudem kann die soziale Norm einer möglichst gesunden Ernährung auch zur Abwehr dieser wahrgenommenen Verpflichtung führen, gerade wenn man die zahlreichen Hinweise als großen Druck und Kritik an der eigenen Ernährung versteht (siehe ▶ Abschn. 19.4). Da Essensentscheidungen vorwiegend emotional getroffen werden, würde die Präferenz für das als ungesünder wahrgenommene Produkt verstärkt und die für das als gesünder wahrgenommene verringert werden. Das Angebot von bereits bekannten, auch optisch identischen Produkten, die durch eine Reduktion oder den Zusatz von Inhaltsstoffen als gesünder wahrgenommen werden, haben den Vorteil schon vorher beliebt gewesen zu sein, sodass die unhealthy-tasty-Intuition hier weniger Wirkung zeigt.

9.3 Verfügbarkeit

Bei dem Einfluss des Aussehens von Nahrungsmitteln wurde bereits die Größe thematisiert, wobei ein größeres Produkt in der Regel bevorzugt wird. Die jeweilige Portionsgröße beeinflusst aber nicht nur die Präferenz, sondern auch die aufgenommene Menge an Nahrung in relevanter Art und Weise, was schon in vielen Experimenten (z. B. Wansink et al. 2005) nachdrücklich nachgewiesen werden konnte.

9

Verschiedene Personen wurden zu einem Geschmacksexperiment eingeladen, bei dem ihnen ein Teller Suppe präsentiert wurde, den es geschmacklich einzuschätzen galt. Allen Personen wurde gesagt, dass sie von der angebotenen Suppe so viel essen durften wie sie wollten, es wäre immer genug da. Einige der Teilnehmenden bekamen im Rahmen des Experiments einen normal großen Suppenteller präsentiert, in dem sich die zur Geschmacksbeurteilung anstehende Suppe befand. Bei anderen wurde die Suppe in einem optisch gleichen Teller serviert, der jedoch verdeckt an einen weiteren Behälter angeschlossen war, sodass die Suppe im Teller sich kontinuierlich wieder auffüllte (siehe ◘ Abb. 9.1).

Was die Teilnehmenden nicht wussten war, dass die Geschmacksbeurteilung lediglich eine vorgeschobene Aufgabe war, es den Forschenden aber vor allem um die verzehrte Menge im Vergleich zwischen dem normalen und dem sich nachfüllenden Teller ging. Tatsächlich verzehrten die Teilnehmenden, denen die Suppe im sich nachfüllenden Teller serviert wurde, durchschnittlich 73 % mehr als die andere Gruppe, ohne sich in einer anschließenden Befragung als satter oder voller wahrzunehmen.

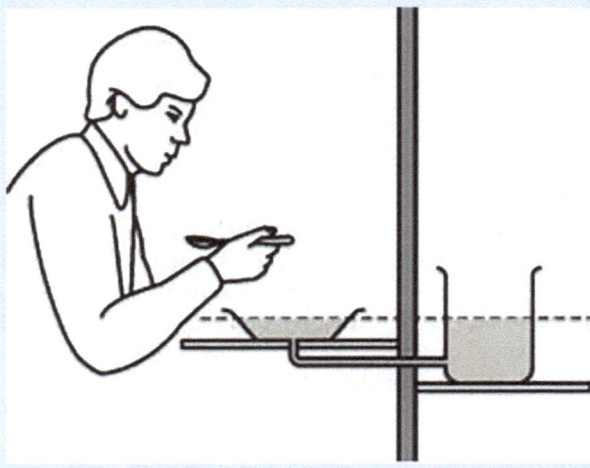

◘ **Abb. 9.1**   Trickteller. (Nach Pudel und Westenhöfer 1998)

Zu dem beschriebenen Experiment gibt es zahlreiche Wiederholungen und Varianten, immer mit dem gleichen Ergebnis: Werden größere Portionen angeboten, wird auch mehr davon verzehrt. Im Durchschnitt erhöht sich der Konsum um 35 % bei Verdopplung der Portionsgröße (zusammenfassend Zlatevska et al. 2014). Der beobachtete Effekt basiert auf der bereits beschriebenen Tatsache, dass Menschen sich beim Essen vorrangig auf ihre visuelle Wahrnehmung verlassen. Neben dem Aussehen und der diesbezüglichen Erwartung an den Geschmack, wird mit der dargebotenen Portion auch eine Erwartung an die zu verzehrende Menge gesetzt, wodurch andere Sinne, wie das Sättigungsempfinden nachrangig beachtet werden. Die automatisierte und damit auch unbewusste Beeinflussung durch die dargebotene Portion ist dabei so stark, dass er sogar auf weniger schmackhafte Nahrungsmittel zutrifft, wie eine Kino-Studie (Wansink und Kim 2005) zeigen konnte: Hier wurde nicht mehr frisches Popcorn in unterschiedlichen Portionsgrößen angeboten und obwohl alle Teilnehmenden das Popcorn als alt und wenig schmackhaft bezeichneten, aßen die Teilnehmer mit der großen Portion durchschnittlich 34 % mehr als die mit der mittleren Portion. Der beschriebene Effekt gilt dabei nicht nur für Speisen, sondern auch Getränke.

Neben der Gesamtgröße der angebotenen Portion scheint aber auch die Größe der einzelnen Nahrungsmittel relevant zu sein. So verzehren Kinder und Erwachsene beispielsweise insgesamt weniger von angebotenen Snacks, wenn Kekse halbiert oder kleinere Schokoladenstücke vorhanden sind (z. B. van Kleef et al. 2014). Die Ergebnisse sind unabhängig davon, ob es sich um verpackte oder unverpackte Nahrungsmittel handelt, sodass man von einer psychologischen Wirkung des „häufiger Zugreifens" ausgeht, die den Konsumenten bei kleineren Lebensmittelgrößen früher das Gefühl gibt, geschmacklich befriedigt zu sein. Tatsächlich schätzen Probanden ihren Kalorienkonsum bei dem Verzehr kleinerer Stücke auch höher ein als wenn sie eine vergleichbare Kalorienmenge in größeren Stücken verzehrt hatten.

Neben der Portionsgröße beeinflusst auch die Erreichbarkeit von Nahrungsmitteln unser Essverhalten. Das Prinzip entspricht dem der grundsätzlichen Verfügbarkeit (siehe ▸ Abschn. 6.5), wird hier aber nicht auf das grundsätzlich vorhandene Nahrungsangebot, sondern die situative Verfügbarkeit angewandt. Insgesamt gilt jedoch der gleiche Grundsatz, dass leichter verfügbare Nahrungsmittel (also solche die leichter und damit auch häufiger wahrzunehmen sind) mehr gemocht und in größerer Menge gegessen werden. Schwerer verfügbare Nahrungsmittel, also beispielsweise ein größerer Abstand zwischen möglichen Snacks und der Person, verringern den entsprechenden Konsum (zusammenfassend Hollands et al. 2019). Dies gilt beispielsweise auch für die Verfügbarkeit in einem Raum, wie sich in einem Experiment von Painter und Kollegium (2002) zeigt:

> **Fallstudie**
>
> In diesem Experiment erhielten Sekretärinnen jeweils eine Schüssel mit 30 Schokoladenbonbons, die über vier Wochen an drei verschiedenen Positionen (auf dem Schreibtisch, in einer Schublade oder zwei Meter entfernt) platziert wurden. Die Ergebnisse zeigten einen klaren Zusammenhang zur Entfernung: Bei Platzierung auf dem Schreibtisch wurden durchschnittlich 9 Bonbons pro Tag gegessen. Wurde die Schüssel in der Schublade platziert, wurden 6 und bei der Platzierung in zwei Metern Entfernung nur 3,5 Bonbons pro Tag verzehrt.

Diese Resultate verdeutlichen, wie Sichtbarkeit und Zugänglichkeit von Snacks deren Konsum beeinflussen. Die Schokoladenbonbons auf dem Schreibtisch sind im Gegensatz zu den anderen Platzierungen kontinuierlich sichtbar und aktivieren damit auch diesbezügliche Assoziationen, die den Appetit möglicherweise erhöhen. Und der direkt verfügbare Anblick bringt besagte Assoziationen oder Erinnerungen an den Geschmack jederzeit wieder auf, selbst wenn sich die Sekretärinnen gerade konzentriert einer bestimmten Arbeit zugewandt hatten. Die zwei Meter entfernten

Bonbons mögen zwar auch sichtbar sein, liegen aber nicht ständig im Blickfeld, so-dass Assoziationen nur zeitweise aktiviert werden. Zudem ist das Erreichen mit mehr Aufwand und Anstrengung verbunden. Auch wenn die Anstrengung als eher gering zu bezeichnen ist, ist damit trotzdem die bewusste Entscheidung dazu verbunden, einen Bonbon zu holen und zu essen. Die Ergebnisse unterstreichen den starken Einfluss von Umgebungsvariablen, die sowohl individuelle Vorhaben als auch öffentliche Maßnahmen zur Veränderung von Ernährungsgewohnheiten unterstützen oder behindern können. So kann im obigen Beispiel die gezielte Platzierung von Snacks außer Sichtweite dabei helfen, das eigene Essverhalten gesünder zu gestalten. Andersherum gilt dies aber auch für die Platzierung gesünderer Snacks im nahen Umfeld: Es wird beispielsweise mehr Wasser getrunken, wenn es sich schon auf dem Schreibtisch befindet, oder mehr Obst verzehrt, wenn dieses sichtbar platziert (z. B. in einer Obstschale) und/oder in direkt verzehrbarer Form angeboten wird (zusammenfassend Meiselman 2006).

Die beschriebenen Zusammenhänge können neben dem privaten Umfeld auch im öffentlichen Bereich zur Unterstützung gesundheitsförderlichen Verhaltens eingesetzt werden. Hierbei wird der Begriff des Nudging (siehe ▶ Abschn. 19.3) geprägt. Beim Nudging handelt es sich um eine Form der *verhaltensbezogenen Steuerung*, die auf impliziten Einflüssen auf den menschlichen Entscheidungsverlauf beruht. So beeinflussen vor allem die Sichtbarkeit und schnelle Verfügbarkeit die unbewusste Auswahl von Nahrungsmitteln, was beispielsweise dazu führt, dass längeres Stehen an der Kasse die Wahrscheinlichkeit für Spontankäufe der sich dort befindlichen Produkte erhöht. Nudging beschreibt eine gezielte, subtile Veränderung in der Entscheidungsarchitektur, die das Verhalten von Menschen in vorhersehbarer Weise beeinflusst, ohne dabei die generelle Wahlfreiheit einzuschränken oder ökonomische Anreize maßgeblich zu verändern. Die Wirksamkeit von Nudging-Elementen zur Förderung gesünderer Kauf- und Essensentscheidungen konnte in Settings wie Schulmensen, Restaurants oder Supermärkten bereits belegt werden (zusammenfassend Broers et al. 2017). Beispielsweise konnte in einer studentischen Cafeteria gezeigt werden, dass ein geringfügiges Verstellen der Snack-Angebote (d. h. statt direkt an der Kasse zugreifen zu können, hätten die Studierenden 35 Meter zum betreffenden Regal laufen müssen) die Nachfrage auf nahezu null reduzierte (zusammenfassend Meiselman 2006). Mehr zu den Möglichkeiten, wie diese Zusammenhänge auch im Sinne der Entwicklung oder Stabilisierung eines gesunden Essverhaltens genutzt werden können, wird im ▶ Abschn. 19.3 erläutert.

9.4 Anwesenheit Anderer

Ein wichtiger Beeinflussungsfaktor ist neben den direkt oder indirekt mit dem Lebensmittel in Zusammenhang stehenden Aspekten auch die Anwesenheit anderer Menschen. Essen wird als eine soziale Aktivität angesehen, also häufig mit anderen gemeinsam geplant oder auch spontan zelebriert wird. De Castro und Kollegin haben hat als eine der ersten Autoren im Rahmen einiger Tagebuchstudien gezeigt, dass Menschen in Gruppen in der Regel mehr essen als allein. Er hat in diesem Kontext den Begriff der „sozialen Erleichterung" geprägt, nach der Mahlzeiten in Gesellschaft infolge des Austausches länger dauern und so zu einer erhöhten Nahrungsaufnahme führen. Seine Studien zeigten (Castro und Castro 1989), dass der beschriebene Effekt bei allen Mahlzeitentypen, an Wochentagen und Wochenenden, bei Mahlzeiten mit und ohne Alkohol sowie zu Hause und in Restaurants auftritt – also ein genereller Effekt zu sein scheint. Spätere Studienergebnisse grenzten den Effekt der sozialen Erleichterung auf vor allem Freunde ein, gemeinsame Essen mit Bekannten oder Fremden waren demnach nicht mit einer höheren Nahrungsaufnahme assoziiert (zusammenfassend Ruddock et al. 2019).

? Verständnisfragen zur Selbstüberprüfung

1. Warum bevorzugen Menschen eher symmetrische Formen und welche Auswirkungen hat diese Präferenz beim Obst- und Gemüseeinkauf?
2. Warum fällt es so schwer, eingefärbte Produkte geschmacklich richtig einzuordnen?
3. In welcher Form spielt die Farbe der Verpackung bei der Nahrungsauswahl eine Rolle?
4. Erläutern Sie, warum mit steigender Portionsgröße auch die Menge der verzehrten Nahrung steigt.
5. Wie kann der Zusammenhang zwischen der Verfügbarkeit von Nahrungsmitteln und ihrem Konsum für die Gestaltung von Mensen oder Cafeterias genutzt werden?

Literatur

Aschemann-Witzel J. Consumer acceptance of food with claims: studies on consumer protection. Ernährungs Umschau. 2010;57(5):238–42.

Beltrá M, Borrás F, Ropero AB. Are Foods with Protein Claims Healthy? A Study of the Spanish Market. Nutrients. 2024; 16(24):4281. https://doi.org/10.3390/nu16244281

Broers VJV, De Breucker C, Van den Broucke S, Luminet O. A systematic review and meta-analysis of the effectiveness of nudging to increase fruit and vegetable choice. Eur J Public Health. 2017;27(5):912–20. https://doi.org/10.1093/eurpub/ckx085.

Califano G, Spence C. Assessing the visual appeal of real/AI-generated food images. Food Qual Prefer. 2024;116:105149. https://doi.org/10.1016/j.foodqual.2024.105149.

Campos AC, De Oliveira Santini F, Perin MG, Ladeira WJ. Effects of abnormally shaped fruits and vegetables on consumer's willingness to buy: a meta-analytic study. J Soc Mark. 2022;12(4):123–45. https://doi.org/10.1108/JSOCM-08-2021-0178.

de Castro JM, de Castro ES. Spontaneous meal patterns of humans: influence of the presence of other people. Am J Clin Nutr. 1989;50(2):237–47. https://doi.org/10.1093/ajcn/50.2.237.

Fernan C, Schuldt JP, Niederdeppe J. Health halo effects from product titles and nutrient content claims in the context of "Protein" bars. Health Commun. 2018;33(12):1425–33.

Garaus M, Lalicic L. The unhealthy-tasty intuition for online recipes – when healthiness perceptions backfire. Appetite. 2021;159:105066. https://doi.org/10.1016/j.appet.2020.105066.

Hagen L. Pretty healthy food: how and when aesthetics enhance perceived healthiness. J Mark. 2021;85(2):129–45. https//doi.org/10.1177/0022242920944384.

Hollands GJ, Carter P, Anwer S, King SE, Jebb SA, Ogilvie D, Shemilt I, Higgins JPT, Marteau TM. Altering the availability or proximity of food, alcohol, and tobacco products to change their selection and consumption. Cochrane Database Syst Rev. 2019;9(9):CD012573. https://doi.org/10.1002/14651858.CD012573.pub3.

Johnson J, Clydesdale FM. Perceived sweetness and redness in colored sucrose solutions. J Food Sci. 1982;47(3):747–52. https://doi.org/10.1111/j.1365-2621.1982.tb12706.x.

Kühn S, Gallinat J. Does taste matter? How anticipation of cola brands influences gustatory processing in the brain. PLoS One. 2013;8(4):e61569. https://doi.org/10.1371/journal.pone.0061569.

Langlois JH, Kalakanis L, Rubenstein AJ, Larson A, Hallam M, Smoot M. Maxims or myths of beauty? A meta-analytic and theoretical review. Psychol Bull. 2000;126(3):390–423. https://doi.org/10.1037/0033-2909.126.3.390.

Lassen AD, Lehmann C, Andersen EW, Werther MN, Thorsen AV, Trolle E, et al. Gender differences in purchase intentions and reasons for meal selection among fast food customers – opportunities for healthier and more sustainable fast food. Food Qual Prefer. 2016;47:123–9. https://doi.org/10.1016/j.foodqual.2015.06.011.

Lerner BA, Green PHR, Lebwohl B. Going against the grains: Gluten-free diets in patients without celiac disease – worthwhile or not? Digestive Diseases and Sciences. 2019;64(7):1740–7. https://doi.org/10.1007/s10620-019-05663-x.

Lowengart O. The effect of branding on consumer choice through blind and non-blind taste tests. Innovative Marketing. 2012;8(4):7–18.

Mai R, Symmank C, Seeberg-Elverfeldt B. Light and pale colors in food packaging: when does this package cue signal superior healthiness or inferior tastiness? J Retail. 2016;92(4):426–44.

Meiselman HL. The role of context in food choice, food acceptance and food consumption. In: Shepherd R, Raats M, Herausgeber. The psychology of food choice. Wallingford: CABI; 2006. S. 179–199. https://doi.org/10.1079/9780851990323.0179.

Oberfeld D, Hecht H, Allendorf U, Wickelmaier F. Ambient lighting modifies the flavor of wine. J Sens Stud. 2009;24(6):797–832. https://doi.org/10.1111/j.1745-459X.2009.00239.x.

Painter JE, Wansink B, Hieggelke JB. How visibility and convenience influence candy consumption. Appetite. 2002;38(3):237–8. https://doi.org/10.1006/appe.2002.0485.

Pudel V, Westenhöfer J. Ernährungspsychologie: Eine Einführung. 2. Aufl. Göttingen: Hofgrefe Verlag für Psychologie; 1998.

Raghunathan R, Naylor RW, Hoyer WD. The unhealthy = Tasty intuition and its effects on taste inferences, enjoyment, and choice of food products. J Mark. 2006;70(4):170–84. https://doi.org/10.1509/jmkg.70.4.170.

Rhodes G, Proffitt F, Grady JM, Sumich A. Facial symmetry and the perception of beauty. Psychon Bull Rev. 1998;5(4):659–69. https://doi.org/10.3758/BF03208842.

Ruddock HK, Brunstrom JM, Vartanian LR, Higgs S. A systematic review and meta-analysis of the social facilitation of eating. Am J Clin Nutr. 2019;110(4):842–61. https://doi.org/10.1093/ajcn/nqz155.

Russell SJ, Croker H, Viner RM. The effect of screen advertising on children's dietary intake: a systematic review and meta-analysis. Obes Rev. 2018;20(4):554–68. https://doi.org/10.1111/obr.12812.

Schulze H, Spiller A, Bohm J, de Witte T Ist Geiz wirklich geil? Preis-Qualitäts-Relationen von Hersteller- und Handelsmarken im Lebensmittelmarkt. Journal of Agricultural Economics, 2008; 57(6). https://doi.org/10.52825/gjae.v57i6.17172008.

Spence C. What is so unappealing about blue food and drink? International Journal of Gastronomy and Food Science. 2018;14:1–8. https://doi.org/10.1016/j.ijgfs.2018.08.001.

Van Kleef E, Kavvouris C, van Trijp HCM. The unit size effect of indulgent food: how eating smaller sized items signals impulsivity and makes consumers eat less. Psychol Health. 2014;29(9):1081–103. https://doi.org/10.1080/08870446.2014.909426.

Wansink B, Kim J. Bad popcorn in big buckets: portion size can influence intake as much as taste. J Nutr Educ Behav. 2005;37(5):242–5. https://doi.org/10.1016/s1499-4046(06)60278-9.

Wansink B, Painter JE, North J. Bottomless bowls: why visual cues of portion size may influence intake. Obes Res. 2005;13(1):93–100. https://doi.org/10.1038/oby.2005.12.

Wheatley J. Putting colour into marketing. Marketing. 1973; 67:24–29.

Zlatevska N, Dubelaar C, Holden SS. Sizing up the effect of portion size on consumption: a meta-analytic review. J Mark. 2014;78(3):140–54. https://doi.org/10.1509/jm.12.0303.

Nahrungsbezogene Einflüsse auf die Psyche

Unsere Gesundheit wird zu einem wesentlichen Teil auch von dem beeinflusst, was wir an Nahrung zu uns nehmen. Davon ist aber nicht nur die physiologische, sondern auch die mentale Gesundheit betroffen. Psyche und Essverhalten beeinflussen sich dabei gegenseitig.

Aufgrund der Komplexität der Wirkungswege und Zusammenhänge gibt es noch viele offene Forschungsfragen in diesem Gebiet. Die vorliegenden Kapitel können dementsprechend nur Einblicke zum Zusammenhang zwischen der individuellen Nahrungsaufnahme und der Psyche geben, bereits bekannte Wirkungswege und mögliche Ansätze beschreiben und sich mit den Auswirkungen auf Stress und psychische Störungen beschäftigen.

Inhaltsverzeichnis

Wirkungswege des Essverhaltens auf die psychische Gesundheit

Inhaltsverzeichnis

Die von uns verzehrten Speisen und unser Muster an Essverhalten beeinflussen nicht nur die körperliche, sondern auch die psychische Gesundheit. Neben assoziativen Mechanismen, die durch Erinnerungen oder Erwartungen unser situatives Wohlbefinden beeinflussen, beeinflusst die aufgenommene Nahrung auch über verschiedene physiologische Wirkungsmechanismen, wie Neurotransmitter, Hormone, die Darm-Hirn-Achse und andere, die psychische Gesundheit eines Menschen. Auch wenn die Zusammenhänge aufgrund zahlreicher Wechselwirkungen und individueller Auswirkungen nicht immer eindeutig sind, lohnt sich im Sinne der psychischen Gesundheitsförderung ein Blick auf die vorhandenen Prinzipien und mögliche abzuleitende Ernährungsempfehlungen.

Der Satz „Sage mir, was du isst, und ich sage dir, was du bist" wurde vermutlich 1825 erstmalig beim Philosophen Jean Anthelme Brillat- Savarin erwähnt und belegt bereits frühe Annahmen zu einem Zusammenhang zwischen unserer Nahrungsaufnahme und psychologischen Aspekten. Heute kann man übergreifend feststellen, dass eine ausgewogene Ernährung über Einflüsse auf das Verdauungssystem, das Immunsystem, die Haut und vieles mehr, nicht nur die körperliche Gesundheit eines Menschen positiv beeinflusst, sondern auch in der Lage ist, Stimmungen, das individuelle Wohlbefinden und die langfristige Lebensqualität positiv zu unterstützen.

Bevor auf die entsprechenden Zusammenhänge zur Ernährung näher eingegangen wird, sollen die Begriffe „psychische Gesundheit" und „Wohlbefinden" spezifiziert werden. Psychische Gesundheit (auch als seelische oder mentale Gesundheit, engl. „mental health", bezeichnet) wird von der WHO (2020) als ein Zustand des seelischen Wohlbefindens definiert, in dem eine Person ihre Fähigkeiten ausschöpfen, die normalen Lebensbelastungen bewältigen, produktiv arbeiten und einen Beitrag zur Gemeinschaft leisten kann. Beeinträchtigungen der psychischen Gesundheit reichen von leichten Einschränkungen des seelischen Wohlbefindens bis zu schweren psychischen Störungen. Sie gehen mit individuellen und gesellschaftlichen Folgen einher und beeinflussen die körperliche Gesundheit, das Gesundheitsverhalten und somit das allgemeine Wohlbefinden. Wohlbefinden als Oberbegriff wird als „Zustand des vollständigen körperlichen und sozialen Wohlbefindens" (WHO, 1948) verstanden, wobei sowohl physiologische als auch soziale und psychische Faktoren berücksichtigt werden. Die psychische und körperliche Gesundheit sind somit wesentliche Voraussetzungen von Lebensqualität, Leistungsfähigkeit, sozialer Teilhabe und dem Wohlbefinden. Die psychische Gesundheit des Einzelnen ist nicht nur für sein individuelles Wohlbefinden, sondern auch die Funktionsfähigkeit von Arbeitsmarkt und Gesellschaft von großer Bedeutung. In Deutschland gehen ca. 15 % aller Fehltage auf psychische Probleme zurück, wobei die Erkrankungsdauer gegenüber somatischen Erkrankungen deutlich länger ist (BMG, 2025). Insgesamt ist eine steigende Belastung der psychischen Gesundheit zu beobachten, wodurch nicht nur die Lebensqualität der Menschen beeinträchtigt wird, sondern durch mit der Behandlung psychischer Probleme und den einhergehenden Fehltagen und Produktivitätsverlust auch hohe gesellschaftliche Kosten verbunden sind. Langfristig reduzieren psychische Belastungen auch das gesamtgesellschaftliche Engagement, wodurch beispielsweise weniger Sportvereine, Seniorenbetreuungen und anderes in allgemeinnütziger Arbeit angeboten werden. Zudem machen Zusammenhänge zwischen der psychischen Gesundheit von Eltern und deren heranwachsenden Kindern die langfristigen Folgen auch auf nachfolgende Generationen deutlich. Die genannten Faktoren verdeutlichen die Relevanz der Reduktion bzw. Prävention psychischer Belastungen und Probleme, weswegen auch die Rolle der Ernährung als Alltagsverhalten zunehmend zum Forschungsinteresse wurde.

Die Wechselwirkungen zwischen Essverhalten und Psyche sind komplex und multifaktoriell, wobei neben einzelnen Lebensmitteln und Nährstoffen auch das gesamte Ernährungsmuster sowie individuelle Prädispositionen relevant zu sein scheinen. Bereits mit der Idee zu einer Nahrungsaufnahme startet der Verdauungsprozess, in dessen Zuge Neurotransmitter, Hormone usw. mit verschiedenen Stoffwechsel- und Gehirnfunktionen interagieren und so auch die psychische Gesundheit beeinflussen (zusammenfassend Linsmayer et al. 2024).

■ Abb. 10.1 zeigt eine grobe Übersicht der den Zusammenhang zwischen Ernährung und Wohlbefinden vermittelnden Faktoren, die unterschiedliche Ebenen (z. B. immunologische, hormonelle, neuronale, Prozesse) betreffen und miteinander in Wechselwirkung stehen.

Vom Gehirn ausgehend werden bei der Nahrungsaufnahme wahrgenommene Stimmungen mit Geschmack, Geruch, Textur und Aussehen der Speisen assoziiert gespeichert (Speicherung von Assoziationen). Gleichzeitig werden mit den Speisen sowie entsprechenden Werbebotschaften verbundene Erwartungen, Erinnerungen und Assoziationen beim Verzehr aktiviert und beeinflussen das aktuelle sowie spätere Wohlbefinden (assoziativer Einfluss). Auch psychosoziale Faktoren, wie Stress, Entspannung, Selbstwahrnehmung u. a. wirken sich auf das Essverhalten und das damit

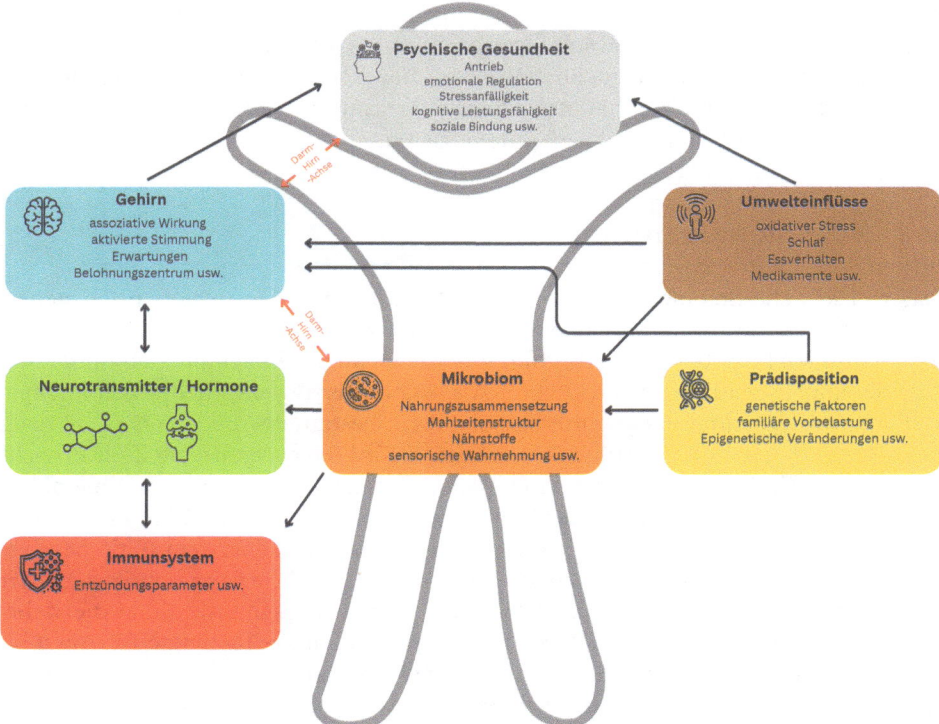

■ **Abb. 10.1**   Überblick zum Zusammenhang zwischen Ernährung und Wohlbefinden vermittelnder Faktoren. (In Anlehnung an Adan et al. 2019)

verbundene psychische Befinden aus. Neben diesen eher **assoziativen Verbindungen** wird die psychische Gesundheit auch durch ein komplexes Gefüge aus Neurotransmittern und Hormonen beeinflusst, die sowohl unseren Antrieb als auch Entspannung, Motivation und vieles mehr regulieren. Die mit der Nahrung aufgenommenen Vitamine, Mineralstoffe, Amino- und Fettsäuren sind dabei essenziell für die Synthese und Funktionen von **Neurotransmittern und Hormonen** und beeinflussen so auch die entsprechenden mentalen Effekte. Die Nährstoffzusammensetzung der verzehrten Speisen kann aber auch direkt (z. B. über das Belohnungszentrum) zur Aktivierung von bestimmten Neurotransmittern (z. B. Dopamin) und der entsprechenden Beeinflussung der Psyche führen. Ein weiterer Wirkmechanismus verläuft über die **Darm-Hirn-Achse**, über die das Mikrobiom mit dem zentralen Nervensystem verbunden ist. Das individuelle Essverhalten beeinflusst über das sich dadurch verändernde Darmmikrobiom die Produktion von Neurotransmittervorstufen, das Immunsystem und vieles mehr. Eine ein gesundes Mikrobiom fördernde Ernährung beeinflusst so auch die psychische Gesundheit positiv. Über das Mikrobiom, **oxidativen Stress** und die Beeinflussung von Entzündungsmarkern wirken sich die Art der Nahrungszusammensetzung und das Essverhalten also ebenfalls auf das Immunsystem und die psychische Gesundheit aus.

Insgesamt beeinflusst unser individuelles Essverhalten über verschiedene Wege das Zusammenspiel neuronaler, biochemischer sowie immunologischer Prozesse und damit auch die mentale Gesundheit. Der direkte Einfluss auf die psychische Gesundheit gestaltet sich aufgrund von genetischen Prädispositionen sowie komplexen Wechselwirkungen sehr individuell (zusammenfassend Lagoumintzis und Patrinos 2023), was allgemein gültige Ableitungen erschwert. Trotz ihrer zahlreichen Wechselwirkungen untereinander wird im Folgenden der Versuch unternommen, einzelne Wirkungswege anhand des hauptsächlichen Wirkungsortes (z. B. Gehirn, Darm) sowie der beteiligten Signalstoffe zu differenzieren.

10.1 Belohnungszentrum

Das menschliche Belohnungssystem ist ein Netzwerk von Hirnregionen. Es steuert unsere Motivation und Gewohnheiten durch die Wahrnehmung von positiven Gefühlen und lässt uns bevorzugt das tun, was wir als angenehm empfinden und durch das Belohnungszentrum verstärkt wird. Als wichtigster Botenstoff des Belohnungssystems wird Dopamin ausgeschüttet, sobald ein bestimmtes Bedürfnis (z. B. nach einer Zigarette oder einem Stück Schokolade) erfüllt oder angestrebte Ziele erreicht wurden. Durch die Freisetzung von Dopamin und dessen Bindung an Dopaminrezeptoren wird ein verstärkendes oder motivierendes Gefühl der Freude und Zufriedenheit ausgelöst. Das menschliche Belohnungssystem ist dabei aber kein statisches System, was auf eine bestimmte Nährstoffzusammensetzung in vorgeschriebener Art und Weise reagiert. Die Sensitivität der Reaktionen, die Signalwege und die wahrgenommene Belohnung werden durch biologische und umweltbedingte Faktoren individuell geprägt, wodurch sich auch unterschiedlich wahrgenommenen Belohnungsreaktionen erklären lassen (zusammenfassend Lewis et al. 2021). Die Dopaminfreisetzung wirkt als Verstärker, der die Wahrscheinlichkeit erhöht, dass das belohnte Verhalten in Zukunft wiederholt wird. Es wird angenommen, dass Dopamin nicht nur als Botenstoff für bereits erreichte Bedürfnisse fungiert, sondern auch eine Rolle bei der Erwartung von Belohnungen spielt. Danach wird Dopamin auch dann freigesetzt, wenn eine Belohnung unerwartet auftritt oder eine Belohnung erwartet wird, beispielsweise aufgrund früherer Erfahrungen. Dieser Annahme nach wird Dopamin nicht nur freigesetzt, wenn wir ein selbstgestecktes Ziel (beispielsweise beim Sport) erreichen, sondern auch, wenn wir ein Glücksgefühl oder eine Belohnung erwarten. In diesem Fall unterstützt die Dopaminfreisetzung die Motivation, die für die erwartete Belohnung zu erfüllende Aufgabe zu beenden.

Im Zuge der Nahrungsaufnahme aktiviert das Belohnungssystem sowohl physiologische als auch psychologische Mechanismen, die mit der Erreichung eines angenehmen Gefühls von Genuss und Zufriedenheit verbunden sind. Psychologisch werden mit dem verzehrten Nahrungsmittel, einem Geruch oder anderen Reizen assoziierte Emotionen aktiviert, die im Falle positiver Assoziationen zu einer Verstärkung des Verhaltens und auch einer höheren Präferenz des Nahrungsmittels führen. Wie stark das Belohnungszentrum auf den Anblick oder den Geruch von Lebensmitteln reagiert, ist von den individuellen Assoziationen oder Erinnerungen damit abhängig. Hängt beispielsweise an Weihnachten ein Zimtgeruch in der Luft, wird bei den meisten Menschen das Belohnungszentrum bereits in Vorfreude auf süße Plätzchen oder Glühwein aktiviert und der anschließende Genuss mit einer Dopaminausschüttung „belohnt". Physiologisch wird beim Verzehr von Nahrung auch Dopamin freigesetzt und kann im Sinne des durch die Nahrung befriedigten Bedürfnisses zu einem positiven Gefühl führen. Die wahrgenommene Belohnung verstärkt das gezeigte Verhalten, wodurch man dazu motiviert wird, diese Nahrungsmittel in Zukunft erneut zu konsumieren. Meist führt vor allem die Aufnahme von zucker- und fetthaltigen Lebensmitteln zu einer erhöhten Dopaminausschüttung und damit auch zu einer Verstärkung eben dieses Verhaltens (d. h. das Verlangen bzw. die Präferenz nach eben diesen Lebensmitteln steigt), was mit den evolutionären Vorteilen energiereicher Nahrungsmittel begründet werden kann. Ein erhöhter Konsum der belohnten Nahrung geht also zunächst mit einem verstärkten Verlangen danach einher (z. B. Thanarajah et al. 2023). Dabei gibt es erste Hinweise darauf, dass die beschriebene Reaktion für zuckerreiche Lebensmittel stärker ausfällt als bei fettreichen Nahrungsmitteln (z. B. Stice et al. 2013). Tier- sowie einzelne Humanstudien weisen zudem auf die Möglichkeit einer Desensibilisierung des Belohnungssystems bei steigendem Konsum stark zuckerhaltiger Nahrungsmittel hin. Wahrscheinlich erfolgt die Desensibilisierung durch eine Reduktion der dopaminergen Rezeptoren, wodurch mehr Nahrung oder Süße gebraucht wird, um den gewohnten Belohnungseffekt zu erreichen (zusammenfassend Linsmayer et al. 2024). Es gibt weiterhin Hinweise darauf, dass Personen mit Übergewicht eine verstärkte Aktivierung des Belohnungssystems bereits beim Anblick von hochkalorischen Nahrungsmitteln (z. B. Pizza, Schokolade) erfahren (z. B. Meng et al. 2020), d. h. es wird mehr Dopamin als Antwort auf den Verzehr hochkalorischer Nahrungsmittel ausgeschüttet als bei normalgewichtigen Personen. Gleichzeitig konnte bei Menschen mit Übergewicht auch eine im Vergleich zu Normalgewichtigen reduzierte Dopamin-Rezeptoren-Dichte festgestellt werden (Wang et al. 2001). Die verstärkte Dopaminausschüttung korreliert demnach einerseits mit einem erhöhten Verlangen nach diesen Lebensmitteln, kann andererseits aber auch zu einer als geringer wahrgenommenen Befriedigung infolge des ausgelösten Glücksgefühls führen. Insgesamt bilden die genannten Faktoren einen möglichen Ansatz im Erklärungsmodell für Übergewicht und Adipositas, der beschreibt, warum fettreiche, zuckerhaltige Nahrungsmittel oft bevorzugt werden und in größeren Mengen konsumiert werden, selbst wenn der physiologische Energiebedarf gedeckt ist. Genauere Erkenntnisse über die Rolle des Belohnungszentrums bei der Entstehung und/oder Aufrechterhaltung von Übergewicht stehen jedoch noch aus (für einen Überblick Alonso-Alonso et al. 2015).

Das Belohnungssystem steht im Zusammenspiel mit dem Hypothalamus, der für die Regulation des Energiehaushalts und der Körpergewichtskontrolle zuständig ist. Wie bereits beschrieben (siehe ▶ Kap. 4), wird der Nahrungsstatus des Körpers (z. B. Blutzuckerspiegel, Leptin- und Ghrelinspiegel) über verschiedene zusammenlaufende Sensoren überwacht und in Konsequenz Signale versandt, die den Appetit anregen oder hemmen. Das Zusammenspiel von Belohnungssystem, Hypothalamus und anderen das Essverhalten steuernden Systemen erklärt, warum der Mensch einerseits dazu in der Lage ist, die jeweilige Nahrungsauswahl seinem individuellen Bedarf anzupassen, andererseits aber auch unvernünftige Essensentscheidungen trifft, die möglicherweise zu einem Nährstoffmangel oder einem Überangebot an Energie führen. So scheint das Hormon Leptin die Nahrungsaufnahme nicht nur über den aktuellen Fettgehalt im Blut zu steuern, sondern auch die Reaktion des Belohnungssystems auf bestimmte Nahrungsreize zu beeinflussen. Bei Personen mit Übergewicht oder Adipositas konnte eine höhere Konzentration von Leptin in Zusammenhang mit einer gesteigerten Aktivität des Belohnungssystems beobachtet werden, was möglicherweise zu einer reduzierten Regulationsfähigkeit der Nahrungsaufnahme aufgrund physiologischer Bedürfnisse führt (zusammenfassend Linsmayer et al. 2024). Unsere Nahrungsauswahl ist also nicht nur eine Reaktion auf die physiologischen Bedürfnisse unseres Körpers, sondern auch auf die durch Geschmackserlebnisse oder entsprechende Erwartungen ausgelösten Belohnungsgefühle.

10.2 Neurotransmitter und Hormone

Neurotransmitter sind chemische Substanzen, die in der neuronalen Kommunikation als Grundlage für alle Aktivitäten des Nervensystems eine wichtige Rolle spielen. Immer wenn ein elektrisches Signal ein Neuron erreicht, werden Transmitter im Bereich zwischen zwei benachbarten Nervenzellen (synaptischer Spalt) freigesetzt. Durch die Bindung an spezialisierte Rezeptoren auf der Oberfläche des empfangenen Neurons wird eine Reaktion im Zielneuron ausgelöst. Neben der einfachen Signalübertragung beeinflussen Transmitter so auch die Stimmung, das Verhalten, die Motivation und viele andere Lebensbereiche mehr. Dementsprechend kann ein Ungleichgewicht an Neurotransmittern zu Stimmungsschwankungen sowie verschiedenen psychischen und neurologischen Erkrankungen führen. Es gibt unterschiedliche Arten von Neurotransmittern wie Aminosäuren (z. B. Glutamat, GABA), Monoamine (z. B. Dopamin), Peptide (z. B. Endorphine) und Acetylcholin. Für die Produktion von Neurotransmittern sind in der Regel Aminosäuren notwendig, die deswegen in ausreichendem Maße über die Nahrung aufgenommen werden müssen. So muss beispielsweise der Neurotransmitter Dopamin aus der Aminosäure Tyrosin und der Neurotransmitter Serotonin aus der Aminosäure Tryptophan synthetisiert werden. Ein Mangel an bestimmten Nährstoffen kann die Produktion wichtiger Neurotransmitter reduzieren und zu neurologischen oder psychischen Problemen führen. Auch wenn die Bedeutung der Aufnahme von Aminosäuren zur Synthetisierung von Neurotransmittern über die Nahrung und ihre bioverfügbaren Effekte auf das Nervensystem noch nicht vollständig geklärt ist (Briguglio et al. 2018), soll für zwei besonders relevante Aminosäuren die Studienlage kurz beschrieben werden.

Tryptophan ist eine für die Synthetisierung von Serotonin essenzielle Aminosäure, die vor allem in Nüssen, Käse, Soja und Vollkornprodukten enthalten ist. Serotonin steht als Neurotransmitter mit der Regulierung der Stimmung, des Schlafs und des Appetits in Verbindung und wird auch als „Glückshormon" bezeichnet. Verschiedene Studien zeigen, dass eine Tryptophan-Supplementierung sowie kohlenhydratreiche Mahlzeiten die Serotoninsynthese begünstigen und so die Stimmung verbessern und Angstzustände bei gesunden Personen verringern können (z. B. Kikuchi et al. 2021). Die Ergebnisse sind umso ausgeprägter, je eher ein Mangel an Tryptophan vorgelegen hat, was eine bedarfsgerechte Zufuhr als Ziel impliziert. Auch die indirekte Aufnahme von Tryptophan über den Verzehr von Vollkornprodukten kann psychischen Stress durch eine verbesserte Tryptophanmetabolisierung reduzieren (Liikonen et al. 2024). Natürliche Tryptophanquellen (z. B. Vollkorn, Nüsse, Bananen) werden gegenüber Supplementen empfohlen, da so eine mögliche Überdosierung mit Nebenwirkungen wie Schläfrigkeit und Tremor vermieden (Fernstrom 2012) und gleichzeitig auch das Darmmikrobiom günstig beeinflusst wird, was die Serotoninsynthese ebenfalls zu unterstützen scheint (Jenkins et al. 2016).

Tyrosin ist eine Aminosäure, die zur Synthetisierung von Dopamin und Noradrenalin benötigt wird. Tyrosin ist Bestandteil vieler eiweißreicher Nahrungsmittel wie Fleisch, Fisch, Milchprodukte, Soja und Nüsse, kann aber auch aus der Aminosäure Phenylalanin gebildet werden. Die Relevanz des Neurotransmitters Dopamin für die Belohnung und Motivation wurde bereits im Zusammenhang mit dem Belohnungssystem (siehe ▶ Abschn. 10.1) vorgestellt. Während die mit der Nahrung aufgenommene Menge an Tyrosin in der Regel ausreichend für die Synthetisierung von Dopamin und Noradrelin ist, kann eine höhere Aufnahme in Situationen mit einer reduzierten Dopamin-Synthese (z. B. Stress oder mit zunehmendem Alter) einen entscheidenden Einfluss auf den Umgang mit Stress sowie der Regulation von Wachsamkeit und Aufmerksamkeit haben. Eine höhere Tyrosinaufnahme mit der Nahrung fördert die Dopaminsynthese und kann dabei die Verfügbarkeit von Dopamin und Noradrenalin vor allem in Stress-Situationen oder bei älteren Personen erhöhen, was die kognitive Leistung zu verbessern scheint (z. B. Kühn et al. 2019).

Auch Hormone beeinflussen zahlreiche unserer Körperfunktionen, einschließlich der Stimmung, des Stoffwechsels und vieles mehr. Sie werden direkt im Körper von speziellen Drüsen produziert und dann in den Blutkreislauf abgegeben, wo sie als Botenstoffe biochemische Reaktionen anstoßen, die den Körper auf verschiedene Weise beeinflussen. Zu den wichtigsten endokrinen Drüsen, die Hormone bilden, gehören beispielsweise die Schilddrüse, Nebenschilddrüsen, Nebennieren oder auch die Bauchspeicheldrüse. Hormone werden hauptsächlich nach ihrer unterschiedlichen Wirkung, aber auch dem jeweiligen Aufbau eingeteilt. So werden beispielsweise Peptidhormone, die aus Ketten von Aminosäuren bestehen (z. B. Insulin) von Steroidhormonen unterschieden, die sich vom Cholesterin ableiten und somit fettlöslich sind (z. B. Cortisol).

Cortisol ist ein für das Wohlbefinden relevantes Hormon, das auch als „Stresshormon" bezeichnet wird. Es wird von den Nebennieren als Stressantwort freigesetzt und ermöglicht über die Anpassung verschiedener Körperfunktionen eine evolutionär verankerte Reaktion auf den Stress (z. B. schnellere Reaktionsfähigkeit, erhöhte Leistungsfähigkeit). Cortisol scheint aber auch den Appetit zu steigern, was beispielsweise dazu führt, dass Menschen mit hoher Cortisolreaktivität insgesamt mehr Nahrungsenergie, vor allem in Form von fett- und zuckerreichen Snacks, nach alltäglichen Stresssituationen konsumieren als Menschen mit geringer Cortisolreaktivität (z. B. Newman et al. 2007; Kistenmacher et al. 2018). Während kurzfristiger Stress im Sinne der erhöhten Leistungsfähigkeit auch mehr Energie verbrennen kann, sodass der gesteigerte Appetit nicht unbedingt zu einer Gewichtszunahme, evtl. sogar zur Gewichtsabnahme führt, ist ein chronisch erhöhter Cortisolspiegel mit einem höheren Risiko für viszerale Adipositas, Schlafstörungen, Diabetes usw. assoziiert (z. B. Zhang et al. 2022).

Oxytocin wird auch als „Bindungshormon" bezeichnet, weil es durch eine erhöhte Ausschüttung während der Geburt und beim Stillen evolutionär für eine Bindung zum Neugeborenen sorgt. Oxytocin wird aber auch in anderen als positiv erlebten sozialen Interaktionen wie Umarmungen oder menschlicher Nähe ausgeschüttet und unterstützt Gefühle von Sicherheit und Vertrauen sowie einer Reduktion von Angst und Stress. Im Zusammenhang mit der Nahrungsaufnahme haben erste Studienergebnisse eine die Sättigung verstärkende und das Verlangen nach hochkalorischen Nahrungsmitteln reduzierende Wirkung von Oxytocin gezeigt (z. B. Lawson et al. 2015). Positive, soziale Interaktionen wie ein gemeinschaftliches Essen können die Oxytocin-Ausschüttung fördern und über eine Modulierung des Belohnungssystems und der Verbesserung der Glukosetoleranz das Risiko für Überessen senken (z. B. Leng und Sabatier 2017). In Tiermodell- und Zellstudien konnte zudem ein Zusammenhang zwischen einer nährstoffreichen Diät (Omega-3-Fettsäuren, Magnesium) und signifikant höheren Oxytocinkonzentrationen festgestellt werden (z. B. Harauma et al. 2022; Bharadwaj et al. 2022), was die Hypothese unterstützt, dass eine ausgewogene, nährstoffadäquate Ernährung auch die Oxytocin-Ausschüttung und damit verbunden die Sättigungswahrnehmung fördert. Für konkrete Empfehlungen fehlt es zurzeit noch an ausreichenden Humanstudien.

Östrogen als primär weibliches Sexualhormon spielt eine wichtige Rolle bei der Regulierung der weiblichen Fortpflanzung, scheint dabei aber auch die Stimmung zu beeinflussen. Ein hoher Östrogenspiegel scheint häufiger mit einer verbesserten Stimmung und mehr Energie verbunden zu sein, während niedrige Östrogenspiegel bzw. das Absinken mit einer eher reizbaren Stimmung, Ängsten und depressiven Symptomen in Verbindung steht. Unterschiede im Hormonzyklus sind mit dem individuellen Essverhalten assoziiert, wobei dem Östrogen die stärkste Rolle zuzukommen scheint: Während in der ersten Zyklushälfte (bei hohem Östrogenspiegel) durch eine mit dem Östrogen verbundene verstärkte Synthese von Sättigungshormonen Hungergefühl und Kalorienaufnahme als reduziert erlebt werden, berichten die meisten Frauen in der zweiten Zyklushälfte (bei sinkendem Östrogenspiegel) von einem verstärkten Verlangen nach vor allem süßen und energiereichen Nahrungsmitteln (z. B. Lefebvre et al. 2022). Erste Untersuchungen an Tieren (z. B. Fujitani et al. 2022) liefern Hinweise darauf, dass in Soja enthaltene Isoflavone, die sich als Phytoöstrogene an Östrogenrezeptoren binden, ein dem Östrogen ähnliche Wirkung haben und bei geringem Östrogenspiegel Appetit und das Verlangen nach hochkalorischen Speisen reduzieren können. Die aufgezeigten Zusammenhänge eröffnen potenzielle Ernährungsempfehlungen zur Stimmungsstabilisierung in Phasen hormoneller Umstellung, für evidenzbasierte Aussagen sind jedoch weitere Forschungsdaten notwendig.

Progesteron als weiteres weibliches Sexualhormon spielt vor allem bei der Schwangerschaft eine wichtige Rolle und unterstützt in diesem Rahmen eine Stimmungsstabilisierung. Ein Ungleichgewicht im Progesteronhaushalt kann dementsprechend zu Stimmungsschwankungen und Schlafstörungen führen, während eine vermehrte Ausschüttung (z. B. in der zweiten Hälfte des Menstruationszyklus) eher mit einer ruhigeren Stimmung und weniger wahrgenommenen Stress, aber dem erhöhten Verlangen nach energiereicher Nahrung in Zusammenhang gebracht wird. Progesteron soll dabei die Ghrelin-Sekretion als appetitanregendes Hormon steigern und gleichzeitig den Blutzuckerspiegel beeinflussen, wodurch vor allem das Verlangen nach Süßem gesteigert wird (z. B. Dye und Blundell 1997; Hirschberg 2012). Aber auch in diesem Bereich sind für nachhaltigere Aussagen noch mehr Forschungsergebnisse erforderlich.

Ghrelin ist ein gastrointestinales Hormon, welches an der Steuerung von Hunger- und Sättigungsgefühl beteiligt ist. Ghrelin hat dabei einen appetitsteigernden Effekt. Einige Studienergebnisse zeigen, dass Stress die Ghrelin-Sekretion erhöht und so möglicherweise auch zu einem verstärkten Appetit auf energiereiche Lebensmittel führt (z. B. Zarouna et al. 2015). Daneben kann Ghrelin auch die Aktivität des Belohnungszentrums verstärken und so das Belohnungsempfinden nach Nahrungsaufnahme erhöhen (z. B. Moran und Ladenheim 2016). Insgesamt unterstützen die bisher vorhandenen Ergebnisse zur Ghrelin- und Leptin-Expression den Ansatz von stressinduziertem Übergewicht: Demnach kann das Auftreten von chronischem Stress die Ghrelin-Ausschüttung erhöhen und die des Hormons Leptin verringern, wodurch die Präferenz für hochkalorische Lebensmittel erhöht und die Sättigungswahrnehmung reduziert wird. Erste Ergebnisse zu den Folgen frühkindlichen Stresses zeigen langfristige Veränderungen der Sensitivität der Stresshormone und der Appetitregulation, was stressbedingtes Überessen und Adipositas im Erwachsenenalter begünstigt (zusammenfassend Sominsky und Spencer 2014).

Leptin wird vor allem in Adipozyten synthetisiert, die Konzentration steigt also proportional zum Fettanteil des Körpers und gibt so den Energiestatus wieder. Leptin gilt als Sättigungshormon und wirkt appetithemmend. Die Ausschüttung scheint dabei analog zur Ghrelin-Ausschüttung durch chronischen Stress reduziert zu werden, wodurch das Sättigungsgefühl unterdrückt und ein stärkeres Verlangen nach vor allem hochkalorischen Nahrungsmitteln entstehen kann. Einige Befunde weisen darauf hin, dass dieser Zusammenhang bei Frauen stärker ausgeprägt ist, wofür Interaktionen mit den Sexualhormonen Östrogen und Progesteron vermutet werden (zusammenfassend Sominsky und Spencer 2014). Neben dem leptinsenkenden Effekt durch chronischen Stress wird das Prinzip der Leptinresistenz als aufrechterhaltener Faktor von Adipositas diskutiert. Als Ursache kommen mehrere Mechanismen infrage: Die Leptinresistenz kann durch einen infolge von Übergewicht und Adipositas gestörten Transport von Leptin durch die Blut-Hirn-Schranke entstehen. Zudem können aufgrund eines chronisch erhöhten Leptinspiegels die Synthese von Leptinrezeptoren reduziert oder Signalwege durch Entzündungsprozesse geschädigt oder gehemmt werden (zusammenfassend Obradovic et al. 2021). Eine Leptinresistenz ist also multifaktoriell bedingt, kann aber erklären, warum Personen mit Übergewicht über ein ausgeprägtes Hungergefühl trotz hoher Leptinspiegel berichten. Ein angeborener Leptinmangel ist eine seltene Ursache von Adipositas, bei der es aufgrund von durch übermäßigen Appetit ausgelöster gesteigerter Nahrungsaufnahme zu einer schnellen und ausgeprägten Gewichtszunahme kommt. Hormonelle Prozesse werden von vielen Faktoren beeinflusst, unter anderem auch der Schlafdauer und -qualität. So konnte beispielsweise gezeigt werden, dass Schlafmangel zu einem verringerten Leptin-Spiegel führt, was das allgemeine Sättigungsgefühl reduziert. Gleichzeitig steigt der Ghrelin-Spiegel, was eine Appetitsteigerung unterstützt.

Insulin steht als Hormon eng mit der Nahrungsaufnahme in Verbindung und wird in der Bauchspeicheldrüse produziert. Es reguliert die Aufnahme von Glukose in die Körperzellen, wirkt damit blutzuckersenkend und spielt eine wichtige Rolle bei der Entstehung und Therapie des Diabetes mellitus. Über die Beeinflussung des Blutzuckerspiegels wirkt sich Insulin auch indirekt auf die Stimmung aus, was sowohl bei sehr geringem als auch einem zu hohen Blutzuckerspiegel zu einer gereizten Stimmung und Konzentrationsproblemen führen kann. Bei sehr großen Schwankungen des Blutzuckers berichten die betroffenen Personen häufig auch von Stimmungsschwankungen in Verbindung mit Heißhungerattacken, insbesondere auf zuckerhaltige Lebensmittel. Weiterhin scheint Insulin an der Regulation des Sättigungsgefühls über den Hypothalamus sowie am menschlichen Belohnungssystem beteiligt zu sein. Danach steigert Insulin die Dopaminfreisetzung und erhöht somit die Aktivität des Belohnungssystems. Insulin wirkt hier als Belohnungsverstärker, was dazu führt das energiereiche Nahrung (mit einer höheren Insulinausschüttung) als besonders belohnend wahrgenommen und damit auch langfristig präferiert wird (z. B. Stouffer et al. 2015). Eine reduzierte Insulinempfindlichkeit beispielsweise im Rahmen von Adipositas führt dagegen zu einer reduzierten Dopaminfreisetzung, wobei das damit einhergehende verringerte Belohnungsgefühl häufig durch eine übermäßige Nahrungsaufnahme kompensiert wird (z. B. Kullmann et al. 2021). Darüber hinaus ist ein Mangel an Insulin infolge von Insulinresistenz über die Schädigung von Mitochondrien mit erhöhtem oxidativem Stress und reduzierten Dopaminspiegeln verbunden, was sich in einer Steigerung depressiver und ängstlicher Symptome äußern kann (z. B. Bauermeister et al. 2023; Kleinridders et al. 2015).

Insgesamt zeigt sich, dass durch Neutransmitter und Hormone aktivierte Prozesse auch die mentale Gesundheit entscheidend beeinflusst werden kann. Auch wenn konkrete Wirkungswege, Effekte und mögliche Interaktionen durch weitere Studien noch spezifiziert und etabliert werden müssen, lohnt sich auch in diesem Bereich der Blick auf eine positive Wirkung durch eine adäquate Nahrungszusammensetzung und Essverhalten.

10.3 Mikrobiom und Darm-Hirn-Achse

Neuere Forschungsarbeiten belegen die wichtige Rolle der Besiedelung unseres Darms (Mikrobiom) in der Interaktion zwischen dem Magen-Darm-Trakt und dem Nervensystem. Diese auch als „Darm-Hirn-Achse" (engl. „gut-brain-axis") bezeichnete Verbindung zeigt sich im Zusammenhang zwischen der Vielfalt und Qualität des Mikrobioms und der Reaktion auf Stress sowie der Entwicklung von psychischen Störungen, wie z. B. Depressionen oder Angststörungen. Das menschliche Darmmikrobiom besteht aus etwa 10^{13} Mikroorganismen, die bei der Nährstoffaufnahme, der Immunregulation sowie der Produktion von Neurotransmittern unterstützen. Die Zusammensetzung des Mikrobioms ist dabei sehr plastisch und kann sich durch viele Faktoren (z. B. Ernährung, Stress) innerhalb von Stunden verändern. Zu den Kommunikationswegen zwischen Mikrobiom und Gehirn gehören Interaktionen mit dem Immunsystem, der Stressverarbeitung, der Energiehomöostase und der Neurotransmitterproduktion (zusammenfassend Refisch und Walter 2023). Unsere konkrete Nahrungsaufnahme beeinflusst die Zusammensetzung des Mikrobioms stark. Ballaststoffe aus Obst, Gemüse und Vollkornprodukten fördern beispielsweise das Wachstum verschiedener nützlicher Bakterien und wirken über die aufgenommenen Antioxidantien entzündungshemmend. Der Verzehr von Prä- und Probiotika (z. B. Hülsenfrüchte, Sauerkraut) unterstützt durch die darin bereits enthaltenen positiv wirkenden Mikroorganismen die Vielfalt des Mikrobioms und können so dabei helfen, ein gesundes Darmmikrobiom aufzubauen. Eine vorwiegend fett- und zuckereiche Ernährung kann dagegen zu einem Ungleichgewicht im Mikrobiom (Dysbiose) führen, was die Nährstoffaufnahme, die Produktion von Neurotransmittern, chronische Entzündungen und vieles mehr negativ beeinflusst. Neben der Art der Nahrungszufuhr können auch unregelmäßige Essgewohnheiten die Nährstoffverfügbarkeit bzw. die Darm-Hirn-Achse negativ beeinflussen (z. B. Romaní-Pérez et al. 2021). Regelmäßige Essenszeiten stabilisieren die tagesrhythmischen Schwankungen des Darmmikrobioms und beeinflussen so den Stoffwechsel und die eigene innere Uhr positiv. Unregelmäßiges Essen steht dagegen mit einer reduzierten Diversität der Darmbakterien in Zusammenhang, wodurch Insulinresistenz, Entzündungen und Übergewicht gefördert werden (zusammenfassend Parkar et al. 2019). Aus den vorhandenen Befunden lassen sich für eine positive Interaktion zwischen dem Mikrobiom und der physischen und mentalen Gesundheit die Empfehlung eines konstanten täglichen Essensfenster von 8–12 h mit regelmäßigen Mahlzeiten im Abstand von 4–5 h sowie der Verzicht auf späte Mahlzeiten (nach 22 Uhr) ableiten.

Ein ausgewogenes und vielfältiges Mikrobiom unterstützt weiterhin die Produktion von Neurotransmittern. Der auch als „Glückshormon" bezeichnete Neurotransmitter Serotonin wird beispielsweise zu ca. 90 % im Darm synthetisiert. Bestimmte Bakterienstämme können Neurotransmitter wie Serotonin oder Dopamin direkt im Darm produzieren. Eine reduzierte Bakterienvielfalt im Mikrobiom kann dementsprechend auch die lokale Produktion dieser Neurotransmitter reduzieren und so die psychische Gesundheit negativ beeinflussen (z. B. Chen et al. 2021; Strandwitz 2018). Ein Ungleichgewicht im Mikrobiom kann zudem die Entstehung von chronischen Entzündungen als eine Art Verteidigungsmechanismus fördern, was mit einer höheren Sensitivität für Stress sowie einem erhöhten Risiko für die Entwicklung von Depressionen und Angststörungen in Zusammenhang steht (zusammenfassend Dhananjay und Luxita 2024). In einer repräsentativen Studie konnte beispielsweise ein Zusammenhang zwischen butyrat-produzierenden Bakterien (z. B. Faecalibacterium, Coprococcus) und einer höheren Lebensqualität sowie dem Auftreten von depressiven Symptomen bei einem verminderten Vorkommen belegt werden. Weiterhin konnte eine Verbindung zwischen dem mikrobiellen Synthesepotenzial für Dopamin und der Lebensqualität festgestellt werden (z. B. Valles-Colomer et al. 2019). Veränderungen im Darmmikrobiom können über die Beeinflussung des Stoffwechsels und des Essverhaltens auch zur Entwicklung von Übergewicht und Adipositas beitragen (zusammenfassend Asadi et al. 2022).

10.4   Oxidativer Stress

Bei verschiedenen Stoffwechselprozessen, zur Abwehr von Viren und Bakterien, externen Umwelteinflüssen und mehr entstehen im Körper sogenannte freie Radikale. Diese instabilen und hochreaktiven Moleküle verfügen über ungepaarte Elektronen und sind im Sinne der eigenen Stabilität bestrebt, mit anderen Substanzen zu reagieren. Freie Radikale können mit eine antioxidanten Abwehr neutralisiert werden. Ist dieses Gleichgewicht zwischen freien Radikalen und Antioxidantien jedoch gestört, spricht man von oxidativem Stress, der durch die von den freien Elektronen ausgelösten Kettenreaktionen letztlich zur Schädigung von Zellstrukturen führen kann. Diese Schädigungen werden wiederum mit der Entstehung und Aufrechterhaltung von beispielsweise Herz-Kreislauf-Erkrankungen und Krebs in Verbindung gebracht, haben aber auch Einfluss auf die psychische Gesundheit. Die bisherigen Arbeiten zeigen vor allem bei Menschen mit Schizophrenie, bipolaren Störungen und Depressionen stabile Ergebnisse für durchschnittlich mehr Marker für oxidativen Stress und reduzierte Antioxidantien. Auch bei Patienten mit Angststörungen, Autismus oder Aufmerksamkeitsstörungen liegen erste Hinweise auf einen Zusammenhang zum oxidativen Stress vor (zusammenfassend Ng et al. 2008). Die Einflussnahme auf die Entstehung von psychischen Erkrankungen erfolgt multifaktoriell und über verschiedene Wege. So können aufgrund der vermehrten freien Radikale Nervenzellen geschädigt und zu beispielsweise Störungen in der Kommunikation der Neurotransmitter und zur Beeinträchtigung der neuronalen Plastizität führen. Dadurch bedingte Verringerungen in der Synthese und Freisetzung von Neurotransmittern, wie Serotonin und Dopamin, können sich direkt auf Stimmung oder Motivation auswirken. Zudem fördert oxidativer Stress Entzündungsprozesse im Gehirn und hat Einfluss auf das Stresssystem, wodurch es zu einer erhöhten Cortisolausschüttung und höherer Stressanfälligkeit kommen kann.

Auch mit der Ernährung kann das Vorhandensein von oxidativem Stress beeinflusst werden. Eine Ernährung, die reich an hoch verarbeiteten Lebensmitteln mit Transfetten und raffinierten Zuckern oder viel Fleisch ist, fördert das Vorhandensein freier Radikale und damit auch den oxidativen Stress. Antioxidantien können die Auswirkungen oxidativen Stresses dagegen neutralisieren. Während einige Antioxidantien vom Körper produziert werden können (endogene Antioxidantien, wie z. B. Melatonin, Albumin), müssen andere über die Nahrung oder Nahrungsergänzungsmittel aufgenommen werden (exogene Antioxidantien, wie z. B. Vitamin C, E, sekundäre Pflanzenstoffe, Omega-3-Fettsäuren). Antioxidantien schützen mit der Neutralisierung der freien Radikale die Zellen und somit auch vor entzündlichen Prozessen. Mittlerweile gibt es zahlreiche Hinweise auf die positive Wirkung einer Ernährung, die vor allem pflanzenbasiert und damit reich an Antioxidantien ist, auf die sowohl physische als auch die psychische Gesundheit (zusammenfassend Dhananjay und Luxita 2024). Auf genauere Zusammenhänge dazu wird im ▶ Kap. 11 eingegangen.

? Verständnisfragen zur Selbstüberprüfung

1. Warum reagiert das Belohnungszentrum auf zucker- und energiereiche Lebensmittel besonders stark?
2. Erläutern Sie, warum kohlenhydratreiche Mahlzeiten über die Beeinflussung von Transmittern die Stimmung positiv beeinflussen können.
3. Erklären Sie, wie sich bestimmte Hormone (z.B. Östrogen, Leptin) auf die menschliche Nahrungsauswahl und die Psyche auswirken können.
4. Was versteht man unter der Darm-Hirn-Achse?

Literatur

Adan RAH, van der Beek EM, Buitelaar JK, Cryan JF, Hebebrand J, Higgs S, Schellekens H, Dickson SL. Nutritional psychiatry: towards improving mental health by what you eat. Eur Neuropsychopharmacol. 2019;29(12):1321–32. https://doi.org/10.1016/j.euroneuro.2019.10.011.

Alonso-Alonso M, Woods SC, Pelchat M, Grigson PS, Stice E, Farooqi S, et al. Food reward system: current perspectives and future research needs. Nutr Rev. 2015;73(5):296–307. https://doi.org/10.1093/nutrit/nuv002.

Asadi A, Shadab Mehr N, Mohamadi MH, Shokri F, Heidary M, Sadeghifard N, et al. Obesity and gut-microbiota-brain axis: a narrative review. J Clin Lab Anal. 2022;36(5):e24420. https://doi.org/10.1002/jcla.24420.

Bauermeister SD, Ben Yehuda M, Reid G, Howgego G, Ritchie K, Watermeyer T, et al. Insulin resistance, age and depression's impact on cognition in middle-aged adults from the PREVENT cohort. BMJ Ment Health. 2023;26(1). https://doi.org/10.1136/bmjment-2023-300665.

Bharadwaj VN, Meyerowitz J, Zou B, Klukinov M, Yan N, Sharma K, et al. Impact of magnesium on oxytocin receptor function. Pharmaceutics. 2022;14(5). https://doi.org/10.3390/pharmaceutics14051105.

Briguglio M, Dell'Osso B, Panzica G, Malgaroli A, Banfi G, Zanaboni Dina C, et al. Dietary neurotransmitters: a narrative review on current knowledge. Nutrients. 2018;10(5):591. https://doi.org/10.3390/nu10050591.

Brillat-Savarin JA. Physiologie du goût ou méditations de gastronomie transcendante. Paris: Sautelet; 1825 Bundesministerium für Gesundheit. Gesundheit und Wohlbefinden am Arbeitsplatz [Internet]. Berlin: BMG; 2025 [cited 2025 Mar 12]. Available from: https://www.bundesgesundheitsministerium.de/themen/praevention/betrieblichegesundheitsfoerderung/gesundheit-und-wohlbefinden-am-arbeitsplatz.html.

Chen Y, Xu J, Chen Y. Regulation of neurotransmitters by the Gut Microbiota and effects on cognition in neurological disorders. Nutrients. 2021;13(6). https://doi.org/10.3390/nu13062099.

Dhananjay S, Luxita S. Nutrition and psychology: a review on the impact of diet on mental health. Psychol Psychiatry Res Int J. 2024;9(4):1–9. https://doi.org/10.23880/pprij-16000437.

Dye L, Blundell JE. Menstrual cycle and appetite control: implications for weight regulation. Hum Reprod. 1997;12(6):1142–51. https://doi.org/10.1093/humrep/12.6.1142.

Fernstrom JD. Effects and side effects associated with the non-nutritional use of tryptophan by humans. J Nutr. 2012; 142(12):2236S–2244S. https://doi.org/10.3945/jn.111.157065. Epub 2012 Oct 17. PMID: 23077193.

Fujitani M, Mizushige T, Adhikari S, Bhattarai K, Kishida T. Mechanism of soy isoflavone daidzein-induced female-specific anorectic effect. Metabolites. 2022;12(3). https://doi.org/10.3390/metabo12030252.

Harauma A, Nakamura S, Wakinaka N, Mogi K, Moriguchi T. Influence of ω3 fatty acids on maternal behavior and brain oxytocin in the murine perinatal period. Prostaglandins Leukot Essent Fat Acids. 2022;176:102386. https://doi.org/10.1016/j.plefa.2021.102386.

Hirschberg AL. Sex hormones, appetite and eating behaviour in women. Maturitas. 2012;71(3):248–56. https://doi.org/10.1016/j.maturitas.2011.12.016.

Jenkins TA, Nguyen JC, Polglaze KE, Bertrand PP. Influence of tryptophan and serotonin on mood and cognition with a possible role of the gut-brain axis. Nutrients. 2016;8(1):56.

Kikuchi AM, Tanabe A, Iwahori Y. A systematic review of the effect of L-tryptophan supplementation on mood and emotional functioning. J Diet Suppl. 2021;18(3):316–33. https://doi.org/10.1080/1939 0211.2020.1746725.

Kistenmacher A, Goetsch J, Ullmann D, et al. Psychosocial stress promotes food intake and enhances the neuroenergetic level in men. Stress. 2018;21(6):538–47.

Kleinridders A, Cai W, Cappellucci L, Ghazarian A, Collins WR, Vienberg SG, et al. Insulin resistance in brain alters dopamine turnover and causes behavioral disorders. Proc Natl Acad Sci U S A. 2015;112(11):3463–8. https://doi.org/10.1073/pnas.1500877112.

Kühn S, Düzel S, Colzato L, Norman K, Gallinat J, Brandmaier AM, Lindenberger U, Widaman KF. Food for thought: association between dietary tyrosine and cognitive performance in younger and older adults. Psychol Res. 2019;83(6):1097–106. https://doi.org/10.1007/s00426-017-0957-4.

Kullmann S, Blum D, Jaghutriz BA, Gassenmaier C, Bender B, Häring H-U, et al. Central insulin modulates dopamine signaling in the human striatum. J Clin Endocrinol Metab. 2021;106(10):2949–61. https://doi.org/10.1210/clinem/dgab410.

Lagoumintzis G, Patrinos GP. Triangulating nutrigenomics, metabolomics and microbiomics toward personalized nutrition and healthy living. Hum Genomics. 2023;17(1):106. https://doi.org/10.1186/s40246-023-00553-w.

Lawson EA, Marengi DA, DeSanti RL, Holmes TM, Schoenfeld DA, Tolley CJ. Oxytocin reduces caloric intake in men. Obesity (Silver Spring). 2015;23(5):950–6. https://doi.org/10.1002/oby.21069.

Lefebvre M, Hengartner MP, Tronci E, Mancini T, Ille F, Röblitz S, et al. Food preferences throughout the menstrual cycle – a computer-assisted neuro-endocrino-psychological investigation. Physiol Behav. 2022;255:113943. https://doi.org/10.1016/j.physbeh.2022.113943.

Leng G, Sabatier N. Oxytocin – The Sweet Hormone? Trends Endocrinol Metab. 2017;28(5):365–76. https://doi.org/10.1016/j.tem.2017.02.007.

Lewis RG, Florio E, Punzo D, Borrelli E. The Brain's Reward System in Health and Disease. Adv Exp Med Biol. 2021;1344:57–69. https://doi.org/10.1007/978-3-030-81147-1_4. PMID: 34773226; PMCID: PMC8992377.

Liikonen V, Näätänen M, Kårlund A, Hanhineva K, Karhunen L, Kolehmainen M. Association between whole-grain consumption, tryptophan metabolism and psychological distress: a secondary analysis of a randomised controlled trial. Br J Nutr. 2024 Aug 14;132(3):330–340. https://doi.org/10.1017/S0007114524001077. Epub 2024 Jun 3. PMID: 38826077; PMCID: PMC11473202.

Linsmayer D, Eckert GP, Reiff J, et al. Ernährung, Stoffwechsel, Gehirn und mentale Gesundheit. Nervenarzt. 2024;95:667–680. https://doi.org/10.1007/s00115-024-01678-6.

Ma L, Liu X, Yan N, Gan Y, Wu Y, Li Y, Chu M, Chiu DT, Ma L. Associations Between Different Cortisol Measures and Adiposity in Children: A Systematic Review and Meta-Analysis. Front Nutr. 2022 Jun 23;9:879256. https://doi.org/10.3389/fnut.2022.879256. PMID: 35811977; PMCID: PMC9260431.

Meng X, Huang D, Ao H, Wang X, Gao X. Food cue recruits increased reward processing and decreased inhibitory control processing in the obese/overweight: an activation likelihood estimation meta-analysis of fMRI studies. Obes Res Clin Pract. 2020;14(2):127–35. https://doi.org/10.1016/j.orcp.2020.02.004.

Moran TH, Ladenheim EE. Physiologic and neural controls of eating. Gastroenterol Clin North Am. 2016;45(4):581–99. https://doi.org/10.1016/j.gtc.2016.07.009. Epub 2016 Oct 13. PMID: 27837774; PMCID: PMC5108568.

Newman E, O'Connor DB, Conner M. Daily hassles and eating behaviour: the role of cortisol reactivity status. Psychoneuroendocrinology. 2007;32(2):125–32.

Ng F, Berk M, Dean O, Bush AI. Oxidative stress in psychiatric disorders: evidence base and therapeutic implications. Int J Neuropsychopharmacol. 2008;11(6):851–76. https://doi.org/10.1017/S1461145707008401. Epub 2008 Jan 21. PMID: 18205981.

Obradovic M, Sudar-Milovanovic E, Soskic S, Essack M, Arya S, Stewart AJ, Gojobori T, Isenovic ER. Leptin and obesity: role and clinical implication. Front Endocrinol (Lausanne). 2021;12:585887. https://doi.org/10.3389/fendo.2021.585887.

Parkar SG, Kalsbeek A, Cheeseman JF. Potential role for the Gut Microbiota in modulating host circadian rhythms and metabolic health. Microorganisms. 2019;7(2). https://doi.org/10.3390/microorganisms7020041.

Refisch A, Walter M. Die Bedeutung des humanen Mikrobioms für die psychische Gesundheit. Nervenarzt. 2023;94(11):1001–9. https://doi.org/10.1007/s00115-023-01552-x.

10

Salamone JD et al. The brain's reward system in health and disease. Adv Neurobiol. 2021;28:57–69. https://doi.org/10.1007/978-3-030-78787-5_4.

Sominsky L, Spencer SJ. Eating behavior and stress: a pathway to obesity. Front Psychol. 2014;5:434. https://doi.org/10.3389/fpsyg.2014.00434.

Stice E, Burger KS, Yokum S. Relative ability of fat and sugar tastes to activate reward, gustatory, and somatosensory brain regions. Am J Clin Nutr. 2013;98(6):1377–84. https://doi.org/10.3945/ajcn.113.069443.

Stouffer MA, Woods CA, Patel JC, Lee CR, Witkovsky P, Bao L, et al. Insulin enhances striatal dopamine release by activating cholinergic interneurons and thereby signals reward. Nat Commun. 2015;6:8543. https://doi.org/10.1038/ncomms9543.

Strandwitz P. Neurotransmitter modulation by the gut microbiota. Brain Res. 2018;1693(Pt B):128–33. https://doi.org/10.1016/j.brainres.2018.03.015.

Thanarajah SE, DiFeliceantonio AG, Albus K, Kuzmanovic B, Rigoux L, Iglesias S, et al. Habitual daily intake of a sweet and fatty snack modulates reward processing in humans. Cell Metab. 2023;35(4):571–584.e6. https://doi.org/10.1016/j.cmet.2023.02.015.

Valles-Colomer M, Falony G, Darzi Y, Tigchelaar EF, Wang J, Tito RY, Schiweck C, Kurilshikov A, Joossens M, Wijmenga C, Claes S, Van Oudenhove L, Zhernakova A, Vieira-Silva S, Raes J. The neuroactive potential of the human gut microbiota in quality of life and depression. Nat Microbiol. 2019;4(4):623–32. https://doi.org/10.1038/s41564-018-0337-x. Epub 2019 Feb 4. PMID: 30718848.

Wang G-J, Volkow ND, Logan J, Pappas NR, Wong CT, Zhu W, et al. Brain dopamine and obesity. Lancet. 2001;357(9253):354–7. https://doi.org/10.1016/S0140-6736(00)03643-6.

World Health Organization. Constitution of the World Health Organization. Geneva: WHO; 1948

World Health Organization. Mental health: strengthening our response[Internet]. Geneva: WHO; 2020 [cited 2025 Mar 12]. Available from: https://www.who.int/news-room/fact-sheets/detail/mentalhealth-strengthening-our-response

Zarouna S, Wozniak G, Papachristou AI. Mood disorders: a potential link between ghrelin and leptin on human body? World J ExpMed. 2015;5(2):103–9. https://doi.org/10.5493/wjem.v5.i2.103.

Rolle des Essverhaltens und der Nahrungszusammensetzung auf die Psyche

Inhaltsverzeichnis

© Der/die Autor(en), exklusiv lizenziert an Springer-Verlag GmbH, DE, ein Teil von Springer Nature 2026
K. Kröller, *Ernährungspsychologie*, https://doi.org/10.1007/978-3-662-72399-9_11

Der Zusammenhang zwischen Essverhalten und Psyche wird über verschiedene Wirkmechanismen, wie beispielsweise das Belohnungszentrum, Neurotransmitter oder das Mikrobiom, vermittelt. Ausgangspunkt ist die aufgenommene Nahrung und das entsprechende Essverhalten. Auch wenn zuvor bereits wichtige Verbindungen zu bestimmten Nahrungsmitteln oder Inhaltsstoffen beschrieben wurden, soll dieses Kapitel die Wirkung des individuellen Essverhaltens sowie der Nahrungszusammensetzung auf das Wohlbefinden nochmal differenzierter und auf konkrete Nahrungsmittel bezogen zusammenfassen. Daraus lassen sich dann auch Empfehlungen für eine auch die mentale Gesundheit fördernde Ernährung ableiten.

Es existieren zahlreiche Studien, die belegen, dass Stress oder negative Emotionen sich durch die Aufnahme von vor allem zuckeroder fettreicher Nahrung reduzieren lassen (siehe ▶ Kap. 8). So ist eine nahrungsbezogene Emotionsregulationsfähigkeit bereits im Kindesalter mit einem höheren Konsum ungesünderer und der gleichzeitig geringeren Aufnahme gesunder Lebensmittel assoziiert (z. B. Santos et al. 2022). Diese und andere Zusammenhänge scheinen sich schon früh zu etablieren und können so bis ins Erwachsenenalter hinein sowohl das Risiko für psychische Belastungen als auch ernährungsbedingte Erkrankungen erhöhen. Eine gesunde Ernährung und Essverhalten konnten aber auch bereits als Schutzfaktor für den Erhalt der psychischen Gesundheit belegt werden (z. B. Adan et al. 2019; Busch et al. 2011), wobei der Einfluss des Essverhaltens sehr vielschichtig ist. Zum einen wirken sich mit der Nahrung verbundene Assoziationen aus Erinnerungen, Einstellungen und Erwartungen auf die psychische Verfassung bei und nach der Nahrungsaufnahme aus: Während uns der Zimtgeruch der Weihnachtskekse unbewusst an schöne Familienfeiern erinnern und damit entspannen lässt, können die ebenfalls mit Zimt aromatisierten „Gesund-Kekse" aus dem Supermarkt möglicherweise einen gegenteiligen Effekt bewirken, weil wir aufgrund des in den Vordergrund gestellten Gesundheitseffekts unbewusst einen schlechteren Geschmack erwarten (siehe ▶ Abschn. 9.2). Zum anderen entscheiden wir mit der Auswahl an Nahrungsmitteln, die wir zu uns nehmen, auch die Art und Menge der aufgenommenen Nährstoffe und Energie. Wie im ▶ Kap. 10 bereits beschrieben, wird mit der aufgenommenen Energie das Belohnungssystem aktiviert, der Blutzuckerspiegel beeinflusst und in Abhängigkeit der aufgenommenen Nährstoffe auch wichtige Bestandteile für die Synthetisierung von Neurotransmittern zur Verfügung gestellt. Das Zusammenwirken von Makro- und Mikronährstoffen sowie der Gesamtenergie und der Essensstruktur auf die Psyche ist komplex und meist über mehrere Wege wirksam. Trotz der zahlreichen Interaktionen und damit oft nur schwer zu differenzierenden Einflüsse sollen im Folgenden zunächst das Essverhalten als individuelles Muster in seiner Wirkung auf die psychische Gesundheit zusammengefasst werden, um dann den Zusammenhang zwischen einzelnen Makro- und Mikronährstoffe und der Psyche näher zu betrachten.

11.1 Mahlzeitenrhythmus und Essverhalten

Unsere tägliche Ernährung steht in direktem Zusammenhang zu unserer Gesundheit. Immer mehr werden dabei neben physiologischen Prozessen auch die Zusammenhänge zur psychologischen Gesundheit thematisiert und untersucht. Bestimmte

Lebensmittel oder Ernährungsmuster können eine Stimmungsstabilisierung unterstützen, während andere eine träge, gestresste oder sogar ängstliche Stimmung begünstigen können. Dabei scheint sich vor allem der Konsum von Obst- und Gemüseprodukten positiv auf die psychische Gesundheit (z. B. Selbstwertgefühl, Glück, gesundheitsbezogene Lebensqualität) auszuwirken, wobei sich der Verzehr von gelbem und grünem Gemüse sowie frischem Obst als besonders vorteilhaft erwiesen hat (z. B. Głąbska et al. 2020). Dementsprechend wirken sich auch Ernährungsinterventionen, die auf eine ausgewogene und gesunde Ernährung abzielen, positiv auf das psychische Wohlbefinden aus und können depressive oder Angstsymptome reduzieren. Dies stützt die Annahme, dass für eine gute mentale und physische Gesundheit sowohl eine ausreichende Energiezufuhr, aber auch die bedarfsdeckende Aufnahme von Vitaminen und Mineralstoffen notwendig ist. Neben einem ausgeglichenen Blutzuckerspiegel ist eine adäquate Energie- und Nährstoffversorgung auch für die ausreichende Synthetisierung von Neurotransmittern, ein vielfältiges Mikrobiom und andere Funktionen des menschlichen Körpers verantwortlich. Eine mediterrane oder hauptsächlich pflanzenbasierte Ernährung scheint diesen Bedürfnissen besonders gerecht zu werden und so neben der physiologischen Gesundheit auch die psychische Gesundheit zu stabilisieren (z. B. Bizzozero-Peroni et al. 2025; Lassale et al. 2019). Erste Ergebnisse weisen zudem auf Einflüsse einzelner Lebensmittel oder Lebensmittelgruppen (z. B. Vollkornprodukte, Obst und Gemüse) sowie von Makro- und Mikronährstoffen (z. B. Vitamin D oder Omega-3-Fettsäuren) auf die psychische Gesundheit hin (z. B. Linsmayer et al. 2024; Suárez-López et al. 2023).

Neben den konkret aufgenommenen Nahrungsmitteln wirkt sich auch die individuelle Mahlzeitenstruktur vor allem über die Beeinflussung des Blutzuckers auf die Stimmung und das Wohlbefinden aus. Regelmäßige Mahlzeiten unterstützen einen gleichmäßigen Blutzuckerspiegel, wodurch eine ausgeglichene Stimmung, weniger depressive Symptome sowie eine gute Konzentrationsfähigkeit mit einem insgesamt besseren Wohlbefinden gefördert werden (z. B. Ali et al. 2024; Hammons und Fiese 2011). Das Auslassen von Mahlzeiten oder stark unregelmäßige Ernährungsmuster gehen mit stärkeren Schwankungen des Blutzuckerspiegels einher, was mit einer erhöhten Reizbarkeit, Müdigkeit und Konzentrationsproblemen assoziiert sein kann (z. B. Lee et al. 2023). Unregelmäßige Mahlzeiten wie spätes Essen oder ständig wechselnde Essenszeiten begünstigen zudem die Desynchronisation der inneren Uhr in Leber und Darm (Zarrinpar et al. 2014), was das Risiko ungünstiger Verschiebungen im Darmmikrobiom, etwa eine Zunahme entzündungsfördernder Bakterien und eine Abnahme entzündungshemmender Bakterien (Voigt et al. 2016), erhöhen kann. Insgesamt berichten Menschen mit unregelmäßigen Essenszeiten häufiger über eine verminderte Lebensqualität, erhöhte Reizbarkeit, Antriebslosigkeit und Schlafprobleme (z. B. St-Onge et al. 2017). Ein für die psychische Gesundheit empfehlenswerter Rhythmus scheint bei regelmäßigen Mahlzeiten in einem Abstand von 4–5 h sowie dem Verzicht auf späte Mahlzeiten (nach 22 Uhr) zu liegen (z. B. Parkar et al. 2019). Für konkretere Empfehlungen sind jedoch noch weitere Studien und entsprechende Erkenntnisse erforderlich.

Eine andere Seite beleuchten Studien zu den Auswirkungen des intermittierenden Fastens oder auch Intervallfasten, bei dem der Zeitraum der Nahrungsaufnahme beschränkt ist, aber nicht die Energieaufnahme an sich. Erste Untersuchungen zum Intervallfasten zeigen verschiedene positive Auswirkungen auf beispielsweise den Insulinspiegel, das Darmmikrobiom, die zelluläre Stressresistenz und die synaptische

Plastizität, was auch das mentale Wohlbefinden positiv unterstützt. Ein unregelmäßiger Mahlzeitenrhythmus und das Intervallfasten weisen zwar gleichermaßen Perioden des Nichtessens auf, scheinen sich aber in der Struktur und der Synchronisation mit dem körpereigenen Rhythmus zu unterscheiden: Beim Intervallfasten wird der Zeitraum der Nahrungsaufnahme auf ein stabiles Zeitfenster reduziert, z. B. bei der 16/8-Methode auf 8 h. Durch das strukturierte Essensfenster können sich die innere Uhr des Körpers und des Darmmikrobioms anpassen und während der längeren Fastenphasen zelluläre Reparaturprozesse fördern, was Entzündungsmarker zu senken und die Diversität des Darmmikrobioms zu verbessern scheint (z. B. de Cabo und Mattson 2019; Çukurovalı Soykurt und Tekdemir 2024). Gleichzeitig zeigen erste Ergebnisse, dass Intervallfasten Entzündungsmarker wie IL-6 und CRP senken und die Diversität des Darmmikrobioms verbessern kann.

11.2 Aufnahme von Makronährstoffe

Bei der Betrachtung einzelner Speisen bzw. ihrer Nährstoffzusammensetzung und der Wirkung auf das psychische Wohlbefinden wird sich dieser Unterabschnitt mit den sogenannten Makronährstoffen beschäftigen. Makronährstoffe werden auch als Hauptnährstoffe bezeichnet, weil sie vom Körper in größeren Mengen zur Aufrechterhaltung verschiedener Funktionen benötigt werden. Kohlenhydrate, Fette und Proteine müssen in einem ausgewogenen Verhältnis aufgenommen werden, um den Stoffwechsel, die Aufnahme relevanter Aminosäuren und Vitamine sowie viele weitere physische Funktionen sicherzustellen.

Untersuchungen zur Aufnahme von **Kohlenhydraten** zeigen vor allem einen positiven Zusammenhang zwischen der Aufnahme ballaststoffreicher Kohlenhydrate und der Darmgesundheit, was wiederum mit positiven Effekten auf das psychische Wohlbefinden verbunden ist (z. B. Clemente-Suárez et al. 2022). Für die generelle Glukose-Aufnahme gibt es Befunde, die den Zusammenhang zu einer besseren Stimmung und gesteigerter kognitiver Leistung, aber auch eine langfristige eher negative Wirkung unterstützen (z. B. Mantantzis et al. 2019; Bernard et al. 2018). Die positiven und eher kurzfristigen Auswirkungen lassen sich über den mit der Nahrungsaufnahme zusammenhängenden Serotonin-Anstieg sowie die Aktivierung des Belohnungszentrums erklären (z. B. Benton 2002; Markus 2007). Langfristig ist die Aufnahme von vor allem raffinierten Kohlenhydraten mit Blutzuckerschwankungen verbunden, die zu Müdigkeit und Reizbarkeit führen können. Zudem fördern raffinierte Kohlenhydrate auf lange Sicht chronische Entzündungsprozesse und Insulinresistenz, die mit einem verringerten Wohlbefinden, depressiven Symptomen und erhöhter Ängstlichkeit einhergehen können (z. B. Clemente-Suárez et al. 2022). Auch der subjektiv wahrgenommene Heißhunger auf Kohlenhydrate aufgrund von Stress oder hormonellen Veränderungen unterstützt das Vorhandensein einer entsprechenden Verbindung zwischen Cortisol, der Aufnahme von Kohlenhydraten und beispielsweise Serotonin (z. B. Hill et al. 2022). Neben den Wirkungen vorwiegend kohlenhydratreicher Nahrungsmittel, weisen erste Ergebnisse auf einen additiven Belohnungseffekt von Lebensmitteln hin, die Kohlenhydrate und Fett miteinander verbinden (z. B. DiFeliceantonio et al. 2018).

Die Studienlage zum Zusammenhang zwischen **Protein**aufnahme und dem psychischen Wohlbefinden ist noch sehr gering und zeigt unterschiedliche Ergebnisse. So kommen einige Arbeiten zu dem Ergebnis, dass eine höhere Proteinaufnahme mit einem geringeren Risiko für depressive Symptome verbunden ist (z. B. Li et al. 2020), allerdings scheint dies nur für bestimmte Proteine zu gelten, die somit als Biomarker für die psychische Gesundheit dienen könnten (z. B. Afonin et al. 2024). Für den Konsum tierischen Proteins konnte in einer anderen Untersuchung ein erhöhtes Risiko für Depression, Angst und Stress festgestellt werden, während für die Aufnahme pflanzlichen Proteins kein solcher Zusammenhang belegt werden konnte (z. B. Sheikhi et al. 2023). Insgesamt muss die Studienlage zum Zusammenhang zwischen Protein und seelischer Gesundheit jedoch als nicht ausreichend bezeichnet werden, sodass sich bis auf einer generellen Bevorzugung pflanzlichen gegenüber tierischen Proteins bisher keine Empfehlungen für eine positive Wirkung auf die psychische Gesundheit aussprechen lassen.

Bezüglich der individuellen **Fett**aufnahme lassen sich mit einer Ernährungsweise, die reich an mehrfach ungesättigten Fettsäuren ist (wie beispielsweise die mediterrane Diät), positive Auswirkungen auf die psychische Gesundheit feststellen (z. B. Tzenios et al. 2023; Wilson et al. 2021; Zhang et al. 2024). Mehrfach ungesättigte Fettsäuren wie die Omega-3-Fettsäuren spielen bei verschiedenen neuronalen Prozessen eine wichtige Rolle und können vor allem mit fetterem Fisch (z.B. Makrele oder Lachs) aufgenommen werden. Zu den Omega-3-Fettsäuren gehören die Eicosapentaensäure (EPA), die Docosahexansäure (DHA) sowie die Alpha-Linolensäure (ALA), die als Vorstufe zur Bildung der beiden erstgenannten benötigt wird. Omega-3-Fettsäuren modulieren die Synthese der Neurotransmitter Dopamin und Serotonin und wirken sich so auch auf die Stimmungslage aus. Gerade EPA wirkt auch entzündungshemmend und trägt so zu einer positiven Wirkung auf die Stimmung und die Prävention psychischer Erkrankungen bei. DHA ist vor allem an kognitiven Prozessen beteiligt und fördert die Neuroplastizität sowie die Signalübertragung zum Gehirn. Omega-3-Fettsäuren können weiterhin vorhandene Stressreaktionen des Körpers abschwächen und über die Reduktion von Cortisol die Stressresistenz erhöhen (z. B. Madison et al. 2021). Insgesamt scheint die Aufnahme an Omega-3-Fettsäuren (vor allem EPA) auch bei gesunden Personen mit einer Verbesserung von Wohlbefinden und kognitiver Leistungsfähigkeit verbunden zu sein (z. B. Bauer et al. 2014). Das Vorhandensein von stärkeren Effekten bei Personen mit geringerem Ausgangslevel an Omega-3-Fettsäuren lassen aber vermuten, dass die Wirkung vor allem auf einer bedarfsgerechten Aufnahme im Sinne einer Vermeidung von Mangelerscheinungen beruht. Eine Ernährung, die reich an gesättigten und Transfettsäuren ist (wie die klassische Western-Diät mit einem hohen Maß an hoch verarbeiteten Lebensmitteln), scheint dagegen mit einem erhöhten Risiko für Entzündungen und dem daraus entstehenden erhöhten Risiko für die Entwicklung von psychischen Störungen verbunden zu sein (z. B. Melo et al. 2019; Wilson et al. 2021; Zhang et al. 2024).

11.3 Aufnahme von Mikronährstoffe

Mit Mikronährstoffen sind Nährstoffe gemeint, die der menschliche Körper ebenfalls aufnehmen muss, um wichtige Stoffwechselfunktionen, die Immunabwehr und vieles mehr zu unterstützen. Darunter fallen Vitamine und Mineralstoffe, die nicht selbst produziert und deswegen über die Nahrung aufgenommen werden müssen –

aber in deutlich kleineren Mengen als die bereits beschriebenen Makronährstoffe. Insgesamt können für die bedürfnisgerechte Aufnahme von Vitaminen und Mineralstoffen neben positiven Effekten auf die körperliche Gesundheit auch positive Auswirkungen auf die psychische Gesundheit festgestellt werden (z. B. Johnstone et al. 2020). Die Auswirkungen reichen von einem verringerten Risiko für die Entstehung von psychischen Störungen, einer größeren Stressresistenz bis zur Reduktion von depressiven und anderen psychischen Symptomen. Neben der bedarfsdeckenden Aufnahme aller Vitamine und Nährstoffe scheinen einige der Mikronährstoffe stärker mit der psychischen Gesundheit verknüpft, was beispielsweise für Magnesium, Folsäure, Vitamin D und andere zutrifft (zusammenfassend Tardy et al. 2020; Muscaritoli 2021). Die sich als besonders relevant erwiesenen Mikronährstoffe sollen nachfolgend etwas genauer betrachtet werden.

Aus der Gruppe der Vitamine sind vor allem die **B-Vitamine** an der Regulierung des Nervensystems beteiligt. Sie unterstützen die Synthese von Neurotransmittern (z. B. Serotonin und Dopamin) und sind an der Bildung von Myelin (einer schützenden Schicht um die Nervenfasern) beteiligt. Gerade Folsäure (Vitamin B9) und Vitamin B12 wirken sich positiv auf die Stimmung und die psychische Gesundheit aus. Ein Mangel kann dementsprechend zu einer erhöhten Reizbarkeit, aber auch Konzentrationsmangel und Schlafproblemen führen. Während sich B12 in nennenswerten Mengen nur über tierische Lebensmittel wie Fleisch, Eier und Milchprodukte aufnehmen lässt, ist Folsäure in vielen grünen Gemüsesorten, Nüssen und Vollkornprodukten enthalten. Bei einer veganen Ernährung muss Vitamin B12 also dauerhaft durch Nahrungsergänzungsmittel zugeführt werden. Studien zeigen, dass die Supplementierung von B-Vitaminen mit einem zumindest kleinen positiven Effekt auf die seelische Gesundheit einhergeht, wobei die Effekte für Personen mit geringerem Vitaminstatus am höchsten waren (z. B. Young et al. 2019). Insgesamt scheint auch für die Rolle der B-Vitamine eine adäquate Versorgung für das psychische Wohlbefinden relevant zu sein. Ein Mangel an Vitamin B12, Vitamin B6 oder Folsäure ist mit einer Reduktion von Neurotransmittern assoziiert, was wiederum zu einer beeinträchtigten Stimmung in führen kann (z. B. Markun et al. 2021; Almeida et al. 2015; Merete et al. 2008). Einzelne Arbeiten weisen auch auf ein verringertes Risiko für depressive Symptome bei höherer Zufuhr von Vitamin B6, Folsäure und Vitamin B12 hin (Skarupski et al. 2010), allerdings muss die Befundlage hier als noch nicht eindeutig bezeichnet werden.

Vitamin D wird als fettlösliches Vitamin über die mit beispielsweise Fisch oder Milchprodukten aufgenommenen Fette transportiert. Im Zusammenhang mit Sonnenlicht spielt es bei der Serotonin-Regulation eine wichtige Rolle. Gerade in Zeiten geringerer Sonneneinstrahlung oder bei einem vorwiegenden Aufenthalt in geschlossenen Räumen, kann es zu einem Mangel kommen, der mit einer schlechteren Stimmung und einem erhöhten Risiko für Depressionen in Zusammenhang gebracht wird. Die positive Wirkung einer Vitamin-D-Supplementation auf negative Emotionen wurde bisher vor allem bei vorhandenem Vitamin-D-Defizit nachgewiesen (zusammenfassend Cheng et al. 2020; Geng et al. 2019), sodass bei Stimmungsveränderungen der individuelle Vitamin-D-Level auf jeden Fall überprüft werden sollte.

Mineralstoffe wie **Magnesium und Zink** unterstützen den Gehirnstoffwechsel und die Energieproduktion durch beispielsweise die Aktivierung und Bildung von Botenstoffen wie Hormonen und Neurotransmittern. Ein Mangel kann das Risiko für die Entstehung depressiver Symptome erhöhen und sich durch Reizbarkeit oder Müdigkeit bemerkbar machen (zusammenfassend Wang et al. 2018). Eine bedarfsgerechte Aufnahme durch z. B. Nüsse, Samen und Vollkornprodukte, trägt somit zur emotionalen Stabilität und einer Steigerung des psychischen Wohlbefindens bei (z. B. Wang et al. 2018) und kann sich positiv auf depressive Symptome auswirken (z. B. Muscaritoli 2021).

Es lässt sich zusammenfassen, dass eine adäquate Versorgung mit Mikronährstoffen auch für die psychische Gesundheit relevant ist. Für einen Effekt bei Dosierungen über die bedarfsdeckende Empfehlung hinaus, gibt es aktuell keine ausreichende Evidenz (WHO). Für die gesunde Allgemeinbevölkerung ohne Mangelerscheinungen ist eine ausgewogene Ernährung ausreichend, wobei gerade im Sinne des seelischen Wohlbefindens auf eine ausreichende Aufnahme von insbesondere B-Vitaminen, Vitamin D und Omega-3-Fettsäuren geachtet werden sollte.

❓ Verständnisfragen zur Selbstüberprüfung

1. Erläutern Sie, warum Intervallfasten und eine unregelmäßige Essensstruktur unterschiedliche Auswirkungen auf die seelische Gesundheit zeigen, obwohl beide Ernährungsweisen längere Essenspausen beinhalten.
2. Welche der Makronährstoffe Kohlenhydrate, Proteine und Fette haben den größten Einfluss auf das psychische Wohlbefinden?
3. Auf welche Mikronährstoffe sollte im Zusammenhang mit der psychischen Gesundheit besonders geachtet werden?

Literatur

Adan RAH, Dickson SL, Kas MJ, Schellekens H, Smeets PAM, Veldhorst M, et al. Nutritional psychiatry: towards improving mental health by what you eat. Eur Neuropsychopharmacol. 2019;29(12):1321–32. https://doi.org/10.1016/j.euroneuro.2019.10.011.

Afonin AM, Piironen A-K, Sousa Maciel I de, Ivanova M, Alatalo A, Whipp AM, et al. Proteomic insights into mental health status: plasma markers in young adults. Transl Psychiatry. 2024;14(1):55. https://doi.org/10.1038/s41398-024-02751-z.

Ali MA, Macdonald IA, Taylor MA. A systematic review of associations between day-to-day variability in meal pattern and body weight, components of the metabolic syndrome and cognitive function. J Hum Nutr Diet. 2024;37(1):316–53. https://doi.org/10.1111/jhn.13260.

Almeida OP, Ford AH, Flicker L. Systematic review and meta-analysis of randomized placebo-controlled trials of folate and vitamin B12 for depression. Int Psychogeriatr. 2015;27(5):727–37. https://doi.org/10.1017/S1041610215000046.

Bauer I, Hughes M, Rowsell R, Cockerell R, Pipingas A, Crewther S, et al. Omega-3 supplementation improves cognition and modifies brain activation in young adults. Hum Psychopharmacol. 2014;29(2):133–44. https://doi.org/10.1002/hup.2379.

Benton D. Carbohydrate ingestion, blood glucose and mood. Neurosci Biobehav Rev. 2002;26(3):293–308. https://doi.org/10.1016/S0149-7634(02)00004-0.

Bernard BN, Louise LC, Louise D. The effects of carbohydrates, in isolation and combined with caffeine, on cognitive performance and mood-current evidence and future directions. Nutrients. 2018;10(2):192. https://doi.org/10.3390/nu10020192.

Bizzozero-Peroni B, Martínez-Vizcaíno V, Fernández-Rodríguez R, Jiménez-López E, Núñez de Arenas-Arroyo S, Saz-Lara A, et al. The impact of the Mediterranean diet on alleviating depressive symptoms in adults: a systematic review and meta-analysis of randomized controlled trials. Nutr Rev. 2025;83(1):29–39. https://doi.org/10.1093/nutrit/nuad176.

Busch MA, Hapke U, Mensink GBM. Psychische Gesundheit und gesunde Lebensweise. Berlin: Robert Koch-Institut; 2011. (GBE kompakt; 7).

de Cabo R, Mattson MP. Effects of intermittent fasting on health, aging, and disease. N Engl J Med. 2019;381(26):2541–51. https://doi.org/10.1056/NEJMra1905136.

Cheng Y-C, Huang Y-C, Huang W-L. The effect of vitamin D supplement on negative emotions: a systematic review and meta-analysis. Depress Anxiety. 2020;37(6):549–64. https://doi.org/10.1002/da.23025.

Clemente-Suárez VJ, Mielgo-Ayuso J, Martín-Rodríguez A, Ramos-Campo DJ, Redondo-Flórez L, Tornero-Aguilera JF. The burden of carbohydrates in health and disease. Nutrients. 2022;14(18). https://doi.org/10.3390/nu14183809.

Çukurovalı Soykurt S, Tekdemir SN. Intermittent fasting and its potential effects on health. Cyprus J Med Sci. 2024;221–7. https://doi.org/10.4274/cjms.2024.2023-109.

DiFeliceantonio AG, Coppin G, Rigoux L, Edwin Thanarajah S, Dagher A, Tittgemeyer M, et al. Supra-additive effects of combining fat and carbohydrate on food reward. CellMetab. 2018;28(1):33–44.e3. https://doi.org/10.1016/j.cmet.2018.05.018.

Geng C, Shaikh AS, Han W, Chen D, Guo Y, Jiang P. Vitamin D and depression: mechanisms, determination and application. Asia Pac J Clin Nutr. 2019;28(4):689–94. https://doi.org/10.6133/apjcn.201912_28(4).0003.

Głąbska D, Guzek D, Groele B, Gutkowska K. Fruit and vegetables intake in adolescents and mental health: a systematic review. Rocz Panstw Zakl Hig. 2020;71(1):15–25. https://doi.org/10.32394/rpzh.2019.0097. PMID: 32227780.

Hammons AJ, Fiese BH. Is frequency of shared family meals related to the nutritional health of children and adolescents? Pediatrics. 2011;127(6):e1565–74. https://doi.org/10.1542/peds.2010-1440.

Hill D, Conner M, Clancy F, Moss R, Wilding S, Bristow M, et al. Stress and eating behaviours in healthy adults: a systematic review and meta-analysis. Health Psychol Rev. 2022;16(2):280–304. https://doi.org/10.1080/17437199.2021.1923406.

Johnstone JM, Hughes A, Goldenberg JZ, Romijn AR, Rucklidge JJ. Multinutrients for the treatment of psychiatric symptoms in clinical samples: a systematic review and meta-analysis of randomized controlled trials. Nutrients. 2020;12(11). https://doi.org/10.3390/nu12113394.

Lassale C, Batty GD, Baghdadli A, Jacka F, Sánchez-Villegas A, Kivimäki M, et al. Healthy dietary indices and risk of depressive outcomes: a systematic review and meta-analysis of observational studies. Mol Psychiatry. 2019;24(7):965–86. https://doi.org/10.1038/s41380-018-0237-8.

Lee MF, Angus D, Walsh H, Sargeant S. "Maybe it's not just the food?" A food and mood focus group study. Int J Environ Res Public Health. 2023;20(3). https://doi.org/10.3390/ijerph20032011.

Li Y, Zhang C, Li S, Zhang D. Association between dietary protein intake and the risk of depressive symptoms in adults. Br J Nutr. 2020;123(11):1290–301. https://doi.org/10.1017/S0007114520000562.

Linsmayer D, Eckert GP, Reiff J, et al. Ernährung, Stoffwechsel, Gehirn und mentale Gesundheit. Nervenarzt. 2024;95:667–80. https://doi.org/10.1007/s00115-024-01678-6.

Madison AA, Belury MA, Andridge R, Renna ME, Shrout MR, Ong AL, et al. Omega-3 supplementation and stress reactivity of cellular aging biomarkers: an ancillary substudy of a randomized, controlled trial in midlife adults. Mol Psychiatry. 2021;26(7):3034–42. https://doi.org/10.1038/s41380-021-01077-2.

Mantantzis K, Schlaghecken F, Sünram-Lea SI, Maylor EA. Sugar rush or sugar crash? A meta-analysis of carbohydrate effects on mood. Neurosci Biobehav Rev. 2019;101:45–67. https://doi.org/10.1016/j.neubiorev.2019.03.016.

Markun S, Gravestock I, Jäger L, Rosemann T, Pichierri G, Burgstaller JM. Effects of Vitamin B12 supplementation on cognitive function, depressive symptoms, and fatigue: a systematic review, meta-analysis, and meta-regression. Nutrients. 2021;13(3). https://doi.org/10.3390/nu13030923.

Markus CR. Effects of carbohydrates on brain tryptophan availability and stress performance. Biol Psychol. 2007;76(1–2):83–90. https://doi.org/10.1016/j.biopsycho.2007.06.003.

Melo HM, Santos LE, Ferreira ST. Diet-derived fatty acids, brain inflammation, and mental health. Front Neurosci. 2019;13:265. https://doi.org/10.3389/fnins.2019.00265.

Merete C, Falcon LM, Tucker KL. Vitamin B6 is associated with depressive symptomatology in Massachusetts elders. J Am Coll Nutr. 2008;27(3):421–7. https://doi.org/10.1080/07315724.2008.10719720.

Muscaritoli M. The impact of nutrients on mental health and well-being: insights from the literature. Front Nutr. 2021;8:656290. https://doi.org/10.3389/fnut.2021.656290.

Parkar SG, Kalsbeek A, Cheeseman JF. Potential role for the gut microbiota in modulating host circadian rhythms and metabolic health. Microorganisms. 2019;7(2). https://doi.org/10.3390/microorganisms7020041.

Santos AF, Fernandes C, Fernandes M, Santos AJ, Veríssimo M. Associations between emotion regulation, feeding practices, and preschoolers' food consumption. Nutrients. 2022;14(19):4184.

Sheikhi A, Siassi F, Djazayery A, Guilani B, Azadbakht L. Plant and animal protein intake and its association with depression, anxiety, and stress among Iranian women. BMC Public Health. 2023;23(1):161. https://doi.org/10.1186/s12889-023-15100-4.

Skarupski KA, Tangney C, Li H, Ouyang B, Evans DA, Morris MC. Longitudinal association of vitamin B-6, folate, and vitamin B-12 with depressive symptoms among older adults over time. Am J Clin Nutr. 2010;92(2):330–5. https://doi.org/10.3945/ajcn.2010.29413.

St-Onge M-P, Ard J, Baskin ML, Chiuve SE, Johnson HM, Kris-Etherton P, et al. Meal timing and frequency: implications for cardiovascular disease prevention: a scientific statement from the American Heart Association. Circulation. 2017;135(9):e96–e121. https://doi.org/10.1161/CIR.0000000000000476.

Suárez-López LM, Bru-Luna LM, Martí-Vilar M. Influence of nutrition on mental health: scoping review. Healthcare (Basel). 2023;11(15):2183. https://doi.org/10.3390/healthcare11152183.

Tardy A-L, Pouteau E, Marquez D, Yilmaz C, Scholey A. Vitamins and minerals for energy, fatigue and cognition: a narrative review of the biochemical and clinical evidence. Nutrients. 2020;12(1):228. https://doi.org/10.3390/nu12010228.

Tzenios N, Tazanios M, Chahine M, Binti Jamal PO. The relationship between fat consumption and mood enhancement: a comprehensive review. SJMAS. 2023;1(3). https://doi.org/10.58676/sjmas.v1i3.23.

Voigt RM, Forsyth CB, Green SJ, Engen PA, Keshavarzian A. Circadian rhythm and the gut microbiome. Int Rev Neurobiol. 2016;131:193–205. https://doi.org/10.1016/bs.irn.2016.07.002.

Wang J, Um P, Dickerman BA, Liu J. Zinc, Magnesium, Selenium and depression: a review of the evidence, potential mechanisms and implications. Nutrients. 2018;10(5). https://doi.org/10.3390/nu10050584.

Wilson JJ, McMullan I, Blackburn NE, et al. Changes in dietary fat intake and associations with mental health in a UK public sample during the COVID-19 pandemic. J Public Health (Oxf). 2021;43(4):687–94. https://doi.org/10.1093/pubmed/fdab009.

Young LM, Pipingas A, White DJ, Gauci S, Scholey A. A systematic review and meta-analysis of B vitamin supplementation on depressive symptoms, anxiety, and stress: effects on healthy and 'At-Risk' individuals. Nutrients. 2019;11(9). https://doi.org/10.3390/nu11092232.

Zarrinpar A, Chaix A, Yooseph S, Panda S. Diet and feeding pattern affect the diurnal dynamics of the gut microbiome. Cell Metab. 2014;20(6):1006–17. https://doi.org/10.1016/j.cmet.2014.11.008.

Zhang R, Zhang B, Shen C, Sahakian BJ, Li Z, Zhang W, et al. Associations of dietary patterns with brain health from behavioral, neuroimaging, biochemical and genetic analyses. Nat Ment Health. 2024;2(5):535–52. https://doi.org/10.1038/s44220-024-00226-0.

Zusammenhang zwischen Nahrungsaufnahme und psychischen Störungen

Inhaltsverzeichnis

Wie die vorangegangenen Kapitel bereits gezeigt haben, beeinflusst unser Essverhalten nicht nur die körperliche Gesundheit, sondern spielt auch für die psychische Gesundheit und damit das Wohlbefinden insgesamt eine wichtige Rolle. Psychische Probleme führen nicht selten auch zu Veränderungen im Essverhalten, was unter Umständen zu Mangelerscheinungen führen und die psychische Gesundheit so zusätzlich negativ beeinflussen kann. Gleichermaßen kann eine ausgewogene Ernährung nicht nur vielen körperlichen Beschwerden vorbeugen, sondern auch bei der Prävention und Behandlung psychischer Störungen wie Depressionen, Angststörungen und kognitiven Beeinträchtigungen unterstützen.

Internationalen Zahlen zufolge entwickeln 46 % aller Männer und 53 % aller Frauen bis zum 75. Lebensjahr mindestens eine psychische Störung (McGrath et al. 2023). Die Anzahl von Menschen in Deutschland, bei denen eine psychische Erkrankung diagnostiziert wurde, ist den letzten Jahren von ca. 33 % auf fast 38 % gestiegen, wobei Angststörungen und Depressionen zu den häufigsten Störungen zählen (Thom et al. 2024). Mit der steigenden Anzahl psychisch Erkrankter steigen sowohl die direkten als auch die indirekten Kosten (zusammenfassend DGPPN 2025). Beispielsweise waren 2023 psychische Störungen mit 42 % der häufigste Grund für eine Frühverrentung, wobei das durchschnittliche Alter bei Renteneintritt aufgrund psychischer Störungen bei 49 Jahren im Gegensatz zu 52 Jahren aufgrund von körperlichen Problemen lag. Von den insgesamt von psychischen Problemen Betroffenen erhalten lediglich ca. 1/4 gezielte psychologische oder psychiatrische Hilfe (DGPPN 2025), was auf eine hohe Dunkelziffer und fehlende Behandlungsressourcen hinweist.

Wenn Menschen unter psychischen Störungen leiden, kann dies durch einen veränderten Appetit, Antriebslosigkeit oder ähnliches auch das individuelle Essverhalten und die Zusammensetzung der aufgenommen Nahrung verändern. So können fehlender Appetit und Antriebslosigkeit beispielsweise zum Auslassen von Mahlzeiten oder der Bevorzugung schnell verfügbarer und hochkalorischer Lebensmittel führen (zusammenfassend Mueller-Stierlin et al. 2024). Neben dem Einfluss der psychischen Erkrankungen auf das Essverhalten, können sich einseitige oder inadäquate Ernährungsweisen negativ auf die Stimmung und psychische Gesundheit auswirken (siehe ▶ Kap. 10), was vorhandene psychischen Symptome und möglicherweise auch das problematische Essverhalten verstärken kann. Auf der anderen Seite trägt ein ausgewogenes, nährstoffadäquates Essverhalten aber auch zur Verbesserung der psychischen Gesundheit bei, was sowohl die Prävention psychischer Erkrankungen als auch ihre begleitende Behandlung unterstützt. Dieser Ansatz der *Nutritional Psychiatry* fokussiert auf den Zusammenhang zwischen Ernährungsqualität und psychischer Gesundheit und den daraus abzuleitenden Möglichkeiten für eine die psychotherapeutische und psychiatrische Behandlungen unterstützende Ernährungsintervention (z. B. Sarris et al. 2015).

Ein Zusammenhang zwischen dem Konsum hoch verarbeiteter Lebensmittel (reich an Transfetten und Zucker) und dem Risiko, an einer Depression zu erkranken, konnte bereits in zahlreichen Studien nachgewiesen werden (zusammenfassend Li et al. 2017; Grajek et al. 2022). Ein eher mediterraner Ernährungsstil, reich an beispielsweise Obst, Gemüse und Vollkornprodukten, senkt das Erkrankungsrisiko durch eine Reduktion von oxidativem Stress, Entzündungen und einem verbesserten Mikrobiom dagegen (zusammenfassend Selvaraj et al. 2022). Wie bereits ausgeführt, wird der Zusammenhang zwischen Ernährung und Psyche durch viele komplexe

Mechanismen beeinflusst. Auf der biologischen Seite stehen die Regulation von Neurotransmittern, der Einfluss über die sogenannte Darm-Hirn-Achse sowie die Modulation von Entzündungsprozessen und oxidativem Stress im Vordergrund (siehe ▶ Kap. 10), wobei Nährstoffe wie Omega-3-Fettsäuren, B-Vitamine, Magnesium und Zink eine Schlüsselrolle spielen (siehe ▶ Kap. 11). Auf der psychischen Ebene wird der Zusammenhang durch mit dem Lebensmittel, dem Essverhalten und der Umgebung assoziierte Erinnerungen, Emotionen oder Erwartungen sowie die individuelle Regulation von Verhalten und Emotionen beeinflusst (siehe ▶ Kap. 8). Insgesamt können ein unausgewogener Ernährungsstil durch eine z. B. zu geringe, zu hohe oder einseitige Nährstoffaufnahme sowie ein beispielsweise aufgrund von Emotionen oder Körperunzufriedenheit gesteuertes Essverhalten zu mentalen Problemen führen oder vorhandene bestehende psychische Beschwerden verstärken. Gleichzeitig zeigt sich, dass eine bewusste und ausgewogene Ernährung, ergänzt durch eine strukturierte Mahlzeitenplanung, psychische Symptome verbessern, physiologischen Problemen vorbeugen und die Lebensqualität von psychisch kranken Personen nachhaltig verbessern kann.

Die gezielte Supplementation verschiedener Nährstoffe konnte bei der Behandlung von psychischen Erkrankungen bereits als unterstützend belegt werden. So zeigen verschiedene Studien eine Reduktion vor allem depressiver Symptome durch die Aufnahme von **Omega-3-Fettsäuren** mit der Ernährung oder entsprechenden Supplementen (zusammenfassend Appleton et al. 2021). Auch bei Aufmerksamkeitsstörungen, bipolaren Störungen und posttraumatischen Belastungsstörungen konnten bereits einzelne positive Effekte gezeigt werden, wobei die Evidenzlage hier als schwächer bezeichnet werden muss (zusammenfassend Offor et al. 2021). Bei einem insgesamt positiven Effekt von Omega-3-Fettsäuren gibt es zudem Hinweise auf einen Vorteil von Ernährungsweisen oder Supplementen mit einem Anteil von über 50 % an Eicosapentaensäure (EPA), während sich mit der überwiegenden Gabe von Docosahexaensäure (DHA) geringere Effekte zeigten (zusammenfassend Liao et al. 2019; Martins 2009). Die Wirkungsunterschiede zwischen EPA und DHA werden mit dem stärkeren antiinflammatorischen Effekt von EPA in Verbindung gebracht, sind aber noch nicht vollständig erklärbar. Auch eine **tryptophanreiche Ernährung** scheint depressive Symptome verringern zu können und sich positiv auf Angststörungen auszuwirken (z. B. Lindseth et al. 2015). Die Wirkung wird mit der essenziellen Bedeutung von Tryptophan bei der Synthese von Serotonin und damit der Stimmungsregulation in Zusammenhang gebracht. Ein Mangel an **Zink** scheint ebenfalls mit der Entstehung von Depressionen assoziiert, weswegen eine die Behandlung von Depressionen begleitende Gabe von Zink die Stimmungsstabilität positiv beeinflussen kann (z. B. Petrilli et al. 2017). Auch die B-Vitamine und Vitamin D wurden bereits als relevant für das psychische Wohlbefinden beschrieben, ein Mangel begünstigt vor allem die Entwicklung depressiver Symptome. In verschiedenen Studien konnte gezeigt werden, dass die Zufuhr von **Vitamin D** über eine Verbesserung der synaptischen Plastizität und die Regulation von Dopamin-Rezeptoren depressive Symptome sowie Ärger, Müdigkeit, Schlaf- und Konzentrationsprobleme positiv beeinflussen kann (z. B. Penckofer et al. 2010; Mayne et al. 2019). Der aktuellen Datenlage entsprechend wird eine zusätzliche bedarfsgerechte Behandlung mit Vitamin D bei unipolaren Depressionen, Schizophrenie und ADHD empfohlen, wobei die Beweislage insgesamt noch als schwach bezeichnet werden muss (zusammenfassend Sarris et al. 2022).

Wie schon im ▶ Kap. 10 beschrieben, beeinflusst auch das Mikrobiom die psychische Gesundheit. **Probiotika und Präbiotika**, die das Mikrobiom positiv beeinflussen, wurden bei der Behandlung von Depressionen, Angststörungen, Alzheimer-Erkrankungen und Störungen des Autismus-Spektrums in mehreren klinischen Studien als effektiv beobachtet (zusammenfassend Ansari et al. 2020). Neben der adäquaten Aufnahme von Omega-3-Fettsäuren und Vitamin D sind Probiotika für den Einsatz bei Depressionen am besten untersucht und werden beispielsweise auch in der Leitlinie zur Behandlung psychiatrischer Störungen der World Federation of Socities of Biological Psychiatry empfohlen (Sarris et al. 2022). Für andere psychische Störungen ist trotz positiver Beobachtungen die Datenlage für evidenzbasierte Empfehlungen noch nicht ausreichend. Mit ihrer Wirkung auf die Darm-Hirn-Achse, die Modulation des Immunsystems, die Produktion von Neurotransmittern und deren Vorstufen sowie der Reduzierung von Entzündungen und oxidativen Stress können Pro- und Präbiotika als begleitende Behandlungsmöglichkeiten für psychische Störungen aber auch potenzielle negative Einflüsse von Psychopharmaka auf das Mikrobiom ausgleichen, weswegen entsprechende Einsatzmöglichkeiten geprüft werden sollten.

Insgesamt zeigt sich gerade in der Behandlung von Depressionen ein durchweg positiver Effekt von begleitenden Ernährungsinterventionen, wobei die jeweiligen Effekte sehr variieren (zusammenfassend O'Neill et al. 2022). Daneben zeigt eine Übersicht verschiedener Systematischer Reviews, dass eine zusätzliche Ernährungsintervention auch bei anderen psychischen Erkrankungen (z. B. Schizophrenie, bipolare Störungen) überwiegend positive Effekte auf den Gewichtsstatus und die allgemeine mentale Gesundheit zeigen (zusammenfassend Burrows et al. 2022). Obwohl einzelne Leitlinien zur Behandlung psychischer Erkrankungen ernährungsbezogene Interventionen bereits aufgenommen haben (z. B. World Federation of Socities of Biological Psychiatry), werden diese in der Praxis nur selten umgesetzt. Dies liegt zum einen an fehlenden Ernährungsfachkräften im Behandlungsfeld der psychischen Störungen, zum anderen aber auch an fehlenden konkreten Empfehlungen zur Gestaltung der Ernährungsintervention. In Deutschland wächst die Aufmerksamkeit für die Rolle der Ernährung in der Prävention und Behandlung von psychischen Erkrankungen nur langsam. So existieren aktuell noch keine diesbezüglichen Leitlinien oder standardisierte Prozesse zur interdisziplinären Zusammenarbeit. Für eine umfassende, interdisziplinäre Behandlung psychischer Erkrankungen sollte in jedem Fall eine Ernährungsfachkraft zur Analyse des individuellen Ernährungszustandes und daran angepassten Empfehlungen hinzugezogen werden. Im Sinne einer Stärkung der generellen psychischen Gesundheit, zur Reduktion von vorhandenen Symptomen sowie der Prävention von psychischen Erkrankungen kann aufgrund der aktuellen Erkenntnisse eine ausgewogene, nährstoffadäquate mediterrane oder pflanzenbasierte Ernährungsweise empfohlen werden. Obst, Gemüse und Vollkornprodukte sollten vorrangig verzehrt werden und um Nahrungsmittel, die reich an Omega-3-Fettsäuren (z. B. Nüsse, Fisch) sind, sowie Prä- und Probiotika ergänzt werden. Bei gleichzeitiger Reduktion von Zucker und gesättigten Fettsäuren sowie einem regelmäßigen Mahlzeitenrhythmus gelingt eine sowohl die physische als auch psychische Gesundheit stärkende Ernährung.

❓ Verständnisfragen zur Selbstüberprüfung

1. Erläutern Sie, warum eine vorwiegend pflanzenbasierte Ernährung bei der Prävention und Behandlung von psychischen Störungen unterstützen kann.
2. Erläutern Sie den Zusammenhang von Tryptophan und der Reduktion depressiver Symptome.
3. Erläutern Sie, warum Ernährungsinterventionen die Behandlung psychischer Störungen zwar effektiv unterstützen können, als alleinige Behandlung aber meist nicht ausreichen.

Literatur

Ansari F, Pourjafar H, Tabrizi A, Homayouni A. The effects of probiotics and prebiotics on mental disorders: a review on depression, anxiety, Alzheimer, and autism spectrum disorders. Curr Pharm Biotechnol. 2020;21(7):555–65. https://doi.org/10.2174/1389201021666200107113812.

Appleton KM, Voyias PD, Sallis HM, Dawson S, Ness AR, Churchill R, Perry R. Omega-3 fatty acids for depression in adults. Cochrane Database Syst Rev. 2021;(11):Art. No.: CD004692. https://doi.org/10.1002/14651858.CD004692.pub5.

Burrows T, Teasdale S, Rocks T, Whatnall M, Schindlmayr J, Plain J, Latimer G, Roberton M, Harris D, Forsyth A. Effectiveness of dietary interventions in mental health treatment: a rapid review of reviews. Nutr Diet. 2022;79(3):279–90. https://doi.org/10.1111/1747-0080.12754. PMID: 35796181; PMCID: PMC9545734.

DGPPN (Deutsche Gesellschaft für Psychiatrie und Psychotherapie, Psychosomatik und Nervenheilkunde). Psychische Erkrankungen: Basisdaten und Versorgung. 2023. https://www.dgppn.de. Zugegriffen am 19.03.2025.

Grajek M, Krupa-Kotara K, Białek-Dratwa A, Sobczyk K, Grot M, Kowalski O, Staśkiewicz W. Nutrition and mental health: a review of current knowledge. Front Nutr. 2022;9:943998. https://doi.org/10.3389/fnut.2022.943998.

Mayne PE, Burne THJ. Vitamin D in Synaptic Plasticity, Cognitive Function, and Neuropsychiatric Illness. Trends Neurosci. 2019 Apr;42(4):293–306. https://doi.org/10.1016/j.tins.2019.01.003. Epub 2019 Feb 19. PMID: 30795846.

Li Y, Lv MR, Wei YJ, et al. Dietary patterns and depression risk: a meta-analysis. Psychiatry Res. 2017;253:373–82. https://doi.org/10.1016/j.psychres.2017.04.020.

Liao Y, Xie B, Zhang H, He Q, Guo L, Subramanieapillai M, et al. Efficacy of omega-3 PUFAs in depression: a meta-analysis. Transl Psychiatry. 2019;9(1):190. https://doi.org/10.1038/s41398-019-0515-5.

Lindseth G, Helland B, Caspers J. The effects of dietary tryptophan on affective disorders. Arch Psychiatr Nurs. 2015;29(2):102–7. https://doi.org/10.1016/j.apnu.2014.11.008.

Martins JG. EPA but not DHA appears to be responsible for the efficacy of omega-3 long chain polyunsaturated fatty acid supplementation in depression: evidence from a meta-analysis of randomized controlled trials. J Am Coll Nutr. 2009;28(5):525–42. https://doi.org/10.1080/07315724.2009.10719785.

McGrath JJ, Al-Hamzawi A, Alonso J, Altwaijri Y, Andrade LH, Bromet EJ, Bruffaerts R, de Almeida JMC, Chardoul S, Chiu WT, Degenhardt L, Demler OV, Ferry F, Gureje O, Haro JM, Karam EG, Karam G, Khaled SM, Kovess-Masfety V, Magno M, Medina-Mora ME, Moskalewicz J, Navarro-Mateu F, Nishi D, Plana-Ripoll O, Posada-Villa J, Rapsey C, Sampson NA, Stagnaro JC, Stein DJ, Ten Have M, Torres Y, Vladescu C, Woodruff PW, Zarkov Z, Kessler RC, WHO World Mental Health Survey Collaborators. Age of onset and cumulative risk of mental disorders: a cross-national analysis of population surveys from 29 countries. Lancet Psychiatry. 2023;10(9):668–81. https://doi.org/10.1016/S2215-0366(23)00193-1. Epub 2023 Jul 30. PMID: 37531964; PMCID: PMC10529120.

Mueller-Stierlin AS, Mötteli S, Hotzy F, Mörkl S, Burrows T, Ardill-Young O, Hiltensperger R, Prelog PR, Teasdale SB. Feasibility of a multifaceted nutrition-risk screening tool for mental health settings: the NutriMental screener. Br J Nutr. 2024;29:1–8. https://doi.org/10.1017/S0007114524002101. Epub ahead of print. PMID: 39468834.

O'Neill S, Minehan M, Knight-Agarwal CR, Turner M. Depression, is it treatable in adults utilising dietary interventions? A systematic review of randomised controlled trials. Nutrients. 2022;14(7):1398. https://doi.org/10.3390/nu14071398. PMID: 35406011; PMCID: PMC9003461.

Offor SJ, Orish CN, Frazzoli C, Orisakwe OE. Augmenting clinical interventions in psychiatric disorders: systematic review and update on nutrition. Front Psychiatry. 2021;5(12):565583. https://doi.org/10.3389/fpsyt.2021.565583. PMID: 34025465; PMCID: PMC8131505.

Penckofer S, Kouba J, Byrn M, Estwing FC. Vitamin D and depression: where is all the sunshine? Issues Ment Health Nurs. 2010;31(6):385–93. https://doi.org/10.3109/01612840903437657. PMID: 20450340; PMCID: PMC2908269.

Petrilli JR, Kranz TM, Kleinhaus K, Joe P, Getz M, Johnson P, et al. The emerging role for zinc in depression and psychosis. Front Pharmacol. 2017;8:414. https://doi.org/10.3389/fphar.2017.00414.

Sarris J, Logan AC, Akbaraly TN, Amminger GP, Balanzá-Martínez V, Freeman MP, Hibbeln J, Matsuoka Y, Mischoulon D, Mizoue T, Nanri A, Nishi D, Ramsey D, Rucklidge JJ, Sanchez-Villegas A, Scholey A, Su KP, Jacka FN, International Society for Nutritional Psychiatry Research. Nutritional medicine as mainstream in psychiatry. Lancet Psychiatry. 2015;2(3):271–4. https://doi.org/10.1016/S2215-0366(14)00051-0. Epub 2015 Feb 25. PMID: 26359904.

Sarris J, Ravindran A, Yatham LN, Marx W, Rucklidge JJ, McIntyre RS, Akhondzadeh S, Benedetti F, Caneo C, Cramer H, Cribb L, de Manincor M, Dean O, Deslandes AC, Freeman MP, Gangadhar B, Harvey BH, Kasper S, Lake J, Lopresti A, Lu L, Metri NJ, Mischoulon D, Ng CH, Nishi D, Rahimi R, Seedat S, Sinclair J, Su KP, Zhang ZJ, Berk M. Clinician guidelines for the treatment of psychiatric disorders with nutraceuticals and phytoceuticals: The World Federation of Societies of Biological Psychiatry (WFSBP) and Canadian Network for Mood and Anxiety Treatments (CANMAT) Taskforce. World J Biol Psychiatry. 2022;23(6):424–55. https://doi.org/10.1080/15622975.2021.2013041. Epub 2022 Mar 21. PMID: 35311615.

Selvaraj R, Selvamani TY, Zahra A, et al. Association between dietary habits and depression: a systematic review. Cureus. 2022;14(9):e29021. https://doi.org/10.7759/cureus.29021.

Thom J, Jonas B, Reitzle L, Mauz E, Hölling H, Schulz M. Trends in the diagnostic prevalence of mental disorders, 2012–2022 – using nationwide outpatient claims data for mental health surveillance. Dtsch Arztebl Int. 2024;121(11):355–62. https://doi.org/10.3238/arztebl.m2024.0052. PMID: 38686592; PMCID: PMC11539879.

12

Problematisches Essverhalten

Die vergangenen Abschnitte haben sich mit verschiedenen Aspekten des Essverhaltens befasst und dabei auch immer wieder angesprochen, inwiefern ein bestimmtes Essverhalten auch problematisch für die Gesundheit sein kann. Dieser Abschnitt beschäftigt sich mit den Formen von Essverhalten, die als mögliche Risikofaktoren für die Entstehung von Essstörungen oder andere körperliche und psychische Folgen diskutiert werden. Das Auftreten von problematischem Essverhalten und Essstörungen hat in den letzten Jahrzehnten zugenommen, insbesondere unter jungen Menschen und in westlich geprägten Gesellschaften, in denen Schlankheitsideale und Diätkultur eine große Rolle spielen. Sie können die körperliche Gesundheit, das emotionale Wohlbefinden und das soziale Leben der Betroffenen erheblich beeinträchtigen. Um die geschilderte Thematik möglichst gut in ihrem Zusammenhang zum individuellen Essverhalten zu erfassen, wird zunächst auf verschiedenen Formen von Essverhalten und ihrem Zusammenhang zur Gesundheit eingegangen. Zudem werden mögliche Ursachen für die Entwicklung von einer normalen Ausprägung des Essverhaltens zu einem problematischen Essverhalten und der Entstehung von Essstörungen diskutiert, die am häufigsten auftretenden Essstörungen mit ihren Symptomen und gesundheitlichen Folgen beschrieben, sowie auf verschiedene Therapie- und Präventionsansätze eingegangen.

Inhaltsverzeichnis

Formen von Essverhalten als mögliche Risikofaktoren

Inhaltsverzeichnis

Jeder Mensch zeigt ein eigenes Muster an Essverhalten. Während einige Menschen ihre gewohnten Mahlzeiten zu festen Zeiten bevorzugen, essen andere eher unregelmäßig oder probieren bestimmte Ernährungstrends aus. Diese Vielfalt ist Ausdruck individueller Prägungen, soziokultureller Normen sowie der sich ausgebildeten Präferenzen. Doch nicht alle Formen des Essverhaltens sind unbedenklich. So können beispielsweise gelegentliches emotionales Essen oder bewusste Diäten auch im Rahmen eines gesunden Essverhaltens vorkommen, im Sinne einer übermäßigen Nahrungsaufnahme oder zwanghaften Kontrolle der Ernährung aber auch Risikofaktoren für Essstörungen darstellen.

Das individuelle Essverhalten ist sehr vielfältig und die Motive zur Nahrungsaufnahme sowohl von körperlichen als auch sozialen und psychologischen Faktoren abhängig. Damit ist Essverhalten ein facettenreiches Phänomen, dessen Vielfalt sich in individuellen Präferenzen, unterschiedlichen Lebensumständen, Normen und Einstellungen wider spiegelt. Der Übergang von nur zeitweise auftauchenden oder von der Norm abweichendem Essverhalten zu problematischen Mustern ist oft fließend und schwer zu definieren. Der Verzicht auf stark verarbeitete Lebensmittel kann beispielsweise Teil einer bewussten Ernährung sein, sich als ein stark restriktives Essverhalten aber auch negativ auf die Wahrnehmung von Hunger und Sättigung auswirken und das Risiko für die Entwicklung von Essstörungen erhöhen. Schon früh können sich Verhaltensweisen zeigen, die sich langfristig in einem problematischen Muster etablieren: stark selektives Essverhalten, stressbedingtes Essen oder ein übermäßiger Fokus auf gesunde Ernährung sind Beispiele, die – je nach Ausprägung und Kontext – unproblematisch sein können, aber auch erste Anzeichen für eine gestörte Beziehung zum Essen sein können.

In den folgenden Abschnitten werden verschiedene Formen des Essverhaltens beschrieben und hinsichtlich ihres Potenzials als Risikofaktoren für die Entwicklung von Essstörungen eingeordnet. Die beschriebenen Verhaltensweisen werden dabei anteilig von allen Menschen gezeigt, erst das Ausmaß bzw. die Stärke einer auf ein bestimmtes Muster ausgerichteten Nahrungsaufnahme können Folgen für die langfristige Nahrungsregulation haben. Dabei ist zu beachten, dass es keine starre Grenze zwischen gesundem und problematischem Essverhalten gibt, sondern es sich um ein Spektrum handelt, bei dem individuelle und gesellschaftliche Faktoren eine entscheidende Rolle spielen.

Das Wissen um spezifische Muster von Essverhaltensweisen und ihrem Zusammenhang zu Hunger, Appetit und Sättigung bietet neben dem Verständnis für die Entwicklung möglicherweise problematischer Gewohnheiten oder Essstörungen auch die Möglichkeit der Ableitung von konkreten Maßnahmen zur Prävention und Intervention. Dabei können vorhandene Zusammenhänge sowohl zur Ableitung von bevölkerungsweiten Maßnahmen, aber auch für die Entwicklung individueller Strategien, beispielsweise in der Ernährungsberatung, genutzt werden. Insbesondere für die Arbeit mit Einzelpersonen oder kleinen Gruppen sei auch auf die Zusammenstellung von möglichen Instrumenten zur Erfassung des Essverhaltens (siehe ▶ Kap. 16) verwiesen, die für die Entdeckung problematischen Essverhaltens genutzt werden können, aber auch eine Einschätzung der spezifischen Ausprägung eines noch unauffälligen Essverhaltens erlauben, um beispielsweise präventive Strategien in der Ernährungsberatung einzusetzen zu können.

13.1 Unregelmäßiges und externales Essverhalten

Das externale Essen tritt in Umgebungen mit hoher Nahrungsverfügbarkeit wie den sogenannten Industrienationen als häufigstes Essverhalten auf. Menschen mit externalem Essverhalten essen häufiger und/oder mehr aufgrund von appetitanregenden Signalen, selbst wenn sie bereits gesättigt sind.

> Externales Essen beschreibt eine Nahrungsaufnahme, die durch äußere Reize, wie die Verfügbarkeit von Lebensmitteln, Gerüche, Farben oder Werbeanreize, ausgelöst wird – weitestgehend unabhängig vom tatsächlichen physiologischen Hunger.

Externales Essverhalten tritt in Stresssituationen, bei Ablenkung (z. B. Fernsehen) oder in sozialen Kontexten häufiger auf. Weitere direkt mit dem Essen in Verbindung stehende Reize sind die Zugänglichkeit, Verpackungen oder Präsentationen von Nahrungsmitteln (z. B. durch Aussehen, Geruch, Geschmack). Der bisherige Forschungsstand konnte bereits eine Vielzahl an externen Reizen identifizieren, die an unterschiedlichen Stellen im Prozess der Nahrungsaufnahme wirken und den Appetit bzw. die Sättigungswahrnehmung und damit auch die Menge der aufgenommenen Nahrung beeinflussen (zusammenfassend Bilman et al. 2017). Das Signal zur Nahrungsaufnahme wird im Idealfall durch Hunger initiiert. Andere unseren Alltag ebenfalls stark beeinflussende Reize wie vorgegebene Pausenzeiten oder Gewohnheiten können die Nahrungsaufnahme aber ebenfalls auslösen. Ein zeitlich stabiles Essensmuster, was beispielsweise auch das gemeinsame Essen in der Familie oder mit Kollegen ermöglicht, entspricht demnach auch einem externalen Essverhalten. Gleiches gilt für Gewohnheiten, die eine Nahrungsaufnahme mit bestimmten Aktivitäten (z. B. Popcorn im Kino), Einkaufsgelegenheiten oder anderen Situationen (z. B. Snacks am Abend) verknüpfen und so auch ohne das Vorhandensein von Hunger zu einem Appetit oder Verlangen nach einem bestimmten Nahrungsmittel nur aufgrund der Anwesenheit der äußeren Reize führen können. Studien zeigen weiterhin, dass Reize während der Nahrungsaufnahme zu einem höheren Konsum bzw. einer längeren Verzehrsdauer führen können. So können ablenkende Reize (z. B. beim Fernsehen oder in sozialen Situationen) die Wahrnehmung von Sättigungssignalen erschweren und zu einer höheren Nahrungsaufnahme führen. Auch ein besonders vielfältiges Nahrungsangebot, wie beispielsweise beim Buffet, kann die wahrgenommene Sättigung hinauszögern, da aufgrund der Vielzahl der nahrungsbezogenen Reize die Nahrungsaufnahme weiter angeregt und die sensorische Sättigung erst verspätet eintreten kann („Das will ich aber unbedingt auch noch probieren.").

Wie durch die Beispiele erkenntlich, sind externale, mit der Nahrungsaufnahme verbundene Signale ein bedeutender Teil unseres Alltags und das diesbezügliche Essverhalten dementsprechend auch am weitesten verbreitet. Jüngere Menschen scheinen ein durchschnittlich stärker ausgeprägtes externales Essverhalten zu haben als ältere, Geschlechtsunterschiede scheint es jedoch nicht zu geben (z. B. Nagl et al. 2016). Dauerhaft oder zu einem großen Anteil auf externale Signale ausgerichtetes Essen kann zu einer erhöhten Energieaufnahme führen, was das Risiko für Übergewicht und Adipositas erhöht (zusammenfassend Boswell und Kober 2016). Das tatsächliche Risiko, aufgrund von externalem Essen übergewichtig oder adipös zu werden, scheint dabei aber durch individuelle Faktoren, wie beispielsweise Selbstkontrolle, aber auch durch Umgebungsfaktoren und kulturelle Unterschiede beeinflusst zu werden. Zudem können mit der Nahrungsaufnahme und externalen Reizen entwickelte Gewohnheiten langfristig die Wahrnehmung von Hunger- bzw. Sättigung beeinträchtigen (z. B. Schneider-Worthington et al. 2022). Insgesamt scheint das Überangebot an nahrungsbezogenen Reizen und die schnelle und ständige Verfügbarkeit an Lebensmitteln gerade für Menschen, die stark auf solche Reize reagieren, eine Art Teufelskreis darzustellen: Die ständig verfügbaren Reize animieren auch zur Nahrungsaufnahme in Abwesenheit von Hunger – ein Appetit, der durch den neuronalen Belohnungseffekt (siehe ▶ Abschn. 10.1) noch verstärkt wird und sich so auch langfristig in ungünstigen Ernährungsgewohnheiten etablieren kann (zusammenfassend Jansen et al. 2015). Einzelne Studien konnten zudem einen Zusammenhang zwischen Impulsivität und externalem Essverhalten belegen. Danach führt eine höhere Impulsivität auch zu einer verstärkten Reaktion auf externale Nahrungsreize, was wiederum den Konsum entsprechender Snacks und ähnlichen Nahrungsmitteln erhöht (z. B. Kakoschke et al. 2015). Auch im Zusammenhang mit aufmerksamkeitsbasierten Störungen scheint vor allem der Grad an Impulsivität und Unaufmerksamkeit mit einem problematischen Essverhalten einherzugehen (z. B. El Archi et al. 2020).

Das externale Essverhalten ist also ein in den Industrieländern weit verbreitetes Muster, welches durch die Vielzahl an externalen, mit der Nahrungsaufnahme in Verbindung stehenden Reizen beeinflusst wird, und so auch das Risiko für Übergewicht und damit in Zusammenhang stehenden Erkrankungen erhöht. Das Wissen um den starken Zusammenhang zwischen dem Auftreten externalen Essverhaltens und der Häufigkeit nahrungsbezogener Reize lässt gleichzeitig auch Ansatzpunkte zur wirksamen Prävention erkennen. So könnten bevölkerungsweite Maßnahmen zur beispielsweise Reduktion von nahrungsmittelbezogener Werbung oder einer positiven Beeinflussung des Entscheidungsweges zur Nahrungsauswahl (siehe auch ▶ Abschn. 19.3) die Wirkung der Reize senken bzw. in eine eher gesundheitsfördernde Richtung lenken. Auch in der individuellen Ernährungsberatung ermöglicht das Erkennen eines überwiegend externalen Essverhaltens gezielte Maßnahmen zur Beeinflussung der beteiligten Aspekte. Beispielsweise können ein Achtsamkeitstraining oder bewusste Ernährungsstrategien (z. B. Stimuluskontrolle, siehe ▶ Abschn. 19.1) dabei helfen, besser auf Hunger- und Sättigungssignale zu achten und so das Risiko für problematische Essverhaltensweisen zu reduzieren. Neuere Arbeiten, die z. B. mit der gezielten Konzentration auf die langfristige Wirkung des Verzehrs eines begehrten Nahrungsmittels (Episodic Future Thinking) die Wirkung der essensbezogenen Signale zu regulieren versuchen, zeigen erste positive Ergebnisse (zusammenfassend Sun und Kober 2020).

13.2 Emotionales Essverhalten

Wenn gerade aufgrund von negativen Emotionen – unabhängig vom wahrgenommenen Hungerzustand – mehr Nahrung zu sich genommen wird, benennt man dies auch als emotionales Essverhalten.

> Als emotionales Essverhalten wird das Essen als Reaktion auf emotionale Zustände bezeichnet. Dabei handelt es sich insbesondere um negative Gefühle wie Stress, Angst, Langeweile oder Traurigkeit.

Die Nahrungsaufnahme beim emotionalen Essen dient der kurzfristigen Emotionsregulation, d. h. das Essen lenkt zumindest kurzfristig von belastenden Gefühlen oder Langeweile ab und wird zudem (ebenfalls kurzfristig) als Trost wahrgenommen. Der Grund für den vermehrten Konsum von vor allem hochkalorischen, kohlenhydrat- und fettreichen Nahrungsmitteln liegt damit nicht in der Emotion an sich, sondern dem Umgang damit.

► **Beispiel**

Mika und Paul treffen sich bei einem Programm, welches sie dabei unterstützen soll, sich gesünder zu ernähren und etwas Gewicht zu verlieren. Beiden gefällt der Kurs sehr gut, sie lernen viel und konnten auch bereits einige Veränderungen in ihren Alltag integrieren. Trotzdem sieht lediglich Mika auch Veränderungen auf der Waage, während das Gewicht von Paul stabil bleibt. Auf einer ihrer mittlerweile regelmäßigen Nordic-Walking-Runden, berichtet Paul von seinem Frust über den ausbleibenden Gewichtsverlust. Sie vergleichen ihren jeweiligen Tagesablauf mit den entsprechenden Mahlzeiten, können aber keinen Unterschied feststellen. Mika berichtet, sich sogar ab und zu Süßigkeiten zu gönnen, wenn sie besondere Lust darauf hat. Mika würde diese dann absichtlich ganz bewusst genießen und bisher hat das den Diäterfolg nicht beeinflusst. Paul berichtet, sich Süßes eher zu verkneifen, allerdings kann er nach sehr stressigen Tagen im Job manchmal doch nicht an sich halten. Und letztens hat er sich sehr über die Arbeitsweise eines Kollegen geärgert und dabei eine ganze Tafel Schokolade aufgegessen, die in der Büroküche noch übrig war. Er kann sich dann einfach nicht kontrollieren. Mika kann sich in den Ärger am Arbeitsplatz gut hineinversetzen, reagiere in ähnlichen Situationen aber eher mit direkter Wut. Sie versuche dann kurz rauszugehen oder wenigstens langsam bis zehn zu zählen, um sich wieder zu beruhigen. ◄

So wie Paul erleben auch viele Menschen das emotionale Essen als vor allem impulsiv, verbunden mit dem Gefühl eines gewissen Kontrollverlusts. Nach einer kurzfristigen emotionalen Erleichterung während des Essens folgen meist Schuldgefühle oder – wie im Fall von Paul – Frustration. Experimente zeigen, dass emotionale Esser sich vor allem in Situationen mit negativen Gefühlen überessen und dabei auch eher zu süßen als salzigen und hochkalorischen Speisen (auch als „Comfort Food" bezeichnet) greifen (z. B. van Strien et al. 2013). Obwohl das emotionale Essverhalten vorwiegend mit negativen Gefühlen verbunden ist, liegt die Ursache nicht in der Emotion an sich. Wie auch das obige Beispiel zeigt, ist die Emotion (z. B. der Ärger über den Kollegen) zwar der Auslöser, der darauf folgende Schokoladenverzehr aber eher eine unbewusste Form der Bewältigung dieser als unangenehm erlebten Gefühle – also eine Möglichkeit der Emotionsregulation. Mit dem Begriff der **Emotionsregulation** werden alle Prozesse bezeichnet, durch die Individuen ihre emotionalen Zustände beeinflussen, modulieren oder verändern, um situative Anforderungen zu bewältigen, persönliche Ziele zu erreichen oder ein unangenehmes Gefühl zu vermeiden. Emotionsregulation kann sowohl bewusst als auch unbewusst erfolgen und unterschiedliche Faktoren im Emotionsprozess betreffen (zusammenfassend Gross 1998). Eine mögliche Differenzierung der verschiedenen Formen der Emotionsregulation unterscheidet zwischen adaptiven und maladaptiven Emotionsregulationsstrategien. Unter den adaptiven Strategien werden Mechanismen zusammengefasst, die eher mit einem langfristigen Wohlbefinden einhergehen, wie beispielsweise eine kognitive Neubewertung, Problemlösung oder Achtsamkeit. Maladaptive Strategien können die Situation zwar kurzfristig erleichtern, sind langfristig aber mit einer stärkeren emotionalen Belastung verbunden (z. B. Aldao et al. 2010). Dazu zählen beispielsweise die Unterdrückung von Emotionen, aber auch die Vermeidung durch Ablenkungsverhalten wie Essen, Rauchen oder Alkoholkonsum. Auf das obere Beispiel angewandt ist Mikas Strategie des Zählens möglicherweise der Achtsamkeit zuzuordnen. Der Ärger über den Kollegen wird zwar als unangenehm erlebt, aber zugelassen, und mit der selbst verordneten Zählpause umgeht Mika aktiv mögliche vorschnelle und wütende Reaktionen bis eine Problemlösung im Sinne eines kollegialen Gesprächs wieder möglich ist. Paul dagegen vermeidet das als negativ empfundene Gefühl des Ärgers durch den Verzehr der Schokolade. Man kann davon ausgehen, dass dies nicht bewusst geschieht, aber statt den Ärger zuzulassen oder nach einer Problemlösung zu suchen, bietet die Schokolade eine angenehme Ablenkung und dämpft die vorhandenen Emotionen bereits aufgrund des angeschobenen Verdauungsprozesses, der an sich schon eine beruhigende Wirkung hat. Etwas differenzierter betrachtet, ist es zunächst die *fehlende oder maladaptive Emotionsregulation*, die emotionale Esser mit einem vermehrten Nahrungsverzehr reagieren lässt.

Welche Formen der Emotionsregulation Personen nutzen, variiert erheblich und lässt sich durch eine Kombination biologischer, psychologischer, sozialer und situativer Faktoren erklären (für einen genaueren Einblick Sheppes et al. 2015). Zum einen scheint es bestimmte biologische Dispositionen (z. B. starke neurologische Belohnungsreaktionen, die Höhe der Cortisolausschüttung bei Stress) zu geben, die die Nutzung maladaptiver Strategien zur Emotionsregulation wahrscheinlicher machen. So zeigen Studien sowohl für den Gewichtsstatus als auch den Grad des emotionalen Essens Zusammenhänge zur Aktivierung des Belohnungszentrums. Das heißt es gibt Personen, deren Belohnungssystem durch die Nahrungsaufnahme unter Stress besonders stark aktiviert wird. Gleichzeitig wird die Fähigkeit zur Selbstkontrolle beeinträchtigt, was die Tendenz zur impulsiven, emotionalen Nahrungsaufnahme und damit auch zur Entstehung von Übergewicht und Adipositas verstärkt (z. B. Ha und Lim 2023). Des Weiteren sorgen soziale und kulturelle Prägungen für die bevorzugte Nutzung bestimmter Strategien, die beispielsweise von Eltern oder Vorbildern vorgelebt wurden oder durch die generelle Akzeptanz von Emotionen in der jeweiligen Gesellschaft mitbestimmt werden. Auch situative Aspekte, wie die Erfolgswahrscheinlichkeit von problemlösenden Strategien oder personelle Ressourcen, wie Müdigkeit, Hunger oder Erschöpfung, beeinflussen die Form der individuellen Emotionsregulation. Ein emotionales Essverhalten beschreibt eine generelle Tendenz, negative Gefühle mit dem Verzehr bestimmter Nahrungsmittel zu regulieren, sodass hier eher von einer entsprechenden Prägung und/oder biologischen Disposition ausgegangen werden kann, die sich mit entsprechender situationsbedingter Müdigkeit oder anderen Faktoren noch verstärken können. Es könnte also durchaus sein, dass auch Mika aus dem obigen Beispiel aus Ärger über eine bestimmte Situation mal zur Schokolade greift, wenn gleichzeitig beispielsweise eine zusätzliche persönliche Belastung, wenig Schlaf oder anderes dazu kommen und die aktuell für eine adaptive Strategie zur Verfügung stehenden Ressourcen reduzieren. Es könnte sein, dass Paul eventuell aufgrund vorangegangener Erfahrungen oder seiner individuellen Sozialisation generell eher maladaptive Strategien zur Emotionsregulation einsetzt, die dann auch zu einer vermehrten Nahrungsaufnahme in der Situation führen können. Vermehrtes Essen oder der Verzehr von vor allem energie- und kohlenhydratreichen Nahrungsmitteln in Situationen mit negativen Emotionen erfährt durch die wahrgenommene Belohnung eine *zusätzliche Verstärkung*, was den Einsatz dieser Form der Emotionsregulation zusätzlich wahrscheinlicher macht. Die Belohnung kann dabei durch positiv wahrgenommenen Geschmack oder Textur, positive Assoziationen und eine Dopaminausschüttung durch das Belohnungszentrum erfolgen (siehe ▶ Abschn. 10.1). Eine häufigere Nutzung maladaptiver Strategien wie bei Paul kann so sogar durch das zufällige Zusammentreffen von negativen Emotionen und dem Verzehr des sogenannten Comfort Food verstärkt werden. Die durch die generelle Nahrungsaufnahme, die aufgenommene Energie und den süßen Geschmack wahrgenommene Belohnung führt zur Ablenkung von den negativen Emotionen und somit zu einer kurzfristigen Erleichterung. Eine positive Konsequenz, die die Wahrscheinlichkeit in ähnlichen Situationen wieder zu Comfort Food zu greifen und auch einen direkten Appetit danach zu verspüren, stark erhöht und damit auch den Einsatz dieser Art der Emotionsregulation verstärkt (siehe ▶ Kap. 8).

Emotionales Essen ist eine weit verbreitete Strategie zur Emotionsregulation, vor allem bei jüngeren Erwachsenen und Frauen (z. B. Löffler et al. 2015). Neben der ständigen Sichtbarkeit und Verfügbarkeit von Essen, trägt dazu auch der Prozess der Prägung des Essverhaltens bei. Erwachsene mit emotionalem Essverhalten dienen Kindern als Vorbild und auch in der medialen Darstellung ist das Essen als Emotionsbewältigung (z. B. Eiscreme bei Liebeskummer) gut etabliert und funktioniert auch hier als indirektes Vorbild. In einer eigenen Untersuchung mit fast 500 Müttern von zwei- bis zehnjährigen Kindern (Kröller et al. 2013) konnte eine direkte Assoziation zwischen dem emotionalen Essverhalten von Mutter und Kind gezeigt werden. Zudem wiesen Kinder eine stärkere Ausprägung emotionalen Essverhaltens auf, wenn ihre Mütter sich in Essenssituationen vorwiegend restriktiv verhielten, also die Menge oder Art der Nahrungsmittel einschränkten. Zahlen zur Stärke oder Häufigkeit des emotionalen Essverhaltens zeigen, dass dieses bei Kindern noch wenig ausgeprägt ist, mit dem Jugendalter aber deutlich zunimmt (z. B. Madhavan et al. 2025). Obwohl Vermeidung und Ablenkung als eine maladaptive Regulationsstrategie bezeichnet wird, ist sie für einige Situationen (z. B. wenn die eigenen Ressourcen für eine aktive Problemlösung aktuell zu gering sind oder diese aufgrund der Verweigerung anderer Personen nicht möglich ist) im Sinne des persönlichen Wohlbefindens durchaus wirkungsvoll – wenn auch nur kurzfristig. In diesem Sinne sind einzelne Gelegenheiten von emotionalem Essen auch als unproblematisch zu bezeichnen, während eine dauerhafte Emotionsregulation mit Essen jedoch zu gesundheitlichen und psychischen Problemen führen kann. Die langfristig problematische Wirkung wird durch den sich selbst verstärkenden Charakter des emotionalen Essens (über Prägung, Gewohnheit und die Dopaminausschüttung beim Essen) noch erhöht, sodass dieses Essverhalten bereits als früher Risikofaktor gilt und dementsprechende Beachtung finden sollte.

Aufgrund der nicht mit physiologischem Hunger verbundenen Nahrungsaufnahme besteht beim emotionalen Essen wie beim externalen Essverhalten ein erhöhtes Risiko für eine Gewichtszunahme und damit verbunden die Entwicklung von Übergewicht oder Adipositas (zusammenfassend Chew et al. 2025). Untersuchungen zeigen, dass Menschen mit Übergewicht, emotionales Essen häufiger als Strategie zur Emotionsregulation nutzen als normalgewichtige Personen und dabei auch häufiger ungesündere Essensmuster zeigen (zusammenfassend Dakanalis et al. 2023). Insgesamt erschwert die Emotionsregulation mittels Essen mögliche Bestrebungen Gewicht zu verlieren (wie auch bei Paul aus dem obigen Beispiel) und kann über einen Teufelskreis aus Diätversuchen und Schuldgefühlen zu einer weiteren Gewichtszunahme führen. Damit erhöht ein stark ausgeprägtes emotionales Essverhalten im Sinne einer maladaptiven Emotionsregulation nicht nur das Risiko für Übergewicht und Adipositas, sondern macht unabhängig vom Gewichtsstatus auch das Auftreten von Essanfällen und die Entwicklung einer Binge-Eating-Störung wahrscheinlicher (zusammenfassend Dakanalis et al. 2023). Somit muss das emotionale Essverhalten als ein relevanter und gewichtsunabhängiger Risikofaktor für verschiedene Essstörungen wie Binge-Eating-Störung oder Bulimia nervosa, insbesondere auch im Zusammenhang mit dem Auftreten eines restriktiven Essverhaltens, bezeichnet werden (z. B. Reichenberger et al. 2021). Die Regulation negativer Emotionen spielt in den Auswirkungen auf das individuelle Essverhalten eine wichtige Rolle. Essen zur Emotionsregulation kann zwar kurzfristig zur Entspannung führen, hat langfristig aber vor allem negative Folgen. Daher sollten präventive Maßnahmen zur Förderung adaptiver Emotionsregulationsstrategien sowohl in der individuellen Ernährungsberatung als auch in der Behandlung von Essstörungen sowie bevölkerungsweiten Präventionsmaßnahmen berücksichtigt werden. Beispielsweise können Strategien zur Förderung von achtsamem oder intuitivem Essen sowie gezielten Emotionsregulationstechniken dazu beitragen, emotionales Essen zu reduzieren und alternative Bewältigungsstrategien zu fördern (siehe ▶ Kap. 19).

13

13.3   Restriktives oder gezügeltes Essen

Wenn die Absicht besteht, die eigene Nahrungsaufnahme einzuschränken, und/oder diese Absicht auch umgesetzt wird, spricht man von einem restriktiven oder gezügelten Essverhalten. Dabei können sowohl der Grad der Einschränkung als auch die zeitliche Dauer individuell variieren und reichen von gelegentlichen diätetischen Maßnahmen bis hin zu stark kontrolliertem, zwanghaftem Essverhalten.

> Als restriktives Essverhalten wird das bewusste Einschränken der Nahrungsaufnahme bzw. die Absicht dazu mit dem Ziel der Gewichtskontrolle oder der Veränderung des eigenen Aussehens bezeichnet.

Stärkstes Merkmal des gezügelten Essverhaltens ist die kognitive Steuerung von verschiedenen Aspekten der Nahrungsauswahl und -aufnahme. Dazu gehört die Beschäftigung mit der aufzunehmenden Nahrungsmenge, den Zeiten der Nahrungsaufnahme und der Art der Nahrung. So können beispielsweise bestimmte Lebensmittelgruppen aufgrund von selbst gesetzten Regeln, Ernährungstrends oder Diäten vermieden oder reglementiert werden. Auch Start und Ende der Nahrungsaufnahme werden bewusst kontrolliert, in dem sich der restriktive Esser vornimmt, zu einer bestimmten Zeit oder eine bestimmte Menge zu essen, ohne auf Hunger- und Sättigungssignale zu achten. Die kognitive Steuerung mit der Absicht einer Einschränkung der Nahrungsaufnahme ist dabei ausschlaggebend, auch wenn die beabsichtigte Einschränkung nicht immer auch umgesetzt wird. Insgesamt äußert sich das gezügelte Essverhalten neben der kognitiven Steuerung und einer dementsprechend intensiven Beschäftigung mit Mahlzeitenplanung, Nahrungszusammensetzung und möglichen Auswirkungen in einem häufig unregelmäßigen Essverhalten, welches durch das Auslassen von Mahlzeiten, Hungerperioden, reduzierten Portionsgrößen und mehr gekennzeichnet ist (z. B. Koch et al. 2018). Studien und Experimente zu den Folgen des restriktiven oder gezügelten Essverhalten konnten unterschiedliche physiologische (z. B. Überessen, Gewichtszunahme, metabolische Veränderungen) und psychologische (z. B. gestörte Emotionsregulation, Essanfälle, Depression) Folgen nachweisen. Dabei muss die Entwicklung und Aufrechterhaltung des restriktiven Essverhaltens als komplexes System aus biologischen, sozialen und individuellen Faktoren mit zahlreichen Wechselwirkungen betrachtet werden (zusammenfassend Zanella und Lee 2022). Obwohl eine grundsätzliche Einschränkung von beispielsweise besonders zucker- und fetthaltigen oder tierischen Lebensmitteln gut mit einer gesunden Ernährung vereinbar ist, scheint das gezügelte Essverhalten mit einer stärkeren Aufmerksamkeit für Nahrungsreize insgesamt einherzugehen, was wiederum die Wahrscheinlichkeit eines Überessens – also über die individuelle Sättigungsgrenze hinaus – erhöht. Tatsächlich zeigen schon sehr frühe Experimente (Herman und Polivy 1975), dass gezügelte Esser bei dem Überschreiten der eigenen Diätgrenze mehr essen als nichtgezügelte Esser.

Fallstudie

Während eines sogenannten Preload-Experimentes wurden Testesser für die Geschmackseinschätzung von Eiscreme eingeladen und mithilfe eines Fragebogens in gezügelte und nichtgezügelte Esser unterteilt. Insgesamt probierten die gezügelten Esser weniger Eiscreme als die nichtgezügelten Esser, so wie man es im Sinne der beabsichtigten Nahrungseinschränkung auch erwarten würde. Überraschend waren die Ergebnisse, wenn ein zusätzlicher Milchshake zur geschmacklichen Einschätzung gereicht wurde. Gezügelte Esser, die diesen Milchshake (Preload) erhielten, aßen bei der anschließenden Eiscremeverkostung mehr als gezügelte Esser, die keinen Milchshake erhielten, aber auch mehr als die nichtgezügelten Esser, die einen Milchshake erhielten.

Der zunächst unerwartete Effekt des zusätzlichen Milchshakes lässt sich durch den sogenannten „What-the-hell-Effekt" erklären. Während der zusätzliche Milchshake bei den nichtgezügelten Essern zu einer beginnenden Sättigung führte, wodurch diese weniger der anschließend angebotenen Eiscreme verzehrten, brachte er die gezügelten Esser dazu, ihre Kontrolle aufzugeben und nach dem Motto „jetzt ist es auch egal" mehr Eiscreme zu essen. Herman und Polivy haben diesen Prozess im sogenannten **Boundary-Modell** (Herman und Polivy 1984) etabliert, siehe ◼ Abb. 13.1.

● spontane Esser:

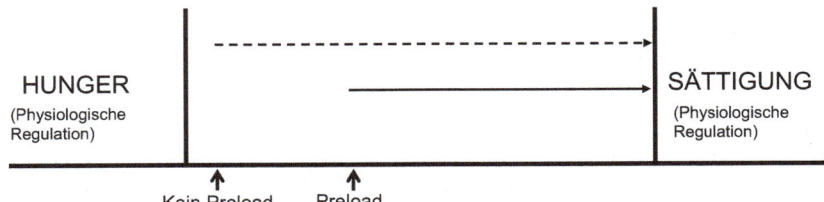

● gezügelte Esser:

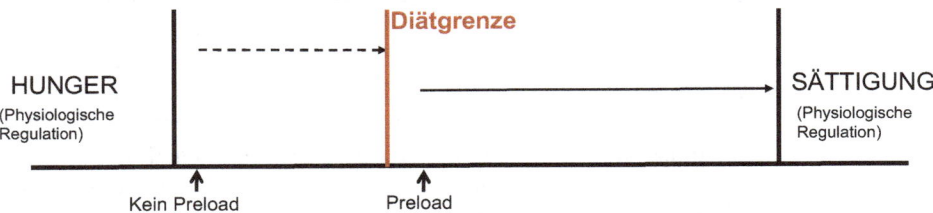

● **Abb. 13.1**   Boundary-Modell. (Nach Herman und Polivy 1984)

Die zentrale Annahme des Modells ist, dass die Nahrungsaufnahme durch zwei Grenzen („boundaries"), nämlich Hunger und Sättigung, bestimmt wird. Wird die untere Grenze unterschritten, entsteht Hunger und der Mensch beginnt zu essen. Wird die obere Grenze überschritten, ist die Sättigung erreicht und die Nahrungsaufnahme wird beendet. Zwischen diesen beiden physiologischen Grenzen liegt ein Bereich, in dem psychologische oder soziale Faktoren, wie beispielsweise Gewohnheiten, soziale Situationen und ähnliches, das Essverhalten beeinflussen. Auf das obere Experiment bezogen, essen die nichtgezügelten Esser also weniger Eiscreme, wenn sie zuvor einen Milchshake bekommen hatten, da sie der zusätzliche Milchshake näher an ihre Sättigungsgrenze bringt. Die gezügelten Esser haben neben den beiden schon benannten Grenzen eine zusätzliche kognitive Grenze oder Diätgrenze, die unterhalb ihrer eigentlichen Sättigungsgrenze liegt und auf selbst erlegten Regeln oder Annahmen zur „richtigen" Energieaufnahme beruht. Überschreitet der gezügelte Esser diese kognitive Grenze (im oberen Experiment aufgrund des zusätzlichen Milchshakes) entsteht ein Gefühl des Kontrollverlustes (Disinhibitionseffekt, siehe auch ▶ Abschn. 8.2). Der wahrgenommene Kontrollverlust erhöht die Wahrscheinlichkeit zu einem über die Sättigungsgrenze hinausgehenden Essen, in dem oben als „What-the-hell-Effekt" beschriebenen Gefühl, dass es jetzt auch egal ist.

Auf die möglichen Folgen eines restriktiven oder gezügelten Essverhaltens bezogen, führt das beschriebene Prinzip zu einer Begünstigung von Heißhungerattacken, Überessen und Essanfällen, da physiologische und emotionale Bedürfnisse langfristig unerfüllt bleiben (zusammenfassend Polivy und Herman 1985). Eine mögliche Mangelernährung aufgrund einer starken Einschränkung der Nahrungsaufnahme oder das selbst auferlegte Verbot eigentlich favorisierter Lebensmittel erhöhen die Gefahr des Kontrollverlustes durch automatisch angestoßene Mechanismen wie Hungergefühl, Gedanken an Nahrung und andere. Zudem ist mit dem absichtlichen Ignorieren von Hunger- und Sättigungssignalen eine Stoffwechselanpassung assoziiert, die Hungergefühle verstärkt und Sättigungssignale abschwächt, um das vorhandene Energiedefizit auszugleichen. Die Hunger-Sättigungs-Regulation wird durch die kognitive Überlagerung physiologischer Signale, metabolischer Anpassungen und Disinhibitionseffekte also langfristig gestört (z. B. Lowe et al. 2013). Mit dem Zusammenhang zu Kontrollverlust und Heißhungerattacken besteht ein erhöhtes Risiko für die Entwicklung einer Bulimia nervosa oder Binge-Eating-Störung (zusammenfassend Stice 2002). Ein stark ausgeprägtes restriktives Essverhalten ist auch das Hauptmerkmal der Anorexia nervosa, sodass ein gezügeltes Essverhalten auch ein Risiko für die Entwicklung dieser Essstörung ist.

Restriktives Essverhalten ist besonders häufig bei Personen mit schlankem Schönheitsideal und höherer Körperunzufriedenheit anzutreffen. Gesellschaften, die ein schlankes Schönheitsideal über mediale Darstellungen, diätorientierte Normen und andere Mechanismen vermitteln, prägen somit auch ein stärker ausgeprägtes restriktives Essverhalten (z. B. McComb und Mills 2022). Während bewusste, aber auf der Wahrnehmung von Körpersignalen basierte Ernährungseinschränkungen (z. B. vegetarische Ernährung) gut mit einem gesunden Essverhalten vereinbar sind, kann eine übermäßige Kontrolle des Essverhaltens und die Ignoranz von Hunger- und Sättigungssignalen negative physische und psychische Folgen haben sowie das Risiko für Essstörungen erhöhen. Präventive Maßnahmen können in der Förderung eines gesunden Schönheitsideals, eines intuitiven Essverhaltens und damit einer gesunden Hunger-Sättigungs-Regulation bestehen.

13.4 Selektives Essverhalten und Picky Eating

Die Vermeidung einer großen Anzahl von Lebensmitteln wird mit den Begriffen selektives Essverhalten oder Picky bzw. Fussy Eating benannt, wobei es sich vor allem um eine Aversion gegen neue, noch unbekannte Nahrungsmittel handelt.

> Als selektives Essverhalten wird eine übermäßig eingeschränkte Lebensmittelauswahl, oft verbunden mit einer Abneigung gegenüber neuen oder bestimmten Texturen, Farben oder Geschmäckern von Nahrungsmitteln bezeichnet.

Obwohl der Begriff des Picky oder Fussy Eating vor allem für das eingeschränkte Essverhalten bei Kindern genutzt wird, kommt das Essverhalten sowohl im Kindes- als auch Erwachsenenalter vor. Es ist gekennzeichnet durch eine lediglich kleine Auswahl akzeptierter Nahrungsmittel gegenüber der Abneigung und Verweigerung einer weit größeren Gruppe an Nahrungsmitteln. Häufig sind die individuellen Abneigungen auch mit bestimmten Texturen, Farben oder Geschmäckern verbunden (z. B. Dovey et al. 2008; Kauer et al. 2015). Gerade im frühen Kindesalter ist das selektive Essverhalten sehr verbreitet. Während es sich bei einigen Kindern um eine vorübergehende Erscheinung handelt, zeigt ein kleinerer Teil ein persistierendes Verhalten bis ins Jugend- und Erwachsenenalter hinein (z. B. Taylor und Emmett 2019). Vermieden werden beim selektiven Essverhalten vor allem Nahrungsmittel mit starken sensorischen Eigenschaften wie besonders bittere, saure, scharfe Lebensmittel oder solche mit ungewöhnlicher Konsistenz (zusammenfassend Dovey et al. 2008). Insgesamt wird die Auswahl an präferierten oder akzeptierten Lebensmitteln sowohl von den Betroffenen selbst als auch nahen Bezugspersonen als deutlich reduziert und auch die aufgenommene Nahrungsmenge als geringer angegeben als bei anderen Personen. Dabei ist die Vielfalt generell reduziert, es werden aber auch häufiger Gemüsesorten und bisher noch unbekannte Nahrungsmittel vermieden. Meist essen selektive Esser auch langsamer, lassen häufiger Mahlzeiten ausfallen oder zeigen ein nahezu zwanghaftes Verhalten beim Essen auf (z. B. Chilman et al. 2021). Erwachsene Personen geben zudem an, weniger Freude beim Essen zu empfinden und sich eher ungesund zu ernähren. Dies wird begleitet von einem höheren Maß an zwanghaftem Verhalten und Sensibilität gegenüber Ekel im Vergleich zu Menschen mit nicht-selektivem Essverhalten (z. B. Kauer et al. 2015). Die höhere Sensibilität gegenüber Ekelgefühlen ist in manchen Fällen auch mit der Angst vor Erbrechen (Emetophobie) assoziiert. Im Mittelpunkt dieser Angst steht nicht nur die Angst, sich selbst erbrechen zu müssen, sondern dies auch bei anderen Menschen (egal ob in der Realität oder im Bild) miterleben zu müssen oder in anderer Art und Weise mit dem Thema konfrontiert zu werden. Das selektive Essverhalten scheint sich aus einer Kombination von internen Faktoren (z. B. der Persönlichkeit, einer besonderen Sensibilität insgesamt) sowie externen Faktoren (z. B. der prägenden Umwelt) zu entwickeln. Bezüglich der internen Faktoren tritt selektives Essverhalten häufiger bei Jungen bzw. Männern gegenüber Mädchen und Frauen sowie bei Erstgeborenen auf. Auch zeigen selektive Esser eine generell höhere Sensibilität gegenüber Sinnesreizen. Bei den Umweltfaktoren erwiesen sich Mütter mit eigenem selektiven Essverhalten als relevanter Einflussfaktor, während demografische Aspekte wie Bildung und Alter der Eltern uneindeutige Ergebnisse in verschiedenen Studien zeigten (zusammenfassend Chilman et al. 2021).

Während die Entwicklung individueller Präferenzen und Abneigungen und damit auch ein gelegentliches wählerisches Essverhalten normal sind, kann ein extrem selektives Essverhalten im Zusammenhang mit Nährstoffmängeln oder sozialen Beeinträchtigungen auch klinisch relevant sein. Auf der Nährstoffebene muss je nach Ausprägung und Art der individuellen Einschränkungen die Möglichkeit einer Mangelernährung berücksichtigt werden. Besonders häufig handelt es sich dabei um Defizite in der Gesamtenergie sowie bei Eisen, Zink, B-Vitaminen und Omega-3-Fettsäuren (z. B. Taylor und Emmett 2019). Noch häufiger werden soziale Folgen im Sinne eingeschränkter Mahlzeiten mit der Familie sowie Freunden berichtet. Sowohl im Kindes- als auch Erwachsenenalter ist ein selektives Essverhalten mit einem höheren Risiko an emotionalen und sozialen Problemen assoziiert. Kinder mit selektivem Essverhalten zeigen gegenüber Gleichaltrigen ohne selektives Essverhalten häufiger Verhaltensauffälligkeiten, Konflikte im sozialen Umfeld (besonders in Essenssituationen) sowie bei länger anhaltendem Verhalten Angst- und Entwicklungsstörungen (z. B. Cardona Cano et al. 2016). Jugendliche und Erwachsene beschreiben als zentrales Merkmal des selektiven Essverhaltens eine soziale Essensangst. Das heißt soziale Essenssituationen, wie Restaurantbesuche, Grillen usw. werden vermieden, um Konflikte und Stress zu vermeiden. Gleichzeitig zeigen sie stärkere Depressions- und Angstwerte sowie sensorische Empfindlichkeiten als nicht-selektive Esser, wodurch vermeidendes Verhalten und sozialer Rückzug noch verstärkt werden können (z. B. Kauer et al. 2015). Im internationalen Klassifikationssystem von Krankheiten kann ein stark selektives Essverhalten erst mit der 11. Auflage (ICD-11, WHO 2019), im Klassifikationssystem für psychische Störungen (Diagnostic and Statistical Manual of Mental Disorders, DSM-5, APA 2013) bereits länger als vermeidend-restriktive Essstörung (siehe ▶ Kap. 14) klassifiziert werden. In Abhängigkeit von der Ausprägung der Symptome muss bei dem selektiven Essverhalten also bereits von einer eigenen Essstörung ausgegangen werden. Einzelne Belege für einen Zusammenhang zwischen dem frühen Auftreten eines wählerischen Essverhaltens und der späteren Entwicklung für eine Anorexia oder Bulimia nervosa (z. B. Kotler et al. 2001) verstärken die Relevanz der Prävention und rechtzeitigen Behandlung des selektiven Essverhaltens.

13.5 Übermäßiges Essen und Heißhunger

Für einige der bereits vorgestellten Verhaltensweisen wurde über einen Zusammenhang zur Entwicklung von Übergewicht und Adipositas berichtet. Das *übermäßige Essen* ist dabei eher als Oberbegriff zu verstehen, der den wiederholten Konsum großer Nahrungsmengen beschreibt. Dieses übermäßige Essen geht häufig über das eigentliche Sättigungsgefühl hinaus und kann Teil des bereits beschriebenen Essverhaltens sein (z. B. beim emotionalen Essverhalten), oder aber auch in eher alltäglichen Situationen (z. B. einem besonderen Essen) ohne das Gefühl von Kontrollverlust auftreten. Im Zusammenhang des übermäßigen Essens, aber auch außerhalb dessen, wird häufiger der Begriff des *Heißhungers* oder *Cravings* verwendet. Hierunter wird ein plötzlich auftretendes Verlangen nach bestimmten Nahrungsmitteln oder einer bestimmten Geschmacksrichtung verstanden. Heißhunger oder Craving können zu einem übermäßigen Essen führen und sind häufiger Teil von externalem und emotionalem Essverhalten oder der Grund für einen wahrgenommenen Kontrollverlust beim gezügelten Essverhalten. Während das übermäßige Essen nicht unbedingt mit bestimmten Nahrungsmitteln oder Geschmacksrichtungen zusammenhängt, richtet sich Heißhunger auf eine bestimmte Geschmacks- oder Texturerwartung. Selbstberichte zeigen, dass gelegentlicher Heißhunger von den meisten Menschen erlebt wird, häufiger aber von Frauen (97 %) als von Männern (68 %) berichtet wird. Am häufigsten wird ein Craving nach Schokolade oder schokoladenhaltigen Nahrungsmittel wahrgenommen, wobei generell vor allem energiereiche, fett- und zuckerhaltige Nahrungsmittel genannt werden (z. B. Richard et al. 2017). Die Konzentration auf ein bestimmtes Nahrungsmittel oder eine spezifische Geschmacksrichtung unterscheidet den Heißhunger von generellem Hunger, bei dem eine generelle Lust auf Nahrung wahrgenommen wird. Während sich das generelle Hungergefühl also durch die Aufnahme beliebiger Nahrung reduzieren lässt, gilt dies für Heißhunger nicht – dieser lässt sich nur durch den Verzehr des in diesem Moment begehrten Lebensmittels oder der Geschmacksrichtung auflösen.

Für die Entstehung von Heißhunger oder Craving existieren hauptsächlich zwei Theorien. Danach entsteht Heißhunger entweder

- als Ergebnis eines Energie- oder Nährstoffmangels oder dem Entzug bestimmter Lebensmittel, *oder*
- als Ergebnis einer konditionierten Verbindung zwischen spezifischen Umweltreizen und dem Verzehr eines bestimmten Nahrungsmittels.

Für die erstere Theorie des Energie- oder Nährstoffmangels existieren unterschiedliche empirische Belege. Metaanalysen zeigen, dass ein langfristig reduzierter Konsum besonders begehrter Nahrungsmittel bzw. eine generelle Kalorienreduktion während einer initiierten Gewichtsreduktion eher mit einem geringeren Craving nach bestimmten Nahrungsmitteln einhergehen (z. B. Myers et al. 2018; Kahathuduwa et al. 2017). Tatsächlich scheint lediglich ein kurzfristiger Entzug das Verlangen zu verstärken, während eine langfristige Energierestriktion Heißhunger eher hemmt (zusammenfassend Meule 2020). Die zweite Theorie, nach der Heißhunger durch die Verknüpfung externer (z. B. Nahrungsmittelwerbung, Kino) oder interner Reize (z. B. negative Emotionen) mit dem Konsum bestimmter Nahrungsmittel (z. B. Popcorn, Schokolade, Eiscreme) entsteht, kann als Basis für die oben genannten Ergebnisse verstanden werden: Habe ich mich bisher auch immer auf das Popcorn im Kino gefreut, wird mir auch bei einer selbst auferlegten Diät der Verzicht beim ersten Kinobesuch schwerfallen. Folge ich den neuen Gewohnheiten aber schon länger, können die konditionierten Verbindungen (z. B. zwischen Kino und Popcorn) auch verlernt werden und es kommt zu einer Reduktion von Heißhunger und Verlangen. Sowohl das übermäßige Essen als auch Situationen mit Heißhunger oder Craving können durch persönliche Eigenschaften wie höhere Impulsivität oder stärkere Belohnungssensitivität begünstigt werden. Weiterhin scheint die Art der ausgeübten Kontrolle für die Entstehung von Heißhunger relevant zu sein: Während eine flexible Kontrolle ohne Verbote und strenge Regeln keinen Zusammenhang zur Wahrnehmung von Heißhunger aufweist, führt eine rigide Kontrolle mit strikten und unflexiblen Diätregeln wahrscheinlicher zu Heißhunger und eventuell auch einem geringeren Diäterfolg (z. B. Meule et al. 2011).

Heißhunger ist positiv mit dem Gewicht assoziiert und wird für bis zu 11 % der Gewichtszunahmen verantwortlich gemacht (zusammenfassend Boswell und Kober 2016). Dementsprechend ist auch das Überessen ein relevanter Faktor für die Entstehung von Übergewicht und Adipositas (zusammenfassend McCuen-Wurst et al. 2017). Ein übermäßiges Essen geht häufiger mit Schuldgefühlen und einem geringeren Selbstwert einher, vor allem wenn die Betroffenen dabei ein Gefühl des Kontrollverlustes erleben. Übermäßiges Essen in Zusammenhang mit dem Gefühl des Kontrollverlustes entspricht den Kriterien eines sogenannten Essanfalls. Heißhungerattacken treten häufig im Vorfeld von Essanfällen auf, sodass für beide Essverhaltensweisen ein erhöhtes Risiko für die Entwicklung von Bulimia nervosa und Binge-Eating-Störung besteht, vor allem mit dem gleichzeitigen Empfinden von Kontrollverlust. Übermäßiges Essen und Heißhunger können durch emotionale, kognitive und physiologische Mechanismen verstärkt werden. Während gelegentliches Überessen – also über die eigentliche Sättigung hinaus – und der Heißhunger auf bestimmte Nahrungsmittel Teil eines normalen Essverhaltens sind, können vermehrte Episoden dieses Essverhaltens, insbesondere in der Kombination mit dem Gefühl des Kontrollverlustes das Risiko für die Entwicklung von Übergewicht, Adipositas oder Essstörungen erhöhen.

13.6   Orthorektisches Essverhalten

Die über einen gesundheitsfördernden Ernährungsstil hinausgehende, übermäßige Beschäftigung mit der Nahrungsqualität wird als orthorektisches Essverhalten oder Orthorexia nervosa bezeichnet.

> Orthorektisches Essverhalten wird als übermäßige, zwanghafte Fokussierung auf gesunde Nahrungsmittel oder ein gesundes Essverhalten beschrieben.

Orthorexia ist ein Neologismus aus dem Griechischen (ὀρθός undὄρεξις), der mit „richtigem Appetit" übersetzt werden kann. Der Begriff Orthorexia nervosa wurde erstmals von Bratman (z. B. Bratman und Knight 2001) geprägt, ist jedoch nicht als eigenständige Essstörung klassifiziert. Die vorhandenen Studien zeigen eine Übereinstimmung zwischen folgenden das Essverhalten definierenden Faktoren:

- zwanghafte Beschäftigung mit gesunder Nahrung,
- emotionaler Stress bei Nichtbefolgen der selbst gesetzten Regeln sowie
- Einschränkungen in relevanten Lebensbereichen wie sozialer Rückzug oder Mangelernährung.

Ein orthorektisches Essverhalten kann sich in verschiedenen Anzeichen, wie einer übermäßigen Beschäftigung mit nahrungsbezogenen Themen, strengen Diätformen, zwanghaften Ritualen oder Verhaltensweisen mit dem Wunsch nach Perfektionismus und Kontrolle sowie dem gleichzeitigen Gefühl von Angst oder Schuld, dies nicht erreichen zu können, äußern. Im Gegensatz zu einem restriktiven Essverhalten steht nicht die Quantität, sondern die Qualität der Nahrungsauswahl im Mittelpunkt. Dabei kann die Herkunft eines Nahrungsmittels, aber auch die jeweiligen Inhaltsstoffe oder die Art der Verpackung, Zubereitung oder Deklaration eine Rolle spielen und zu zeitintensiven Recherchen oder anderen Arten der Beschäftigung mit Nahrungsmitteln führen. Häufig zeichnet sich ein orthorektisches Essverhalten durch strenge selbst auferlegte Essensregeln wie den Verzicht auf jeglichen Zucker, verarbeitete Lebensmittel oder ähnliches aus. Im Zuge dieser Regeln beschäftigen sich die Betroffenen zunehmend intensiver mit den Gründen und weiterführenden Eingrenzungen, was zu einer zunehmenden gedanklichen und handlungsbezogenen Beschäftigung damit führt. Sowohl die übermäßige Investition von Zeit als auch Schwierigkeiten der spontanen Nahrungsaufnahme führen früher oder später meist zu sozialen Einschränkungen, bei denen vor allem das Essen außerhalb der selbst zu- oder vorbereiteten Nahrungsmittel streng vermieden wird.

> **► Beispiel**

Simone hat eigentlich schon immer viel Sport gemacht, einfach weil das auch zur wochenendlichen Familienroutine gehörte: Fahrradfahren, Laufen, Tennis und vieles mehr – sie fühlte sich fit und hatte Spaß dabei. Als sie etwas älter wurde, beschäftigte sie sich auch mit dem Thema Ernährung und wie diese dazu beiträgt, den Körper fit und gesund zu halten. Sie fing an, auf Fleisch zu verzichten, was ihre Eltern respektierten und unterstützten. Nach der Schule wollte sie gern auch beruflich in diesem Feld tätig sein und begann ein Studium der Ernährungswissenschaften. Mit dem zunehmenden Wissen um weitere ernährungsbezogene Zusammenhänge, versuchte sie nun auch auf verarbeitete Nahrungsmittel und jegliche Zuckerzusätze zu verzichten. Zunächst waren auch ihre Freunde im Studium angetan. Für eine „Ohne-Zucker-Challenge" konnte sie beispielsweise über 40 Teilnehmer gewinnen. Aber während ihre Freunde nach Ende der Challenge froh waren, auch mal wieder unbeschwert in die Mensa gehen zu können ohne sich Gedanken um Zusatzstoffe, versteckten Zucker und ähnliches zu machen, blieb Simone bei dem selbst auferlegten Verzicht. Bei einem Besuch bei ihren Eltern äußerten sich diese besorgt um ihren mittlerweile sehr sichtbaren Gewichtsverlust. Simone wiegelte ab, beruhigte die Eltern mit selbst erstellten Aufstrichrezepten und übernahm auch zu Hause Einkauf und Kochen. Während des folgenden Semesters musste sich Simone allerdings eingestehen, dass es ihr zunehmend schlechter ging: Sie konnte sich nicht ausreichend auf Prüfungen vorbereiten, weil Planung und Umsetzung von Einkauf und Nahrungszubereitung sehr viel Zeit beanspruchten. Zudem vermisste sie den gewohnten sportlichen Ausgleich, für den sie auch keine Zeit mehr hatte, sich aber auch zu schwach und ausgelaugt fühlte. Und mit Freunden hatte sie sich schon ewig nicht mehr getroffen, auch weil sie es schwierig fand, wenn die anderen zusammen kochen oder mal was trinken gehen wollten. ◄

Wie bereits mit der Begriffsabstammung eingeführt, ist die Trennung zwischen einem gesundheitsorientierten, bewussten Lebensstil und einem orthorektischen Verhalten nicht ganz leicht. Das Beispiel demonstriert, dass gerade der Beginn dieses Essverhaltens meist von dem Wunsch einer gesünderen oder bewussteren Ernährung geprägt ist und so im Einklang mit entsprechenden Empfehlungen steht. Erst schleichend werden zwanghafte Verhaltensweisen sowie Schuldgefühle bei Verstoß gegen die eigenen Regeln immer stärker, sodass sich auch das Essverhalten zunehmend einengt und die gedankliche Beschäftigung mit nahrungs- und gesundheitsbezogenen Themen immer mehr Zeit in Anspruch nimmt. Die Häufigkeitsangaben zum Auftreten des orthorektischen Verhaltens in der Bevölkerung reichen von etwa 7 bis 82 %, mit einer Überrepräsentation in gesundheits- oder ernährungsbezogenen Berufen bzw. entsprechenden Ausbildungen oder Studiengängen. Auch Menschen mit hohem Perfektionsstreben und eher zwanghaften Persönlichkeitsmerkmalen zeigen häufiger orthorektisches Verhalten (z. B. Barnes und Caltabiano 2017), ebenso wie Menschen, die in der Vergangenheit eine Essstörung hatten und/oder eine hohe Körperunzufriedenheit aufweisen (z. B. Oberle et al. 2017). Im Beispiel erlebte Simone die von ihr aufgestellten Regeln als zunehmend zeitfordernd. Zudem lernte sie beständig neue möglicherweise problematische Inhaltsstoffe oder Wechselwirkungen zwischen Nahrungsmitteln kennen, sodass sie irgendwann kaum noch „sichere" Lebensmittel kannte und immer in der Angst lebte, doch versehentlich problematische Inhaltsstoffe aufzunehmen. Das anfänglich positive Gefühl, etwas Gutes für ihren Körper zu tun, und den Versuchungen in Form von Zucker, Fetten und Konservierungsstoffen widerstehen zu können, wich zunehmendem Stress, geeignete Nahrungsmittel zu finden und einer ständigen Sorge den eigenen Ansprüchen nicht zu genügen. Die beschriebenen Folgen entwickeln sich schleichend über einen längeren Zeitraum hinweg, sodass sie sowohl von den Betroffenen als auch der Umgebung meist nicht gleich als Alarmsignale gewertet werden. Neben den psychischen Folgen können körperliche Probleme durch Nährstoff- und Energiemangel dazukommen, die zu einer Gewichtsabnahme, einer Schwächung des Immunsystems und einem allgemeinen Energieverlust führen können. Besonders häufig werden in diesem Zusammenhang Eisen-, Calcium- oder Vitamin-B12-Mängel sowie eine generelle Unterversorgung mit Kalorien berichtet (zusammenfassend Dunn und Bratman 2016).

Im Zusammenhang zum Auftreten von psychischen Störungen gibt es vor allem Überschneidungen zu Zwangsstörungen und der Anorexia nervosa. Wie bereits beschrieben, erhöhen zwanghafte Verhaltensweisen oder das Vorhandensein einer Zwangsstörung das Risiko für orthorektisches Verhalten. Zudem kann ein orthorektisches Essverhalten eine Vorstufe besonders restriktiven Essverhaltens sein und so das Risiko für die Entstehung einer Anorexia nervosa erhöhen. Gleichzeitig wird ein orthorektisches Verhalten aber auch im Genesungsprozess der Anorexia nervosa beobachtet, wo die Fokussierung auf eine besonders gesunde Ernährung den Betroffenen ein Gefühl der Kontrolle beim notwendigen Gewichtsaufbau zu geben scheint. Die Studienlage bestätigt einen kurzfristigen Nutzen orthorektischen Verhaltens im Sinne einer subjektiv wahrgenommenen Kontrolle und Angstreduktion bei der Behandlung der Anorexia nervosa. Gleichzeitig kann die starke Fokussierung auf eine gesunde Ernährung langfristig die vollständige Genesung behindern und das Risiko für Einschränkungen aufgrund rigider Essensregeln und damit die Entwicklung oder Aufrechterhaltung von Essstörungen erhöhen (zusammenfassend Horovitz und Argyrides 2023). Studien zeigen, dass ein ausgewogenes gesundheitsorientiertes Essverhalten vor allem mit Achtsamkeit und flexibler Kontrolle assoziiert ist, was damit möglicherweise auch ein wichtiger Aspekt der Prävention von orthorektischem und stark restriktivem Essverhalten ist (z. B. Strahler 2021).

❓ Verständnisfragen zur Selbstüberprüfung

1. Inwiefern ist ein emotionales Essverhalten als Risikofaktor für die Entstehung von Essstörungen zu verstehen?
2. Erläutern Sie, warum Einschränkungen im Essverhalten und Diäten das Risiko zum Überessen und die Entwicklung von Essstörungen erhöhen kann.
3. Ist ein selektives Essverhalten vorwiegend im Kindes- oder Erwachsenenalter anzutreffen?
4. Erläutern Sie, warum Heißhunger und Verlangen nach bestimmten Nahrungsmitteln sich während eines kurzfristigen Entzugs zwar steigern, sich bei langfristigen Energierestriktionen aber meist verringert.
5. Warum muss ein orthorektisches Essverhalten als Risikofaktor für die Entstehung, Aufrechterhaltung oder Rückfälle von Essstörungen bezeichnet werden?

Literatur

Aldao A, Nolen-Hoeksema S, Schweizer S. Emotion-regulation strategies across psychopathology: a meta-analytic review. Clin Psychol Rev. 2010;30(2):217–37. https://doi.org/10.1016/j.cpr.2009.11.004

American Psychiatric Association. Diagnostic and statistical manual of mental disorders: DSM-5. 5. Aufl. Washington, DC: American Psychiatric Association; 2013. S. 27–727. ISBN 978-0-89042-554-1.

Barnes MA, Caltabiano ML. The interrelationship between orthorexia nervosa, perfectionism, body image and attachment style. Eat Weight Disord. 2017;22(1):177–84. https://doi.org/10.1007/s40519-016-0280-x.

Bilman E, van Kleef E, van Trijp H. External cues challenging the internal appetite control system-Overview and practical implications. Crit Rev Food Sci Nutr. 2017;57(13):2825–34. https://doi.org/10.1080/10408398.2015.1073140.

Boswell RG, Kober H. Food cue reactivity and craving predict eating and weight gain: a meta-analytic review. Obes Rev. 2016;17(2):159–77. https://doi.org/10.1111/obr.12354.

Bratman S, Knight D. Health food junkies: Orthorexia nervosa: overcoming the obsession with healthful eating. New York: Broadway Books; 2001.

Cardona Cano S, Hoek HW, van Hoeken D, de Barse LM, Jaddoe VWV, Verhulst FC, et al. Behavioral outcomes of picky eating in childhood: a prospective study in the general population. J Child Psychol Psychiatry. 2016;57(11):1239–46. https://doi.org/10.1111/jcpp.12530.

Chew HSJ, Soong RY, Ang WHD, Ngooi JW, Park J, Yong JQYO et al. The global prevalence of emotional eating in overweight and obese populations: a systematic review and meta-analysis. Br J Psychol (London, England: 1953) 2025; 116(2):484–498.

Chilman L, Kennedy-Behr A, Frakking T, Swanepoel L, Verdonck M. Picky eating in children: a scoping review to examine its intrinsic and extrinsic features and how they relate to identification. Int J Environ Res Public Health. 2021;18(17). https://doi.org/10.3390/ijerph18179067.

Dakanalis A, Mentzelou M, Papadopoulou SK, Papandreou D, Spanoudaki M, Vasios GK, et al. The association of emotional eating with overweight/obesity, depression, anxiety/stress, and dietary patterns: a review of the current clinical evidence. Nutrients. 2023;15(5). https://doi.org/10.3390/nu15051173.

Dovey TM, Staples PA, Gibson EL, Halford JCG. Food neophobia and 'picky/fussy' eating in children: a review. Appetite. 2008;50(2–3):181–93. https://doi.org/10.1016/j.appet.2007.09.009.

Dunn TM, Bratman S. On orthorexia nervosa: a review of the literature and proposed diagnostic criteria. Eat Behav. 2016;21:11–7. https://doi.org/10.1016/j.eatbeh.2015.12.006.

El Archi S, Cortese S, Ballon N, Réveillère C, De Luca A, Barrault S, Brunault P. Negative affectivity and emotion dysregulation as mediators between ADHD and disordered eating: a systematic review. Nutrients. 2020;12(11):3292. https://doi.org/10.3390/nu12113292. PMID: 33121125; PMCID: PMC7693832.

Gross JJ. The emerging field of emotion regulation: an integrative review. Rev Gen Psychol. 1998;2(3):271–99. https://doi.org/10.1037/1089-2680.2.3.271.

Ha O-R, Lim S-L. The role of emotion in eating behavior and decisions. Front Psychol. 2023;14:1265074. https://doi.org/10.3389/fpsyg.2023.1265074.

Herman CP, Polivy J. Anxiety, restraint, and eating behavior. J Abnorm Psychol. 1975;84(6):666–72. https://doi.org/10.1037/0021-843X.84.6.666.

Herman CP, Polivy J. A boundary model for the regulation of eating. Res Publ Assoc Res Nerv Ment Dis. 1984;62:141–56.

Horovitz O, Argyrides M. Orthorexia and orthorexia nervosa: a comprehensive examination of prevalence, risk factors, diagnosis, and treatment. Nutrients. 2023;15(17). https://doi.org/10.3390/nu15173851.

Internationale Klassifikation der Krankheiten, Elfte Revision (ICD-11), Weltgesundheitsorganisation (WHO) 2019/2021.

Jansen A, Houben K, Roefs A. A cognitive profile of obesity and its translation into new interventions. Front Psychol. 2015;6:1807. https://doi.org/10.3389/fpsyg.2015.01807.

Kahathuduwa CN, Binks M, Martin CK, Dawson JA. Extended calorie restriction suppresses overall and specific food cravings: a systematic review and a meta-analysis. Obes Rev. 2017;18(10):1122–35. https://doi.org/10.1111/obr.12566.

Kakoschke N, Kemps E, Tiggemann M. External eating mediates the relationship between impulsivity and unhealthy food intake. Physiol Behav. 2015;147:117–21. https://doi.org/10.1016/j.physbeh.2015.04.030.

Kauer J, Pelchat ML, Rozin P, Zickgraf HF. Adult picky eating. Phenomenology, taste sensitivity, and psychological correlates. Appetite. 2015;90:219–28. https://doi.org/10.1016/j.appet.2015.03.001.

Koch SAJ, Alexy U, Diederichs T, Buyken AE, Roßbach S. The relevance of restrained eating behavior for circadian eating patterns in adolescents. PLoS One. 2018;13(5):e0197131. https://doi.org/10.1371/journal.pone.0197131.

Kotler LA, Cohen P, Davies M, Pine DS, Walsh BT. Longitudinal relationships between childhood, adolescent, and adult eating disorders. J Am Acad Child Adolesc Psychiatry. 2001;40(12):1434–40. https://doi.org/10.1097/00004583-200112000-00014.

Kröller K, Jahnke D, Warschburger P. Are maternal weight, eating and feeding practices associated with emotional eating in childhood? Appetite. 2013;65:25–30. https://doi.org/10.1016/j.appet.2012.11.032.

Löffler A, Luck T, Then FS, Sikorski C, Kovacs P, Böttcher Y, et al. Eating behaviour in the general population: an analysis of the factor structure of the German version of the three-factor-eating-questionnaire (TFEQ) and its association with the body mass index. PLoS One. 2015;10(7):e0133977. https://doi.org/10.1371/journal.pone.0133977.

Lowe MR, Doshi SD, Katterman SN, Feig EH. Dieting and restrained eating as prospective predictors of weight gain. Front Psychol. 2013;4:577. https://doi.org/10.3389/fpsyg.2013.00577.

Madhavan VK, Nas Z, Blissett J, Llewellyn C, Herle M. The development of emotional overeating: a longitudinal twin study from toddlerhood to early adolescence. Int J Behav Nutr Phys Act. 2025;22(1):17. https://doi.org/10.1186/s12966-025-01714-x.

McComb SE, Mills JS. Eating and body image characteristics of those who aspire to the slim-thick, thin, or fit ideal and their impact on state body image. Body Image. 2022;42:375–84. https://doi.org/10.1016/j.bodyim.2022.07.017.

McCuen-Wurst C, Ruggieri M, Allison KC. Disordered eating and obesity: associations between binge-eating disorder, night-eating syndrome, and weight-related comorbidities. Ann N Y Acad Sci. 2017;1411(1):96–105. https://doi.org/10.1111/nyas.13467.

Meule A. The psychology of food cravings: the role of food deprivation. Curr Nutr Rep. 2020;9(3):251–7. https://doi.org/10.1007/s13668-020-00326-0. PMID: 32578025; PMCID: PMC7399671.

Meule A, Westenhöfer J, Kübler A. Food cravings mediate the relationship between rigid, but not flexible control of eating behavior and dieting success. Appetite. 2011;57(3):582–4. https://doi.org/10.1016/j.appet.2011.07.013.

Myers CA, Martin CK, Apolzan JW. Food cravings and body weight: a conditioning response. Curr Opin Endocrinol Diabetes Obes. 2018;25(5):298–302. https://doi.org/10.1097/MED.0000000000000434.

Nagl M, Hilbert A, de Zwaan M, Braehler E, Kersting A. The German version of the Dutch eating behavior questionnaire: psychometric properties, measurement invariance, and population-based norms. PLoS One. 2016;11(9):e0162510. https://doi.org/10.1371/journal.pone.0162510.

Oberle CD, Samaghabadi RO, Hughes EM. Orthorexia nervosa: assessment and correlates with gender, BMI, and personality. Appetite. 2017;108:303–10. https://doi.org/10.1016/j.appet.2016.10.021.

Polivy J, Herman CP. Dieting and binging. A causal analysis. Am Psychol. 1985;40(2):193–201. https://doi.org/10.1037/0003-066X.40.2.193.

Reichenberger J, Schnepper R, Arend A-K, Richard A, Voderholzer U, Naab S, et al. Emotional eating across different eating disorders and the role of body mass, restriction, and binge eating. Int J Eat Disord. 2021;54(5):773–84. https://doi.org/10.1002/eat.23477.

Richard A, Meule A, Reichenberger J, Blechert J. Food cravings in everyday life: an EMA study on snack-related thoughts, cravings, and consumption. Appetite. 2017;113:215–23. https://doi.org/10.1016/j.appet.2017.02.037.

Schneider-Worthington CR, Smith KE, Roemmich JN, Salvy S-J. External food cue responsiveness and emotional eating in adolescents: a multimethod study. Appetite. 2022;168:105789. https://doi.org/10.1016/j.appet.2021.105789.

Sheppes G, Suri G, Gross JJ. Emotion regulation and psychopathology. Annu Rev Clin Psychol. 2015;11:379–405. https://doi.org/10.1146/annurev-clinpsy-032814-112739.

Stice E. Risk and maintenance factors for eating pathology: a meta-analytic review. Psychol Bull. 2002;128(5):825–48. https://doi.org/10.1037/0033-2909.128.5.825.

Strahler J. Trait mindfulness differentiates the interest in healthy diet from orthorexia nervosa. Eat Weight Disord. 2021;26(3):993–8. https://doi.org/10.1007/s40519-020-00927-2.

van Strien T, Cebolla A, Etchemendy E, Gutiérrez-Maldonado J, Ferrer-García M, Botella C, et al. Emotional eating and food intake after sadness and joy. Appetite. 2013;66:20–5. https://doi.org/10.1016/j.appet.2013.02.016.

Sun W, Kober H. Regulating food craving: from mechanisms to interventions. Physiol Behav. 2020;222:112878. https://doi.org/10.1016/j.physbeh.2020.112878.

Taylor CM, Emmett PM. Picky eating in children: causes and consequences. Proc Nutr Soc. 2019;78(2):161–9. https://doi.org/10.1017/S0029665118002586.

Zanella E, Lee E. Integrative review on psychological and social risk and prevention factors of eating disorders including anorexia nervosa and bulimia nervosa: seven major theories. Heliyon. 2022;8(11):e11422. https://doi.org/10.1016/j.heliyon.2022.e11422.

Essstörungen

Inhaltsverzeichnis

Obwohl die regelmäßige Nahrungsaufnahme unseren Körper gesund erhält, ja lebensnotwendig ist, und für die meisten Menschen auch überwiegend mit Freude und Genuss verbunden ist, gibt es Störungen, die das Essen zu einer individuellen Belastung machen und mit problematischen physiologischen und psychischen Folgen einhergehen. In der Abgrenzung zu verschiedenen Verhaltensweisen, die zum alltäglichen Spektrum des Essverhaltens gehören, aber auch ein Teil oder der Beginn einer Störung sein können, wird sich das aktuelle Kapitel mit der Beschreibung pathologischer Muster und den Symptomen klassifizierter Essstörungen sowohl im Kindes- und Jugendalter als auch bei Erwachsenen beschäftigen.

Essstörungen gehören zu den psychischen Störungen mit den höchsten Morbiditäts- und Mortalitätsraten und treten häufig bereits im Kindes- und Jugendalter auf. Neben einer körperlichen Gefährdung aufgrund von schweren Energie- und Nährstoffdefiziten, haben Personen mit Essstörungen eine erhöhte Wahrscheinlichkeit, sich zu suizidieren. In Deutschland sind die Mortalitätsraten bei Essstörungen sogar höher als bei Schizophrenie und Depression (Fichter und Quadflieg 2016). Einer weltweiten Übersicht nach (Qian et al. 2022) liegt die Prävalenz von Essstörungen insgesamt bei 1,7 %, wobei Frauen mit 2,6 % deutlich häufiger betroffen sind als Männer mit 0,7 %. Auch zeigt sich im weltweiten Vergleich eine deutlich höhere Prävalenz von Essstörungen in westlichen gegenüber nichtwestlichen Ländern. Ausgehend von einer Dunkelziffer Betroffener, die nicht als solche diagnostiziert und behandelt werden, sowie kulturellen Unterschieden in der Anwendung von Diagnoseverfahren muss insgesamt von höheren Prävalenzzahlen ausgegangen werden. In einem repräsentativen deutschen Screening nach Symptomen, die mit Essstörungen verbunden sind, beschrieben fast 20 % der Erwachsenen und 19 % der Jugendliche relevante Symptome (König et al. 2024). Dabei zeigten sich auch Altersunterschiede, bei denen die Prävalenz im Jugendalter mit steigendem Alter zunahm, im Erwachsenenalter aber zunehmend sank. Zudem war eine höhere Essstörungssymptomatik mit einem negativen Körperbild assoziiert.

Da Essstörungen bereits im frühen Kindesalter auftreten können, wird in den aktuellen Störungsklassifikationssystemen altersunabhängig von Fütter- und Essstörungen gesprochen. Eine solche Problematik liegt vor, wenn eine anhaltende Störung des Essens oder essensbezogenem Verhalten vorhanden ist, was zu einer veränderten Nahrungsaufnahme führt und die körperliche oder psychosoziale Funktionsfähigkeit erheblich beeinträchtigt (World Health Organization 2019; American Psychiatric Association 2013). Im Sinne der Definition psychischer Störungen spielen psychische Belastungen bei der Entstehung und Aufrechterhaltung von Essstörungen die größte Rolle. Daneben ist das begleitende Essverhalten als frühes Anzeichen oder Symptom, Risikofaktor sowie aufrechterhaltenes oder intervenierendes Element von großer Relevanz, weswegen der Beschreibung hier ein eigenes Kapitel gewidmet werden soll. Im ▶ Kap. 12 wurde bereits auf den Einfluss der Nahrungsaufnahme auf verschiedene psychische Störungen hingewiesen. Die Essstörungen als einer sehr stark auf die Nahrungsaufnahme bezogenen Gruppe psychischer Störungen sollen hier gesondert betrachtet werden, da die Auseinandersetzung damit für viele im Bereich der Ernährung tätigen Berufsgruppen von Bedeutung ist. Ein höherer Kenntnisstand kann so durch die Früherkennung von auffälligem Essverhalten oder die Aufklärung zu gesundem Essverhalten auch die Entwicklung von Essstörungen vermeiden helfen. Gleichzeitig sollten im Sinne eines ganzheitlichen Verständnisses von Essstörungen auch Ernährungsfachkräfte in die Prävention, Behandlung und Nachsorge involviert werden, um unter Berücksichtigung der ernährungspsychologischen Zusammenhänge die Wiederherstellung eines gesundes Essverhaltens sowie die Achtsamkeit gegenüber möglichen die Störung aufrechterhaltenen oder verstärkenden Reizen zu gewährleisten.

Während sich das aktuelle Kapitel der Beschreibung von auftretenden Essstörungen widmet, behandeln die nachfolgenden Kapitel mögliche Ursachen und Risikofaktoren, diagnostische Möglichkeiten zum Erkennen von auffälligem Essverhalten bzw. der Klassifikation von Essstörungen sowie der Therapie, wobei vor allem auf die auf das Essverhalten bezogenen Aspekte der Behandlung eingegangen wird.

14.1 Abgrenzung zwischen gesundem und pathologischem Essverhalten

Wie bereits mehrfach beschrieben, handelt es sich beim menschlichen Essverhalten um eine sehr breite Palette unterschiedlichster Verhaltensweisen, die sowohl der bewussten Steuerung unterliegen als auch unbewusst durch physiologische und psychologische Prozesse initiiert werden. Die Verhaltensweisen liegen damit auf einem Kontinuum der menschlichen Gesundheit mehr zuträglichen oder weniger zuträglichen Handlungen und reichen von einem flexiblen, gesunden Essverhalten mit einzelnen ungünstigen Verhaltensweisen bis hin zu einem problematischen Muster an Essverhalten, die sich bis hin zu einer Essstörung manifestieren können. Die Abgrenzung zwischen gesundem und pathologischem Essverhalten fällt nicht leicht, da die Breite eines gesunden Essverhaltens auch der Gesundheit weniger zuträgliche Entscheidungen oder Motive zulässt. Tatsächlich ist gesundes Essverhalten auch durch Genuss sowie Flexibilität und Anpassungsfähigkeit an unterschiedliche Situationen gekennzeichnet. Physiologische Hunger- und Sättigungssignale können im Zusammenhang mit psychologischen Bedürfnissen berücksichtigt werden: Die Erinnerung an Omas Schokoladenkuchen kann beispielsweise zu der Entscheidung führen, ein Stück Kuchen anstelle des geplanten Obsttellers zu essen oder sich wegen des Geschmacks noch einen Riegel Schokolade zu gönnen, obwohl man eigentlich satt ist. Die Nahrungsaufnahme wird also nicht durch rigide Regeln oder die extreme Vermeidung vermeintlich „gefährlicher" Lebensmittel eingeschränkt. Trotz der starken emotionalen Verknüpfung sollte bei einem gesunden Essverhalten die Nahrungsaufnahme aufgrund von Hunger im Vordergrund stehen und nicht hauptsächlich der Emotionsregulation dienen. Flexibilität wird beispielsweise auch mit einem bewussten Ausgleich einer weniger gesundheitsförderliche Entscheidung durch eine danach angepasste Nahrungsauswahl (z. B. nach dem großen Stück Kuchen am Nachmittag, wähle ich zum Abendbrot einen Salat) erreicht, ohne dabei auf Geschmack und Genuss verzichten zu müssen.

Die im ► Kap. 13 beschriebenen Verhaltensweisen sind bei gelegentlichem Auftreten auch als Teil eines gesunden Essverhaltens zu verstehen, werden aber als problematisch bezeichnet, da sie ein pathologisches Essverhalten fördern können. Ein eher restriktives, emotionales oder selektives Essen kann also Teil der individuellen Ausprägung des Essverhaltens sein, sich durch bestimmte Bedingungen (z. B. einem geringen Selbstwert, hoher Körperunzufriedenheit oder Stress) aber auch zu einem pathologischen Muster oder einer Essstörung entwickeln. Ein pathologisches Essverhalten ist weniger durch Flexibilität als eine zwanghafte Kontrolle oder das Gefühl von Kontrollverlust gekennzeichnet. Zudem geht pathologisches Essen mit zunehmenden Belastungen einher, die auf sowohl psychischer und sozialer als auch physischer Ebene den Alltag und die Lebensqualität der Betroffenen beeinflussen. Der Übergang von gesundem zu problematischen oder pathologischem Essverhalten ist in der Regel schleichend und erfolgt damit von den Betroffenen und ihrer Umgebung zunächst unbemerkt. Häufig sind es sogar gesundheitsbezogene Verhaltensweisen wie der Verzicht auf hoch verarbeitete Nahrungsmittel oder die Einschränkung der Nahrungsmenge, deren Anwendung eventuell mit Zustimmung aus der Umgebung und einem erhöhten eigenen Wohlbefinden einhergehen. Ein Risikofaktor für pathologisches Essverhalten ist eine eingeschränkte oder fehlende Hunger-Sättigungs-Regulation: Das heißt es wird entweder zu wenig oder zu viel Energie aufgenommen, wodurch sich die Wahrnehmung von Hunger- und Sättigungssignalen weiter verschlechtert, ebenso wie durch ein stark kontrollierendes Essverhalten sowie kategorische Verbote. Die zunehmende Einengung von essensbezogenen Regeln sowie die Emotionsregulation durch Nahrung gehen in der Regel mit Stress, Angst sowie Schuldgefühlen einher. Zudem werden nicht essensbezogene Strategien zur Emotionsregulation immer weniger genutzt, flexible Anpassungsmöglichkeiten an verschiedene Situationen verlernt, sodass sich das individuelle Essverhalten immer weiter eingrenzt bis hin zur sozialen Ausgrenzung aus Angst vor gemeinsamen Mahlzeiten oder Bemerkungen zum eigenen Ernährungsverhalten. Die verringerte oder erhöhte Energieaufnahme, aber auch begleitende Maßnahmen wie exzessiver Sport, Erbrechen, Appetitzügler und ähnliches führen zu zusätzlichen physiologischen Begleiterscheinungen, wie Gewichtsab- oder zunahme, Mangelerscheinungen und vielem mehr.

Gesundes, problematisches und pathologisches Essverhalten ist in seiner konkreten Ausprägung nur schwer voneinander abzugrenzen. Ein wichtiges Kriterium ist deswegen die individuelle Belastung der Betroffenen bzw. ihre Fähigkeit am gesellschaftlichen Leben teilzunehmen. Die Entstehung pathologischer Muster oder einer Essstörung ist immer multifaktoriell bedingt und resultiert aus verschiedenen Wechselwirkungen zwischen biologischen, psychologischen und soziokulturellen Faktoren. Vorhandene Risikofaktoren und möglicherweise kritische Zusammenhänge werden in ▶ Kap. 15 näher beschrieben, wobei sich aus den zuvor bereits beschriebenen Kreisläufen aus Restriktion, Heißhunger und Kontrollverlust sowie Essen, Belohnung und Emotionsregulation bereits Ansatzpunkte für die Entstehung und Aufrechterhaltung von pathologischem Essverhalten ergeben.

14.2   Ess- und Fütterstörungen im Säuglings- und Kleinkindalter

In Deutschland und vielen anderen Nationen werden Krankheiten und verwandte Gesundheitsprobleme in einem internationalen System klassifiziert (International Classification of Disease, ICD, World Health Organization, WHO 2019). Zusätzlich zur ICD gibt es ein eigenes Klassifikationssystem für psychische Störungen: Das Diagnostic and Statistical Manual of Mental Disorders (kurz DSM, APA 2013) wird von der American Psychiatric Association (kurz APA) herausgegeben und vor allem in den USA zur Diagnosestellung genutzt. In Deutschland ist das ICD das offiziell genutzte Klassifikationssystem, das DSM wird dagegen mehr zu Forschungszwecken und diesbezüglich einheitlichen Analysen verwendet. 2022 trat die 11. Revision des ICD in Kraft und löste somit die ICD-10 als Vorgängerin ab. Während im ICD-10 noch Fütterstörungen im frühen Kindesalter sowie Pica im Kindesalter klassifiziert wurden, existiert die altersbezogene Unterteilung zwischen Fütter- und Essstörungen im ICD-11 nicht mehr. Diese Änderung ist dem häufig nicht mehr eindeutig zuzuordnenden Altersrahmen der verschiedenen Essstörungen geschuldet: Während klassische Störungen des Jugend- und Erwachsenenalters immer häufiger bereits im Kindesalter beginnen, sind üblicherweise dem Kindesalter zugeschriebene Probleme auch im Erwachsenenalter noch zu finden. Beispielsweise sank das mittlere Erkrankungsalter für Anorexia und Bulimia nervosa in den letzten Jahrzehnten kontinuierlich, sodass deutlich mehr Betroffene bereits im Kindesalter erkranken (z. B. Favaro et al. 2009; Ayrolles et al. 2024). Als Grund für diese international zu beobachtende Verschiebung werden neben biologischen Aspekten (z. B. früheres Einsetzen der Pubertät) vor allem soziokulturelle Einflüsse wie Schönheitsideal, Diätkultur und Körperbild diskutiert, die über beispielsweise soziale Medien Kinder schon sehr früh erreichen. Das bereits beschriebene selektive Essverhalten beginnt typischerweise im Kindesalter, wobei das Verhalten bei ca. 1/4 der Betroffenen bis ins Erwachsenenalter hinein persistiert. Zudem treten 1/3 aller unabhängig vom Alter betrachteten Fälle erst im Jugend- oder Erwachsenenalter auf (z. B. van Tine et al. 2017).

Da dieser Abschnitt nicht nur die nach dem Klassifikationssystem zu diagnostizierenden Störungen umfasst, soll eine Unterteilung in Essstörungen des Säuglings- und Kindesalters bzw. dem Jugend- und Erwachsenenalter zumindest eine grobe Zuordnung in den Bereich mit dem häufigsten Auftreten ermöglichen. Allerdings bleibt zu beachten, dass die meisten der hier berichteten Auffälligkeiten in allen Altersbereichen auftauchen können.

14.2.1 Vermeidend-restriktive Ernährungsstörung

Die vermeidend-restriktive Ernährungsstörung (**A**voidant **R**estrictive **F**ood **I**ntake **D**isorder) wurde erst mit der ICD-11 als eigenständige Diagnose eingeführt. Es handelt sich dabei um ein sehr wählerisches Essverhalten, was sich in einer unzureichenden Nahrungs- oder Nährstoffmenge niederschlägt. Das wählerische oder selektive Essverhalten (siehe auch ▶ Kap. 13) kann sich auf verschiedene Aspekte von Nahrungsmitteln (z. B. Geschmack, Farbe, Geruch oder Textur) beziehen, aber auch durch die Angst vor schädlichen Folgen begründet sein. In der Diagnostik ist die Störung von Abneigungen und mäkligem Essverhalten abzugrenzen und nur dann zu stellen, wenn das Verhaltensausmaß deutlich außerhalb des Normbereiches liegt oder das Kind nicht zunimmt, an Gewicht verliert oder ein signifikanter Nährstoffmangel vorliegt (siehe ◘ Tab. 14.1). Auch die Abgrenzung zur Anorexia nervosa muss beachtet werden: Im Gegensatz zu ARFID basiert die Nahrungsrestriktion bei der Anorexia nervosa auf körperbild- oder gewichtsassoziierten Sorgen. Die vermeidend-restriktive Ernährungsstörung tritt hauptsächlich im Säuglings- und Kindesalter auf. Obwohl das vermeidende Essverhalten nicht auf eine Erkrankung zurückzuführen sein soll, können Patienten, die an einer Erkrankung litten, die eine verringerte oder einseitige Nahrungsaufnahme erforderte, und dieses Verhalten deutlich länger oder intensiver als nötig beibehalten, ebenfalls mit der vermeidend-restriktiven Ernährungsstörung diagnostiziert werden.

◘ **Tab. 14.1** Diagnostische Kriterien der vermeidend-restriktiven Ernährungsstörung nach ICD-11. (BfArM 2025)		
(1)	**Vermeidung oder Einschränkung der Nahrungsaufnahme**	
	- Aufnahme einer unzureichenden Menge oder Vielfalt von Nahrungsmitteln zur Deckung eines angemessenen Energie- oder Nährstoffbedarfs, was zu einem signifikanten Gewichtsverlust, klinisch bedeutsamen Ernährungsdefiziten, zur Abhängigkeit von oralen Nahrungsergänzungsmitteln oder Sondennahrung oder zu einer anderweitigen Beeinträchtigung der körperlichen Gesundheit der Person geführt hat; *oder*	
	- signifikante Beeinträchtigung in persönlichen, familiären, sozialen, schulischen, beruflichen oder anderen wichtigen Funktionsbereichen (z. B. aufgrund von Vermeidung oder Stress im Zusammenhang mit der Teilnahme an sozialen Erfahrungen, die mit Essen verbunden sind).	
(2)	Das Verhalten ist **nicht** durch die Beschäftigung mit dem Körpergewicht oder der Körperform motiviert.	
(3)	Das Verhalten ist **nicht** auf die Nichtverfügbarkeit von Nahrungsmitteln zurückzuführen, nicht Ausdruck einer anderen Erkrankung (z. B. Nahrungsmittelallergien, Schilddrüsenüberfunktion) oder einer psychischen Störung und nicht auf die Wirkung einer Substanz oder eines Medikaments auf das zentrale Nervensystem einschließlich Entzugserscheinungen zurückzuführen.	

Die Prävalenz der vermeidend-restriktiven Ernährungsstörung varriiert zwischen unterschiedlichen Stichproben und verwendeten Instrumenten. In der Allgemeinbevölkerung liegt sie zwischen 1–15 %, kann in klinischen Stichproben aber deutlich höher liegen (zusammenfassend Nicholls-Clow et al. 2024; Sanchez-Cerezo et al. 2023). Das Erscheinungsbild ist heterogen, wobei sich folgende Hauptmerkmale zeigen, die häufig kombiniert auftreten: eine *ausgeprägte sensorische Sensitivität* gegenüber bestimmten Eigenschaften von Lebensmitteln wie Geruch, Textur oder Geschmack; ein *mangelndes Interesse am Essen*, das sich etwa durch häufiges Vergessen von Mahlzeiten oder ein frühes Sättigungsgefühl äußert; sowie die *Angst vor aversiven Konsequenzen des Essens*, etwa vor Erbrechen, Schmerzen oder Verschlucken (zusammenfassend Nicholls-Clow et al. 2024). Das Störungsbild kann neben körperlichen Problemen, wie Unter- und Fehlernährung, auch psychosoziale Folgen wie Vermeidung von Essenssituationen oder Probleme bei Familienessen nach sich ziehen. ARFID kommt grundsätzlich in allen soziodemografischen Gruppen vor, ist jedoch häufiger bei jüngeren Kindern, Jungen und in klinischen Stichproben zu beobachten. Zudem gibt es eine gewisse Häufung bei Kindern mit Diagnosen im Angst- und Autismus-Spektrum (z. B. Sanchez-Cerezo et al. 2023). Der Verlauf der Störung ist ebenfalls sehr unterschiedlich. Während sich bei ca. 1/3 aller Betroffenen eine rasche und anhaltende Besserung nach Behandlung zeigen, kommt es bei anderen Betroffenen zu deutlich langsameren Fortschritten oder Rückfällen. Betroffene mit hoher psychischer Belastung oder ausgeprägten Ängsten weisen dabei die schlechteste Prognose auf (z. B. Abber et al. 2025).

14.2.2 Pica

Die ebenfalls im ICD-11 aufgeführte Diagnose der Pica ist nach der Elster (lat. Pica) benannt, der nachgesagt wird, alles Mögliche zu essen. Dementsprechend ist auch die Essstörung Pica durch den regelmäßigen Verzehr nichtnahrhafter Stoffe (z. B. Schmutz, Kreide, Plastik, Haare, Papier) oder roher Nahrungsmittelbestandteile (z. B. größere Mengen Salz oder Gewürze) gekennzeichnet. Zur Diagnosestellung muss die Person ein Entwicklungsalter erreicht haben, welches die Unterscheidung von essbaren und nichtessbaren Stoffen erlaubt (bei normalen Entwicklungsverlauf ab ca. 2 Jahre). Das Verhalten muss zudem anhaltend oder schwerwiegend genug sein, um gesundheitliche Schäden, Beeinträchtigungen der Funktionsfähigkeit oder ein erhebliches Gesundheitsrisiko hervorzurufen. Typische orale Manifestationen umfassen Verfärbungen, Abrieb und Substanzverlust der Zähne, Schleimhautveränderungen sowie mechanische Schäden im Mundbereich. Darüber hinaus kann Pica zu Anämie, Mangelernährung, gastrointestinalen Problemen und in seltenen Fällen zu Vergiftungen oder Infektionen führen (Nayak et al. 2017). Die Erkrankung ist häufig mit psychischen Auffälligkeiten (z. B. Schizophrenie) oder Intelligenzverminderung verbunden und kann sowohl bei Kindern als auch Erwachsenen auftreten, wobei die Symptome und Komplikationen individuell unterschiedlich ausfallen können. Laut einer Metaanalyse zur weltweiten Prävalenz von Essstörungen bei Kindern (Salari et al. 2025) liegt die durchschnittliche Prävalenz von Pica im Kindesalter bei etwa 2 %. Studien zur Prävalenz der Pica im Erwachsenenalter sprechen von 1–5 % (z. B. Hartmann et al. 2022). Im Erwachsenenalter tritt Pica bei schwangeren Frauen mit Prävalenzen von durchschnittlich 28 % besonders häufig auf und ist mit sozioökonomischer Benachteiligung, niedrigem Bildungsniveau und bestimmten ethnischen Zugehörigkeiten assoziiert (zusammenfassend Fawcett et al. 2016; Sanjari et al. 2023).

14.2.3 Rumination-Regurgitationsstörung

Die Rumination-Regurgitationsstörung ist durch das absichtliche und wiederholte Hochwürgen von Nahrung (meist ohne Übelkeit oder Würgereiz) gekennzeichnet. Nach dem Hochwürgen in den Mund (Regurgitation) kann die Nahrung entweder erneut gekaut und geschluckt werden (Rumination) oder absichtlich ausgespuckt werden (siehe ◻ Tab. 14.2). Das Verhalten tritt mehrmals pro Woche, manchmal täglich auf. Ist den Betroffenen ihr Verhalten bewusst, versuchen sie dieses häufig zu verdecken (durch beispielsweise eine Hand, die über den Mund gehalten wird) oder sie vermeiden die Nahrungsaufnahme in der Öffentlichkeit. Auch bei den Essstörungen Anorexia und Bulimia nervosa kann zum Zweck der reduzierten Kalorienaufnahme Nahrung hochgewürgt und wieder ausgespuckt werden. Zudem ist die Störung von medizinischen Ursachen, wie beispielsweise einer gastroösophagalen Refluxkrankheit, abzugrenzen.

Die Prävalenz der Rumination-Regurgitationsstörung liegt bei Kindern zwischen 0,1 und 4 % und bei Erwachsenen zwischen 0,8 und 8 % – nimmt also mit dem Alter zu (zusammenfassend Sasegbon et al. 2022). Während im Erwachsenenalter Frauen häufiger betroffen sind als Männer, konnten im Kindesalter keine Geschlechtsunterschiede festgestellt werden. Personen mit Angststörungen oder Depressionen haben

> ◻ **Tab. 14.2**   Diagnostische Kriterien der Rumination-Regurgitationsstörung nach ICD-11.
> (BfArM 2025)

(1)	Die Rumination-Regurgitationsstörung ist gekennzeichnet durch das absichtliche und wiederholte Hochwürgen von zuvor geschluckter Nahrung in den Mund (d. h. Regurgitation),
	- die erneut gekaut und geschluckt werden kann (d. h. Rumination) *oder*
	- die absichtlich ausgespuckt wird (jedoch nicht wie beim Erbrechen).
(2)	Das Regurgitationsverhalten ist häufig (mindestens mehrmals pro Woche) und hält über einen Zeitraum von mindestens mehreren Wochen an.
(3)	Das Regurgitationsverhalten lässt sich nicht vollständig auf eine andere Erkrankung zurückführen, die direkt zu Regurgitation führt (z. B. Ösophagusstrikturen oder neuromuskuläre Störungen, welche die Funktion der Speiseröhre beeinträchtigen) oder Übelkeit oder Erbrechen verursacht (z. B. Pylorusstenose).
(4)	Die Rumination-Regurgitationsstörung sollte nur bei Personen diagnostiziert werden, die ein Entwicklungsalter von mindestens 2 Jahren erreicht haben.

eine höhere Prävalenz für die Rumination-Regurgitationsstörung (Haworth et al. 2024). Im Verlauf der Erkrankung kommt es häufig zu Bauchschmerzen, einem frühen Sättigungsgefühl und Gewichtsverlust. Die Erkrankung wird meist erst spät erkannt oder als Reflux oder ähnliches diagnostiziert. Spontane Besserungen lassen sich im Kindesalter durchaus beobachten, sind aber eher selten (z. B. Murray et al. 2019). Die Prognose nach einer Behandlung mittels Atemtechniken sowie evtl. vorhandener psychischer Begleiterkrankungen gilt insgesamt als gut, sofern die Diagnose frühzeitig gestellt und die Behandlung konsequent durchgeführt wird. Schlechtere Verläufe sind vorrangig bei psychischer Komorbidität, verspäteter Diagnosestellung oder geringer Adhärenz zu beobachten (zusammenfassend Ong et al. 2019).

14.2.4   Sonstige Fütterstörungen

Trotz der im ICD-11 bereits differenzierter unterteilten Ess- und Fütterstörungen zeigen verschiedene Literaturreviews, dass sowohl in der Praxis als auch der Forschung weitere Subtypen von Fütterstörungen auftreten können, die beispielsweise auch Probleme einschließen, die ohne Gewichtsverlust oder andere Krankheitsfaktoren auftreten. Zudem wurde die meist nur auf das Kind bezogene Betrachtung von Fütterstörungen kritisiert. Davies und Kollegen (Davies et al. 2006) definieren Fütter- und Essstörungen im frühen Kindesalter eher als Beziehungsstörung zwischen dem Kind und seinen engsten Bezugspersonen. So lassen sich sowohl Zusammenhänge zwischen auf die Füttersituation bezogene Verhaltensweisen, wie beispielsweise die fehlende Wahrnehmung von Hunger- oder Sättigungssignalen, aber auch zu übergreifenden Merkmalen, wie z. B. mentale Probleme einer Bezugsperson, fehlende Bildung, ein generell rigides Erziehungsverhalten, und der Entwicklung von kindlichen Fütterstörungen zeigen (zusammenfassend Bryant-Waugh et al. 2010). Nach diesem Ansatz sollten Fütterstörungen in einem Kontext aus sowohl kindlichen Merkmalen als auch Merkmalen der engen Bezugspersonen sowie ihrer entsprechenden Interaktion betrachtet werden. Um den Unterschied der bereits früh im Kindesalter einsetzenden Fütterstörungen und den auch später auftretenden Essstörungen sowie der Bedeutung der Interaktion in der Füttersituation für die Entwicklung des Essverhaltens zu verdeutlichen, sollen hier weitere Subtypen der Fütterstörungen vorgestellt werden. Irene Chatoor (2009) hat eine solche Unterteilung der frühkindlichen Fütterungsstörungen entwickelt, welche neben somatischen Aspekten auch persönlichkeitsbezogene, entwicklungspsychologische und verhaltensbezogene Faktoren sowie die Eltern-Kind-Interaktion mit berücksichtigt. Einige Aspekte dieser Unterteilung wurden im Klassifikationssystem der ICD-11 zwar berücksichtigt, sollen hier als Subtypen aber spezifischer beschrieben werden, um ein besseres Verständnis für die Entstehung problematischen Essverhaltens im frühen Kindesalter, möglicher Folgen auf das spätere Essverhalten und die praktische Arbeit mit Kindern zu ermöglichen. Nach Chatoor (2009) entstehen die frühen Fütterprobleme aus einer Störung der für ein gesundes Füttern notwendigen Zustandsregulation und Interaktion: Die Basis bildet die Fähigkeit des Säuglings zur Zustandsregulation. Während die Ernährung im Mutterleib praktisch automatisch durch die Nabelschnur bereitgestellt wurde, muss der Säugling nach der Geburt Hunger, Sättigung und andere Bedürfnisse mittels geeigneter Signale kommunizieren. Meist gelingt dies, indem das Kind beispielsweise unterschiedliche Arten des Weinens für unterschiedliche Bedürfnisse zeigt. Die Bezugspersonen des Kindes müssen lernen, die Signale des Kindes richtig zu deuten, also beispielsweise das Weinen aufgrund von Hunger von dem aus Langeweile zu unterscheiden, das Abwenden des Kopfes beim Füttern als Sättigung zu erkennen und vieles mehr. Auch wenn sicherlich nicht alle kindlichen Signale von den Bezugspersonen erkannt oder zugeordnet werden können, zeichnet sich eine gesunde Füttersituation durch das Senden vorwiegend verständlicher und zur Situation passender Signale durch das Kind und einer entsprechenden Beantwortung durch die Bezugspersonen aus. Kind und Bezugspersonen sind einander zugewandt und passen ihre Interaktion den wahrgenommenen Signalen flexibel an. Durch verschiedene Faktoren kann diese Interaktion bzw. die Regulationsfähigkeit des Kindes jedoch gestört werden und so auch das Essverhalten beeinflussen. Die hier aufgelisteten Subtypen (nach Chatoor 2009) würden je nach Ausprägung im ICD-11 als „vermeidend restriktive Ernährungsstörung" oder „nicht näher bezeichnete Fütter- oder Essstörungen" klassifiziert werden können. Die Subtypen überschneiden sich zudem in ihren Symptomen oder gehen ineinander über, sodass eine Zuordnung nicht immer trennscharf möglich ist.

■ **Fütterstörung mit Beeinträchtigung der homöstatischen Regulation**

Diese Fütterstörung beginnt in den ersten Lebensmonaten des Säuglings und ist durch Schwierigkeiten in der Zustandsregulation des Kindes gekennzeichnet. Es fällt den betroffenen Kindern schwer, sich selbst so zu regulieren, dass sie einen für das Füttern notwendigen Zustand der Wachheit erreichen. Sie sind entweder zu schläfrig, sodass sie beim Füttern einschlafen und nicht genug Nahrung aufnehmen, oder sie sind zu erregt oder verstört (weinen und schreien), um gefüttert zu werden. Die Folgen sind unregelmäßiges Füttern, stressige Füttersituationen sowie eine inadäquate Nahrungsaufnahme. Das Verhalten des Säuglings führt häufig zu Unsicherheit, Stress und Sorge bei den Bezugspersonen, was mit wachsender Anspannung negative Auswirkungen auf die Eltern-Kind-Interaktion hat, sodass im Verlauf die Entwicklung einer Fütterstörung mit Eltern-Kind-Reziprozität dazukommen kann.

■ **Fütterstörung mit unzureichender Eltern-Kind-Reziprozität**

Bei dieser Fütterstörung steht eine problematische Interaktion zwischen Bezugspersonen und Kind während der Füttersituation im Vordergrund. Die Interaktion kann dabei sowohl ausgehend vom Kind oder der Bezugsperson gestört werden. So können Kinder beispielsweise wenig Responsivität auf die fütternde Bezugsperson zeigen, d. h. sie suchen kaum Augen- oder Körperkontakt und reagieren nur wenig auf die Kontaktversuche der Bezugspersonen. Gleichzeitig können aber auch vorhandene Signale des Kindes durch die Bezugsperson nicht richtig gedeutet oder ignoriert werden. Dies kann beispielsweise aufgrund eigener psychischer Probleme oder schnell wechselnder Bezugspersonen, die sich so nicht auf die individuellen Äußerungen des Säuglings einlassen können, begründet sein. In beiden Fällen führt die geringe Responsivität beim Gegenüber zu Verunsicherung, was die Interaktion in der Regel weiter erschwert und weder das Kind noch die Bezugsperson lernen lässt, Signale beim Füttern wahrzunehmen, adäquat zu interpretieren und zu beantworten.

■ **Frühkindliche (infantile) Anorexie**

Kinder mit einer frühkindlichen Anorexie zeigen nur wenig Interesse an der Nahrungsaufnahme, sondern mehr an der Bezugsperson oder einem Spiel. Durch die meist ausbleibenden Hungersignale und damit auch geringeren Energiezufuhr sind die Bezugspersonen besorgt und versuchen mit viel Aufmerksamkeit, gutem Zureden oder Ablenkung das Kind zum Essen zu bringen. Die Störung wird ab dem 6. Lebensmonat beobachtet, kann aber auch noch im Kleinkindalter auftreten. Durch das „Nebenbei-Füttern" kann sich die Wahrnehmung von Hunger- und Sättigungssignalen sowohl durch das Kind als auch die Bezugsperson weiter reduzieren. Zudem erhält das Kind durch sein Nichtessen viel Aufmerksamkeit, was das Verhalten möglicherweise zusätzlich verstärkt.

■ **Sensorische Nahrungsverweigerung**

Die mit sensorischen Befindlichkeiten einhergehende Nahrungsverweigerung entspricht vom Essverhalten her dem Picky Eating oder selektivem Essverhalten (siehe auch ▶ Abschn. 13.4). Die Störung beginnt meist mit oder nach der Einführung der Beikost, indem die Kinder neu eingeführte Nahrungsmittel oder spezifische Speisen aufgrund ihrer Textur, dem Geschmack, Farbe oder ähnlichem ablehnen. Das gezeigte Verhalten kann sich aus einer generellen sensorischen Überempfindlichkeit, aber auch mit der im normalen Entwicklungsverlauf auftretenden Neophobie (siehe ▶ Abschn. 6.1) ableiten, entwickelt sich aber meist erst aufgrund der daraus beeinflussten Interaktion zu einer Störung. Die durch das ablehnende Verhalten des Kindes besorgten Bezugspersonen versuchen entweder eine ausreichende Nahrungsaufnahme sicherzustellen, indem nur noch die vom Kind akzeptierten Nahrungsmittel angeboten werden, oder sie versuchen verweigerte Lebensmittel mit verschiedenen Tricks doch einzuführen. In der ersten Situation kann eine fehlende Gewichtszunahme oder ein Gewichtsverlust zwar meist vermieden werden, die vom Kind akzeptierten Lebensmittel schränken sich aber immer weiter ein, da im Sinne des Mere-Exposure-Effekts (siehe ▶ Abschn. 6.1) keinen neuen Erfahrungen gemacht und eine entsprechende Vertrautheit mit den Nahrungsmitteln erworben wird. Trotz einer adäquaten, manchmal sogar zu hohen Energieaufnahme können Mangelerscheinungen für bestimmte Nährstoffe die Folge sein.

14

- **Posttraumatische Fütterstörung**

Auch diese Fütterstörung geht mit einer Nahrungsverweigerung oder zumindest einem vermeidenden, restriktiven Essverhalten einher. Die Verweigerung erfolgt dabei angstbezogen und betrifft den Vorgang der oralen Nahrungsaufnahme, nicht den Geschmack oder Aussehen des Lebensmittels. Das Trauma wird mit aversiven Erfahrungen im Mund-Rachen-Raum in Zusammenhang gebracht, die wiederum im Sinne der klassischen Konditionierung mit der Nahrungsaufnahme gekoppelt wurden und so einen aversiven Reiz ergeben. In der Folge werden Stimulationen durch Löffel, Sauger oder das Nahrungsmittel selbst vermieden oder komplett verweigert. Die traumatische Erfahrung kann dabei infolge von Erkrankungen oder medizinischer Prozeduren, aber auch durch Druck oder Zwang beim Füttern, gewaltsames Öffnen des Mundes zum Füttern und ähnliche Verhaltensweisen entstehen. Auch hier kann ein Kreislauf aus Besorgnis der Bezugspersonen über die geringe Nahrungsaufnahme, einem zunehmenden Bemühen um die Nahrungsaufnahme sowie dem folgenden Stress für das Kind und die Bezugsperson die Interaktion beim Füttern zunehmend verschlechtern. Dadurch werden die Aversion für die Füttersituationen und die Nahrungsaufnahme eher verstärkt, aber auch die Bezugspersonen verunsichert und unter Druck gesetzt.

- **Fütterstörung in Zusammenhang mit einer medizinischen Erkrankung**

Bei dieser Fütterstörung steht die verweigerte Nahrungsaufnahme aufgrund von Schmerzen oder unangenehmen Wahrnehmungen beim Essen im Vordergrund. Aufgrund von körperlichen Erkrankungen oder Symptomen wird die Nahrungsaufnahme als unangenehm erlebt und dementsprechend vermieden. Im Unterschied zur posttraumatischen Fütterstörung handelt es sich hier um einen bestehenden physiologischen Schmerz, der durch die Nahrungsaufnahme oder begleitende Verdauungsprozesse ausgelöst wird, nicht die Erinnerung daran bzw. eine automatische Verbindung aufgrund vergangener Erfahrungen. Grundsätzlich kann sich diese Störung durch Behandlung der zugrunde liegenden somatischen Erkrankung schnell bessern, je nach Länge und Intensität der Erfahrungen kann sie aber auch in eine posttraumatische Fütterungsstörung übergehen.

14.3 Essstörungen im Jugend- und Erwachsenenalter

Wie bereits beschrieben, sieht das ICD-11 keine altersbezogene Einteilung der Essstörungen mehr vor, sodass die im ▶ Abschn. 14.2 beschriebenen Störungen auch bis in das Jugend- und Erwachsenenalter hinein bestehen bzw. sich auch in dieser Altersphase erst entwickeln können. Im Gegensatz zu den dort vorgestellten Störungen, treten die in diesem Abschnitt vorzustellenden Probleme meist erst im Jugendalter oder dem späten Kindesalter auf.

14.3.1 Anorexia Nervosa

Die Störung der Anorexia nervosa (auch als Magersucht bezeichnet) geht mit einem niedrigen Gewicht bzw. einem starken Gewichtsverlust einher, das durch Streben nach Schlankheit bzw. der Angst zuzunehmen bedingt ist. Aufbauend auf diese

Angst schränken Betroffene ihre Essensaufnahme zunehmend ein, manche treiben zusätzlich exzessiv Sport, nehmen Appetitzügler, Abführmittel oder führen Erbrechen herbei.

> ▶ **Beispiel**
>
> Seit Nicole das Gymnasium besucht, kommen ihr die anderen Mädchen sehr viel schlanker vor als sie selbst. Sie fühlt sich unwohl und einsam. Ihre Freundin Lena, mit der sie schon in der Grundschule befreundet war, hat auch im Gymnasium schnell Anschluss gefunden. Doch wenn sie sich zu ihr und ihren neuen Freundinnen stellt, hat sie das Gefühl von allen nur aufgrund ihrer dicken Körperformen angestarrt zu werden. Als sie Lena davon erzählte, hat diese nur gelacht: „Das bildest du dir ein. Du siehst gut aus und niemand lacht über dich." Doch Nicole glaubt ihr nicht und macht sich zunehmend Gedanken darum, was sie isst und wie sie ein wenig abnehmen könnte. Denn sie ist überzeugt, wenn sie nur ein kleines bisschen schlanker wäre, würden die anderen sie genauso mögen wie Lena. ◀

Neben der Unzufriedenheit mit dem eigenen Aussehen zeigen Anorexie-Betroffene meist schon sehr früh in der Entwicklung der Störung ein restriktives Essverhalten. Die Kalorienaufnahme wird eingeschränkt: zunächst meist langsam, z. B. mit dem Verzicht auf Süßigkeiten oder als Diät, dann zunehmend mehr bis nur noch sehr wenige Kalorien aufgenommen oder die aufgenommenen Kalorien durch Abführmittel, Sport u. a. versucht werden, zu beseitigen. Eine leichte Kalorienreduktion wird von Bezugspersonen und Freunden meist noch positiv aufgenommen, die Selbstdisziplin und erste Gewichtsverluste sogar häufig bewundert. Je nach Alter und Umgebungssituation versuchen die Betroffenen eine deutlichere Kalorienreduktion oder Gewichtsabnahme vor einer zunehmend besorgteren Umgebung zu verheimlichen, indem beispielsweise Pausenbrote weggeworfen, Verabredungen mit Freunden abgesagt oder weite Kleidung getragen wird.

> ▶ **Beispiel**
>
> Nicole verkündet beim familiären Frühstück, dass sie sich zukünftig gesünder ernähren möchte und deswegen statt des bisherigen Toasts mit Schokocreme nur noch Vollkornbrot mit Frischkäse essen möchte. Nach einer kurzen Verwunderung begrüßen ihre Eltern den Wunsch und ihr Vater verspricht am Nachmittag gemeinsam mit ihr einkaufen zu gehen. In den nächsten Wochen stellt Nicole ihre Ernährung um und versucht vor allem zucker- und fetthaltige Produkte zu meiden. Ihre Familie, Freunde und sogar Lehrer bemerken die Veränderung und bewundern ihre Disziplin. Auch für ihr bereits schlankeres Aussehen erhält Nicole Komplimente. Die Lebensmittelauswahl reduziert sich dabei immer weiter, sodass sie nach dem Vollkornbrot mit Frischkäse bald Knäckebrot mit Magerquark und dann nur noch Obst zum Frühstücken essen möchte. Weil ihre Eltern sich Sorgen machen, einigen sie sich auf ein größeres Pausenbrot, welches Nicole anfangs mit ihrer Freundin Lena teilt, später dann heimlich in den Müll wirft. Beim Abendessen isst Nicole besonders langsam, damit ihren Eltern die kleinen Portionen nicht so auffallen. Auch bleibt sie dem Abendessen häufiger fern, weil sie noch Hausaufgaben machen muss oder sich mit Lena trifft. Leider hat sie sich mit Lena aber auch schon gestritten, weil diese immer Süßigkeiten da hat und Nicole zum Essen drängt. So hat Nicole einen Besuch bei Lena auch schon vorgeschoben, ist aber eigentlich im nahe gelegenen Park viele Runden gelaufen. Nicole selbst ist stolz, dass sie die Ernährungsumstellung so gut umsetzen konnte. Sie beschäftigt sich mittlerweile viel mit den Nährstoffangaben auf den Lebensmitteln und kann gar nicht glauben, wie viel

Zucker und Fett sie vorher täglich gegessen hat. Auch hat sie Methoden gefunden, wie sich der doch zunehmend aufkommende Hunger besser ertragen lässt: Sie trinkt sehr viel und lutscht zuckerfreie Bonbons, die sogar abführend wirken sollen. Zuerst fühlen sich die Komplimente der anderen richtig positiv an und sie fühlt sich schlank und gut in ihrem Körper. Bald wird sie aber kritischer und findet immer neue Stellen, die ihr nicht gefallen und noch zu dick sind. Nicole freut sich darüber, dass sie schon wirklich viel abgenommen hat. Und selbst wenn sie jetzt manchmal schon denkt, dass es eigentlich genug ist, ist die Angst zuzunehmen, doch sehr groß, sodass sie versucht immer weniger zu essen. Mit der Zeit vermisst sie die Treffen mit Lena und den anderen aus der Schule. Aber sie weiß auch gar nicht, wie sie neben der Schule und den für sie immer wichtiger gewordenen Spaziergängen dafür noch Zeit finden soll. Und auch wenn es sie jetzt manchmal schon nervt, so viel über Lebensmittel, Gerichte und Kalorien nachdenken zu müssen, ist es doch wie ein Zwang, sich damit beschäftigen zu müssen, um auf alle Situationen vorbereitet zu sein. ◄

Wie das Beispiel zeigt und auch zuvor bereits beschrieben wurde, entwickelt sich die Anorexia nervosa meist langsam aus zunächst kleinen, sich zunehmend verstärkenden Veränderungen im Essverhalten heraus. Da die Betroffenen sich trotz bereits erfolgter Gewichtsabnahme in der Regel immer noch zu dick oder unzufrieden fühlen, bleiben viele der beschriebenen Verhaltensweisen und Gedanken im Verborgenen. Strategien der Verheimlichung steigen aufgrund der mit sinkendem Gewicht häufiger auch besorgten Kommentare aus dem Umfeld, sodass ärztlicher oder psychologischer Rat in der Regel erst aufgrund medizinischer Auffälligkeiten (beispielsweise bei Ohnmacht aufgrund von Energiemangel, Mangelerscheinungen u. ä.) oder durch besorgte Bezugspersonen gesucht wird. Die Essstörung Anorexia nervosa wird anhand eines zu geringen Körpergewichts, einem raschen Gewichtsverlust oder einer fehlenden Gewichtszunahme, die nicht auf gesundheitliche Probleme oder die Nichtverfügbarkeit von Nahrung zurückzuführen sind, diagnostiziert (siehe ◘ Tab. 14.3). Auf Basis eines gestörten Körperbildes werden verschiedene Strategien angewandt, um dem Körper möglichst wenig Kalorien zuzuführen oder die zugeführte Energie schnell wieder loszuwerden.

◘ **Tab. 14.3** Diagnostische Kriterien der Anorexia nervosa nach ICD-11. (BfArM 2025)

(1)	Ein für die Körpergröße, das Alter und den Entwicklungsstand der Person signifikant **niedriges Körpergewicht**, das nicht auf eine andere gesundheitliche Störung oder auf die Nichtverfügbarkeit von Nahrung zurückzuführen ist *oder*
	ein rascher **Gewichtsverlust** (z. B. mehr als 20 % des gesamten Körpergewichts innerhalb von 6 Monaten) *oder*
	fehlende zu erwartende **Gewichtszunahme** bei Kindern und Jugendlichen.
(2)	Verhaltensweisen, die auf eine Verringerung der Energiezufuhr abzielen (eingeschränkte Nahrungsaufnahme), Reinigungsverhalten (z. B. selbst herbeigeführtes Erbrechen, Missbrauch von Abführmitteln) und/oder Verhaltensweisen, die auf eine Erhöhung des Energieverbrauchs abzielen (z. B. exzessive körperliche Betätigung), typischerweise verbunden mit der Angst vor einer Gewichtszunahme.
(3)	Ein niedriges Körpergewicht oder eine niedrige Körperform stehen im Mittelpunkt der Selbsteinschätzung der Person oder wird fälschlicherweise als normal oder sogar übertrieben empfunden.

Für das Gewichtskriterium wird als Schwellenwert im Erwachsenenalter ein BMI von weniger als 18,5 kg/m², für Kinder ein BMI unter der 5. Altersperzentile empfohlen. Gegenüber älteren Fassungen des Klassifikationssystems wurde das Schwellengewicht für Erwachsene damit angehoben (von einem BMI von 17,5 auf 18,5 kg/m²), während er für Kinder von der 10. auf die 5. Perzentile gesenkt wurde. In Expertenkreisen wird dieser Schritt kritisiert, da die Konsequenzen eines kritischen Gewichts und damit zusammenhängender Nährstoffversorgung im Kindesalter gravierender sind als im Erwachsenenalter und in aktuellen Patientengruppen mit Anorexia nervosa eine relevante Anzahl das Kriterium der 5. Perzentile nicht erreicht, aber ansonsten alle Symptome einer Anorexia nervosa aufweist (z. B. Engelhardt et al. 2021). Neben dem Aspekt des geringen Gewichts kann auch ein schneller Gewichtsverlust als diagnostisches Kriterium herangezogen werden. Dies ist für die Diagnostik einer Anorexia nervosa bei Menschen mit höherem Ausgangsgewicht relevant, die bei drastischem Gewichtsverlust zwar die Kriterien der Anorexia nervosa erfüllen, deren Gewichtsstatus aber eventuell noch im übergewichtigen oder Normbereich liegt (beispielsweise bei der Entwicklung von anorektischem Verhalten im Rahmen einer adipositaschirurgischen Maßnahme).

Zusätzlich wird die Anorexia nervosa nach unterschiedlichen Schweregraden in Abhängigkeit des Gewichtsstatus (sogenannte „specifier") unterteilt, siehe ◘ Tab. 14.4. Die Untergruppen dienen vor allem der Einschätzung des Schweregrades und diesbezüglicher Prognosen, wobei ein kritisch erniedrigtes Körpergewicht als Prädiktor für eine ungünstige Prognose und hohe Mortalität steht (de Zwaan 2024). Neben dem Gewichtsstatus kann auch das Essverhalten zur Spezifizierung von Anorexie-Untertypen herangezogen werden. Hier wird zwischen einem restriktiven Typ (Ge-

◘ **Tab. 14.4** Untergruppen der Anorexia nervosa nach ICD-11. (BfArM 2025)

Subtypen nach Gewicht		Subtypen nach Essverhalten	
6B80.0 Anorexia nervosa mit signifikant erniedrigtem Körpergewicht	Erwachsene: BMI 14,0–18,5 kg/m² Kinder und Jugendliche: 0,3–5. Perzentile	6B80.00 restriktives Verhaltensmuster 6B80.01 Binge-Purging-Verhaltensmuster 6B80.0Z nicht näher bezeichnet	*Restriktives Verhalten:* eingeschränkte Nahrungsaufnahme/Fasten *und/oder* erhöhter Energieverbrauch
6B80.1 Anorexia nervosa mit kritisch erniedrigtem Körpergewicht	Erwachsene: BMI < 14,0 kg/m² Kinder und Jugendliche: < 0,3. Perzentile	6B80.10 restriktives Verhaltensmuster 6B80.11 Binge-Purging-Verhaltensmuster 6B80.1Z nicht näher bezeichnet	*Binge-Purging:* Essanfälle *und/oder* Purging (z. B. durch Erbrechen, Abführmittel)
6B80.2 Anorexia nervosa in Remission mit normalem Körpergewicht	Erwachsene: BMI > 18,5 kg/m² Kinder und Jugendliche: > 5. Perzentile	Die Diagnose sollte weiter vergeben werden, bis eine volle Remission über die Dauer von einem Jahr nach Beendigung der Therapie erreicht wurde	

wichtsabnahme durch Kalorienreduktion) und einem Binge-Purge-Typ (aktive kompensatorische Maßnahmen zur Gewichtskontrolle) unterschieden. Obwohl die Angst vor einer Gewichtszunahme ein sehr häufig zu beobachtendes Symptom bei Patienten mit Anorexia nervosa ist, ist es kein notwendiges diagnostisches Kriterium. Das Verhalten zum Erreichen des Gewichtsverlustes muss aber als intentional erkennbar sein, also nicht unbeabsichtigt durch beispielsweise Krankheit oder ähnliches hervorgerufen werden (de Zwaan 2024).

In den westlichen Ländern beträgt die Lebenszeitprävalenz der Anorexia nervosa bei Frauen zwischen 1,2 und 4 %, bei Männern 0,2 bis 0,3 % (z. B. van Eeden et al. 2021). Es kann jedoch vor allem bei Männern von einer größeren Dunkelziffer, also einer unterschätzten Prävalenz, ausgegangen werden (z. B. Halbeisen et al. 2024). Während die Gesamtprävalenz relativ stabil geblieben ist, zeigt sich ein deutlicher Anstieg der Neuerkrankungen bei jüngeren Altersgruppen, insbesondere während der COVID-19-Pandemie (z. B. Wässerle et al. 2022). Im Gegensatz zu anderen Erkrankungen sind von der Anorexia nervosa Personen mit höherem Bildungsstand häufiger betroffen. Zudem gibt es Risikogruppen, wie beispielsweise Models, Sportler gewichtsbezogener Sportarten und andere (siehe ▶ Kap. 15). Die Essstörung geht aufgrund der in den diagnostischen Symptomen verankerten Mangelernährung mit einer Reihe das gesamte Verdauungs- und Stoffwechselsystem betreffenden Symptomen einher, wobei sich Art und Ausprägung in Abhängigkeit der Schwere der Erkrankung unterscheiden. Häufige Symptome sind gastrale Motalitätsstörungen, die mit Verstopfung und Blähungen einhergehen können. Die langfristige Mangelernährung kann zur Rückbildung der Verdauungsorgane und Veränderungen der Schleimhaut führen (zusammenfassend Baenas et al. 2024). Zudem treten diverse Mangelerscheinungen, wie Haarausfall, trockene Haut, Krämpfe usw. auf, die über Hormon- und Elektrolytstörungen sowie Herz-Kreislaufbeschwerden bis zum Tod führen können. Während die meisten funktionellen Veränderungen sich bei adäquater Nahrungsaufnahme vollständig zurückbilden können, können einzelne strukturelle Schäden bestehen bleiben – insbesondere bei langer Krankheitsdauer. Auch auf psychischer Ebene können Komorbiditäten festgestellt werden, wobei nicht immer klar ist, inwieweit diese ursächlich oder Folge der Anorexia nervosa sind. So wird die Lebenszeitprävalenz einer Depression von Personen mit Anorexia nervosa auf 40 % geschätzt (zusammenfassend Calvo-Rivera et al. 2022). Auch für Angst- und Zwangsstörungen sind unter von Anorexia nervosa Betroffenen erhöhte Prävalenzen zu finden. Nach einer Untersuchung von Fichter und Quadflieg (2016) ist die Anorexia nervosa die psychische Erkrankung bei Jugendlichen und jungen Erwachsenen mit der höchsten Mortalitätsrate. Auch unter den Essstörungen ist die Anorexia nervosa mit einer im Vergleich zur Allgemeinbevölkerung fünffach erhöhten Sterberisiko die Erkrankung mit der höchsten Mortalitätsrate (zusammenfassend Krug et al. 2025). Der Verlauf einer Anorexia nervosa ist von vielen Faktoren abhängig, wobei vor allem die Krankheitseinsicht und Behandlungsbereitschaft eine große Rolle spielen. Aufgrund der veränderten Körperwahrnehmung empfinden sich viele Betroffene als weiterhin zu dick und meiden deswegen Behandlungen, die als wichtigen Bestandteil auch die Normalisierung des Gewichtes fokussieren (siehe ▶ Kap. 17). Auch begleitend durch die zunehmenden Einschränkungen beim Essen wächst die Angst vor bestimmten, meist kalorienreichen Speisen (sogenannten verbotenen Lebensmittel). Einerseits fühlen sich die Betroffenen in ihren Gedankenmustern aus Kalorien, Gewicht und Nahrungsmitteln oft gefangen, erleben die durch das restriktive Essen und den Gewichtsverlust erlebte Kontrolle aber auch als hilfreich bei der Bewältigung psychischer, oft auch unbewusster, Probleme. Mit diesem Kreislauf ist die Gefahr der Chronifizierung der Anorexia nervosa groß. Etwa 20 % der Betroffenen entwickeln eine chronische, schwerwiegende Verlaufsform, bei der eine vollständige Heilung selten bleibt (zusammenfassend Marcolini et al. 2024). Eine Chronifizierung ist durch eine Dauer von drei bis sieben Jahren und Behandlungsresistenz definiert. Einflussfaktoren wie persistierende Unterernährung, stark eingeschränkte Lebensqualität, frühe psychiatrische Komorbiditäten und psychosoziale Belastungen tragen zur Chronifizierung bei (z. B. Speciani et al. 2021). Insgesamt kann bei ca. 50 % aller behandlungsbereiten Patienten eine Heilung, bei weiteren 20–25 % eine Verbesserung erreicht werden (z. B. Eddy et al. 2017). Dabei gelten eine frühe intensive Therapie mit realistischer Zielsetzung, wenige Komorbiditäten und ein sozial unterstützendes Umfeld als heilungsfördernd.

14.3.2 Bulimia Nervosa

Wie bei der Anorexia nervosa stehen auch für die an einer Bulimia nervosa Erkrankten Gewicht, Körperbild und Lebensmittel im Mittelpunkt und beeinflussen die eigene Selbstbewertung. Die Betroffenen verspüren bei Anspannung und Stress eine starke Gier nach Lebensmitteln, was sich in wiederkehrenden Essanfällen niederschlägt. Aus Angst zuzunehmen und/ oder einer generellen Unzufriedenheit mit dem eigenen Gewicht oder Aussehen setzen die Betroffenen im Anschluss an die Essanfälle kompensatorische Maßnahmen, wie z. B. selbst induziertes Erbrechen, Abführmittel oder übermäßige Bewegung, ein.

> ► **Beispiel**
>
> Robin hatte sich auf das Treffen mit seinen Freunden gefreut; endlich war es warm genug, um das neue Shirt zu tragen, und sie hatten sich sowieso schon ewig nicht mehr gesehen. Gleich am Treffpunkt musste Annika dann einen doofen Kommentar zum Shirt loswerden, den die anderen natürlich aufgreifen und fast den ganzen Nachmittag über wiederholen mussten. Zwar nahm Martin ihn kurz zur Seite, um zu sagen, dass er das Shirt richtig gut findet und die anderen einfach keine Ahnung haben, aber da war es um Robins Laune schon geschehen. Unter dem Vorwand noch etwas Wichtiges erledigen zu müssen, war Robin früher gegangen und jetzt saß er frustriert und wütend in seiner Wohnung. Um sich auf andere Gedanken zu bringen, ging Robin irgendwann in die Küche. Eigentlich wollte er sich einen Salat machen, in der Küche überkam ihn dann aber so ein starker Heißhunger, dass er einfach eine Packung Käse aufmachte und sich ein großes Stück abschnitt. An den Rest konnte sich Robin kaum noch erinnern, aber er hatte das Stück Käse komplett aufgegessen und dazu noch eine Packung Kekse verzehrt, die er eigentlich am Montag zum Team-Meeting mitnehmen wollte. Es hatte es sich gut angefühlt, die Sachen zu essen – irgendwie fast entspannend. Aber jetzt machte sich Robin Sorgen um die große Kalorienmenge, und eigentlich war er doch auch gerade auf Diät. Schnell zog sich Robin um und stieg auf das Ergometer, um die zusätzlichen Kalorien wieder abzutrainieren. ◄

Wie auch im Beispiel, sind das Hauptsymptom der Bulimia nervosa häufige, wiederkehrende Episoden von Essanfällen, bei denen die Betroffenen in kurzer Zeit mehr Nahrung zu sich nehmen als gewöhnlicherweise. Die Betroffenen beschreiben dabei ein subjektives Gefühl des Kontrollverlustes und fühlen sich nicht in der Lage, mit dem Essen aufzuhören. Nach den ersten, meist eher zufällig entstehenden Essanfällen, planen einige der Betroffenen diese regelrecht. Dazu werden eine Umgebung mit viel Privatsphäre sowie entsprechende Lebensmittel vorbereitet. Typisch für die während eines Essanfalls verzehrten Lebensmittel sind besonders kalorienreiche Produkte, die sich die Betroffenen außerhalb von Essanfällen aufgrund ihrer hohen Energiedichte meist verbieten (*verbotene Lebensmittel*). Wird als kompensatorisches Verhalten Erbrechen induziert, werden manchmal auch weichere Speisen bevorzugt, die sich „leicht" wieder erbrechen lassen. Am häufigsten werden Erbrechen und übermäßiger Sport als kompensatorische Maßnahmen eingesetzt, aber auch Fasten sowie der Missbrauch von Abführmitteln oder Einläufen finden Verwendung oder werden ergänzend genutzt. Viele Betroffene nutzen mehrere Methoden, was häufig mit insgesamt schwerer Symptomausprägung einhergeht (z. B. Colleen Stiles-Shields et al. 2012).

> ▶ **Beispiel**
>
> Nach dem erlebten Kontrollverlust beim Verzehr des Käses und der Packung Kekse, nahm Robin sich vor, es so weit nicht mehr kommen zu lassen. Er versuchte seine Diät noch strenger einzuhalten, erlebte dabei aber immer häufiger Phasen von so großem Heißhunger, dass es ihm nicht möglich war zu widerstehen. Mit der Zeit bemerkte Robin, wie er sich bereits in stressigen Situationen danach sehnte, im nahegelegenen Supermarkt einzukaufen und zu Hause alles in sich hineinzustopfen. Statt der vorher wahllos aus seiner Küche verzehrten Lebensmittel, begann er für die Essanfälle gesondert einzukaufen: Kuchen, Pudding, Schokolade – Lebensmittel, die sich Robin aus Angst zuzunehmen ansonsten nicht erlaubte. Die Essanfälle traten jetzt fast täglich, manchmal sogar zweimal am Tag auf. Damit war es Robin nicht mehr möglich, die aufgenommenen Kalorien auf dem Ergometer abzutrainieren. Er nahm zu und fühlte sich noch hässlicher und unglücklicher als sonst. Nach einem besonders schlechten Tag stopfte Robin sich so voll, dass ihm richtig schlecht wurde. Er musste sich übergeben. Von da an übergab sich Robin regelmäßig nach den Essanfällen. Nach einer ersten Erleichterung schämte er sich zwar umso mehr und schwor sich selbst, nie wieder so viel zu essen. Aber dann wurde der Hunger wieder so groß, dass er sich nicht kontrollieren ließ. ◀

Bei den meisten Betroffenen nehmen die Anzahl der Essanfälle nach und nach zu, ebenso wie die kompensatorischen Maßnahmen. Zudem wechseln sich aufgrund des hohen Stellenwerts eines schlanken Aussehens für das eigene Wohlbefinden strenge Diätphasen nicht selten mit Phasen von Essanfällen ab. Das in den Diätphasen mit vor allem restriktiven Verhalten erreichte Kaloriendefizit sorgt für ein vermehrtes Hungergefühl und erhöht damit auch die Gefahr von Heißhunger und Essanfällen. So kann sich für die Betroffenen auch aus einer normal großen Portion Abendessen ein Essanfall entwickeln, wenn beispielsweise den ganzen Tag zuvor nichts zu sich genommen wurde. Der beschriebene Teufelskreis beschleunigt die Entwicklung der Essstörung meist und führt vor allem dazu, dass die Betroffenen nicht „einfach wieder aufhören" können. Nach den diagnostischen Kriterien (siehe ■ Tab. 14.5) müssen über die Dauer von einem Monat wenigstens ein Essanfall pro Woche auftreten. Klinische Stichproben geben mit durchschnittlich 7–14 Essanfällen pro Woche deutlich höhere Werte an, wobei die individuellen Angaben stark variieren (z. B. Wilson und Sysko 2009). Insgesamt scheinen Schweregrad und Prognose der Bulimia ner-

◘ **Tab. 14.5**   Diagnostische Kriterien der Bulimia nervosa nach ICD-11. (BfArM 2025)

(1)	Häufige, wiederkehrende **Essanfälle** (z. B. einmal pro Woche oder öfter über einen Zeitraum von mindestens einem Monat).
(2)	Eine Binge-Eating-Episode ist ein bestimmter Zeitraum, in dem die betroffene Person subjektiv die Kontrolle über das Essen verliert, deutlich mehr oder anders isst als gewöhnlich und sich nicht in der Lage fühlt, mit dem Essen aufzuhören oder die Art oder Menge der verzehrten Lebensmittel zu begrenzen.
(3)	Unangemessene **kompensatorische Verhaltensweisen**, die eine Gewichtszunahme verhindern sollen (z. B. selbst herbeigeführtes Erbrechen, Missbrauch von Abführmitteln oder Einläufen, anstrengender Sport).
(4)	Gedanken über Körperform oder Gewicht, die die Selbsteinschätzung stark beeinflussen.
(5)	Ausgeprägter **Leidensdruck** in Bezug auf das Essverhalten und unangemessenes kompensatorisches Verhalten oder erhebliche Beeinträchtigung in persönlichen, familiären, sozialen, schulischen, beruflichen oder anderen wichtigen Funktionsbereichen.
(6)	Erfüllt nicht die diagnostischen Anforderungen der Anorexia nervosa.

vosa nicht von der Frequenz der Essanfälle, sondern eher vom Gefühl des Kontrollverlustes, psychischen Belastungen und Auswirkungen auf das Alltagsleben abhängig zu sein (zusammenfassend de Zwaan 2024). Ein Essanfall wird nicht hauptsächlich durch die dabei verzehrte Menge definiert, sondern durch das Gefühl von Kontrollverlust. Damit kann der Verzehr einer Tafel Schokolade als subjektiv empfundener Essanfall diagnostiziert werden, wenn ein Kontrollverlust erlebt und Menge und Art vom für diese Person gewöhnlichen Umfang abweicht – auch wenn andere Personen den Verzehr einer Tafel Schokolade als nicht ungewöhnliche Menge betrachten. Tatsächlich berichten Betroffene über sehr unterschiedliche Mengen, die sie während eines Essanfalls verzehren, und ebenso wie die Häufigkeit der Essanfälle scheint auch die verzehrte Menge nicht mit der Prognose oder psychischen Komorbiditäten in Zusammenhang zu stehen. Repräsentative Studien berichten von durchschnittlich ca. 1000 kcal, die von Menschen mit Bulimia nervosa während eines Essanfalls verzehrt werden. Dabei stehen vorwiegend zuckerhaltige Getränke sowie Süßigkeiten im Mittelpunkt – häufig genau die für die Betroffenen ansonsten als „verboten" geltenden Produkte (z. B. Moraes et al. 2023). Die Essanfälle werden von unangemessenen kompensatorischen Verhaltensweisen begleitet, die eine Gewichtszunahme verhindern sollen. Ein zusätzliches Kriterium sichert die Abgrenzung zur Anorexia nervosa. Da bei dieser Essstörung ebenfalls Essanfälle und kompensatorische Verhaltensweisen auftreten können, ist die Bulimia nervosa als Diagnose nur zu vergeben, wenn die diagnostischen Anforderungen der Anorexia nervosa nicht erfüllt sind (siehe ◘ Tab. 14.5).

Da Personen mit Bulimia nervosa meist normalgewichtig (manchmal auch übergewichtig oder leicht untergewichtig) sind und sich die Essanfälle im Privaten abspielen, lässt sich die Störung für Außenstehende kaum erkennen. Die Betroffenen versuchen vor allem durch Selbstdisziplin, die Essanfälle zu reduzieren, was den Teufelskreis aus Kalorienrestriktion, Hunger und Essanfall meist eher verstärkt. Aus Scham und Frustration über die vermeintlich fehlende Selbstbeherrschung trauen sich Personen mit Bulimia nervosa häufig nicht ärztliche oder psychologische Hilfe aufzu-suchen bzw. ihre essbezogenen Probleme dort anzusprechen. Meist ziehen sie sich auch insgesamt von sozialen Kontakten zurück, auch weil sowohl die Beschäftigung mit der gewünschten Kontrolle über das Essen als auch die Planung und Umsetzung der Essanfälle Zeit kostet. Die Lebenszeitprävalenz für Bulimia nervosa liegt für Frauen bei bis zu 3 % und für Männer bei ca. 1 %. Das Erkrankungsrisiko ist damit für Frauen – insbesondere jungen Erwachsenen – deutlich erhöht, wobei die Erkran-kung aber grundsätzlich in allen Altersgruppen vorkommt. Wie bei der Anorexia nervosa ist die Prävalenz in den westlichen Industrienationen deutlich erhöht (zu-sammenfassend van Eeden et al. 2021). Aufgrund des meist unauffälligen Gewichts-status muss bei der Bulimia nervosa von einer noch höheren Dunkelziffer im Ver-gleich zur Anorexia nervosa ausgegangen werden. Obwohl von der Bulimia nervosa alle sozialen Schichten betroffen sind, gelten Sportarten mit Gewichtsgruppen und einer geringen Gewichtsnorm als besondere Risikogruppen.

Ebenso wie bei der Anorexia nervosa können aufgrund des veränderten Essver-haltens und der angewandten Kompensationsmechanismen auch bei der Bulimia nervosa sehr unterschiedliche körperliche Folgen auftreten. Aufgrund der meist in kurzer Zeit verzehrten großen Essensmengen in Zusammenhang mit häufigem Er-brechen kann es in seltenen Fällen zu einer Magenblähung mit der Gefahr einer Magenruptur kommen. Typischerweise äußern 70–90 % der Betroffenen vor allem gastrointestinale Beschwerden wie Übelkeit, Bauchschmerzen, Blähungen und Völle-gefühl. Zudem sind funktionelle gastrointestinale Störungen (z. B. Reizdarm-syndrom) häufiger anzutreffen als in der Allgemeinbevölkerung (zusammenfassend Staller et al. 2023). Bei regelmäßigem Erbrechen sind Entzündungen der Speiseröhre im Zusammenhang mit gastrointestinalen Reflux sowie Zahnschädigungen und Ver-änderungen der Speicheldrüsen häufig, nach erfolgreicher Behandlung in der Regel aber auch reversibel (zusammenfassend Baenas et al. 2024). Je nach Art und Häufig-keit der eingesetzten Gegenmaßnahmen können Schwankungen des Flüssigkeits- und Elektrolythaushalts Folgen bis hin zu ausgeprägten Ödembildungen und kardio-vaskulären Komplikationen bewirken. Neben körperlichen Folgen ist die Bulimia nervosa sehr häufig mit zusätzlichen psychiatrischen Störungen assoziiert. Etwa die Hälfte aller Betroffenen berichten über zusätzliche Angststörungen und De-pressionen, bis zu 25 % auch von Störungen des Substanzgebrauchs und/oder Posttraumatischen Belastungsstörungen (zusammenfassend Hambleton et al. 2022). Insgesamt haben sich bestimmte Persönlichkeitsmerkmale als besondere Risiko-faktoren für die Entstehung einer Bulimia nervosa und ihren Verlauf herausgestellt: eine emotionale Instabilität sowie abhängige und ängstlich-vermeidende Eigen-schaften steigern das Risiko einer Erkrankung (z. B. Ham et al. 2021). Dies steht auch mit einem häufigeren Auftreten bestimmter Persönlichkeitsakzentuierungen (z. B. Borderline) unter den von Bulimia nervosa Betroffenen in Zusammenhang (z. B. Preti et al. 2009). Zudem weist ein großer Anteil der Personen mit Bulimia nervosa in der Vorgeschichte Episoden mit Anorexia nervosa auf. Auch im Verlauf der Buli-mia nervosa können anorektische Phasen auftreten, genau wie umgekehrt (z. B. Her-pertz et al. 2022). In einer großen systematischen Übersichtsarbeit konnte gezeigt werden, dass etwa die Hälfte aller Betroffenen nach 4–6 Jahren genesen sind. Nach etwa 10 Jahren können ungefähr 2/3 aller Betroffenen als genesen gelten (zusammen-fassend Solmi et al. 2024). Wie bei der Anorexia nervosa gibt es auch bei der Bulimia nervosa eine Gefahr der Chronifizierung. Hierbei nimmt die Zahl und Dauer der erlebten Essattacken zwar langfristig ab, bleibt aber grundsätzlich bestehen. Die Gefahr eines langwierigen und chronischen Verlaufs ist unabhängig von der Zahl und Dauer der Essanfälle (z. B. Chami et al. 2021). Wie bei der Anorexia nervosa ist auch im Rahmen der Bulimia nervosa das Mortalitätsrisiko im Vergleich zur Allgemeinbevölkerung erhöht. Diesbezügliche Metaanalysen sprechen von einem doppelt so hohen Sterberisiko durch medizinische Komplikationen und Suizide (zusammenfassend Krug et al. 2025). Begleitende depressive Stimmungen oder psychische Komorbiditäten, ein starkes Gefühl des Kontrollverlusts beim Essanfall, starke Körperunzufriedenheit sowie eine geringere Qualität sozialer Kontakte beeinflussen die Prognose negativ (zusammenfassend Hambleton et al. 2022).

14.3.3   Binge-Eating-Störung

Für die Binge-Eating-Störung steht wie bei den anderen für das Jugend- und Erwachsenenalter betrachteten Essstörungen eine für den eigenen Selbstwert überbewertete Figur oder Gewicht sowie damit zusammenhängend eine in der Regel hohe Körperunzufriedenheit im Vordergrund. Die Essstörungen Bulimia nervosa und Binge-Eating-Störung gleichen sich dabei ebenfalls im Erleben von regelmäßigen Essanfällen, wobei die Patientinnen der Binge-Eating-Störung keine kompensatorischen Maßnahmen ergreifen.

> ▶ **Beispiel**
>
> Peter war noch nie richtig schlank und hat als Kind und Jugendlicher viele Hänseleien ertragen müssen. Oft tröstete er sich nach solchen Situationen mit Schokolade oder Chips. Auch im Studium und seiner sich anschließenden Anstellung in einem erfolgreichen Unternehmen fühlte er sich nicht richtig dazugehörig und saß oft allein in seiner Wohnung. Obwohl er auch regelmäßig kochte und versuchte, sich ausgewogen zu ernähren, blieben Schokolade, Kuchen und Chips ein häufiges Mittel zum abendlichen Entspannen. Nach einem Stellenwechsel musste er sich viele neue Verfahren erst aneignen und machte dabei einige Fehler bzw. musste viele Fragen stellen. Vom Kollegium fühlte er sich ausgelacht und mit dem Erwerb der neuen Kenntnisse alleingelassen. Nach einem besonders schlimmen Tag ging er zu Hause direkt in die Küche und stopfte wie ferngesteuert alles an Chips, Schokolade, Keksen usw. in sich hinein, was er da hatte. Danach schlief er völlig erschöpft auf dem Sofa ein. ◀

14

Wie bereits bei der Bulimia nervosa beschrieben, ist auch bei der Binge-Eating-Störung das Hauptsymptom wiederkehrende Essanfälle, bei denen beim Essen ein Kontrollverlust erlebt wird, der es den Betroffenen unmöglich macht, mit dem Essen aufzuhören. Auch hier entstehen die ersten Essanfälle meist zufällig oder aus einem sich bereits angewöhnten Essen zur Entspannung oder Belohnung heraus. Während des Essanfalls berichten die Betroffenen über ein Gefühl der Entspannung oder zumindest Ablenkung von den bestehenden Sorgen, was trotz eines sich später einstellenden Schamgefühls häufig auch den nächsten Essanfall triggert.

Nach dem ersten Essanfall nahm sich Peter vor, dass so etwas nicht noch einmal vorkommen darf. Er beschloss einfach keine Süßigkeiten und Knabbereien mehr im Haus zu haben, so würde er auch nicht in Versuchung kommen. Bereits zwei Tage später kam er mit großem Hunger von der Arbeit nach Hause und machte sich zwei Scheiben Brot mit Kräuterquark und Salami. Nachdem er diese aufgegessen hatte, fühlte er sich immer noch hungrig und bereitete sich eine dritte Scheibe zu. Doch sein Magen fühlte sich an wie ein großes Loch, was nicht zu füllen war. Und kurze Zeit später stand er in die Küche und aß das ganze Brot nacheinander auf. Irgendwann machte er sich auch nicht mehr die Mühe einzelne Brotscheiben zu belegen, sondern er schlang schnell und hastig, Brot, Käse- und Salamischeiben aus der Packung abwechselnd hinunter. Danach schämte er sich noch mehr – Warum kann er sich einfach nicht stoppen? In den nächsten Wochen bemühte sich Peter tagsüber darum möglichst wenig zu essen, um nicht weiter zuzunehmen und auch wieder ein Gefühl von Kontrolle zu haben. Trotzdem aß er abends ohne sich stoppen zu können. Nach ungefähr drei Monaten ging es ihm in der neuen Stelle langsam besser: Er hatte die notwendigen Prozesse jetzt im Griff, fühlte sich im Kollegium nicht mehr so belächelt und hatte sich mit einigen auch schon kurz unterhalten. Seit zwei Wochen hatte er auch keine abendlichen Essanfälle mehr erlebt, sondern konnte sich nach seinem normalen Abendbrot oder höchstens zwei Schokoriegeln stoppen. Er fühlte sich gut, ärgerte sich aber über sein Gewicht, was in den vergangenen drei Monaten nochmal deutlich nach oben gegangen war. Er beschloss etwas dagegen zu unternehmen und sich wieder auf Diät zu setzen. Strenger als zuvor achtete er darauf wieviel er aß und versuchte die Mittagsmahlzeit oder das Frühstück ganz ausfallen zu lassen. Etwa eine Woche lang ging alles gut. Dann an einem Sonntag nach einem eigentlich gesunden Frühstück mit Obst und Müsli verspürte er wieder diesen Heißhunger. Erst versuchte er sich noch abzulenken und ging spazieren, allerdings ließen ihn die Gedanken an Essen nicht los und irgendwann stand er in einer Tankstelle und kaufte sich Eis, Chips und Schokolade. „Wohl den Kindergeburtstag vergessen." scherzte der Mann an der Kasse und Peter wurde knallrot. Schnell eilte er nach Hause und nachdem er alles aufgegessen hatte, weinte er vor Bauchschmerzen und schlechtem Gewissen. ◀

Wie im Beispiel beschrieben, wird der Essanfall als zumindest kurzfristig entspannend oder wie eine Art Zwang erlebt, um negative Stimmungen, Stress oder eine Art Leere zu betäuben. Die gleichzeitig empfundene Schuld oder sogar Ekel über die große Menge an verzehrten Lebensmitteln, das eigene Aussehen und/oder die Unfähigkeit sich selbst zu disziplinieren, lässt negative Stimmungen, Frustration und Stress ansteigen, was bereits die Wahrscheinlichkeit eines weiteren Essanfalls erhöht (siehe ☐ Tab. 14.6). Zudem kontrollieren die meisten Betroffenen ihr Essverhalten außerhalb der Essanfälle stark, um Gewicht zu verlieren. So befinden sie sich wie bei der Bulimia nervosa häufig in einem Kreislauf aus Essanfall, Kalorienrestriktion und Heißhunger.

Die Eigenständigkeit der Binge-Eating-Störung konnte in der Vergangenheit hinreichend bewiesen werden und tatsächlich finden sich unter Adipositas-Patienten 20–30 % mit einer Binge-Eating-Störung (z. B. Treasure et al. 2010). Die Binge-Eating-Störung tritt bei 3–3,6 % der Frauen und 2,1 % der Männer auf. Es gibt keine Unterschiede in der sozialen Verteilung und im Gegensatz zur Anorexia nervosa oder Bulimia nervosa sind deutlich mehr Männer (30–40 %) betroffen (z. B. Herpertz et al. 2022). Der Krankheitsbeginn liegt häufiger im Erwachsenenalter, kann aber

◻ **Tab. 14.6**	Diagnostische Kriterien der Binge-Eating-Störung nach ICD-11. (BfArM 2025)
(1)	Häufige, wiederkehrende **Essanfälle** (z. B. einmal pro Woche oder öfter über einen Zeitraum von mehreren Monaten).
(2)	Eine Binge-Eating-Episode ist ein bestimmter Zeitraum, in dem die betroffene Person subjektiv die Kontrolle über das Essen verliert, deutlich mehr oder anders isst als gewöhnlich und sich nicht in der Lage fühlt, mit dem Essen aufzuhören oder die Art oder Menge der verzehrten Lebensmittel zu begrenzen.
(3)	Binge Eating wird als sehr belastend empfunden und oft von negativen Gefühlen wie Schuld und Ekel begleitet.
(4)	Keine regelmäßigen unangemessenen kompensatorischen Verhaltensweisen, die eine Gewichtszunahme verhindern sollen.
(5)	Ausgeprägter **Leidensdruck** aufgrund der Essanfälle oder eine erhebliche Beeinträchtigung in persönlichen, familiären, sozialen, schulischen, beruflichen oder anderen wichtigen Funktionsbereichen.

auch schon im Kindes- und Jugendalter (Lebenszeitprävalenz von 1,6 %, Swanson et al. 2011) beginnen. Physiologisch kann es in seltenen Fällen (wie bei der Bulimia nervosa) infolge der Essanfälle zu einer akuten Magendilatation oder einer Magenruptur kommen. Die erhöhte Kalorienaufnahme begünstigen zudem Herzkrankheiten, Gelenkabnutzungen, Schlafstörungen sowie ein für bestimmte Krebsarten erhöhtes Risiko (z. B. Herpertz et al. 2022). Obwohl sehr viele der Betroffenen übergewichtig oder adipös sind, ist dies kein zwingender Zusammenhang – die Binge-Eating-Störung kann auch bei Normalgewichtigen auftreten. Im Gegensatz zur Anorexia und Bulimia nervosa ist die Mortalitätsrate im Vergleich zur Allgemeinbevölkerung nur gering erhöht (zusammenfassend Krug et al. 2025). 70 % aller Betroffenen haben mindestens eine weitere psychische Störung, wie beispielsweise Depression oder Angststörung (z. B. Keski-Rahkonen und Mustelin 2016). Die Binge-Eating-Störung ist eine eher lang anhaltende, sich häufig chronifizierende Erkrankung. Etwa zwei Drittel aller Betroffenen profitieren von einer psychotherapeutischen Behandlung, wobei es bei ungefähr der Hälfte zu einer vollständigen Genesung im Sinne ausbleibender Essanfälle und einer geringeren psychischen Belastung kommt (z. B. Hilbert et al. 2020). Eine Gewichtsabnahme ist für die Heilung der Binge-Eating-Störung nicht entscheidend und sollte erst nach einer deutlichen Besserung der psychischen Belastung und einem stabilen Essverhalten diskutiert werden. Wie bei den Essstörungen verschlechtern zusätzliche psychiatrische Komorbiditäten und eine ausgeprägte Körperunzufriedenheit die Prognose (zusammenfassend Daugelat et al. 2023).

14.3.4 Atypische und sonstige Essstörungen

Bei den Beschreibungen der bereits genannten Essstörungen sind neben den kennzeichnenden und für die Diagnose notwendigen Symptomen eine große Vielfalt an Verhaltensweisen und Ausprägungen vorhanden. Zeigt eine Person essgestörtes Verhalten, erreicht aber beispielsweise die Häufigkeit eines Kriteriums nicht oder weist andere relevante Symptome auf, kann die Diagnose einer sonstigen, nicht näher bezeichneten „Fütter- oder Essstörung" oder einer ‚Fütter- und Essstörung, nicht näher bezeichnet' vergeben werden. Diese Diagnosen werden sowohl im Kindes- und Jugendalter als auch dem Erwachsenenalter unter den Essstörungen am häufigsten vergeben, wobei die unterschiedlichen Geschlechter nahezu gleichermaßen davon betroffen sind (z. B. Santomauro et al. 2021; Schuck und Schneider 2019). Während eine Erstdiagnose für Anorexia und Bulimia nervosa meist vor dem 25. Lebensjahr erfolgt, bleiben die nicht näher bezeichneten oder sonstigen Fütter- und Essstörungen auch mit höherem Alter relevant (Ward et al. 2019). Der Diagnosegruppe entsprechend, weisen die atypischen und sonstigen Essstörungen sehr vielfältige Symptome auf, mit funktionellen Beeinträchtigungen, emotionaler Belastung und Suizidalität. Die Krankheitsverläufe sind oft chronisch und mit einer eher ungünstigen Prognose verbunden (z. B. Stice et al. 2013). Betroffene mit atypischen und sonstigen Essstörungen haben ein im Vergleich zur Normalbevölkerung 2,5-fach erhöhtes Sterberisiko (zusammenfassend Krug et al. 2025).

Während im ICD-11 (WHO 2019) als in Deutschland verwendeten Klassifikationssystem zu den Diagnosen der sonstigen oder nicht näher bezeichneten Fütter- und Essstörungen keine näheren Angaben gemacht werden, werden in anderen Klassifikationssystemen (z. B. dem DSM-5, APA 2013) einige häufiger vorkommende Störungsbilder spezifisch aufgeführt. Dabei wird die *atypische Anorexia nervosa* genannt, bei der beispielsweise alle im ICD-11 genannten Kriterien zutreffen, aber das Gewicht nicht unterhalb eines BMI von 18,5 bzw. der 5. Perzentile liegt. Zudem können die Störungen Bulimia nervosa und Binge-Eating-Störung mit geringer als in den diagnostischen Kriterien angegebenen Häufigkeit und/oder begrenzter Dauer der Essanfälle hierunter klassifiziert werden. Zusätzlich von den bereits beschriebenen Essstörungen wird die *Purging-Disorder* genannt. Hierbei zeigen die Betroffenen zwar ein regelmäßiges Purging-Verhalten, um nicht zuzunehmen oder Gewicht zu reduzieren, dieses Verhalten tritt aber nicht im Rahmen von Essanfällen, sondern nach normalen Mahlzeiten auf. Das weiter genannte *Night-Eating-Syndrom* kennzeichnet sich durch vor allem nächtliche Essensepisoden. Diese können entweder im Rahmen nächtlichen Erwachens oder einer übermäßigen Nahrungsaufnahme nach dem Abendessen erfolgen. Die *Orthorexia nervosa* als pathologische Fixierung auf ein gesundes Essverhalten (siehe ▶ Abschn. 13.6) wird bisher in keinem existierenden Klassifikationssystem erwähnt, da sie aktuell nicht als eigenständige Essstörung oder ein klar definierter Aspekt einer anderen Störung gilt. Hierzu bedarf es weiterer Forschung, um die klinische Relevanz der Orthorexia nervosa besser einordnen und sie gegenüber anderen Störungen besser abgrenzen zu können (zusammenfassend Ng et al. 2024).

❓ Verständnisfragen zur Selbstüberprüfung

1. Worin unterschieden sich eine vermeidend-restriktive Ernährungsstörung und die Anorexia nervosa?
2. Welche Rolle spielt das Gewicht bei der Diagnose der Anorexia nervosa?
3. Erläutern Sie den Zusammenhang zwischen Körperunzufriedenheit und restriktivem Essverhalten sowie Heißhunger und Emotionsregulation für die Entstehung und Aufrechterhaltung von Bulimia nervosa und Binge-Eating-Störung.
4. Inwiefern spielt die Interaktion zwischen Kind und Bezugspersonen bei der Entstehung von Fütterstörungen eine Rolle?

Literatur

Abber SR, Presseller EK, Richson BN, Joiner TE, Wierenga CE. Latent trajectories of change in dietary restriction during treatment in avoidant/restrictive food intake disorder and anorexia nervosa. Int J Eat Disord. 2025;58(4):748–55. https://doi.org/10.1002/eat.24382.

American Psychiatric Association. Diagnostic and statistical manual of mental disorders. 5. Aufl. Arlington: American Psychiatric Publishing; 2013. S. 329.

Ayrolles A, Clarke J, Godart N, André-Carletti C, Barbe C, Bargiacchi A, Blanchet C, Bergametti F, Bertrand V, Caldagues E, Caquard M, Castellotti D, Delorme R, Dreno L, Landou DF, Gerardin P, Guessoum S, Gicquel L, Léger J, Legras S, Noel L, Fjellestad-Paulsen A, Poncet-Kalifa H, Bat-Pitault F, Stordeur C. Early-onset anorexia nervosa: a scoping review and management guidelines. J Eat Disord. 2024 Nov 18;12(1):182. https://doi.org/10.1186/s40337-024-01130-9. PMID: 39558193; PMCID: PMC11572092.

Baenas I, Etxandi M, Fernández-Aranda F. Medical complications in anorexia and bulimia nervosa. Medicina Clínica (English Edition). 2024;162(2):67–72. https://doi.org/10.1016/j.medcle.2023.07.024.

Bryant-Waugh R, Markham L, Kreipe RE, Walsh BT. Feeding and eating disorders in childhood. Int J Eat Disord. 2010;43(2):98–111. https://doi.org/10.1002/eat.20795.

Bundesinstitut für Arzneimittel und Medizinprodukte (BfArM). ICD-11 in Deutsch – Entwurfsfassung [Internet]. Bonn: BfArM. https://www.bfarm.de/DE/Kodiersysteme/Klassifikationen/ICD/ICD-11/uebersetzung/_node.html1. Zugegriffen am 15.06.2025.

Calvo-Rivera MP, Navarrete-Páez MI, Bodoano I, Gutiérrez-Rojas L. Comorbidity Between Anorexia Nervosa and Depressive Disorder: A Narrative Review. Psychiatry Investig. 2022;19(3):155–163. https://doi.org/10.30773/pi.2021.0188. Epub 2022 Mar 22. PMID: 35330562; PMCID: PMC8958208.

Chami R, Reichenberger J, Cardi V, Lawrence N, Treasure J, Blechert J. Characterising binge eating over the course of a feasibility trial among individuals with binge eating disorder and bulimia nervosa. Appetite. 2021;164:105248. https://doi.org/10.1016/j.appet.2021.105248.

Chatoor I. Diagnosis and treatment of feeding disorders in infants, toddlers, and young children / Irene Chatoor. Washington, DC: Zero To Three; 2009.

Colleen Stiles-Shields E, Labuschagne Z, Goldschmidt AB, Doyle AC, Le Grange D. The use of multiple methods of compensatory behaviors as an indicator of eating disorder severity in treatment-seeking youth. Int J Eat Disord. 2012;45(5):704–10. https://doi.org/10.1002/eat.22004.

Daugelat M-C, Schag K, Giel KE. Binge Eating-Störung: Ein Überblick. PSYCH up2date. 2023;17(02):153–64. https://doi.org/10.1055/a-1820-5529.

Davies WH, Satter E, Berlin KS, Sato AF, Silverman AH, Fischer EA, et al. Reconceptualizing feeding and feeding disorders in interpersonal context: the case for a relational disorder. J Fam Psychol. 2006;20(3):409–17. https://doi.org/10.1037/0893-3200.20.3.409.

Eddy KT, Tabri N, Thomas JJ, Murray HB, Keshaviah A, Hastings E, et al. Recovery from anorexia nervosa and bulimia nervosa at 22-year follow-up. J Clin Psychiatry. 2017;78(2):184–9. https://doi.org/10.4088/JCP.15m10393.

van Eeden AE, van Hoeken D, Hoek HW. Incidence, prevalence and mortality of anorexia nervosa and bulimia nervosa. Curr Opin Psychiatry. 2021;34(6):515–24. https://doi.org/10.1097/YCO.0000000000000739.

Engelhardt C, Föcker M, Bühren K, Dahmen B, Becker K, Weber L, et al. Age dependency of body mass index distribution in childhood and adolescent inpatients with anorexia nervosa with a focus on DSM-5 and ICD-11 weight criteria and severity specifiers. Eur Child Adolesc Psychiatry. 2021;30(7):1081–94. https://doi.org/10.1007/s00787-020-01595-4.

Favaro A, Caregaro L, Tenconi E, Bosello R, Santonastaso P. Time trends in age at onset of anorexia nervosa and bulimia nervosa. J Clin Psychiatry. 2009;70(12):1715–21. https://doi.org/10.4088/JCP.09m05176blu.

Fawcett EJ, Fawcett JM, Mazmanian D. A meta-analysis of the worldwide prevalence of pica during pregnancy and the postpartum period. Int J Gynaecol Obstet. 2016;133(3):277–83. https://doi.org/10.1016/j.ijgo.2015.10.012. Epub 2016 Feb 3. PMID: 26892693.

Fichter MM, Quadflieg N. Mortality in eating disorders – results of a large prospective clinical longitudinal study. Int J Eat Disord. 2016;49(4):391–401. https://doi.org/10.1002/eat.22501.

Halbeisen G, Laskowski N, Brandt G, Waschescio U, Paslakis G. Eating disorders in men. Dtsch Arztebl Int. 2024;121(3):86–91. https://doi.org/10.3238/arztebl.m2023.0246.

Ham JC, Iorio D, Sovinsky M. Health outcomes, personality traits and eating disorders. Econ Policy. 2021;36(105):51–76. https://doi.org/10.1093/epolic/eiaa029.

Hambleton A, Pepin G, Le A, Maloney D, Touyz S, Maguire S. Psychiatric and medical comorbidities of eating disorders: findings from a rapid review of the literature. J Eat Disord. 2022;10(1):132. https://doi.org/10.1186/s40337-022-00654-2.

Hartmann AS, Zenger M, Glaesmer H, Strauß B, Brähler E, de Zwaan M, Hilbert A. Prevalence of pica and rumination behaviours in adults and associations with eating disorder and general psychopathology: findings form a population-based study. Epidemiol Psychiatr Sci. 2022;31:e40. https://doi.org/10.1017/S2045796022000208.

Haworth JJ, Treadway S, Hobson AR. The prevalence of rumination syndrome and rumination disorder: a systematic review and meta-analysis. Neurogastroenterol Motil. 2024;36(7):e14793. https://doi.org/10.1111/nmo.14793.

Herpertz S, de Zwaan M, Zipfel S. Handbuch Essstörungen und Adipositas. 3. Aufl. Berlin/Heidelberg: Springer; 2022.

Hilbert A, Petroff D, Herpertz S, Pietrowsky R, Tuschen-Caffier B, Vocks S, Schmidt R. Meta-analysis on the long-term effectiveness of psychological and medical treatments for binge-eating disorder. Int J Eat Disord. 2020;53(9):1353–76. https://doi.org/10.1002/eat.23297. Epub 2020 Jun 25. PMID: 32583527.

Keski-Rahkonen A, Mustelin L. Epidemiology of eating disorders in Europe: prevalence, incidence, comorbidity, course, consequences, and risk factors. Curr Opin Psychiatry. 2016;29(6):340–5. https://doi.org/10.1097/YCO.0000000000000278.

König L, Schröder R, Hamer T, Suhr R. Eating disorders and health literacy in Germany: results from two representative samples of adolescents and adults. Front Psychol. 2024;15:1464651. https://doi.org/10.3389/fpsyg.2024.1464651.

Krug I, Liu S, Portingale J, Croce S, Dar B, Obleada K, et al. A meta-analysis of mortality rates in eating disorders: an update of the literature from 2010 to 2024. Clin Psychol Rev. 2025;116:102547. https://doi.org/10.1016/j.cpr.2025.102547.

Marcolini F, Ravaglia A, Tempia Valenta S, Bosco G, Marconi G, de Ronchi D, et al. Severe enduring anorexia nervosa (SE-AN) treatment options and their effectiveness: a review of literature. J Eat Disord. 2024;12(1):48. https://doi.org/10.1186/s40337-024-01006-y.

de Moraes CEF, Antunes MML, Mourilhe C, Sichieri R, Hay P, Appolinario JC. Food consumption during binge eating episodes in binge eating spectrum conditions from a representative sample of a Brazilian Metropolitan City. Nutrients. 2023;15(7). https://doi.org/10.3390/nu15071573.

Murray HB, Juarascio AS, Di Lorenzo C, Drossman DA, Thomas JJ. Diagnosis and treatment of rumination syndrome: a critical review. Am J Gastroenterol. 2019;114(4):562–78. https://doi.org/10.14309/ajg.0000000000000060.

Nayak SV, Kini R, Shetty U, Rao PK, Kashyap RR, Bhandarkar G. Pica – an eating disorder: a report and review. Arch Med Health Sci. 2017;5(1):82. https://doi.org/10.4103/2321-4848.208182.

Ng QX, Lee DYX, Yau CE, Han MX, Liew JJL, Teoh SE, et al. On orthorexia nervosa: a systematic review of reviews. Psychopathology. 2024;57(4):1–14. https://doi.org/10.1159/000536379.

Nicholls-Clow R, Simmonds-Buckley M, Waller G. Avoidant/restrictive food intake disorder: Systematic review and meta-analysis demonstrating the impact of study quality on prevalence rates. Clin Psychol Rev. 2024;114:102502. https://doi.org/10.1016/j.cpr.2024.102502.

Ong AM-L, Tay S-W, Wang Y-T. Treatment options for rumination syndrome: a systematic review. WJMA. 2019;7(6):297–308. https://doi.org/10.13105/wjma.v7.i6.297.

Preti A, de Girolamo G, Vilagut G, Alonso J, de Graaf R, Bruffaerts R, et al. The epidemiology of eating disorders in six European countries: results of the ESEMeD-WMH project. J Psychiatr Res. 2009;43(14):1125–32. https://doi.org/10.1016/j.jpsychires.2009.04.003.

Qian J, Wu Y, Liu F, Zhu Y, Jin H, Zhang H, et al. An update on the prevalence of eating disorders in the general population: a systematic review and meta-analysis. Eat Weight Disord. 2022;27(2):415–28. https://doi.org/10.1007/s40519-021-01162-z.

Salari N, Heidarian P, Tarrahi MJ, Mansourian M, Canbary Z, Daneshkhah A, et al. Global prevalence of eating disorders in children: a comprehensive systematic review and meta-analysis. Ital J Pediatr. 2025;51(1):107. https://doi.org/10.1186/s13052-025-01958-0.

Sanchez-Cerezo J, Nagularaj L, Gledhill J, Nicholls D. What do we know about the epidemiology of avoidant/restrictive food intake disorder in children and adolescents? A systematic review of the literature. Eur Eat Disord Rev. 2023;31(2):226–46. https://doi.org/10.1002/erv.2964.

Sanjari S, Mohammidi Soleimani MR, Amir FA. Update on the global prevalence of pica in pregnant women: a meta-analysis. Int J Women's Health Reprod Sci. 2023;11(3):99–110. https://doi.org/10.15296/ijwhr.2023.18.

Santomauro DF, Melen S, Mitchison D, Vos T, Whiteford H, Ferrari AJ. The hidden burden of eating disorders: an extension of estimates from the Global Burden of Disease Study 2019. Lancet Psychiatry. 2021;8(4):320–8. https://doi.org/10.1016/S2215-0366(21)00040-7.

Sasegbon A, Hasan SS, Disney BR, Vasant DH. Rumination syndrome: pathophysiology, diagnosis and practical management. Frontline Gastroenterol. 2022;13(5):440–6. https://doi.org/10.1136/flgastro-2021-101856.

Schuck K, Schneider S. Entwicklung und Prävention von Essstörungen und Adipositas bei Kindern und Jugendlichen. Zeitschrift für Psychiatrie, Psychologie und Psychotherapie. 2019;67(1):9–17. https://doi.org/10.1024/1661-4747/a000367.

Solmi M, Monaco F, Højlund M, Monteleone AM, Trott M, Firth J, et al. Outcomes in people with eating disorders: a transdiagnostic and disorder-specific systematic review, meta-analysis and multi-variable meta-regression analysis. World Psychiatry. 2024;23(1):124–38. https://doi.org/10.1002/wps.21182.

Speciani M, Barak Y, Damanhuri H, de Ronchi D, Panariello F, Atti AR. A perspective on chronic and Long-lasting anorexia nervosa. Front Psychiatry. 2021;12:756669. https://doi.org/10.3389/fpsyt.2021.756669.

Staller K, Abber SR, Burton MH. The intersection between eating disorders and gastrointestinal disorders: a narrative review and practical guide. Lancet Gastroenterol Hepatol. 2023;8(6):565–78. https://doi.org/10.1016/S2468-1253(22)00351-X.

Stice E, Marti CN, Rohde P. Prevalence, incidence, impairment, and course of the proposed DSM-5 eating disorder diagnoses in an 8-year prospective community study of young women. J Abnorm Psychol. 2013;122(2):445–57. https://doi.org/10.1037/a0030679.

Swanson SA, Crow SJ, Le Grange D, Swendsen J, Merikangas KR. Prevalence and correlates of eating disorders in adolescents. Results from the national comorbidity survey replication adolescent supplement. Arch Gen Psychiatry. 2011;68(7):714–23. https://doi.org/10.1001/archgenpsychiatry.2011.22.

van Tine ML, McNicholas F, Safer DL, Agras WS. Follow-up of selective eaters from childhood to adulthood. Eat Behav. 2017;26:61–5. https://doi.org/10.1016/j.eatbeh.2017.01.003.

Treasure J, Claudino AM, Zucker N. Eating disorders. Lancet. 2010;375(9714):583–93. https://doi.org/10.1016/S0140-6736(09)61748-7.

Ward ZJ, Rodriguez P, Wright DR, Austin SB, Long MW. Estimation of eating disorders prevalence by age and associations with mortality in a simulated nationally representative US cohort. JAMA Netw Open. 2019;2(10):e1912925. https://doi.org/10.1001/jamanetworkopen.2019.12925.

Wässerle U, Ermer U, Habisch B, Seeliger S. Anorexia nervosa: Steigt die Inzidenz in der Coronapandemie? Paediatr Paedolog. 2022;57, 247–253. https://doi.org/10.1007/s00608-022-01022-8

Wilson GT, Sysko R. Frequency of binge eating episodes in bulimia nervosa and binge eating disorder: Diagnostic considerations. Int J Eat Disord. 2009;42(7):603–10. https://doi.org/10.1002/eat.20726.

World Health Organization. International Classification of Diseases 11th Revision (ICD-11). Kapitel 6B8 Feeding and Eating Disorders. 2019.

de Zwaan M. ICD-11: Veränderungen im Bereich der Essstörungen. Verhaltenstherapie. 2024;34:3–4. https://doi.org/10.1159/000542466.

14

Ursachen und Risikofaktoren von problematischem Essverhalten und Essstörungen

Inhaltsverzeichnis

© Der/die Autor(en), exklusiv lizenziert an Springer-Verlag GmbH, DE, ein Teil von Springer Nature 2026
K. Kröller, *Ernährungspsychologie*, https://doi.org/10.1007/978-3-662-72399-9_15

Das individuelle Essverhalten ist ein komplexes Muster, welches zwischen verschiedenen Menschen stark variiert und sowohl von inneren Faktoren als auch äußeren Situationen, aktuellen Stimmungen und Lebensverläufen abhängig ist. Im Zusammenspiel dieser verschiedenen Faktoren kann sich ein Essverhalten sowohl in eine gesundheitsfördernde als auch eine eher pathologische Richtung entwickeln. Auch wenn sich eine Essstörung nicht aus einer einzelnen Situation oder Ursache heraus erklären lässt, gibt es doch bestimmte Risikofaktoren, die ein problematisches Essverhalten fördern und damit das Risiko für die Entwicklung von Essstörungen erhöhen können. Diese werden im folgenden Kapitel vorgestellt.

Im ▶ Kap. 13 wurden verschiedene Formen von Essverhalten vorgestellt, die Teil eines der physiologischen und psychologischen Gesundheit grundsätzlich zuträglichen Essverhaltens sein können, sich aber auch zu einem pathologischen Muster im Sinne einer Essstörung entwickeln können. Wie bereits ausgeführt, enthält auch ein gesundes Essverhalten Situationen, in denen beispielsweise über den eigentlichen Hunger hinaus gegessen, eine eher ungünstige Nahrungsauswahl getroffen wird oder Essen als Entspannungsmittel dient. In diesem Kapitel sollen Aspekte beleuchtet werden, die über diese situativen Verhaltensweisen hinaus zur Entwicklung von Essstörungen oder auch ihrer Prävention beitragen können. Eine Essstörung entwickelt sich immer über einen längeren Prozess hinweg, sodass für die Entstehung verschiedene Ursachen sowie das Zusammentreffen von mehreren Umständen verantwortlich gemacht werden müssen. So sind genetische Aspekte beispielsweise als Prädisposition zu verstehen, die durch das familiäre Umfeld (z. B. in Form des dort erlebten Essverhaltens oder Schlankheitsdrucks) sowie soziale Aspekte (z. B. ein in sozialen Medien vermitteltes Schlankheitsideal, essensbezogene Werbung) und anderes verstärkt werden kann. Psychologische Aspekte, wie die individuelle Körperzufriedenheit, bestimmte Persönlichkeitseigenschaften oder die Art der Emotionsregulation können weitere Risikofaktoren sein, die die Entstehung einer Essstörung fördern und aufgrund aktueller Ereignisse (z. B. Mobbing, Veränderungen im Umfeld) ausgelöst werden können. Die auslösenden Ereignisse sorgen dabei meist für eine grundsätzliche Zunahme von Stress, Anspannung und Belastung. Wenn diese Anspannung zu groß wird, sodass den Betroffenen eine adäquate Bewältigung, das Ignorieren der vorhandenen Probleme oder ähnliches nicht mehr gelingt, kann ein vorher eventuell schon problematisches Essverhalten sich verstärken und zum Beginn einer Essstörung werden. Gleichzeitig haben aus einem beginnenden essgestörten Verhalten entstehende Konsequenzen wie Komplimente nach Gewichtsabnahme oder Hunger aufgrund einer selbst auferlegten Kalorienrestriktion einen die Störung aufrecht erhaltenen oder sogar zuspitzenden Effekt. Das Zusammenwirken der aufgezeigten Aspekte (siehe ◘ Abb. 15.1) unterliegt keinem klar abgrenzbaren Wirkmechanismus. Jedoch erleichtert die getrennte Betrachtung der einzelnen Bereiche das Verständnis für die Entwicklung und Aufrechterhaltung von Essstörungen und ermöglicht die Ableitung spezifisch-wirksamer Präventions- oder Interventionsmaßnahmen.

15

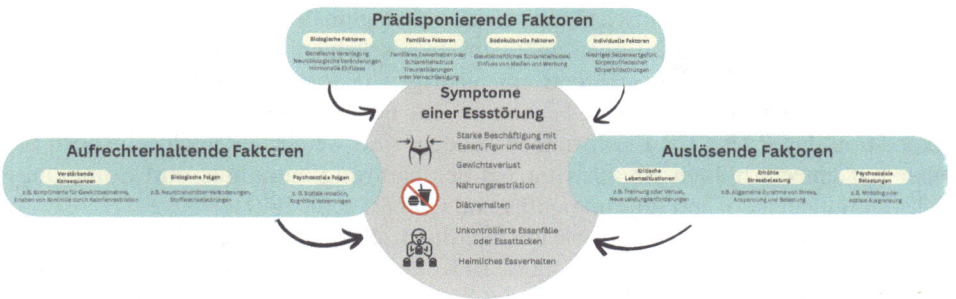

Abb. 15.1 Modell zur Entstehung und Aufrechterhaltung von Essstörungen. (Nach Garner 1993)

15.1   Prädisponierende Faktoren

Prädisponierende Faktoren sind individuelle Veranlagungen, demografische Merkmale oder Umgebungsfaktoren, die die Wahrscheinlichkeit der Entwicklung einer Essstörung erhöhen können, aber nicht einzeln als Ursache bezeichnet werden können. Meist müssen viele prädisponierende Aspekte zusammentreffen, wobei sich diese in ihrer spezifischen Wirkung sowie der individuellen Ausprägung stark unterscheiden. Wie bereits beschrieben, entwickelt sich ein problematisches Essverhalten bzw. eine Essstörung immer im Zusammenwirken vieler Faktoren, die nebeneinander existieren und in Summe das Risiko eines Individuums erhöhen oder sich in ihrer Risikowirkung gegenseitig verstärken. Den stärksten Risikobereichen folgend sollen dabei nachfolgend biologische, familiäre, individuelle und soziokulturelle Faktoren näher erläutert werden.

15.1.1   Biologische Faktoren

Studien mit Familien und Zwillingen weisen auf eine **erbliche Komponente** bei der Entwicklung von Essstörungen hin: So erkranken Mitglieder einer Familie häufiger an einer Essstörung, wenn diese auch bei anderen Verwandten vorliegt. Für die Anorexia nervosa konnte ein etwa 11-fach erhöhtes Krankheitsrisiko für weibliche Verwandte ersten Grades gezeigt werden, und auch für andere Essstörungen liegt der Grad der Vererbung bei 40–60 % (zusammenfassend Yilmaz et al. 2015).

Ein weiterer relevanter biologischer Risikofaktor ist das **Geschlecht**. Zwar können die bisher gefundenen Geschlechtsunterschiede auch mit einer Unterschätzung von Essstörungen bei Jungen und Männern aufgrund weniger geeigneter Messmethoden sowie soziokulturellen Unterschieden zusammen hängen, damit lassen sich die vor allem für die Störungen der Anorexia und Bulimia nervosa deutlich höheren Prävalenzen für Mädchen und Frauen aber nicht vollständig erklären. Ein weiterer Teil dieser geschlechtsspezifischen Unterschiede lässt sich mit unterschiedlichen Entwicklungen genetischer Effekte in der Pubertät (z. B. durch die Reifung von Geschlechtshormonen oder Geschlechtsdrüsen) in Verbindung bringen. Für einen weitaus größeren Anteil der geschlechtsspezifischen Unterschiede scheinen jedoch Sexualhormone wie Testosteron oder Progesteron verantwortlich zu sein. Das geringere Risiko für Essstörungen bei Jungen und Männern scheint auf die Testosteronexposition während der prä- und perinatalen Entwicklung sowie nach Beginn der Pubertät zurückzuführen zu sein. Höhere Konzentrationen an Testosteron scheinen dabei vor pathologischem Essverhalten zu schützen, während ein niedriger Testosteronspiegel das Risiko erhöhen kann. Bei Mädchen und Frauen erhöht der Mangel an früher Testosteronexposition das Risiko für Essstörungen. Zudem sind weibliche Geschlechtshormone eher mit einer erhöhten Impulsivität bei der Nahrungsaufnahme und Stimmungsschwankungen assoziiert (zusammenfassend Culbert et al. 2021).

Andere körperliche Aspekte wie ein überdurchschnittlich **hohes oder niedriges Gewicht** vor Entstehung der Essstörung (z. B. Kotler et al. 2001) sowie gastrointestinale Erkrankungen (z. B. Reizdarmsyndrom, Zöliakie, chronisch-entzündliche Darmerkrankungen) können das Risiko zur Entstehung einer Essstörung ebenfalls erhöhen. Die erhöhte Prävalenz für Essstörungen bei Menschen mit gastrointestinalen Erkrankungen lässt sich beispielsweise durch die Notwendigkeit von nahrungsbezogenen Einschränkungen sowie häufige Beschwerden beim und nach dem Essen erklären. Die Angst vor Schmerzen und/oder einer Symptomverschlechterung kann die Wahrscheinlichkeit eines restriktiven Essverhalten und problematischen Essensmusters erhöhen und so auch das Risiko zur Entstehung von Essstörungen steigern (zusammenfassend Soliman et al. 2025). Personen mit Übergewicht und Adipositas erleben häufig einen starken sozialen Druck, abzunehmen und dem allgemeinen Schönheitsideal zu entsprechen. Hänseleien oder entsprechende mediale Darstellungen erhöhen diesen Druck schon in der Kindheit, was das Risiko für stark restriktive Diäten, den Missbrauch von Abführmitteln u. a. sowie exzessiven Sport als ein mögliche ersterSchritte in Richtung Essstörung erhöht. Starkes Über- oder Untergewicht kann außerdem das Gleichgewicht zwischen für die Regulation von Sättigung und Hunger verantwortlichen Hormonen verändern, was sich auf das individuelle Essverhalten auswirken kann. Auch starke Gewichtsschwankungen können dieses Risiko erhöhen, was auch als aufrechterhaltener Faktor von Essstörungen gilt (zusammenfassend Khalid et al. 2025).

Die in vielen Bereichen der menschlichen Nahrungsaufnahme bereits besprochenen Effekte des **Belohnungszentrums** sowie entsprechender Neurotransmitter (z. B. Dopamin und Serotonin) könnten ebenfalls bei der Entstehung von Essstörungen eine Rolle spielen. Beispielsweise kann eine genetisch vorhandene Hyposensititvität des Belohnungssystems eine vermehrte Nahrungsaufnahme für den gleichen Belohnungseffekt nötig machen (siehe ▶ Abschn. 10.1). Im Fall der Anorexia nervosa lässt sich dagegen eine Umkehr der Belohnung beobachten: Während die Nahrungsaufnahme keine für ein Belohnungsgefühl ausreichende Dopaminfreisetzung auslöst, aktiviert die Nahrungsverweigerung präfrontale Kontrollareale und die Betroffenen erfahren über erhöhte Serotoninspiegel ein Belohnungsgefühl. Physiologische Adaptionen an eine reduzierte Energieaufnahme unterdrücken Hungergefühle und Stoffwechselaktivität, während metabolische Anpassungen an regelmäßige Essanfälle Sättigungssignale unterdrücken und Heißhunger verstärken können (zusammenfassend Avena und Bocarsly 2012; Bulik et al. 2022).

15.1.2 Individuelle Faktoren

Bestimmte **Persönlichkeitsmerkmale** wie niedriges Selbstwertgefühl, Perfektionismus und Impulsivität lassen sich bei Betroffenen von Essstörungen besonders häufig finden. Einige der Wirkungsbeziehungen sind bidirektional und verstärken sich somit gegenseitig. So erhöht ein niedriger Selbstwert beispielsweise das Risiko für die Entwicklung von Essstörungen, der individuelle Selbstwert reduziert sich durch die Auswirkungen der essstörungsbedingten Symptomatik mit z. B. Scham- oder Schuldgefühlen aber auch weiter, was das essgestörte Verhalten stabilisiert (zusammenfassend Krauss et al. 2023). Insgesamt lässt sich feststellen, dass Personen mit Essstörungen im Vergleich zu Kontrollgruppen durchschnittlich höhere Werte im Persönlichkeitsmerkmal Neurotizismus und niedrigere Werte bei Extraversion, Verträglichkeit und Gewissenhaftigkeit aufweisen. Während einzelne Merkmale stärker mit bestimmten Essstörungsdiagnosen verbunden sind, weist Neurotizismus als Merkmal für emotionale Instabilität über alle Essstörungen hinweg den stärksten Zusammenhang auf (zusammenfassend Farstad et al. 2016). Individuelle Eigenschaften beeinflussen auch, wie sich umweltbezogene und soziale Einflussfaktoren auswirken. So sind eher ängstliche und angepasste Personen beispielsweise auch stärker durch gesellschaftliche Normen, Kommentare des Umfelds u. ä. beeinflussbar. Durch negative Erfahrungen oder Annahmen kann der Glaube entstehen, sich nur mit Perfektion, Anerkennung, Freundschaft oder Liebe verdienen zu können – eine Annahme, die häufig nicht nur für Leistungen in Schule und Ausbildung angewandt wird, sondern auch auf das eigene Aussehen, Fitness und Gewichtsstatus übertragen wird. Der Drang nach Perfektionismus sowie hohes Leistungsstreben werden insbesondere mit der Entwicklung einer Anorexia nervosa in Verbindung gebracht wird, während hohe Impulsivität eher die Entwicklung einer Bulimia nervosa oder Binge-Eating-Störung zu begünstigen scheint. Auch bezüglich der individuellen Faktoren lässt sich der zuvor bereits beschriebene Geschlechterunterschied begründen: So streben Mädchen und Frauen häufiger nach Perfektionismus, zeigen ein starkes Leistungsstreben sowie die Neigung, den Selbstwert an äußere Attribute wie Gewicht und Aussehen zu knüpfen (zusammenfassend Farstad et al. 2016). Diese Unterschiede können durch gesellschaftliche Rollenbilder, ihre mediale Interpretation sowie entsprechende Erziehungsstrategien und Reaktionen des Umfelds begründet werden, weswegen auf diesen Aspekt bei den sozialen Faktoren noch näher eingegangen wird.

Während Persönlichkeitsmerkmale als allgemeine Risikofaktoren auch für andere psychische Störungen gelten, ist die Unzufriedenheit mit dem eigenen Körper ein spezifischer Risikofaktor für die Entwicklung von Essstörungen. Zudem übersteigt die **Körperunzufriedenheit** in ihrer Vorhersagekraft des Essstörungsrisikos andere Faktoren wie genetische Prädispositionen oder soziokulturelle Einflüsse (zusammenfassend Jacobi et al. 2004). Die Relevanz dieses Einflussfaktors wird bei der Betrachtung von repräsentativen Daten zur Höhe der Körperunzufriedenheit unter Jugendlichen und Erwachsenen deutlich: Über die Hälfte aller Jugendlichen und ca. ein Viertel aller Erwachsenen beschreiben sich als mit ihrem Körper unzufrieden, wobei dies bei Mädchen und Frauen sowie genderdiversen Personen besonders stark ausgeprägt ist (z. B. Moor et al. 2025; Quittkat et al. 2019). Unter sexuellen und geschlechtlichen Minderheiten (z. B. homosexuelle, bisexuelle, intergeschlechtliche, transgender und queere Menschen) ist die Unzufriedenheit mit dem eigenen Körper besonders hoch und auch Essstörungen im Vergleich zur Allgemeinbevölkerung stärker verbreitet (z. B. Nagata et al. 2020). Neben der individuellen Ausprägung der Unzufriedenheit können soziale Normen und Diskriminierungserfahrungen die Unzufriedenheit und damit auch das Risiko zur Entstehung von Essstörungen verstärken. Im Sinne eines prädisponierenden Faktors erhöht der Grad der Körperunzufriedenheit die Wahrscheinlichkeit für extreme Verhaltensweisen in Bezug auf die Nahrungsaufnahme oder den Kalorienverbrauch. Zudem verursachen oder verstärken Unzufriedenheit mit dem Gewicht oder Aussehen negative Emotionen, die wiederum die Nahrungsaufnahme zur Emotionsregulation triggern können. Gerade die Pubertät ist im Sinne einer geringen Körperunzufriedenheit als kritische Phase zu betrachten: Biologisch bedingte körperliche Veränderungen stehen in Wechselwirkung mit soziokulturellen Faktoren (z. B. Rollenbilder, Schönheitsideale, Medien), sodass die Körperzufriedenheit sinkt (z. B. Finne et al. 2020). Unsicherheit über die plötzlichen körperlichen Veränderungen, die gerade bei Mädchen häufig auch mit einer Gewichtszunahme einhergehen, werden durch die Suche nach der eigenen Rolle oder Identität verstärkt. Es folgt eine kritischere Selbstwahrnehmung sowie der zunehmende Vergleich mit Anderen. Die Zugehörigkeit zu sozialen Gruppen hilft bei der eigenen Identitätsfindung, verstärkt aber zugleich soziale Vergleiche. Individuelle Entwicklungsunterschiede sowie die zunehmende mediale Präsenz von Körperidealen können unrealistische Erwartungen an das eigene Aussehen bzw. Unzufriedenheit mit dem aktuellen Zustand fördern. Während sich die Körperunzufriedenheit bei Mädchen vor allem in der Unzufriedenheit mit dem Gewicht oder dem Grad der Schlankheit äußert, sind Jungen vorwiegend mit ihrer Muskulatur und einem diesbezüglichen Muskelaufbau unzufrieden (z. B. Mohnke und Warschburger 2011). Je nach genetischer Veranlagung und hormoneller Entwicklung sind die erwünschten Muskeln, der Waschbrettbauch oder die schlanke Taille nicht so einfach zu erreichen, wie es Werbebilder, bearbeitete Selfies oder Influencer suggerieren. Vorhandene Unsicherheiten verstärken sich, was meist zu noch häufigeren sozialen Vergleichen mit zunehmender Unzufriedenheit und einem sinkenden Selbstwert führt. Der im Jugendalter ebenfalls besonders hohe Konsum und die Beschäftigung mit Medien und sozialen Netzwerken normalisieren soziale Vergleiche und erhöhen den Druck aufgrund idealisierter und bearbeiteter Vorbilder. Aus der Kombination von grundsätzlicher Unsicherheit, Identitätssuche und allgegenwärtigen Idealen nimmt das Aussehen im Jugendalter eine deutlich wichtigere Rolle ein als in den anderen Lebensphasen. Dadurch wird das Jugendalter über die hohe Körperunzufriedenheit auch zu einer für die Entwicklung von Essstörungen besonders gefährdeten Zeit. Mit zunehmendem Alter steigt die Zufriedenheit mit dem eigenen Körper in der Regel oder hat zumindest einen weniger starken Einfluss auf den individuellen Selbstwert und die Stimmung. Trotzdem können sich die im Jugendalter etablierten Einstellungen und Verhaltenswiesen dem eigenen Aussehen und Gewichtsstatus gegenüber stabilisieren und zu einer Chronifizierung problematischen Essverhaltens oder einer späteren Entwicklung von Essstörungen führen. Eine Betrachtung der Körperunzufriedenheit vor und nach der Pubertät zeigt auf, dass das diesbezügliche Niveau relativ stabil bleibt, sich in der Pubertät also eventuell bereits in der Kindheit angelegte Muster der eigenen Beurteilung stabilisieren (Wang et al. 2019). Präventive Maßnahmen zur Stabilisierung einer gesunden Körperzufriedenheit und eines gesunden Essverhaltens sollten also möglichst früh ansetzen.

Ein weiterer wichtiger Aspekt ist die individuelle Art der **Emotionsregulation**. Damit werden alle Prozesse bezeichnet, mit denen Personen die Entstehung, Intensität, Dauer und Ausdruck ihrer Emotionen regulieren, also in eine bestimmte Richtung beeinflussen. Eine adäquate Emotionsregulation hat das Ziel, das eigene emotionale Erleben und daraus entstehendes Verhalten im Sinne des eigenen Wohlbefindens, aber auch zur Förderung sozialer Beziehungen zu steuern. Strategien wie eine Neubewertung der Situation, Suche nach Unterstützung oder Lösungen gelten als adäquat, wenn sie adaptiv in Abhängigkeit zur Situation eingesetzt werden. Dysfunktionale Muster wie wiederholtes Grübeln (Rumination), das Unterdrücken von Emotionen oder ihr aggressives Ausagieren erhöhen dagegen das Risiko für Stress und die Entwicklung psychischer Störungen (zusammenfassend Barnow 2012).

> ► **Beispiel**
>
> Konrad wird von seinem Chef für eine von ihm ausgeführte Tätigkeit kritisiert. Er fühlt sich falsch bewertet und findet, dass sein Chef nicht alle Begleitumstände berücksichtigt, was ihn wütend macht. Diese plötzliche Emotion verunsichert ihn, er weiß nicht, wie er reagieren soll. So schnell wie möglich geht er zurück in sein Büro und vergräbt sich in die Arbeit. Auf dem Heimweg fühlt er sich angespannt und verspürt Heißhunger auf Pizza. Er fährt noch schnell beim Pizzaservice vorbei und nimmt auch noch zwei Tüten Chips mit, von denen er eine bereits im Auto isst. Zu Hause isst er die Pizza und auch die restlichen Chips, wobei er schon überlegt, ob er noch irgendwo Schokolade hat … ◄

Das Beispiel schildert eine dysfunktionale Emotionsregulation. Statt die entstandenen Emotionen als Ursache auf die wahrgenommene Ungerechtigkeit zu erkennen und zu akzeptieren, verunsichern sie Konrad und er versucht (wahrscheinlich unbewusst), das unangenehme Gefühl loszuwerden, also zu unterdrücken. Das Unterdrücken oder Ignorieren von Emotionen erhöht jedoch die innere Anspannung und emotionale Belastung, was sich in somatischen Symptomen (z. B. Schlafprobleme), unangemessenem Verhalten (z. B. eine Kollegin anmeckern) oder anderen Verhaltensweisen zur kurzfristigen Entspannung (z. B. Essen) äußern kann. Im Sinne einer adäquaten Emotionsregulation könnte Konrad seine Wut aufgrund der wahrgenommenen Ungerechtigkeit erkennen und als solche akzeptieren. Um den professionellen Rahmen zu wahren, könnte er beispielsweise den sichtbaren emotionalen Ausdruck (Emotionsmodulation) in Richtung einer der Situation angemessenen Beschreibung seiner Sichtweise verändern. Dabei werden die vorhandenen Gefühle nicht unterdrückt, aber mithilfe von beispielsweise kognitiven Erklärungsansätzen und entsprechenden Neubewertungen (z. B. Der Chef kennt die Gesamtsituation noch nicht.) in eine zur Lösung (z. B. ruhige Erklärung der Gesamtsituation ohne Anschuldigungen) geeignete Form gebracht. Erscheint eine direkte Lösung der eigentlichen Problemsituation nicht möglich (z. B. weil der Chef keine Einwände hören will), kann sich Konrad auch mittels Aufmerksamkeitslenkung zunächst auf andere Aspekte seiner Tätigkeit konzentrieren und so von den aktuellen Emotionen ablenken, in der Mittagspause aber einem Kollegen vom Erlebten berichten und so seine Emotionen mithilfe sozialer Unterstützung regulieren. Die vollständige Vermeidung oder Unterdrückung von Emotionen sowie das wiederholte gedankliche Kreisen um negative Emotionen zeigen im Rahmen der Symptomentwicklung von Essstörungen den größten Einfluss. Diese auch als dysfunktional bezeichneten Strategien der Emotionsregulation haben gemeinsam mit Defiziten in der Adaptionsfähigkeit (z. B. geringe Bewusstheit und Akzeptanz der eigenen Emotionen) einen starken Einfluss auf die Entwicklung von Essstörungen (Prefit et al. 2019). Die dysfunktionale Emotionsregulation wirkt dabei übergreifend auf alle Formen von Essstörungen, wobei sich die Formen in Abhängigkeit des Gewichts bzw. der Mechanismen zur Spannungsreduktion unterscheiden. Ein bestehendes Energiedefizit kann das Risiko erhöhen, Emotionen weniger stark wahrzunehmen. Gleichzeitig kann die auferlegte Restriktion als Emotionskontrolle dienen und so das Risiko für eine Anorexia nervosa erhöhen. Ein anderer Mechanismus ist das Auslösen eines impulsiven Essverhaltens aufgrund von emotionaler Überlastung, insbesondere wenn Essen als Spannungsreduktion wahrgenommen oder erlernt wurde (zusammenfassend Leppanen et al. 2022). Im Sinne einer dysfunktionalen Emotionsregulation haben die meisten von Essanfällen Betroffenen Essen (vor allem von kalorienreichen Nahrungsmitteln) schon früher als beruhigend und emotionsregulierend erlebt. Aus diesen Erfahrungen heraus kann sich bei hoher Belastung und dem Fehlen anderer Strategien ein Automatismus entwickeln, der in Situationen mit hohen negativen Emotionen Essanfälle auslöst. Der Großteil aller Personen mit Essanfällen nennt eine besonders negative Stimmung als wichtigsten Trigger für Essanfälle. Studien unter Nutzung von zeitnahen und kontinuierlichen Datenerfassungen (z. B. durch Nutzung von Apps, automatischen Aufzeichnungen usw.) zeigen zwar, dass Essanfälle negative Emotionen nicht reduzieren, sondern teilweise sogar erhöhen können (zusammenfassend Haedt-Matt und Keel 2011). Dennoch scheinen die unbewusste Erwartung einer solchen Reduktion oder der lediglich kleine Moment der Entspannung während des Essanfalls die Betroffenen immer wieder zum unkontrollierten Essen zu bringen. Die Tendenz zu dysfunktionaler Emotionsregulation (durch Essen) erhöht dementsprechend sowohl das Risiko für die Entstehung von Essanfällen als auch zur Aufrechterhaltung von Essanfällen.

Neben den persönlichen Eigenschaften, Einstellungen und Verhaltensweisen können auch **Lebensereignisse** die Entstehung von Essstörungen begünstigen. Diese können ein auslösendes Ereignis (z. B. der Start einer Diät nach dem verletzenden Kommentar eines Klassenkameraden) sein, aber auch im Sinne negativer Erfahrungen als prädisponierende Faktoren wirken. Kritische Lebensereignisse gelten als unspezifische Risikofaktoren, da sie über die gesteigerte Vulnerabilität der Betroffenen generell die Gefahr verschiedener gesundheitlicher Folgen wie Depressionen und Selbstverletzung erhöhen. In einer repräsentativen europäischen Studie berichteten über 50 % der von Essstörungen Betroffenen von mindestens einem traumatischen Ereignis. Etwa 30 % berichteten über mehr als ein Trauma, wobei sich mit der Anzahl der Traumata auch die Schwere der Essstörungssymptomatik erhöhte (Backholm et al. 2013). Kritische Ereignisse oder Traumata (z. B. Mobbing, emotionaler Missbrauch, Vernachlässigung, psychisch kranke Eltern und vieles mehr) sind Belastungen, die die Entwicklung eines Menschen vielfältig beeinflussen. Neben körperlichen Problemen können wichtige psychosoziale Kompetenzen und Ressourcen (z. B. ein adäquater Umgang in sozialen Situationen, die Regulation von Emotionen, Bewältigungsstrategien usw.) nicht oder nur eingeschränkt erworben werden. Dies kann sich bereits im Kindesalter, aber auch dem Erwachsenenalter auf das psychische Wohlbefinden auswirken und beispielsweise über Probleme in der Emotionsregulation, Körperunzufriedenheit, ein geringes Selbstbewusstsein und andere Faktoren auch das Risiko für die Entstehung von Essstörungen erhöhen. Menschen mit Essstörungen berichten gegenüber gesunden Kontrollgruppen über mehr erlebte Traumata in der Kindheit, dem späteren Leben und infolge von Ausgrenzung. Im Vergleich zu eher restriktiven Störungen zeigen Essanfälle und häufiges Erbrechen einen deutlich stärkeren Zusammenhang zu traumatischen Ereignissen. Insgesamt weisen Personen mit einer traumatischen Essstörung eine stärkere emotionale und verhaltensbezogene Dysregulation sowie einen komplexeren Krankheits- und Behandlungsverlauf auf (zusammenfassend Moroshko et al. 2025).

15.1.3   Familiäre Faktoren

Da Essstörungen oder problematisches Essverhalten häufig bereits im Kindesalter entstehen bzw. sich anbahnen, spielt auch die familiäre Umgebung eine wichtige Rolle. Wie bereits bei anderen in diesem Kapitel beschriebenen Faktoren, verursachen familiäre Aspekte nicht ursächlich die Entwicklung einer Essstörung, bestimmte Bedingungen können das Risiko aber erhöhen. So werden Persönlichkeitsmerkmale wie Perfektions- oder Leistungsstreben (siehe ▶ Abschn. 15.1.2) durch familiäre Dynamiken mit hohen Leistungsanforderungen, strengen Regeln und dem Vermeiden oder der Restriktion emotionaler Kommunikation begünstigt (zusammenfassend Gkintoni et al. 2024). Gleichermaßen dient die familiäre Umgebung für viele Verhaltensweisen und Einstellungen als Vorbild, sodass die Relevanz von Diäten, emotionales Essen, Körperunzufriedenheit oder die Rolle des Aussehens für den eigenen Selbstwert und anderes schon durch frühe Erfahrungen etabliert werden könnten. Verschiedene Studien konnten einen Zusammenhang zwischen den in einer Familie üblichen negativen gewichts- und ernährungsbezogenen Kommentaren (z. B. „Willst du wirklich noch eine zweite Portion?" oder „Für dieses Outfit sind deine Oberschenkel zu dick.") und einer höheren Körperunzufriedenheit feststellen. Und auch eine unangemessene elterliche Fürsorge hängt bei Überfürsorge mit einer stärkeren Rigidität im Essverhalten zusammen, während eine emotionale Vernachlässigung das Risiko für Binge Eating erhöht (zusammenfassend Varela et al. 2023). Auch kritische Lebensereignisse können im Rahmen der familiären Umgebung durch beispielsweise psychisch kranke Bezugspersonen, den frühen Tod einer oder mehrerer Bezugspersonen und andere Situationen entstehen.

Neben den die psychische Entwicklung beeinflussenden familiären Faktoren, konnte auch ein Zusammenhang zwischen familiärer Adipositas und dem Auftreten von Bulimia nervosa sowie der Binge-Eating-Störung nachgewiesen werden (z. B. Hilbert et al. 2014). Das aufgrund einer familiären Adipositas vorliegende Risiko zur Entwicklung einer Binge-Eating-Störung lässt sich zum einen mit genetischen Dispositionen im Rahmen der Belohnungsverarbeitung oder Impulskontrolle erklären. Zum anderen können dafür aber auch die im familiären Umfeld prägenden Verhaltensweisen, wie z. B. spezifische Präferenzen für vor allem süße und hochkalorische Lebensmittel, einer Tendenz zur Vorratshaltung, Essen zur Emotionsregulation oder anderen Faktoren, verantwortlich sein (zusammenfassend Giel et al. 2025).

15.1.4   Soziokulturelle Faktoren

Als soziokulturelle Faktoren werden verschiedene gesellschaftliche und direkt aus der Familie oder Freundesgruppe der Betroffenen kommende Normen, Vorbilder und anderes bezeichnet, die das Essverhalten bereits als Kind (siehe ▶ Kap. 6), aber auch als Jugendlicher und Erwachsener beeinflussen. Bezüglich der Entstehung von problematischem Essverhalten und Essstörungen werden neben den geltenden Schönheits- und Schlankheitsidealen vor allem soziale Medien als Risikofaktor diskutiert, wobei beide Bereiche über die Beeinflussung des Körperbildes sowie der Körperunzufriedenheit das Risiko für die Entwicklung von Essstörungen erhöhen.

Gesellschaftliche Schönheitsideale variieren zwischen verschiedenen Kulturen und können sich über die Zeit verändern. Recht eindeutig ist dabei der Bezug zu problematischem Essverhalten und dem Auftreten von Essstörungen: In Kulturen, in denen ein sehr schlankes oder schlank und muskulöses Schönheitsideal dominieren, treten vor allem Essstörungen wie Anorexia und Bulimia nervosa häufiger auf. In Gesellschaften mit einem eher kurvigen Schönheitsideal (z. B. Lateinamerika) ist mit der Adoption westlicher Ideale eine erhöhte Prävalenz von Binge-Eating-Störungen zu beobachten (zusammenfassend Abdoli et al. 2024). Das in einer Kultur vorherrschende Schönheitsideal wird über verschiedene Wege bereits früh vermittelt und im weiteren Lebensverlauf verstärkt. So vermitteln Medien durch die dargestellten Personen und Inhalte Normen zum Gewichtsstatus, Aussehen, Fitnessgrad, Essverhalten usw. Auch die Varianz der angebotenen Konfektionsgrößen und modische Trends vermitteln das aktuelle Schönheitsideal: Besonders kleine Konfektionsgrößen (z. B. XXS) oder diesbezügliche Modetrends (z. B. skinny Jeans) erhöhen den Druck, den eigenen Körper daran anzupassen. Gleichzeitig signalisiert eine fehlende oder geringere Auswahl größerer Größen, wie sie bei Marken, die Jugendliche bevorzugen, häufiger zu finden sind, dass größere Größen nicht der angestrebten Norm entsprechen.

Das vermittelte Schönheitsideal wird gerade durch soziale Medien (z. B. TikTok, Instagram und Snapchat) als zunehmend unrealistisch und unerreichbar präsentiert. Dies gelingt durch Filter oder digitale Bearbeitungen, steigert aber trotz des Wissens um diese Form der Bearbeitung den Wunsch, dem dargestellten Ideal zu entsprechen, und erhöht so die Körperunzufriedenheit (z. B. Felimban et al. 2025). Zudem werden schlanke und attraktive Personen in den Medien häufiger mit Erfolg und Leistung verbunden dargestellt, während Menschen mit einem nicht mehr zum Schlankheitsideal passenden Normal- oder Übergewicht eher in komischen oder mit Misserfolg assoziierten Kontexten dargestellt werden. Analysen zeigen, dass gerade Frauen in den Medien und vor allem der Werbung als überwiegend idealisiert und schlank gezeigt werden. Die Darstellungen entsprechen dabei nicht den realen durchschnittlichen Körpermaßen, was zur Stabilisierung einer unrealistischen Norm beiträgt (z. B. Dai et al. 2024). Die wiederholte Konfrontation mit idealisierten Körperbildern führt zu deren Internalisierung, d. h. ein beispielsweise schlankes Aussehen wird als Norm und alle davon abweichenden Varianten als „falsch" oder „unattraktiv" wahrgenommen. Das internalisierte Schönheitsideal ist eng mit der Körperunzufriedenheit verbunden, wobei neben Schlankheit und Attraktivität zunehmend auch ein muskulöses-athletisches Ideal ein Risikofaktor für Körperunzufriedenheit ist (zusammenfassend Paterna et al. 2021). Hohe Körperunzufriedenheit führt wiederum zu verstärkter Selbstobjektifizierung und einem erhöhten Druck, dem medialen Ideal zu entsprechen. Der wahrgenommene Druck wird durch Darstellungen im Nahrungsbereich verstärkt, die mit zahlreichen fett-, zucker- oder energiereduzierten Produkten eine diesbezügliche Essensnorm etablieren und mit den genannten Produkten gleichzeitig einen Ausweg („Genuss ohne Reue") präsentieren. Insgesamt festigt sich das gesellschaftliche Schönheitsideal so über verschiedene Wege immer weiter und wird automatisch zu einem erstrebenswerten Ziel, welches mit Erfolg und Beliebtheit verknüpft ist. Obwohl das Schlankheitsideal allgegenwärtig ist, scheint die mit sozialen Medien verbrachte Zeit ein besonderer Risikofaktor für ein problematisches Essverhalten zu sein. Studien zeigen, dass ein höherer Konsum sozialer Medien

bei Jugendlichen und jungen Erwachsenen mit einer höheren Körperunzufriedenheit, geringerem Selbstbewusstsein und problematischem Essverhalten zusammenhängt. Der Zusammenhang verstärkt sich bei Personen mit geringerer Medienkom-
petenz und internalisiertem Schönheitsideal (zusammenfassend Vincente-Benito und
Ramírez-Durán 2023). Gerade Jugendliche verbringen nicht nur besonders viel Zeit
mit sozialen Medien, für sie ist ihr Aussehen und der sich gerade verändernde Körper
auch besonders relevant für ihr Selbstvertrauen und die Körperzufriedenheit. Mit
dem Ziel einer Selbsteinschätzung ist die Neigung, sich mit anderen Personen zu vergleichen, in dieser Phase besonders groß. Je idealer und unerreichbarer die betrachteten Personen im Vergleich mit sich selbst wahrgenommen werden, desto eher
führt dies zu Stress und Unzufriedenheit. Soziale Medien bieten dabei besonders
viele Möglichkeiten für soziale Vergleiche, die für den Betrachter häufig unerreichbar
erscheinen: Idealisierte lifestyle- und körperbezogene Bilder ohne detaillierten Kontext oder Informationen zur Bearbeitung lassen das dargestellte Aussehen einfach erreichbar und normal aussehen – im sozialen Vergleich steigt die Unzufriedenheit
oder ein Gefühl des Versagens beim Betrachter, weil man es selbst nicht geschafft hat.
Auch das eigene Teilen von Bildern scheint sich langfristig eher negativ auf die
Körperzufriedenheit auszuwirken. Zwar kann das Posten von „Selfies" kurzfristig
das Selbstvertrauen stärken (vor allem in Zusammenhang mit positiven Rückmeldungen), da eine gleich starke Aufmerksamkeit aber kaum über einen längeren
Zeitraum erreicht werden kann, verschlechtern sich langfristig sowohl das Körperbild als auch die Stimmung – ein Effekt, der durch das Teilen von bearbeiteten Bildern noch verstärkt wird (zusammenfassend Sharma und Vidal 2023). Des Weiteren
werden soziale Vergleiche in sozialen Medien durch besondere Trends (z. B. „Skinny-
Tok") oder Challenges (z. B. A4-Challenge) gefördert. In einer Studie zur A4-
Challenge wurde deren Bekanntheit und Auswirkungen auf Frauen und Männer
überprüft (Jackson et al. 2021). Die auch als „Paper Waist Challenge" über Instagram verbreitete Challenge galt nur dann als bestanden, wenn die eigene Taille hinter
einem hochkant gehaltenen A4-Blatt nicht mehr zu sehen war. Bezüglich der Auswirkungen der Challenge berichteten Frauen, die sie bestanden hatten, von kurzfristig geringeren Gewichtssorgen und einem geringeren sozialen Druck. In einem weiteren Experiment konnte jedoch gezeigt werden, dass sich bei bereits bestehender
Körperunzufriedenheit die A4-Challenge (auch wenn nur Bilder von anderen Frauen
mit A4-Blatt betrachtet wurden) negativ auf die Zufriedenheit mit dem eigenen Gewicht und Aussehen auswirkte.

15.2 Auslösende Faktoren

Prädisponierende Faktoren erhöhen das Risiko für die Entwicklung von Essstörungen, führen aber nicht automatisch zur deren Ausbildung. Als auslösende
Faktoren werden solche Ereignisse bezeichnet, die einer Krankheitsentwicklung direkt vorangehen und dafür sorgen, dass die durch Stress, emotionale Belastungen u.
a. entstehenden Anforderungen nicht mehr bewältigt werden können. In einer solchen Situation können sich in der Interaktion aus prädisponierenden und auslösenden Faktoren problematische Verhaltensweisen verstärken oder auch erstmalig
auftreten. Im Sinne einer dysfunktionalen Bewältigung können diese Verhaltens-

weisen die Situation zunächst erleichtern, führen langfristig aber meist zu größerer Anspannung und Körperunzufriedenheit, die als aufrechterhaltene Faktoren die Essstörung weiter vorantreiben bzw. aufrechterhalten können. Zu den auslösenden Faktoren zählen häufig **kritische Lebensereignisse**, die eine Anpassung, evtl. unter noch unklaren Anforderungen, erfordern und damit Stress auslösen. Es kann sich dabei um einen Umzug an einen neuen Wohnort, Trennungen oder den Beginn neuer Lebensabschnitte wie der Wechsel in eine andere Schulform, in Studium, Ausbildung oder in eine feste Arbeitstätigkeit handeln. Wie die Beispiele zeigen, handelt es sich dabei nicht zwingend um negativ wahrgenommene Lebensereignisse. Auch ein beispielsweise bereits herbeigesehntes Zusammenziehen mit dem Partner oder die Geburt eines Wunschkindes gehen mit erhöhten Anforderungen, Stress und Unsicherheiten einher, die auf der Basis vorhandener prädisponierender Faktoren problematisches Essverhalten verstärken können. Studien zeigen, dass bei dem überwiegenden Anteil aller Betroffenen mindestens ein belastendes Ereignis zeitlich nah vor dem Beginn der Essstörung lag (z. B. Baradel et al. 2023; Lie et al. 2021).

Ein typisches auslösendes Element ist auch der Beginn einer **Diät**. Bereits vorhandene prädisponierende Faktoren wie Körperunzufriedenheit oder Perfektionsstreben, können im Laufe der Diät zu einem immer restriktiveren Essverhalten führen, was aufgrund der körperlichen und emotionalen Belastung in Heißhungerattacken und Kontrollverlust übergehen kann (z. B. Fairburn et al. 2003). Der beschriebene Kreislauf ist eine Erklärung, warum auch mit **Leistungssport** verbundene Anforderungen ein auslösendes Ereignis sein können. Etwa ein Fünftel aller Sportler geben im Selbstbericht ein problematisches Essverhalten an. Die Häufigkeit ist in ästhetischen Sportarten (z. B. Turnen, Eiskunstlaufen) und solchen mit Gewichtsklassen (z. B. Boxen, Ringen) höher (30–40 %) als in Team- und Ausdauersportarten (15–22 %). Weiterhin sind Trainingspensum, Karrierelänge und Wettkampfniveau mit dem Risiko für die Entwicklung vom essgestörten Verhalten assoziiert (zusammenfassend Ghazzawi et al. 2024). Insgesamt können der mit dem Leistungssport verbundene Leistungsdruck sowie Stress und Belastung als prädisponierende Faktoren angesehen werden, die in Kombination mit dem eigenen Perfektionismus, familiären Faktoren oder anderen Belastungen das Risiko zur Entwicklung einer Essstörung erhöhen können. Spezifischere aussehens- oder gewichtsbezogene Anforderungen wie sie im Rahmen einiger Sportarten auftreten (z. B. Diätvorgaben, häufiges Wiegen, wettbewerbsbezogene Diäten zum Erreichen bestimmter Gewichtsklassen) müssen aber als eher auslösende Ereignisse betrachtet werden und erhöhen das Risiko für Körperunzufriedenheit, Schlankheitsstreben und problematisches Essverhalten deutlich (z. B. Halioua et al. 2018).

15.3 Aufrechterhaltene Faktoren

Wie bereits beschrieben, werden Phasen eines problematischen Essverhaltens auf der Grundlage von prädisponierenden Faktoren durch eine individuelle Überforderung ausgelöst. Das weitere Bestehen der Störung kann durch aufrechterhaltene Faktoren begünstigt werden, die gemeinsam mit veränderbaren prädisponierenden Aspekten auch therapeutisch berücksichtigt werden müssen. Nur so kann der sich selbst verstärkende Teufelskreis der Essstörung durchbrochen und ein Wiederauftreten der

Störung verhindert werden. Beispielsweise begünstigen bestimmte Sorgen und **dysfunktionale Bewältigungsmechanismen** nicht nur die Entstehung von Essstörungen, sondern tragen auch zur Aufrechterhaltung bei. Eine generelle **Körperunzufriedenheit** in Zusammenhang mit einem geringen Selbstwert können zu einem restriktiven Essverhalten führen, was durch das damit verbundene **Kontrollgefühl** zumindest kurzfristig häufig als positiv empfunden wird – besonders wenn andere Situationen des eigenen Lebens als überfordernd und außerhalb der eigenen Kontrolle wahrgenommen werden. Wenn ein Gewichtsverlust gelingt, wird dies meist auch positiv vom Umfeld kommentiert, was die vorhandene Körperunzufriedenheit reduziert und das Gefühl von Kontrolle zusätzlich stärkt. Liegen im Sinne der prädisponierenden Faktoren eher Leistungsstreben und Perfektionismus vor, können Restriktion, Kontrolle und Gewichtsverlust als Selbstbestätigung und dysfunktionale Bewältigungsstrategie dienen. Selbst trotz mit zunehmender Krankheitsschwere aufkommende Belastungen durch die Essstörung (z. B. körperliche Probleme, soziale Isolation, ständige Gedanken ans Essen) sind die **Angst vor Gewichtszunahme** oder dem Essen selbst und einem damit möglicherweise zusammenhängenden Kontrollverlust ein starker Treiber zur Aufrechterhaltung des problematischen Essverhaltens (z. B. Brown und Levinson 2022). Eine ähnliche Ausgangslage aus Körperunzufriedenheit und emotionaler Überlastung kann bei eher impulsiver Prädisposition sowie dysfunktionaler Emotionsbewältigung zu Essanfällen, evtl. auch durch vorangehende restriktive Phasen verstärkt, führen. Essanfälle und mögliche kompensatorische Maßnahmen dienen auch hier der unbewussten Regulation von Emotionen oder Stress, sodass sie in emotional überfordernden Situationen fast automatisch angewandt werden. Die trotz eventuell vorhandener Vorsätze wieder auftretenden Essanfälle und/oder Kompensationsmaßnahmen tragen zum Schuld- und Angstgefühl der Betroffenen bei. Insgesamt zeigt sich bei den meisten von Essstörungen Betroffenen ein Kreislauf aus gewichts- und essensbezogenen Ängsten und dysfunktionaler Emotionsbewältigung, einem daraus resultierendem problematischen Essverhalten sowie erneuten Angst- oder Schuldgefühlen als Resultat. Dieser Kreislauf aus negativen Emotionen, Ängsten und dysfunktionale Bewältigungsstrategien muss als die Essstörung aufrechterhaltener Faktor auch in der Therapie berücksichtigt werden.

Durch die physiologischen Prozesse der Nahrungsregulierung müssen auch verschiedene **körperliche Aspekte** für die die Aufrechterhalt von Essstörungen berücksichtigt werden. So führt die im Rahmen der Anorexia nervosa (und in Teilen auch der Bulimia nervosa) auftretende Mangelernährung zu einem Ungleichgewicht von Serotonin und Dopamin. Zum einen begünstigen geringere Dopaminspiegel im Belohnungssystem, dass nicht Essen, sondern Hungern als belohnend wahrgenommen wird. Zum anderen beeinflusst der Serotoninüberschuss die eigene Körperwahrnehmung, was Körperschemastörungen (Die Betroffenen fühlen sich trotz starken Untergewichts zu dick.) begünstigt (z. B. Kaye et al. 2009). Studien mit neuroendokrinologischen Messmethoden unterstützen die Befunde einer aufgrund des essgestörten Verhaltens veränderten Hirnaktivität im Bereich des Belohnungssystems, der kognitiven Kontrolle sowie der Impulskontrolle und Körperwahrnehmung (zusammenfassend Monteleone et al. 2018). Diese Befunde verdeutlichen, dass das essgestörte Verhalten an sich ebenfalls als aufrechterhaltener Faktor verstanden werden muss, Mangelernährung und Hungerphasen also im Rahmen der Therapie ebenfalls als aufrechterhaltene Faktoren berücksichtigt werden müssen.

? Verständnisfragen zur Selbstüberprüfung

1. Erläutern Sie die Unterschiede bzw. das Zusammenwirken von prädisponierenden, auslösenden und aufrechterhaltenden Faktoren während der Entwicklung von Essstörungen.
2. Inwiefern erhöht eine dysfunktionale Emotionsregulation das Risiko für die Entstehung von Essstörungen?
3. Erläutern Sie, warum ein geringer Selbstwert oder erlebte Traumata als unspezifische Risikofaktoren für Essstörungen gelten, während eine hohe Körperunzufriedenheit einen spezifischen Risikofaktor darstellt.
4. Erklären Sie, warum Mangelernährung und Hungerphasen die Aufrechterhaltung von problematischem Essverhalten begünstigen.

Literatur

Abdoli M, Scotto Rosato M, Desousa A, Cotrufo P. Cultural differences in body image: a systematic review. Social Sci. 2024;13(6):305. https://doi.org/10.3390/socsci13060305.

Avena NM, Bocarsly ME. Dysregulation of brain reward systems in eating disorders: neurochemical information from animal models of binge eating, bulimia nervosa, and anorexia nervosa. Neuropharmacology. 2012;63(1):87–96. https://doi.org/10.1016/j.neuropharm.2011.11.010.

Backholm K, Isomaa R, Birgegård A. The prevalence and impact of trauma history in eating disorder patients. Eur J Psychotraumatol 2013;4. https://doi.org/10.3402/ejpt.v4i0.22482.

Baradel G, Pratile DC, Orlandi M, Vecchio A, Casini E, de Giorgis V, et al. Life events in the etiopathogenesis and maintenance of restrictive eating disorders in adolescence. Children (Basel). 2023;10(2). https://doi.org/10.3390/children10020376.

Barnow S. Emotionsregulation und Psychopathologie: Ein Überblick. Psychologische Rundschau. 2012;63(2):111–24. https://doi.org/10.1026/0033-3042/a000119.

Brown ML, Levinson CA. Core eating disorder fears: prevalence and differences in eating disorder fears across eating disorder diagnoses. Int J Eat Disord. 2022;55(7):956–65. https://doi.org/10.1002/eat.23728. Epub 2022 May 14. PMID: 35567750.

Bulik CM, Coleman JRI, Hardaway JA, Breithaupt L, Watson HJ, Bryant CD, et al. Genetics and neurobiology of eating disorders. Nat Neurosci. 2022;25(5):543–54. https://doi.org/10.1038/s41593-022-01071-z.

Culbert KM, Sisk CL, Klump KL. A narrative review of sex differences in eating disorders: is there a biological basis? Clin Ther. 2021;43(1):95–111. https://doi.org/10.1016/j.clinthera.2020.12.003. Epub 2020 Dec 26. PMID: 33375999; PMCID: PMC7902379.

Dai Y, Zhu Z, Yuan GW. The impact of advertising on women's self-perception: a systematic review. Front Psychol. 2024;15:1430079. https://doi.org/10.3389/fpsyg.2024.1430079.

Fairburn CG, Cooper Z, Shafran R. Cognitive behaviour therapy for eating disorders: a "transdiagnostic" theory and treatment. Behav Res Ther. 2003;41(5):509–28. https://doi.org/10.1016/S0005-7967(02)00088-8.

Farstad SM, McGeown LM, von Ranson KM. Eating disorders and personality, 2004–2016: a systematic review and meta-analysis. Clinical Psychology Review. 2016;46:91–105. https://doi.org/10.1016/j.cpr.2016.04.005.

Felimban M, Shaikh AH, Jamal A, Timraz JH, Khan AA, Rashid W, et al. The impact of social media on beauty standards: a systematic review and meta-analysis of patient and cosmetic provider perspectives. SEEJPH. 2025;4045–67. https://doi.org/10.70135/seejph.vi.5978.

Finne E, Schlattmann M, Kolip P. Gender role orientation and body satisfaction during adolescence - Cross-sectional results of the 2017/18 HBSC study. J Health Monit. 2020; 5(3):37-52. https://doi.org/10.25646/6893.

Garner DM. Pathogenesis of anorexia nervosa. Lancet. 1993;341(8861):1631–5. https://doi.org/10.1016/0140-6736(93)90768-C.

Ghazzawi HA, Nimer LS, Haddad AJ, Alhaj OA, Amawi AT, Pandi-Perumal SR, et al. A systematic review, meta-analysis, and meta-regression of the prevalence of self-reported disordered eating and associated factors among athletes worldwide. J Eat Disord. 2024;12(1):24. https://doi.org/10.1186/s40337-024-00982-5.

Giel K, Zipfel S, Schag K. Binge-Eating-Störung – State of the Art. Nervenarzt. 2025;96(3):238–46. https://doi.org/10.1007/s00115-025-01818-6.

Gkintoni E, Kourkoutas E, Vassilopoulos SP, Mousi M. Clinical intervention strategies and family dynamics in adolescent eating disorders: a scoping review for enhancing early detection and outcomes. J Clin Med. 2024;13(14). https://doi.org/10.3390/jcm13144084.

Haedt-Matt AA, Keel PK. Revisiting the affect regulation model of binge eating: a meta-analysis of studies using ecological momentary assessment. Psychol Bull. 2011;137(4):660–81. https://doi.org/10.1037/a0023660.

Halioua R, Ewers SM, Claussen MC. Essstörungen im Leistungssport: Risikofaktoren. Symptome und Therapieoptionen. Schweiz Z Ernährungsmed. 2018;16(2):6–11.

Hilbert A, Pike KM, Goldschmidt AB, Wilfley DE, Fairburn CG, Dohm F-A, et al. Risk factors across the eating disorders. Psychiatry Res. 2014;220(1–2):500–6. https://doi.org/10.1016/j.psychres.2014.05.054.

Jackson T, Ye TX, Hall BJ, Chen H. "Have You Taken the A4 Challenge?" Correlates and impact of a thin ideal expression from Chinese social media. Front Psychol. 2021;12:669014. https://doi.org/10.3389/fpsyg.2021.669014.

Jacobi C, Hayward C, de Zwaan M, Kraemer HC, Agras WS. Coming to terms with risk factors for eating disorders: application of risk terminology and suggestions for a general taxonomy. Psychol Bull. 2004;130(1):19–65. https://doi.org/10.1037/0033-2909.130.1.19.

Kaye WH, Fudge JL, Paulus M. New insights into symptoms and neurocircuit function of anorexia nervosa. Nat Rev Neurosci. 2009;10(8):573–84. https://doi.org/10.1038/nrn2682.

Khalid R, Lister NB, Paxton SJ, Maguire S, Libesman S, Seidler AL, et al. Potential pathways to the onset and development of eating disorders in people with overweight and obesity: a scoping review. Obes Rev. 2025;26(1):e13840. https://doi.org/10.1111/obr.13840.

Kotler LA, Cohen P, Davies M, Pine DS, Walsh BT. Longitudinal relationships between childhood, adolescent, and adult eating disorders. J Am Acad Child Adolesc Psychiatry. 2001;40(12):1434–40. https://doi.org/10.1097/00004583-200112000-00014.

Krauss S, Dapp LC, Orth U. The link between low self-esteem and eating disorders: a meta-analysis of longitudinal studies. Clin Psychol Sci. 2023;11(6):1141–58. https://doi.org/10.1177/21677026221144255.

Leppanen J, Brown D, McLinden H, Williams S, Tchanturia K. The role of emotion regulation in eating disorders: a network meta-analysis approach. Front Psychiatry. 2022;13:793094. https://doi.org/10.3389/fpsyt.2022.793094.

Lie SØ, Bulik CM, Andreassen OA, Rø Ø, Bang L. Stressful life events among individuals with a history of eating disorders: a case-control comparison. BMC Psychiatry. 2021;21(1):501. https://doi.org/10.1186/s12888-021-03499-2.

Mohnke S, Warschburger P. Körperunzufriedenheit bei weiblichen und männlichen Jugendlichen: Eine geschlechtervergleichende Betrachtung von Verbreitung. Prädiktoren und Folgen. Praxis der Kinderpsychologie und Kinderpsychiatrie. 2011;60(4):285–303. https://doi.org/10.13109/prkk.2011.60.4.285.

Monteleone AM, Castellini G, Volpe U, Ricca V, Lelli L, Monteleone P, et al. Neuroendocrinology and brain imaging of reward in eating disorders: a possible key to the treatment of anorexia nervosa and bulimia nervosa. Prog Neuropsychopharmacol Biol Psychiatry. 2018;80(Pt B):132–42. https://doi.org/10.1016/j.pnpbp.2017.02.020.

Moor I, Böhm M, Bargholz KS, Markert J, Winter K. Methodik & Daten der HBSC-Studie Sachsen-Anhalt. In: 2. Kinder- und Jugendgesundheitsbericht Sachsen-Anhalt. Ergebnisse der „Health Behaviour in School-aged Children" (HBSC)-Studie. Halle (Saale): Institut für Medizinische Soziologie, Martin-Luther-Universität Halle-Wittenberg; 2025.

Moroshko I, Raspovic A, Liu J, Brennan L. Trauma and eating disorders: an integrated umbrella and scoping review. Clin Psychol Rev. 2025;119:102592. https://doi.org/10.1016/j.cpr.2025.102592. Epub 2025 May 18. PMID: 40440998.

Nagata JM, Ganson KT, Austin SB. Emerging trends in eating disorders among sexual and gender minorities. Curr Opin Psychiatry. 2020;33(6):562–7. https://doi.org/10.1097/YCO.0000000000000645. PMID: 32858597; PMCID: PMC8060208.

Paterna A, Alcaraz-Ibáñez M, Fuller-Tyszkiewicz M, Sicilia Á. Internalization of body shape ideals and body dissatisfaction: a systematic review and meta-analysis. Int J Eat Disord. 2021;54(9):1575–600. https://doi.org/10.1002/eat.23568.

Prefit A-B, Cândea DM, Szentagotai-Tătar A. Emotion regulation across eating pathology: a meta-analysis. Appetite. 2019;143:104438. https://doi.org/10.1016/j.appet.2019.104438.

Quittkat HL, Hartmann AS, Düsing R, Buhlmann U, Vocks S. Body Dissatisfaction, Importance of Appearance, and Body Appreciation in Men and Women Over the Lifespan. Front Psychiatry. 2019;10:864. https://doi.org/10.3389/fpsyt.2019.00864.

Sharma A, Vidal C. A scoping literature review of the associations between highly visual social media use and eating disorders and disordered eating: a changing landscape. J Eat Disord. 2023;11(1):170. https://doi.org/10.1186/s40337-023-00898-6. PMID: 37752611; PMCID: PMC10521472.

Soliman OM, Mikocka-Walus A, Warner MM, Skvarc D, Olive L, Knowles SR. Systematic review and meta-analysis: examining the psychometric evaluations of disordered eating scales in adults living with gastrointestinal conditions. Neurogastroenterol Motil. 2025;37(5):e15018. https://doi.org/10.1111/nmo.15018.

Varela C, Hoyo Á, Tapia-Sanz ME, Jiménez-González AI, Moral BJ, Rodríguez-Fernández P, et al. An update on the underlying risk factors of eating disorders onset during adolescence: a systematic review. Front Psychol. 2023;14:1221679. https://doi.org/10.3389/fpsyg.2023.1221679.

Vincente-Benito I, Ramírez-Durán MDV. Influence of social media use on body image and well-being among adolescents and young adults: a systematic review. J Psychosoc Nurs Ment Health Serv. 2023;61(12):11–8. https://doi.org/10.3928/02793695-20230524-02. Epub 2023 Jun 2. PMID: 37256748.

Wang SB, Haynos AF, Wall MM, Chen C, Eisenberg ME, Neumark-Sztainer D. Fifteen-year prevalence, trajectories, and predictors of body dissatisfaction from adolescence to middle adulthood. Clin Psychol Sci. 2019;7(6):1403–15. https://doi.org/10.1177/2167702619859331. Epub 2019 Jul 29. PMID: 32864198; PMCID: PMC7451946.

Yilmaz Z, Hardaway JA, Bulik CM. Genetics and epigenetics of eating disorders. Adv Genomics Genet. 2015;5:131–50. https://doi.org/10.2147/AGG.S55776.

15

Erfassung von problematischem Essverhalten und Essstörungen

Inhaltsverzeichnis

Die verschiedenen Einflüsse auf das Entstehen und die Aufrechterhaltung von Essstörungen und essgestörtem Verhalten zeigen ein komplexes System, welches wiederum auch viele Ansatzpunkte für die Prävention und Therapie beinhaltet. Insbesondere die hohe Chronifizierungsgefahr macht ein möglichst frühzeitiges Eingreifen wünschenswert, was jedoch nur möglich ist, wenn entsprechende Risikofaktoren und Verhaltensweisen auch frühzeitig erkannt werden können. Das aktuelle Kapitel wird deswegen nicht nur Instrumente zur Diagnostik von Essstörungen vorstellen, sondern auch mögliche Verfahren zum Einschätzen des aktuellen Essverhaltens und eventuell problematischer Tendenzen beschreiben.

Wie in den vorherigen Kapiteln ausgeführt, entwickeln sich Essstörungen nicht plötzlich, sondern über einen längeren Zeitraum, in dem sich das Essverhalten, Sorgen um Aussehen und Gesundheit usw. nach und nach verändern. Da die hierbei als problematisch geltenden Verhaltensweisen immer auch Teil des gesunden Spektrums von Essverhalten sind und lediglich in ihrer Häufung oder Zuspitzung problematisch werden, ist die individuelle Erfassung unterschiedlicher Ausprägungen im Essverhalten eine sinnvolle Basis für sämtliche Angebote im Bereich der Ernährungsberatung und -therapie. Neben den aufgenommenen Nahrungsmitteln und dem entsprechenden Energie- und Nährstoffgehalt, können die Art der Nahrungsaufnahme wie Essgeschwindigkeit und Mahlzeitenstruktur sowie Tendenzen zu häufigerem Essen in emotionalen Situationen, das Erleben von Heißhunger und Kontrollverlust wichtige Hinweise für den Prozess der Verhaltensänderung, mögliche Hindernisse und eventuell problematische Entwicklungen sein. Die umfassende Erfassung von Essverhalten ist damit ein wichtiger Aspekt in der klinischen und präventiven Praxis, aber auch für die Forschung im Bereich der Ernährungspsychologie, Ernährungstherapie und Psychosomatik von Interesse. Da das individuelle Essverhalten und auch die Entwicklung von diesbezüglichen Problemen oder Störungen komplexe und vielschichtige Phänomene sind, bedarf es differenzierter und validierter Methoden, um sowohl kognitive, emotionale als auch verhaltensbezogene Aspekte des Essverhaltens adäquat abzubilden.

Für die Analyse der aufgenommenen Nahrungsmittel stehen neben Selbstberichten, in Form von Apps, Protokollen u. ä., auch Beobachtungsverfahren oder im Labor Aufbauten mit automatischer Wiegemöglichkeit zur Verfügung. Auch die Essgeschwindigkeit, Anzahl der Bisse oder Teilportionen, die zum Mund geführt werden, können über Sensoren automatisiert erfasst oder beobachtet werden. Da sich dieses Buch mit den psychologischen Aspekten der Ernährung beschäftigt, werden im Folgenden Verfahren vorgestellt, die eben vor allem die psychologischen Aspekte des Essverhaltens wie Präferenzen, Heißhunger, Angst vor Gewichtszunahme usw. betrachten. Diese Aspekte können teilweise auch über Beobachtungen oder Experimente gemessen werden, in der Praxis sind aufgrund der weniger aufwendigen Umsetzung aber vor allem Methoden des Selbstberichts erprobt. Dazu zählen standardisierte Fragebögen und Interviews, Tagebuchmethoden sowie verhaltensnahe Beobachtungsverfahren. Zusätzlich kann die Häufigkeit der Erhebung bzw. der berücksichtigte Zeitraum variieren. So beziehen sich viele Fragebögen auf die vergangenen 4 oder 12 Wochen. Da Essen jedoch etwas Tägliches ist, gibt es auch Ansätze der kontinuierlichen Erfassung. Diese als Ecological Momentary Assessment bezeichnete Methode erfasst das jeweilige Verhalten kontinuierlich, indem entweder eine durch Sensoren abgeleitete automatisierte Messung erfolgt, oder häufigere Selbstberichte durch Erinnerungen (z. B. über Textnachrichten) oder die Erfassung zu jeder Verzehrgelegenheit erbeten wird. Jede Methode hat individuelle Stärken und Schwächen und ist somit je nach Fragestellung und Kontext unterschiedlich geeignet. In der folgenden Darstellung werden einige Instrumente und Messverfahren vorgestellt, die in Forschung und Praxis zur Anwendung kommen und eine Varianz unterschiedlicher Aspekte des Essverhaltens abbilden können. Da die Erfassungsmethoden auch nach dem Alter und den Kommunikationsfähigkeiten der Betroffenen ausgerichtet werden müssen, ist auch dieses Kapitel in einen Bereich des Kindesalters (hier geben beispielsweise die nahen Bezugspersonen vorwiegend Auskunft) und den des Jugend- und Erwachsenenalters unterteilt.

16.1 Erfassung von Essverhalten und Essstörungen im Kindesalter

Für die Erfassung unterschiedlicher Essverhaltensweisen im Kindesalter sind die Aussagen der Bezugspersonen von besonderer Relevanz. Nicht nur, dass bei sehr kleinen Kindern ein direktes Erfragen im Selbstbericht schwierig ist, im Kindesalter haben die elterlichen Überzeugungen und ihr Verhalten in Essenssituationen auch Einfluss auf die essensbezogene Interaktion und somit das kindliche Essverhalten (siehe ▶ Abschn. 6.5), was so ebenfalls mit berücksichtigt werden kann.

Der **Children's Eating Behaviour Questionnaire** (CEBQ, Wardle et al. 2001) ist ein validiertes Instrument zur Erfassung von acht verschiedenen Verhaltensweisen, deren Auftreten auf einer jeweils fünfstufigen Skala von nie bis immer durch die jeweiligen Bezugspersonen erfragt werden. Die Verhaltensweisen bilden ein gutes Spektrum von beispielsweise "emotional overeating", "enjoyment of food", "slowness in eating" und "food fussiness" ab. Deutschsprachige Übersetzungen wurden in verschiedenen Studien bereits erfolgreich eingesetzt (z. B. Kröller und Warschburger 2011).

Neben Instrumenten wie diesem, die ein Spektrum von Verhaltensweisen erfassen, gibt es mehrere Fragebögen, die einzelne Verhaltensweisen, wie beispielsweise Picky Eating oder die Ausprägung von Neophobie erfassen bzw. als Selbstberichtsinstrument aus einem ursprünglich für Erwachsene entwickelten Fragebogen entstanden sind. So wurde aus dem Dutch Eating Questionnaire (siehe ▶ Abschn. 16.2) auch eine Kinderversion abgeleitet (Franzen und Florin 1997), aus der sich die jeweilige Ausprägung des *gezügelten, emotionalen und externalen Essverhaltens* ableiten lässt. Auch für das Inventar zum Essverhalten und Gewichtsproblemen (siehe ▶ Abschn. 16.2) liegt eine Kinderversion für den Altersbereich von 10–16 Jahren (IEG-K, Diehl 1999) sowie für jüngere Kinder (Schacht et al. 2006) vor, die unter anderem das *gezügelte Essverhalten* und den *elterlichen Zwang zu essen* abbilden.

Für die Erfassung des Verhaltens von Bezugspersonen in der Essenssituation kann der **Child Feeding Questionnaire** (CFQ, Birch et al. 2001) genutzt werden. Hiermit werden beispielsweise Aspekte wie die subjektive Wahrnehmung des Gewichts von Bezugspersonen und Kind, Sorge um das Gewicht, aber auch konkrete Verhaltensweisen wie Restriktion und Überwachung in ihrem individuellen Auftreten erfragt. Normdaten einer deutschsprachigen Version liegen für die Eltern von zwei- bis dreizehnjährigen Kindern vor (Schmidt et al. 2017). Eine auf der deutschen Übersetzung des CFQ basierende Erweiterung, um beispielsweise ein belohnendes, vorbildliches oder drängendes Verhalten von Bezugspersonen ist das **Instrument zur Erfassung elterlicher Steuerungsstrategien in der Essenssituation** (ISS, Kröller und Warschburger 2009).

Auch der Grad der Beliebtheit eines bestimmten Lebensmittels oder die Präferenz dafür zählt zum Ernährungsverhalten. Die Präferenz nimmt Einfluss auf unsere Ernährungsentscheidungen und Essverhalten, wird aber auch durch die zunehmende Gewöhnung (Mere-Exposure-Effekt, siehe ▶ Abschn. 6.1) im Rahmen des tägliches Essverhalten beeinflusst. Die Ausprägungen von Präferenzen sind somit wichtige Hinweise für das aktuelle Verhalten, aber auch ein Maß für nachhaltige Veränderungen, was sowohl für die Beratung sowie für Forschungsarbeiten und Interventionen von Interesse ist, die eine entsprechende Präferenzveränderung anstreben. Präferenzen werden in der Ernährungsberatung normalerweise erfragt oder durch Fragebögen mit einer entsprechenden Präferenzskala für einzelne Lebensmittel erfasst. Bei Kindern kann dies unter Umständen zu verzerrten Ergebnissen führen, da die Skala eventuell anders aufgefasst wird oder eine Tendenz zur sozialen Erwünschtheit einseitige oder auf den jeweiligen Interviewer ausgerichtete Antworten verstärkt. Um dies zu vermeiden, gibt es digitale Methoden, die vom Kind nahezu selbstständig durchgeführt werden können und somit zumindest einem geringeren Risiko der Verzerrung unterliegen. In einer eigenen entwickelten Methode wurden den Kindern jeweils Paare von Lebensmitteln mittels standardisierter Fotos auf einem Touchscreen dargestellt. Durch Antippen des favorisierten Lebensmittels eines Paares wird die jeweilige Präferenz direkt angegeben und mittels eines fehlertoleranten Algorithmus, der unter allen möglichen Rangfolgen automatisch die ausgewählt, die die Antworten am plausibelsten erklärt, analysiert. Die Messung verläuft automatisch, das Kind bediente den Touchscreen selbstständig (siehe ◘ Abb. 16.1). Das Verfahren wurde bei Kindern ab zwei Jahren erfolgreich erprobt. Eine Messung dauert durchschnittlich drei Minuten und konnte in Re-Testungen vergleichbare Rangdifferenzen über alle Lebensmittelgruppen hinweg zeigen (Kröller et al. 2013). Die Methode ist wegen der sprachlichen Unabhängigkeit für Kinder besonders geeignet, kann aber auch für Erwachsene eingesetzt werden.

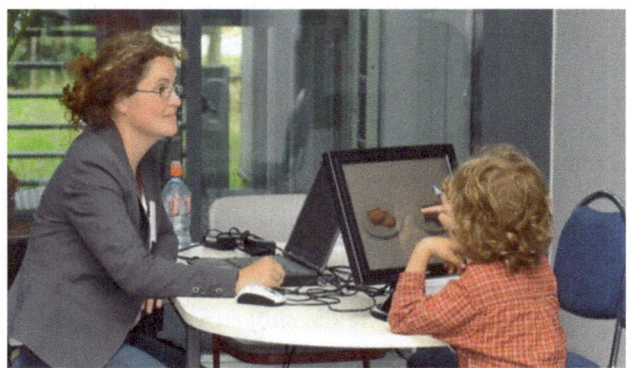

◘ **Abb. 16.1**   Vom Interviewer unabhängige Präferenzmessung (Beispielmessung)

Zur Diagnostik von Essstörungen werden vor allem diagnostische Interviews genutzt, die für alle Störungskategorien Fragen bereithalten und so auch zur Diagnostik von Essstörungen genutzt werden können. Das **Diagnostische Interview bei psychischen Störungen** ist auch in einer Kinderversion verfügbar (Kinder-DIPS, Schneider et al. 2017), die sowohl zur Befragung der betroffenen Kinder als auch der Bezugspersonen geeignet ist. Während das DIPS auf die allgemeine Diagnostik von psychischen Störungen zugeschnitten ist, konzentriert sich die Kinderversion der **Eating Disorder Examination** (Hilbert et al. 2013) auf die Diagnostik von Essstörungen. Analog zum Fragebogen können dabei *gezügeltes Essverhalten, Sorgen um Essen, Gewicht und Figur* sowie die spezifischen *Symptome von Anorexia und Bulimia nervosa sowie der Binge-Eating-Störung* abgefragt werden.

Die im ▶ Abschn. 14.2 beschriebenen frühen Fütterstörungen sind in ihrer Entstehung sehr vielfältig und betreffen unterschiedliche Bereiche des Kindes selbst sowie die Interaktion zwischen Kind und Bezugspersonen. Aufgrund der komplexen Situation von Ursachen und aufrechterhaltenen Faktoren wird für die Diagnostik in diesem Rahmen ein interdisziplinäres Vorgehen empfohlen (z. B. Chatoor 2021). Neben Informationen zu Größe und Gewichtsstand sollten auch der kognitive und neurologische Entwicklungsstand erfasst werden, um mögliche Auswirkungen eines Energie- bzw. Nährstoffmangels schon frühzeitig erkennen und die Behandlung darauf anpassen zu können. Des Weiteren müssen somatische Grunderkrankungen ausgeschlossen werden, die durch beispielsweise eine gehemmte Schluckfunktion, Schmerzen oder andere Aspekte eine adäquate Nahrungsaufnahme verhindern. Die weitere Anamnese sollte möglichst im Interview die jeweiligen Füttersituationen, bisherige Entwicklungen und mögliche Einflussfaktoren aus Sicht der engsten Bezugspersonen erfassen. Dabei sollten auch mögliche Probleme der Bezugspersonen (z. B. Schlafstörungen, Essstörungen, traumatische Ereignisse) und ihrer Beziehungen untereinander berücksichtigt werden. ▢ Abb. 16.2 gibt eine Übersicht möglicher Einflussfaktoren, auf die im Rahmen der Diagnostik von frühen Fütterstörungen eingegangen werden sollte.

Neben Interviewmethoden und interdisziplinären Ansätzen zum Erkennen kindlicher Essstörungen existieren auch Fragebögen, die zum Teil zur Selbstauskunft durch die Kinder selbst entwickelt wurden, aber auch Anteile enthalten, die durch Eltern oder andere Bezugspersonen auszufüllen sind. Symptome der vermeidend-restriktiven Essstörung, Pica und Ruminationsstörung werden im **Eating Disorders in Youth-Questionnaire** (EDY-Q, van Dyck und Hilbert 2016) erfasst. Die Items sind für eine Beantwortung durch die Kinder selbst ausgerichtet und wurden für den Altersbereich 8–13 Jahren schon in verschiedenen Stichproben erprobt (zusammenfassend Meule 2020). Hinweise auf das Vorliegen einer Anorexia und Bulimia nervosa kann die **Anorectic Behavior Observation Scale** (ABOS, Vandereycken 1992) geben. Hier werden spezifische Symptome im Fremdurteil (also durch Eltern oder enge Bezugspersonen) erfasst, und ein Gesamtsummenwert gibt Auskunft über die Ausprägung der Essstörungspathologie. Eine deutsche Übersetzung wurde an einer Stichprobe von Kindern und Jugendlichen zwischen 10–17 Jahren erprobt (Thiels und Schmitz 2009). Auch vom **Eating Disorder Inventory**, einem Verfahren zur Erfassung verschiedener Essstörungssymptome, liegt eine Kinderversion vor (EDI-C, Thiels et al. 2011).

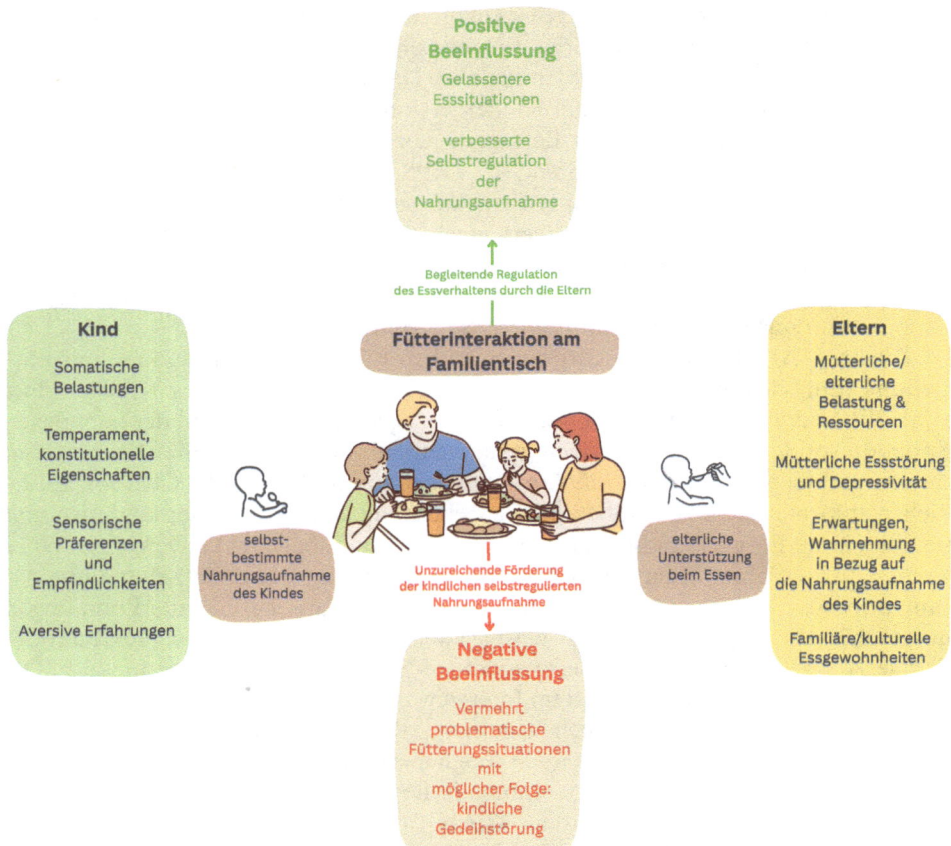

☐ **Abb. 16.2** Diagnostisch relevante Faktoren bei frühkindlichen Fütterstörungen. (Modifiziert nach Thiel-Bonney und von Hofacker 2015)

16.2   Diagnostische Möglichkeiten im Jugend- und Erwachsenenalter

Für den Bereich des Jugend- und Erwachsenenalters werden meist Selbstberichte eingesetzt, was aufgrund der oft auch heimlich durchgeführten oder zumindest nach außen nicht sichtbaren Verhaltensweisen und Sorgen angemessen erscheint. Je nach kognitiver Entwicklung und Reflexionsfähigkeit können die meisten dieser Instrumente auch bereits im späteren Kindesalter eingesetzt werden, eine Umsetzung als Interview oder eine unterstützte Bearbeitung können mögliche Einschränkungen aufgrund der Lese- und Schreibkompetenz ausgleichen. Da es mittlerweile sehr viele für diesen Bereich verfügbare Instrumente gibt, kann hier nur eine kleine Auswahl beschrieben werden. Für eine umfangreichere und differenzierte Darstellung verschiedener diagnostischer Verfahren zur Charakterisierung von Essverhalten sei das Buch von Adrian Meule, *Diagnostik von Essverhalten* (Meule 2020) empfohlen.

16.2.1 Analyse von Essverhalten

Die meisten der im ▶ Kap. 13 beschriebenen Ausprägungen von Essverhalten lassen sich mittlerweile durch validierte Instrumente im Selbstbericht erfassen. Die Höhe der Ausprägung bestimmter Verhaltensweisen oder Wahrnehmungen kann dabei einen Anhaltspunkt dafür geben, was mögliche Probleme einer angestrebten Verhaltensänderung sein können und inwieweit es sich um einen Risikofaktor für die Entstehung von Essstörungen handelt.

Der **Three-Factor-Questionnaire** (TFEQ, Stunkard und Messick 1985) erfasst in drei Unterskalen ein *gezügeltes Essverhalten*, die *Störbarkeit des Essverhaltens* sowie erlebte *Hungergefühle*. Eine deutsche Übersetzung existiert als Fragebogen zum Essverhalten (FEV, Pudel und Westenhöfer 1989). Eine Weiterentwicklung der Skalen ist im **Dutch Eating Behavior Questionnaire** (DEBQ, van Strien et al. 1986) zu erkennen, der zusätzlich zum *gezügelten Essverhalten*, auch *emotionales und externales Essverhalten* erfasst. Eine deutsche Übersetzung liegt als Fragebogen zum Ernährungsverhalten vor (Grunert 1989). Die drei Skalen des Fragebogens konnten in mehreren Studien bestätigt werden (zusammenfassend Meule 2020), und auch für die deutsche Übersetzung liegen Normwerte vor (Nagl et al. 2016). Ein weiteres Instrument zur Erfassung unterschiedlicher Essverhaltensweisen ist das **Inventar zum Essverhalten und Gewichtsproblemen** (IEG, Diehl und Staufenbiel 2006). Dieser Fragebogen besteht aus 14 Subskalen, die sehr unterschiedliche Bereiche, wie beispielsweise die *Stärke des Essbedürfnisses, Essen und Gewicht als Problem, Essen zwischen den Mahlzeiten, nächtliches Essen* usw. abbilden. Es werden für jede Subskala einzelne Summenwerte gebildet, sodass diese auch getrennt eingesetzt werden können – auch weil der Gesamtfragebogen mit 145 Items sehr zeitaufwendig wäre. Dieses nur in deutscher Sprache vorliegende Instrument ist bisher noch weniger gut untersucht als die zuvor genannten Instrumente.

Eine spezifisch aufgrund von Stress veränderte Nahrungsaufnahme kann durch die **Salzburg Stress Eating Scale** (SSES, Meule et al. 2018) abgebildet werden. Hier können sowohl die Tendenz zur reduzierten Nahrungsaufnahme bei Stress als auch die einer erhöhten Nahrungsaufnahme differenziert erfasst werden. Ein weiterer Aspekt des Essverhaltens ist Heißhunger oder Verlangen nach bestimmten Nahrungsmitteln. Da durch Heißhunger auch das Auftreten von Essanfällen verstärkt werden kann, kann die Erfassung der Höhe eines generellen Cravings, aber auch die Höhe des aktuellen Verlangens in einer spezifischen Situation relevant für die Ernährungspraxis sein. Ein Instrument zur Erfassung der Häufigkeit von einem starken Verlangen nach Nahrungsmitteln ist das **Food Craving Inventory** (FCI, White et al. 2002). Die vorhandenen Items beschreiben vier Lebensmittelgruppen mit hohem Fettgehalt, hohem Kohlenhydratanteil, Süßspeisen und fetthaltiges Fast Food. Übersetzungen in andere Sprachen müssen in der Regel auch die explizit genannten Lebensmittel auf einen anderen kulturellen Raum ausweiten. So kann die Messung auch auf das Verlangen für unterschiedliche Lebensmittel angepasst werden, um beispielsweise individuelle Trigger zu erkennen. Eine deutschsprachige Übersetzung liegt von Tarragon und Kollegen (Tarragon et al. 2017) vor. Ein orthorektische Essverhalten, mit dem Ziel sich besonders gesund zu ernähren, kann ein Risikofaktor für die Entstehung einer Essstörung oder sogar Teil der Essstörung sein. Zur Erfassung kann die **Düsseldorfer Orthorexie Skala** (DOS, Barthels et al. 2015) aufgrund ihrer bereits gut untersuchten Validität empfohlen werden.

Im Rahmen eines gesundheitsfördernden Essverhaltens können die im ▶ Kap. 13 und hier genannten Verhaltensweisen zwar auch auftreten, sollten aber flexible Anpassungen möglich machen und die Regulation durch Hunger und Sättigung weiterhin in den Vordergrund stellen. Ein solches Essverhalten wird auch als intuitives Essverhalten bezeichnet und konnte in zahlreichen Studien mit einer Reihe von positiven Folgen wie höherer Lebenszufriedenheit, positivem Körperbild, höherem Selbstwert sowie weniger problematischem Essverhalten und einem geringeren Risiko für die Entstehung von Essstörungen in Zusammenhang gebracht werden (z. B. Linardon et al. 2021; Hazzard et al. 2021). Zur Erfassung kann die **Intuitive Eating Scale-2** (IES, Tylka und Kroon Van Diest 2013) genutzt werden, die auch bereits in deutscher Übersetzung vorliegt und mit gutem Ergebnis überprüft wurde (z. B. Ruzanska und Warschburger 2017). Erfasst werden dabei vier Subskalen, nämlich die *bedingungslose Erlaubnis zu essen, Essen aus körperlichen statt emotionalen Gründen, Verlass auf innere Hunger- und Sättigungssignale* und *Body-Food-Choice Kongruenz*.

16.2.2   Erkennen von Essstörungen

Während die in ▶ Abschn. 16.2.1 beschriebenen Methoden zur Analyse von individuellen Tendenzen im Essverhalten eine auch verhaltens- und einstellungsbezogene Betrachtung der Ernährung z. B. im Rahmen der Ernährungsberatung ermöglichen, zielen andere Instrumente direkt auf die Erfassung von gestörtem Essverhalten ab. Obwohl es bisher keine gesicherten Erkenntnisse zum Risiko des Einsatzes solcher Instrumente auf beispielsweise die Entstehung, Aufrechterhaltung oder Stigmatisierung von Essstörungen gibt (Davidson et al. 2022), sollten diese Verfahren nur gezielt zur Überprüfung eines bereits bestehenden Verdachts auf die Existenz von essgestörtem Verhalten, zur Differenzierung in der Diagnosestellung oder Behandlung von Essstörungen genutzt werden.

Zur Diagnosestellung von Essstörungen werden in der Regel klinische Interviews genutzt, die zur generellen Erfassung psychischer Störungen geeignet sind und über standardisierte Einstiegsfragen unterschiedliche Störungsklassen erfragen, die bei auffälligen Antworten durch symptomspezifische Unterfragen zu den jeweiligen Störungsbildern differenziert werden können. Für eine Diagnostik nach dem Klassifikationssystem ICD ist das **Diagnostische Interview bei psychischen Störungen** (DIPS, Margraf et al. 2017) geeignet. Spezifisch auf die Diagnose von Essstörungen ausgerichtet ist das **Eating-Disorder-Examination** (EDE, Cooper und Fairburn 1987), welches durch ein halbstrukturiertes Interview die auch im Fragebogen abgebildeten Skalen sowie spezifische Symptome von Anorexia und Bulimia nervosa sowie der Binge-Eating-Störung in den letzten 3 Monaten erfragt. Auch die deutschsprachige Übersetzung (Hilbert und Tuschen-Caffier 2016) sowie eine Erweiterung um Symptome der vermeidend-restriktiven Ernährungsstörung (Schmidt et al. 2019) liegen in validierter Form vor.

Neben Interviews werden zur Erfassung einer essgestörten Symptomatik auch häufig Fragebögen zur Selbstauskunft eingesetzt. Ein sehr kurzes und damit wenig aufwendiges Screening-Instrument ist der **SCOFF** (Morgan et al. 1999). Mit fünf Items werden relevante Essstörungssymptome abgefragt, wobei mindestens zwei mit "ja" beantwortete Fragen als Cut-off-Wert für die hohe Wahrscheinlichkeit einer Anorexia oder Bulimia nervosa empfohlen werden. Das Instrument kann theoretisch

16

in verschiedenen Altersgruppen eingesetzt werden, zeigt dabei aber eher heterogene Gütekriterien (zusammenfassend Meule 2020). Der **Eating Disorder Examination-Questionnaire** (EDE-Q, Fairburn und Beglin 1994) bildet dabei die Grundlage zum bereits beschriebenen EDE-Interview. Die Verhaltensweisen der vergangenen vier Wochen werden in den Bereichen *gezügeltes Essen* sowie *Sorgen um Essen, Figur oder Gewicht* erfasst und um spezifische Essstörungssymptome wie regelmäßiges Erbrechen, Essanfälle u. ä. ergänzt. Auch die deutschsprachige Variante (Hilbert und Tuschen-Caffier 2016) ist bereits gut untersucht und zeigte neben einer guten internen Reliabilität auch eine gute Veränderungssensitivität, was für die Messung von beispielsweise Therapiefortschritten wichtig ist (zusammenfassend Meule 2020). Der **Eating Disorder Inventory** (EDI, Garner et al. 1983) erfasst verschiedene Aspekte von Essstörungen, die sich auf insgesamt elf Subskalen wie *Schlankheitsstreben, Bulimie, Körperunzufriedenheit, Perfektionismus, Impulsregulation* und andere beziehen. Eine deutsche Übersetzung sowie Normwerte für verschiedene Gruppen liegen vor (z. B. Paul und Thiel 2004).

16.2.3 Erkennen von begleitenden Problemen

Beim Einsatz von Instrumenten zur Erfassung des Essverhaltens bzw. einer gezielten Essstörungssymptomatik wurde die Nutzung zur Ableitung von Therapieempfehlungen und der Überprüfung von Therapieerfolgen bereits erwähnt. In diesem Zusammenhang sollen hier einige weitere Aspekte erwähnt werden, deren Erfassung im Zusammenhang von essgestörtem Verhalten nützlich sein kann.

Auf die Gesamtsymptomatik bezogen, seien dabei zunächst **körperliche Komplikationen** genannt, die im Rahmen einer ärztlichen Untersuchung abgeklärt werden sollten. Neben direkten durch die Essstörung verursachten Problemen (z. B. Entzündungen der Speiseröhre) sollten dabei auch immer Veränderungen oder Störungen aufgrund von Mangelerscheinungen berücksichtigt werden. Auch das Körpergewicht spielt eine relevante Rolle, wobei vor allem ein bestehendes Untergewicht hinsichtlich seines Gefährdungsgrades beurteilt und in der nachfolgenden Therapie (siehe ▶ Kap. 17) berücksichtigt werden muss. Auch **psychologische Komorbiditäten** (z. B. Depressionen, Suchterkrankungen o. ä.) sollten im Rahmen der psychologischen Anamnese berücksichtigt werden. Dafür stehen zum einen die bereits erwähnten psychologischen Interviews zur Verfügung, die mit ihren jeweiligen Einleitungsfragen alle möglichen Störungsbereiche abdecken. Zum anderen existieren auch hierfür geeignete Selbstberichtsfragebögen, die eingesetzt werden können.

Auf das konkrete **Ernährungsverhalten** bezogen, wurden bereits Möglichkeiten zur Erfassung verschiedener Formen des Essverhaltens genannt. Als therapeutische Ausgangsbasis kann auch ein Ernährungsprotokoll sinnvoll sein, mit dem die verzehrten Lebensmittel, der Verzehrzeitpunkt und möglicherweise damit einhergehende Ereignisse, Stimmungen und Emotionen beschrieben werden können. Ein solches Protokoll kann bei einer Bulimia nervosa beispielsweise dabei helfen, Zusammenhänge zwischen Ereignissen oder Stimmungen und Essanfällen zu erkennen (siehe ■ Tab. 16.1).

Wechsel zwischen Zeiten, in den sehr wenig Energie aufgenommen wird, und Essanfällen können im Ernährungsprotokoll sichtbar werden und die Ableitung eines entsprechenden Zusammenhangs für die Betroffenen erleichtern. So können die Be-

◻ Tab. 16.1   Beispielhaftes Ernährungsprotokoll einer Patientin mit Bulimia nervosa

Tag	Uhrzeit	Situation vor dem Essen	Was und wie viel gegessen?	Gegenmaß-nahmen	Situation nach dem Essen
Montag	9 Uhr	normal	½ Brötchen mit Marmelade	Keine	Fühle mich gut
	12 Uhr	War joggen, bin stolz auf mich	2 Becher Joghurt (0,1 %) 2 Äpfel	Keine	Müde
	20 Uhr	Normal	1 Scheibe Vollkornbrot 3 Radieschen 8 Salzstangen	Keine	Fühle mich gut, etwas allein
Dienstag	7:45	Keine Lust zum Aufstehen, leicht deprimiert	1 Brötchen mit Marmelade	Keine	Fühlte mich übergessen und elend
	11:30	Anruf von einem Freund	1 Schüssel Salat 2 Käsestangen 2 Frikadellen 2 Brötchen mit Marmelade 2 Stück Kuchen 2 Fruchtjoghurt	Alles erbrochen	Fühlte mich aufgeputscht, Zimmer aufgeräumt
	16:45	Allein, fühle mich dick und unattraktiv	1 Packung Marmorkuchen 2 Brötchen mit Käse 3 Frikadellen 1 Joghurt 1 Bananenmilch 2 Scheiben Brot mit Käse	Mehr als die Hälfte erbrochen	Erst aufgeblasen und fett, nach dem Erbrechen erleichtert, möchte weiteressen

troffenen direkt erkennen, dass sie ihre Nahrungsaufnahme aufgrund des Wunschs, Gewicht abzunehmen oder zumindest nicht zuzunehmen, reduzieren, diese Reduktion aber die Wahrscheinlichkeit des Auftretens von Essanfällen erhöht –langfristig, also keine günstige Strategie ist. Auch geben die während eines Essanfalls verzehrten Lebensmittel Hinweise auf sogenannte verbotene Lebensmittel, die besonders viel Angst auslösen. Neben den Vorteilen der Selbstbeobachtung, kann der Einsatz von Ernährungsprotokollen aber auch mit Nachteilen verbunden sein. Beispielsweise können sich durch das Sichtbarmachen der während eines Essanfalls verzehrten Nahrungsmittel Schuldgefühle oder zwanghafte Verhaltensweisen verstärken. Aufgrund der jeweils unterschiedlichen Ausgangssituationen ist eine generelle Aussage zur Nutzung von Ernährungsprotokollen bei essgestörtem Verhalten nicht einfach. Der Einsatz sollte aber nie pauschal, sondern immer therapiebegleitend und flexibel – also im Zweifel besser unter Verwendung alternativer Methoden – erfolgen.

Verbotene oder angstauslösende Lebensmittel sind bei Essstörungen (z. B. vermeidend-restriktiver Ernährungsstörung, Anorexia nervosa) und essgestörtem Verhalten häufig zu finden, sodass zur erfolgreichen Behandlung auch ein kontinuierlicher Angstabbau und die Integration dieser Nahrungsmittel in die alltäglichen Essgewohnheiten gehört (siehe ▶ Kap. 17). Zur Erfassung können spezifische Instrumente, wie z. B. der Fear of Food Questionnaire (FFQ, Zickgraf et al. 2022) oder gezielte Fragen im Rahmen eines Interviews oder ähnliches genutzt werden.

Ein weiterer zum Teil diagnostischer und bereits therapeutischer Schritt ist das Erstellen von **Verhaltensgleichungen**. Mit diesem in der Kognitiv-behavioralen Therapie etablierten Verfahren kann eine funktionale Analyse des individuellen essgestörten Verhaltens standardisiert umgesetzt werden. Das standardisierte Vorgehen erleichtert die Berücksichtigung der beteiligten Faktoren, um so entsprechende Zusammenhänge leichter sichtbar zu machen, Ansatzpunkte und Lösungsmöglichkeiten abzuleiten und dies auf andere Situationen zu übertragen. Die Anwendung des sogenannten SORKC-Schemas ist aufgrund der individuellen Ausgestaltung unabhängig von der Diagnose und der Art des essgestörten Verhaltens möglich und führt bei über der Hälfte der Betroffenen zu nachweisbaren Verbesserungen (z. B. Murphy et al. 2010). Die Buchstaben stehen für die Bereiche **S**timulus, **O**rganismus, **R**eaktion, **K**ontingenz und Konsequenz (im Englischen **C**onsequence), nach denen die Verhaltensgleichung zu einem bestimmten Problemverhalten aufgestellt wird.

▶ **Beispiel**

Linda befindet sich wegen einer Binge-Eating-Störung in Behandlung. Sie beschreibt, dass sie wirklich schon alles versucht habe, keine Essanfälle mehr zuzulassen, aber irgendwie schafft sie es einfach nicht. Gemeinsam mit ihrer Therapeutin schaut sie sich die Situation eines Essanfalls konkreter an, um daraus eine Verhaltensgleichung aufstellen zu können. Im Vorfeld ihrer Essanfälle hat sie sich meist gestresst gefühlt oder hatte Streit mit ihren Eltern oder Freundinnen. In anderen Situationen kann sie keinen konkreten Stimulus erkennen, war aber immer allein. Dazu befragt, was sie selbst vor einem Essanfall denkt oder fühlt, erinnert sich Lisa vor allem an sich selbst abwertende Gedanken: Sie fühle sich besonders hässlich oder dumm, aber auch einsam und ungeliebt, und habe häufig einen richtig nagenden Hunger. Der Essanfall tröstet sie einen kleinen Moment, stillt den Hunger und durch das Hinunterschlingen der Nahrung stoppen die Gedanken in ihrem Kopf mal kurz. Danach fühlt sie sich jedoch sehr voll, auch eklig und schuldig, weil sie jetzt wieder so viel gegessen hat und macht sich Sorgen um ihr Aussehen und ihr Gewicht. ◄

Aus dem Beispiel lässt sich die folgend skizzierte Verhaltensgleichung ableiten, wobei für ein stabiles, die Therapie unterstützendes Ergebnis eventuell auch mehrere Ereignisse betrachtet und analysiert werden müssen:

S – Der Stimulus beschreibt ein oder mehrere auslösende Ereignisse, Situationen oder Stimmungen (z. B. Stress, allein sein, Streit mit Eltern oder Freundinnen).

O – Der Mensch mit seinen Gedanken, Gefühlen und Interpretationen trägt zum Auslösen des Problemverhaltens bei (z. B. sich nach einem Kommentar der Freundin unbeliebt fühlen, Hunger, Einsamkeit).

R – Die Reaktion ist das Problemverhalten (z. B. Essanfälle).

K – Die Kontingenz ist das immer wieder auftretende Muster aus Stimulus und objektbezogenen Aspekten, der Reaktion und den Konsequenzen.

C – Bei den Konsequenzen aufgrund des Problemverhaltens wird zwischen kurzfristigen und langfristigen sowie positiven und negativen Konsequenzen unterschieden (z. B. kurzfristig positiv: Hunger gestillt, keine Gedanken; langfristig negativ: Völlegefühl, Schuld, Gewichtszunahme).

Neben der Erkenntnis zum vorhandenen Muster (z. B. den auslösenden Faktoren, dem Unterschied zwischen kurzfristig meist positiven und langfristig negativen Konsequenzen) können nun gemeinsam Lösungen oder Ansätze zur Unterbrechung des Musters abgeleitet werden. Ein Ansatz zum Verhindern von Essanfällen kann das Vermeiden von auslösenden Ereignissen sein. Da Stress und auch Streitigkeiten sich aber nicht immer vermeiden lassen, wäre ein nächster Ansatzpunkt die Interpretation des Menschen (Organismus). Vielleicht kann Lisa lernen, Situationen, nach denen sie sich so unbeliebt fühlt, anders zu interpretieren (z. B. mittels kognitiver Umstrukturierung, siehe ▶ Kap. 19) oder gemeinsame Strategien erarbeiten: Was könnte sie tun, wenn sie sich einsam fühlt? Und wie lassen sich Situationen, in denen sie besonders hungrig ist, vermeiden? Auf diese und andere Ableitungen von Lösungsansätzen soll im nächsten Kapitel weiter eingegangen werden.

? Verständnisfragen zur Selbstüberprüfung

1. Mit welchem Ziel lassen sich Instrumente zur Erfassung des Essverhaltens auch sinnvoll in der Ernährungsberatung oder -therapie einsetzen?
2. Was ist eine Verhaltensgleichung und wie kann das Verfahren im Rahmen von problematischem Essverhalten und Essstörungen genutzt werden?
3. Was muss bei der Erfassung von Essverhalten im Kindesalter im Vergleich zum Jugendalter beachtet werden?
4. Sind zur Erfassung des Essverhaltens besser Interviews oder Fragebogen einzusetzen?
5. Ist der Einsatz von Ernährungsprotokollen im Rahmen von problematischem oder essgestörten Essverhalten immer sinnvoll?

Literatur

Barthels F, Meyer F, Pietrowsky R. Die Düsseldorfer Orthorexie Skala – Konstruktion und Evaluation eines Fragebogens zur Erfassung ortho-rektischen Ernährungsverhaltens. Zeitschrift für Klinische Psychologie und Psychotherapie. 2015;44(2):97–105. https://doi.org/10.1026/1616-3443/a000310.
Birch LL, Fisher JO, Grimm-Thomas K, Markey CN, Sawyer R, Johnson SL. Confirmatory factor analysis of the Child Feeding Questionnaire: a measure of parental attitudes, beliefs and practices about child feeding and obesity proneness. Appetite. 2001;36(3):201–10. https://doi.org/10.1006/appe.2001.0398.
Chatoor I. Fütterstörungen bei Säuglingen und Kleinkindern: Diagnose und Behandlungsmöglichkeiten. Stuttgart: Klett-Cotta; 2021.
Cooper Z, Fairburn C. The eating disorder examination: A semi-structured interview for the assessment of the specific psychopathology of eating disorders. Int. J. Eat. Disord. 1987;6(1):1–8. https://doi.org/10.1002/1098-108X(198701)6:1<1::AID-EAT2260060102>3.0.CO;2-9.

16

Davidson KW, Barry MJ, Mangione CM, Cabana M, Chelmow D, Coker TR, et al. Screening for eating disorders in adolescents and adults: US preventive services task force recommendation statement. JAMA. 2022;327(11):1061–7. https://doi.org/10.1001/jama.2022.1806.

Diehl JM. Einstellungen zu Essen und Gewicht bei 11- bis 16jährigen Adoleszenten. Schweiz Med Wochenschr. 1999;129:162–75.

Diehl JM, Staufenbiel T. Inventar zum Essverhalten und Gewichtsproblemen: IEG. 4., unveränd. Aufl. Eschborn bei Frankfurt am Main: Klotz; 2006.

Fairburn CG, Beglin SJ. Assessment of eating disorders: interview or self-report questionnaire? Int. J. Eat. Disord. 1994;16(4):363–70.

Franzen S, Florin I. Der Dutch Eating Behavior Questionnaire für Kinder (DEBQ-K) – ein Fragebogen zur Erfassung gezügelten, emotionalen und externalen Essverhaltens bei Kindern. Kindheit und Entwicklung. 1997;6:116–122.

Garner DM, Olmstead MP, Polivy J. Development and validation of a multidimensional eating disorder inventory for anorexia nervosa and bulimia. Int. J. Eat. Disord. 1983;2(2):15–34. https://doi.org/10.1002/1098-108X(198321)2:2<15::AID-EAT2260020203>3.0.CO;2-6.

Grunert SC. Ein Inventar zur Erfassung von Selbstaussagen zum Ernährungsverhalten. Diagnostica 1989;35(2):167–79.

Hazzard VM, Telke SE, Simone M, Anderson LM, Larson NI, Neumark-Sztainer D. Intuitive eating longitudinally predicts better psychological health and lower use of disordered eating behaviors findings from EAT 2010-2018. Eat Weight Disord. 2021;26(1):287–94. https://doi.org/10.1007/s40519-020-00852-4.

Hilbert A, Tuschen-Caffier B. Eating Disorder Examination: Deutschsprachige Übersetzung. 2. Aufl. Tübingen: dgvt; 2016.

Hilbert A, Buerger A, Hartmann AS, Spenner K, Czaja J, Warschburger P. Psychometric evaluation of the eating disorder examination adapted for children. Eur Eat Disord Rev. 2013;21(4):330–9. https://doi.org/10.1002/erv.2221.

Kröller K, Warschburger P. ISS – ein Instrument zur Erfassung elterlicher Steuerungsstrategien in der Essenssituation. Diagnostica. 2009;55(3):135–43. https://doi.org/10.1026/0012-1924.55.3.135.

Kröller K, Warschburger P. Problematisches Essverhalten im Kindesalter: Welche Rolle spielt die mütterliche Steuerung? [Problematic eating behavior in childhood: do maternal feeding patterns play a role?]. Prax Kinderpsychol Kinderpsychiatr. 2011;60(4):253–269. German. https://doi.org/10.13109/prkk.2011.60.4.253. PMID: 21614839.

Kröller K, Kröller A, Warschburger P. Was isst Du am liebsten? Zeitschrift für Gesundheitspsychologie. 2013;21(2):53–61. https://doi.org/10.1026/0943-8149/a000089.

Linardon J, Tylka TL, Fuller-Tyszkiewicz M. Intuitive eating and its psychological correlates: a meta-analysis. Int. J. Eat. Disord. 2021;54(7):1073–98. https://doi.org/10.1002/eat.23509.

Margraf J, Cwik JC, Suppiger A, Schneider S. Strukturierte klinische Interviews zur Erfassung psychischer Störungen über die Lebensspanne: Gütekriterien und Weiterentwicklungen der DIPS Open Access-Verfahren. Zeitschrift für Klinische Psychologie und Psychotherapie. 2017; 46(3).

Meule A. Diagnostik von Essverhalten. Göttingen: Hogrefe; 2020.

Meule A, Reichenberger J, Blechert J. Development and preliminary validation of the Salzburg Stress Eating Scale. Appetite. 2018;120:442–8. https://doi.org/10.1016/j.appet.2017.10.003.

Morgan JF, Reid F, Lacey JH. The SCOFF questionnaire: assessment of a new screening tool for eating disorders. BMJ. 1999;319(7223):1467–8. https://doi.org/10.1136/bmj.319.7223.1467.

Murphy R, Straebler S, Cooper Z, Fairburn CG. Cognitive behavioral therapy for eating disorders. Psychiatr Clin North Am. 2010;33(3):611–27. https://doi.org/10.1016/j.psc.2010.04.004.

Nagl M, Hilbert A, Zwaan M d, Braehler E, Kersting A. The German version of the Dutch eating behavior questionnaire: psychometric properties, measurement invariance, and population-based norms. PLoS One. 2016;11(9):e0162510. https://doi.org/10.1371/journal.pone.0162510.

Paul T, Thiel A. Eating Disorder Inventory-2 (EDI-2): Deutsche Version. Manual. Göttingen: Hogrefe; 2004.

Pudel V, Westenhöfer J. Fragebogen zum Essverhalten (FEV). Handanweisung. Göttingen: Hogrefe; 1989.

Ruzanska UA, Warschburger P. Psychometric evaluation of the German version of the Intuitive Eating Scale-2 in a community sample. Appetite. 2017;117:126–34. https://doi.org/10.1016/j.appet.2017.06.018.

Schacht M, Richter-Appelt H, Schulte-Markwort M, Hebebrand J, Schimmelmann BG. Eating pattern inventory for children: a new self-rating questionnaire for preadolescents. J Clin Psychol. 2006;62(10):1259–73. https://doi.org/10.1002/jclp.20300.

Schmidt R, Richter R, Brauhardt A, Hiemisch A, Kiess W, Hilbert A. Parental feeding practices in families with children aged 2-13 years: psychometric properties and child age-specific norms of the German version of the Child Feeding Questionnaire (CFQ). Appetite. 2017;109:154–64. https://doi.org/10.1016/j.appet.2016.11.038.

Schmidt R, Kirsten T, Hiemisch A, Kiess W, Hilbert A. Interview-based assessment of avoidant/restrictive food intake disorder (ARFID): a pilot study evaluating an ARFID module for the Eating Disorder Examination. Int. J. Eat. Disord. 2019;52(4):388–97. https://doi.org/10.1002/eat.23063.

Schneider S, Pflug V, In-Albon T, Margraf J. Kinder-DIPS: Diagnostisches Interview bei psychischen Störungen im Kindes- und Jugendalter; Bochum: Forschungs- und Behandlungszentrum für psychische Gesundheit, Ruhr-Universität Bochum; 2017.

van Strien T, Frijters JER, Bergers GPA, Defares PB. The Dutch Eating Behavior Questionnaire (DEBQ) for assessment of restrained, emotional, and external eating behavior. Int. J. Eat. Disord. 1986;5(2):295–315. https://doi.org/10.1002/1098-108X(198602)5:2<295::AID-EAT2260050209>3.0.CO;2-T.

Stunkard AJ, Messick S. The three-factor eating questionnaire to measure dietary restraint, disinhibition and hunger. J Psychosom Res. 1985;29(1):71–83. https://doi.org/10.1016/0022-3999(85)90010-8.

Tarragon E, Stein J, Meyer J. Psychometric properties of the German translated version and adaptation of the food craving inventory. Front Psychol. 2017;8:736. https://doi.org/10.3389/fpsyg.2017.00736.

Thiel-Bonney, C von Hofacker, N. Fütterstörungen bei Säuglingen und Kleinkindern. In: Cierpka, M. (eds) Regulationsstörungen. Psychotherapie: Praxis. Springer, Berlin, Heidelberg; 2015.

Thiels C, Schmitz GS. Einschätzung kindlichen Essverhaltens durch die Eltern mit einer Kurzform der Anorectic Behaviour Observation Scale. Z Kinder Jugendpsychiatr Psychother. 2009;37(6):525–33; quiz 533-4. https://doi.org/10.1024/1422-4917.37.6.525.

Thiels C, Salbach-Andrae H, Bender C, Garner DM. EDI-C–Eating Disorder Inventory-C (German Version) In: Barkmann C, Schulte-Markwort M, Brähler E, Herausgeber. Klinisch-psychiatrische Ratingskalen für das Kindes- und Jugendalter. Göttingen: Hogrefe; 2011. S. 218–222.

Tylka TL, Kroon Van Diest AM. The Intuitive Eating Scale-2: item refinement and psychometric evaluation with college women and men. J Couns Psychol. 2013;60(1):137–53. https://doi.org/10.1037/a0030893.

Van Dyck Z, Hilbert A. Eating disorder in youth-questionnaire. German version. Leipzig, Germany: University of Leipzig. 2016. https://nbn-resolving.de/urn:nbn:de:bsz:15-qucosa-197246 (letzter Zugriff am 17.01.2026)

Vandereycken W. Validity and reliability of the Anorectic Behavior Observation Scale for parents. Acta Psychiatr Scand. 1992;85(2):163–6. https://doi.org/10.1111/j.1600-0447.1992.tb01462.x.

Wardle J, Guthrie CA, Sanderson S, Rapoport L. Development of the children's eating behaviour questionnaire. J Child Psychol Psychiatry. 2001;42(7):963–70. https://doi.org/10.1111/1469-7610.00792.

White MA, Whisenhunt BL, Williamson DA, Greenway FL, Netemeyer RG. Development and validation of the food-craving inventory. Obes Res. 2002;10(2):107–14. https://doi.org/10.1038/oby.2002.17.

Zickgraf HF, Loftus P, Gibbons B, Cohen LC, Hunt MG. „If I could survive without eating, it would be a huge relief": development and initial validation of the Fear of Food Questionnaire. Appetite. 2022;169:105808. https://doi.org/10.1016/j.appet.2021.105808.

16

Behandlung und Therapie von Essstörungen und essgestörtem Verhalten

Inhaltsverzeichnis

Essstörungen und essgestörtes Verhalten gehen mit einem hohen psychischen Leidens-druck und häufig auch lebensgefährdenden physiologischen Komplikationen einher. Eine verzerrte Wahrnehmung des eigenen Körpers, die Angst vor Gewichtszunahme, Essen zur Emotionsregulation und vieles mehr erschweren sowohl die Einsicht in das Vorhandensein einer Erkrankung als auch die Behandlung selbst. Mit der multi-faktoriellen Entstehung von Essstörungen ist ein multimodales, interdisziplinäres Vor-gehen bei der Behandlung notwendig, welches neben einer grundsätzlichen Sicherung der körperlichen Gesundheit vor allem eine psychotherapeutische Therapie umfasst.

Essstörungen und essgestörtes Verhalten entwickeln sich häufig über einen langen Zeitraum, sodass sich viele prädisponierende und aufrechterhaltende Faktoren (z. B. Körperunzufriedenheit, ein hoher Stellenwert von Figur und Gewicht für den eige-nen Selbstwert, emotionales Essen usw.) bereits verfestigt haben. Die Betroffenen sind in ihrem sozialen und beruflichen Leben meist eingeschränkt, die Lebensquali-tät entsprechend gering. Für eine günstige Prognose sind eine frühzeitige und indivi-duell angepasste Therapie wichtig. Im Mittelpunkt steht dabei die psycho-therapeutische Behandlung mit der Erarbeitung günstigerer Bewältigungsstrategien und dem Aufbau einer gewissen Körper- und Selbstakzeptanz. Begleitend sollten vorhandene physiologische Komplikationen medizinisch versorgt und nach Bedarf auch ernährungsbezogene, soziale oder familiäre Beratungen erfolgen. Je nach Störungsbild und Ausprägung können sowohl stationäre als auch ambulante Thera-pien (oder eine Kombination aus beiden) essgestörtes Verhalten erfolgreich reduzie-ren und somit zur langfristigen Stabilisation oder Heilung führen. Insgesamt nehmen aber lediglich etwa ein Drittel aller Betroffenen professionelle Hilfe in Anspruch (z. B. Hilbert et al. 2017; Ali et al. 2025). Begonnene Therapien werden von ca. einem Viertel der Betroffenen abgebrochen (zusammenfassend Linardon et al. 2018), wobei eine stärkere Symptomlast zu Beginn der Therapie, fehlende Therapiemotivation und nichtintegrative Therapieansätze (z. B. reine Ernährungsberatung) das Risiko eines Abbruchs erhöhen (z. B. Dejong et al. 2012). Vor allem Patienten mit Anorexia und Bulimia nervosa zeigen zu Beginn der Behandlung eine ambivalente Ver-änderungsmotivation (z. B. Gale et al. 2006). Auf der einen Seite erleben sie auf-grund von körperlichen Symptomen, kognitiven Problemen oder sozialer Einsamkeit einen hohen Leidensdruck, nehmen aber durch verschiedene aufrechterhaltene Fak-toren auch einen gewissen Krankheitsgewinn wahr. Beispielsweise berichten viele Be-troffene ihr restriktives Essverhalten mit Stolz, Kontrolle und Stärke zu verbinden, was im Sinne einer positiven Verstärkung zur Aufrechterhaltung des Verhaltens bei-trägt (z. B. Wang et al. 2021). Andere Aspekte (z. B. der Fokus auf ein besonders ge-sundes Essverhalten oder Sport als Gegenmaßnahme) werden von den Betroffenen zwar nicht unbedingt als Gewinn erlebt, sie geben ihnen aber Sicherheit und ein Ge-fühl von Kontrolle, sodass mögliche Veränderungen im Rahmen der Therapie Angst auslösen können. Empirische Studien zeigen einen eindeutigen Zusammenhang zwi-schen einer geringer ausgeprägten Veränderungsmotivation im Vorfeld der Therapie und einer schlechteren Prognose bzw. stärker verbleibenden Essstörungssympto-matik (zusammenfassend Sansfaçon et al. 2020). Zudem steigt das Risiko eines Therapieabbruchs mit geringerer Anfangsmotivation, weswegen eine gezielte Förde-rung der Veränderungsmotivation Teil des Aufnahmeprozesses und damit auch der Diagnostik sein sollte. Ein weiterer mit der Behandlung verbundener Aspekt ist die notwendige Offenheit, über die mit dem essgestörten Verhalten einhergehenden

17

Gefühle und Gedanken zu sprechen. Da sowohl Verhaltensweisen als auch diesbezügliche Gedanken und Gefühle häufig mit Scham und Schuldgefühlen bei den Betroffenen verbunden sind, sollte eine offene und vertrauensvolle Atmosphäre im Behandlungsprozess einen großen Stellenwert haben.

Im Sinne der multifaktoriellen Ursachen essgestörten Verhaltens sollten auch in der Therapie verschiedene Ansätze integriert und individuelle Gegebenheiten beachtet werden. Die folgenden Abschnitte sollen dabei zunächst einen Überblick zu den unterschiedlichen Behandlungsmöglichkeiten und allgemeinen Therapiezielen geben, um dann sowohl psychologische als auch ernährungspsychologische Therapieansätze näher vorzustellen. Im Sinne der Zielstellung dieses Buches wird der Fokus dabei auf der Ernährungspsychologie liegen.

17.1 Verschiedene Behandlungsmöglichkeiten

Die Behandlungsmöglichkeiten der verschiedenen Essstörungen reichen von Netzwerken und Selbsthilfegruppen, über Selbsthilfeliteratur, Beratungsgesprächen zu ambulanten und stationären Therapien. Die Optionen variieren dabei in ihrem zeitlichen Umfang, der Intensität und dem therapeutischen Ansatz stark. Übergreifende Analysen zeigen, dass es keine generell überlegene Therapieform für die Behandlung von essgestörtem Verhalten gibt, sondern die Auswahl von der Störungsschwere, vorhandener Begleitsymptomatik, den individuellen Umweltfaktoren und anderen Faktoren abhängt (zusammenfassend Monteleone et al. 2022). Für Patienten mit Anorexia nervosa haben sich beispielsweise familienbasierte Therapien sowie ein kombiniertes Setting aus stationärer Therapie und ambulanter Weiterbehandlung als besonders effektiv gezeigt. Für Patienten mit Bulimia nervosa und Binge-Eating-Störung hat sich eine kognitiv-behaviorale Behandlung als am besten wirksam erwiesen. Niedrigschwelligere Angebote wie Selbsthilfegruppen, Beratungsgespräche oder Anleitungen zeigen eine insgesamt geringere Wirkung, erreichen dabei aber mehr Betroffene. In den letzten Jahren haben auch digitale Angebote zunehmend an Bedeutung gewinnen. Online-Therapien, Apps zur Unterstützung von Verhaltensänderungen u. ä. werden auch aufgrund ihrer geringen Zugangshürden oft genutzt und befinden sich in stetiger Entwicklung. Dazu kommt die Integration von Methoden wie Virtual-Reality die sich in einzelnen Studien bereits bewährt hat (zusammenfassend Arrom-Llabrés et al. 2025). Betroffene bewerten diese Methode als überwiegend motivierend und erste Befunde zeigen effektive Auswirkungen auf z. B. ein besseres Körperbild, reduzierte Ängste vor bestimmten Lebensmitteln oder Mengen. Auch der Ansatz des intuitiven oder achtsamen Essens wurde bereits erfolgreich zur Verbesserung von emotionalem Essen und dadurch bedingten Essstörungen eingesetzt.

Insgesamt bleibt die Notwendigkeit eines auf die individuelle Person abgestimmten Behandlungssetting, bei dem niedrigschwelligere Angebote sowohl therapievorbereitend als auch begleitend und nachbereitend eingesetzt werden können und die vorhandene Symptomatik auch langfristig reduzieren können. Nationale und internationale Leitlinien zur Behandlung von Essstörungen empfehlen als primäre Behandlungsform eine Form von Psychotherapie. Dabei wird die kognitive Verhaltenstherapie sowie familienbasierte Therapieformen in Zusammenhang mit einer interdisziplinären Versorgung von medizinischen, ernährungsbezogenen und psychotherapeutischen Aspekten fokussiert (z. B. NICE Guideline 2024). Während diese Integration im klinischen Setting meist schon gut gelingt, müssen die verschiedenen Stellen und Institutionen bei einer ambulanten Therapie häufig erst aufgesucht und zusammengestellt werden. Zu den wichtigsten Zielbereichen der interdisziplinären Behandlung gehören neben der Herstellung einer Veränderungsmotivation und dem Ess- und Gewichtsverhalten auch das subjektive Körperbild, intrapsychische und soziale Konflikte sowie die Behandlung vorhandener Komorbiditäten, die nachfolgend näher beschrieben werden.

■ Krankheitseinsicht und Veränderungsmotivation

Wie bereits ausgeführt, haben von Essstörungen und essgestörtem Verhalten Betroffene oftmals eine ambivalente Therapiemotivation. Die Bereitschaft, sich in einer Behandlung zu engagieren, hängt dabei eng mit dem Bewusstsein von Krankheit oder Störung, der Wahrnehmung einzelner Symptome sowie psychologischer Merkmale und individueller Erfahrungen zusammen (z. B. Gawron et al. 2025). Auch wenn Betroffene ihr Essverhalten oder geringes Gewicht als problematisch erkennen, fehlt häufig die Motivation zur Veränderung bzw. wird von der Angst davor dominiert. Beispielsweise stehen Betroffene einer Reduktion des Auftretens von Essanfällen meist deutlich positiver gegenüber als dem Aufgeben von Gegenmaßnahmen. Diese ambivalente Therapiemotivation basiert zu großen Teilen auf der Angst vor Gewichtszunahme sowie der hohen Relevanz von Gewicht und Aussehen für den eigenen Selbstwert, was im Sinne der Krankheitssymptomatik vor allem die Störungen der Anorexia und Bulimia nervosa betrifft (z. B. Gale et al. 2006). Für einen erfolgreichen Einsatz verschiedener Therapieansätze sollte deswegen als erster Zielbereich der Aufbau einer ausreichenden Veränderungsmotivation, gegebenenfalls unter der Erkenntnis von bestimmten krankheitsrelevanten Zusammenhängen (z. B. einer verzerrten Köperwahrnehmung) adressiert werden. Die Veränderungsmotivation sollte möglichst früh im Prozess des Vermutens einer Essstörung adressiert und über das Erkennen positiver Konsequenzen und alternativer Bewältigungsstrategien auch im weiteren Verlauf immer wieder gestärkt werden. Aufgrund meist schon häufig geäußerter Sorgen im Umfeld der Betroffenen, sind Abwehr- und Vermeidungshaltungen bei Personen mit Essstörungen häufig anzutreffen. Dies kann sich beispielsweise im Nichteinhalten von Vereinbarungen über bestimmte Verhaltensweisen (z. B. keine Anwendung von Gegenmaßnahmen, kein Verzehr von kalorienreduzierten Nahrungsmitteln), kurzfristigen Terminabsagen u. ä. äußern. Im Sinne der Reaktanztheorie (siehe auch ▶ Abschn. 6.5; z. B. Rains 2013) werden bestehende Verhaltensweisen und Einstellungen nur stärker verteidigt, je mehr sich die Betroffenen gedrängt und unter Druck gesetzt fühlen. Zur Verminderung dieses Effekts sollte deswegen kein Druck (auch nicht indirekt) aufgebaut werden, sondern auf Basis des Prozess gesundheitsbezogener Verhaltensänderungen (siehe ▶ Kap. 3) Diskrepanzen zwischen Verhalten, Einstellungen und Wünschen mittels einer die Autonomie der Betroffenen unterstützenden Gesprächsführung herausgestellt und Vor- und Nachteile offen diskutiert werden. Die Techniken einer motivierenden Gesprächsführung (Miller und Rollnick 1991) können hierfür gut genutzt werden, um je nach vorhandener Motivation erste Überlegungen zum Bestehen einer Erkrankung, eine differenziertere Diagnostik oder den Beginn einer Psychotherapie zu erreichen. Von essgestörtem Verhalten und Essstörungen Betroffene haben meist ein bereits stark ausgeprägtes Schuld- und Schamgefühl bezüglich ihres eigenen Verhaltens.

Dies wird durch Unverständnis aus der nahen Umgebung meist noch verstärkt, sodass es für alle behandelnden Personen besonders wichtig ist, Einstellungen und Verhaltensweisen nicht zu verurteilen, sondern damit verbundene Emotionen und Gedanken zu hinterfragen und Verständnis zu zeigen. Alle Behandlungsschritte sollten nur mit dem Einverständnis der Betroffenen durchgeführt werden. Ziele und entsprechende Vorgehensweisen sollten detailliert erläutert und mit den Patienten abgestimmt werden, um die vorhandene Motivation zu erhalten und das Kontrollerleben zu stärken. Dies gilt umso mehr bei interdisziplinären Behandlungsoptionen, in denen sich die behandelnden Personen gut abstimmen müssen. Nur in Ausnahmefällen ist der Einsatz von Zwangsmaßnahmen in der Therapie von Essstörungen nötig, nämlich dann, wenn akute Lebensgefahr besteht und die Patienten aufgrund kognitiver Einschränkungen und Krankheitsfolgen nicht mehr folgenorientiert entscheiden können. Die genannten Fälle betreffen nahezu ausschließlich Patienten mit Anorexia nervosa, und auch wenn in dieser Situation ein Arzt über beispielsweise die Einweisung in eine Klinik oder die Gabe von Medikamenten, Zusatznahrung o. ä. entscheidet, sollten die Betroffenen ausführlich informiert werden.

■ **Ess- und Gewichtsverhalten**

Für alle Essstörungen gilt als übergreifendes Therapieziel die Etablierung eines gesunden Mahlzeitenrhythmus und einer adäquaten Energieaufnahme. Dies ist zum einen für eine ausreichende Nährstoffaufnahme in Bezug auf physiologische Komplikationen relevant, soll zum anderen aber auch aufrechterhaltene Aspekte wie restriktives und emotionales Essen reduzieren (zusammenfassend Jenkins et al. 2024). Für eine langfristige Vermeidung von Rückfällen oder der Chronifizierung von Verhaltensweisen ist es für die Betroffenen von Relevanz, Zusammenhänge zwischen Energiedefizit und dem Auftreten von Heißhunger und Essanfällen zu verstehen. Zur Verdeutlichung und emotionalen Verständnis können Ernährungstagebücher oder das Aufstellen von Verhaltensgleichungen (siehe ▶ Kap. 16) dienen. Da individuelle Auslöser für die Veränderung des Essverhaltens (z. B. Körperunzufriedenheit, Stress, Einsamkeit) sich nicht immer vermeiden lassen, gibt das Wissen um die ernährungsbezogenen Zusammenhänge den Patient:innen die Möglichkeit, ihr Essverhalten auch in Situationen mit erhöhter Anspannung bewusst zu strukturieren. Je nach individuellem Risikoverhalten können bewusste Strategien (z. B. die kurzfristige Rückkehr zu Ernährungsplänen zum Einhalten einer Mindestenergieaufnahme, der Verzicht auf Diäten, das Einhalten von wenigstens drei Hauptmahlzeiten oder andere Methoden) dabei helfen, problematisches Essverhalten abzubauen bzw. in emotional fordernden Situationen nicht in alte Muster zu verfallen. Zu einem gesunden Essverhalten zählen neben der adäquaten Energieaufnahme und einem regelmäßigen Mahlzeitenrhythmus auch eine flexible und adaptive Lebensmittelauswahl. Zum einen sollten dazu Nahrungsmittel, die sich die Betroffenen aufgrund der Angst vor Gewichtszunahme oder gesundheitsbezogenen Ängsten bisher verboten hatten, im Sinne dieses Therapieziels wieder Teil der Nahrungsauswahl werden und auch wieder ohne Angst verzehrt werden können. Zum anderen sollen die Patienten aber auch lernen mit weniger kontrollierbaren Situationen wie Essen bei Freunden oder im Restaurant umzugehen und je nach Situation ihr Essverhalten flexibel anzupassen.

Während im Falle eines gesundheitsgefährdenden Untergewichts auch die Wiederherstellung eines gesunden Gewichts (d. h. über der 10. Perzentile bzw. einem

BMI von 18) ein wichtiges Therapieziel ist, steht der individuelle Gewichtsstatus ansonsten nicht im Fokus der Behandlung von Essstörungen. So zeigen beispielsweise Untersuchungen im Rahmen der Binge-Eating-Störung, dass alleinige Programme zur Gewichtsreduktion die Essstörungssymptomatik nur wenig und eher kurzfristig reduzieren. Begleitend zur psychotherapeutischen Behandlung durchgeführte Gewichtsreduktionstherapien haben sich in der Vergangenheit als wirksam erwiesen, scheinen einer ausschließlichen Psychotherapie aber nicht überlegen zu sein (z. B. Hilbert et al. 2019).

■ Körperbild

Den meisten Essstörungen liegt eine hohe Unzufriedenheit mit dem eigenen Körper und/oder ein verzerrtes Körperbild zugrunde. Gleichzeitig ist das eigene Aussehen oder Gewicht hoch relevant für den Selbstwert der Betroffenen, was häufig auch die Bereitschaft reduziert, entsprechendes restriktives Essverhalten oder Gegenmaßnahmen zur Gewichtsregulation zu verändern. Die auf das Körperbild bezogenen Probleme können sich auf die Wahrnehmung (z. B. Überschätzung des eigenen Körperumfangs), Gedanken (z. B. abwertende Gedanken zum eigenen Aussehen) und Handlungen (z. B. das Vermeiden von Spiegeln) beziehen und entsprechend differenziert durch verschiedene Instrumente im Selbstbericht erfasst werden (zusammenfassend Meule 2020). Für eine nachhaltige Normalisierung des Essverhaltens sind dementsprechend auch eine gewisse Akzeptanz des eigenen Körpers sowie eine geringere Abhängigkeit des Selbstwerts vom Gewicht wichtige Therapieziele.

■ Intrapsychische Konflikte

Essstörungen definieren sich zwar hauptsächlich über ein problematisches Essverhaltens, es handelt sich aber um ursächlich psychische Störungen, die vorrangig psychotherapeutisch behandelt werden sollten. Die entsprechenden Therapieziele sind anhand der individuellen Probleme festzulegen und können von der Reduktion dysfunktionaler Gedanken (z. B. zur Abwertung des eigenen Aussehens) und Ängsten über den Aufbau von Problemlösestrategien (z. B. zum Abbau emotionalen Essverhaltens) bis hin zur Bearbeitung konkreter psychischer Konflikte (z. B. Traumata) reichen. Die Art der psychischen Konflikte beeinflusst auch Auslöser und aufrechterhaltene Faktoren des problematischen Essverhaltens. So können der Wunsch nach Schlankheit und die Angst vor Gewichtszunahme mit einem entsprechenden Schönheitsideal und dem Streben nach Akzeptanz verbunden sein, aber auch eine Art Rückzug vor dem sich sexuell entwickelnden Körper oder eine Form der Selbstbestrafung nach beispielsweise Traumata-Erfahrungen sein. Auch beim Auftreten von Essanfällen handelt es sich um eine Bewältigungsstrategie, die möglicherweise als unbewusste Vermeidung gedanklicher oder emotionaler Auseinandersetzung mit vorhandenen Konflikten dient. Das Vermeiden von Essanfällen oder eine Gewichtszunahme im Rahmen der Therapie können vorhandene Konflikte auch erst aufdecken oder durch die fehlende Ablenkung die Beschäftigung mit unangenehmen Gedanken oder Gefühlen verstärken, wodurch sich die psychische Belastung der Betroffenen deutlich erhöht. Dieser Prozess und die damit verbundene Angst verdeutlicht die Notwendigkeit einer vorrangig psychotherapeutischen Begleitung sowie eines schrittweisen Vorgehens bei der Veränderung des Essverhaltens und eines sorgfältig aufeinander abgestimmten interdisziplinären Vorgehens.

■ **Behandlung von Komorbiditäten**

Neben körperlichen Komplikationen im Zusammenhang des essgestörten Verhaltens müssen auch psychische Komorbiditäten sowohl bei der Diagnostik (siehe ▶ Kap. 16) als auch der Therapie beachtet werden. Psychische Komorbiditäten können im Rahmen der Essstörung entstanden sein und sich mit der Behandlung dieser gleichzeitig verbessern. Beispielsweise treten depressive Symptome sehr häufig im Rahmen von Essstörungen auf, verringern sich aber häufig bereits mit Besserung der Essstörungssymptomatik (z. B. Sjögren und Støving 2022; Sala et al. 2011). Andererseits können Essstörungen aber auch aus anderen psychischen Störungen heraus entstehen, sodass hier auf die Behandlung beider Probleme gleichermaßen zu achten ist. Im Sinne des übergreifenden Therapieziels physischer und psychischer Stabilität, sollten neben aktuell vorhandenen Symptomen auch der Aufbau von Kompetenzen (z. B. im Bewältigungs- und Sozialverhalten) und eine Stabilisierung des Selbstwertes berücksichtigt werden.

Die Interdisziplinarität der aufgeführten Therapieziele verdeutlicht die Notwendigkeit einer interdisziplinären Behandlung, die neben einer psychotherapeutischen Therapie auch medizinische, ernährungsbezogene und evtl. soziale Aspekte berücksichtigt. Für alle Bereiche wünschen sich die Betroffenen Behandler, die mit dem Erscheinungsbild und der Behandlung von Essstörungen vertraut sind. Die spezifische Expertise der Behandelnden wirkt sich positiv auf Vertrauen, Motivation und Behandlungserfolg der Patienten aus, während unspezialisierte Behandler häufiger als weniger hilfreich oder sogar hinderlich für den Behandlungsprozess erlebt werden (z. B. Johns et al. 2019). Neben der Spezialisierung auf Essstörungen wirkt sich eine empathische und wertschätzende Beziehung zu den behandelnden Personen ebenfalls positiv auf den Behandlungserfolg aus. Wärme, Empathie, Unterstützung und fachliche Expertise gelten somit sowohl aus Betroffenen- als auch Behandlersicht als förderlich für den Behandlungserfolg – und zwar unabhängig von der eigentlichen Berufsgruppe der behandelnden Personen (zusammenfassend Albano et al. 2024).

17.2 Psychotherapeutische Behandlungsmethoden

Da die psychotherapeutische Behandlung das Kernelement in der Therapie von Essstörungen ist, sollen die verschiedenen zum Einsatz kommenden Ansätze hier im Überblick vorgestellt werden. Im Vergleich verschiedener Ansätze haben sich für die Behandlung der Anorexia nervosa sowohl familienbasierte Therapien als auch die kognitive Verhaltenstherapie als am besten wirksam herausgestellt. Für die Behandlung der Bulimia nervosa und Binge-Eating-Störung ist die Wirksamkeit der kognitiven Verhaltenstherapie am besten belegt. Psychodynamische und andere psychotherapeutische Ansätze, wie z. B. die dialektisch-behaviorale Therapie, erwiesen sich in verschiedenen Studien als ebenfalls wirksam, scheinen der kognitiven Verhaltenstherapie und Familientherapie aber nicht überlegen zu sein (zusammenfassend Monteleone et al. 2022; Russell et al. 2023). Für andere Essstörungen und neuere Therapieformen (z. B. digitale Ansätze) muss die Wirksamkeit weiter untersucht werden.

Ein Aspekt der psychotherapeutischen Behandlung ist die Psychoedukation. Je nach Alter und Selbstständigkeit der Betroffenen sollten Bezugspersonen in diesem Rahmen über die komplexen Ursachen und den Zusammenhang zum Essverhalten informiert werden. Die sachliche und wertschätzende Vermittlung der Zusammenhänge sollte dabei im Vordergrund stehen. Eltern oder andere Bezugspersonen machen sich neben den Sorgen um die Gesundheit der Betroffen auch manchmal Sorgen über eine gewisse eigene Schuld an der Erkrankung. Gleichermaßen ist es für Angehörige schwer nachvollziehbar, warum die Betroffenen ihr Essverhalten nicht einfach ändern und mehr, weniger oder anders essen können. Auch um den Druck auf die Betroffenen zu mindern, ist es wichtig, auch Angehörige über die Grundzusammenhänge zwischen Essverhalten und psychischen Konflikten, Selbstwert und Körperwahrnehmung aufzuklären. Bei noch Minderjährigen oder zu Hause lebenden Erwachsenen sind gemeinsame Gespräche über vom Betroffenen als unterstützend wahrgenommene Strategien sowie Raum für Eigenständigkeit sinnvoll. Während in familienbasierten Ansätzen die Einbeziehung von Angehörigen bereits programmbasiert vorgesehen ist, muss dies in anderen Therapieformen evtl. extra eingeplant werden. Die psychotherapeutische Behandlung erfolgt in Häufigkeit und Form je nach Therapieausrichtung und dem vorhandenen Setting (z. B. Einzel- oder Gruppentherapie). Sie beschäftigt sich dabei eher wenig mit konkretem Essverhalten oder dem Gewichtsstatus, versucht aber die begleitenden psychischen Ursachen positiv zu beeinflussen. So können beispielsweise dysfunktionale Gedanken abgebaut, andere Formen der Emotionsregulation oder Möglichkeiten der Impulskontrolle erarbeitet werden, sodass Essen oder Nichtessen als Bewältigungsstrategie immer mehr in den Hintergrund treten kann. Neben den bereits genannten Therapieformen können ergänzende Angebote wie Musik- oder Kunsttherapie mittels indirekter Methoden dabei helfen, Ängste und Stress abzubauen, die Wahrnehmung von Emotionen sowie das allgemeine Wohlbefinden zu verbessern. Die empirische Evidenz dieser Methoden kann bisher zwar nur als unzureichend bezeichnet werden, positive Studienergebnisse unterstützen aber ihren Nutzen als ergänzende Therapieform (z. B. Coutinho et al. 2022; Trably et al. 2022).

Die Integration verschiedener Formen körperorientierter Therapiemethoden in die psychotherapeutische Behandlung kann vor allem das Körperbild verbessern und aussehenbezogene Unzufriedenheit reduzieren, was sich dann auch positiv auf Essstörungssymptome und Emotionsregulation auswirken kann (zusammenfassend Lucas et al. 2025). Eine Methode ist beispielsweise die Spiegelkonfrontationstherapie, bei der sich die Betroffenen unter Anleitung im Spiegel betrachten und ihre Wahrnehmungen dabei beschreiben. Durch die stetige Wiederholung der Exposition tritt vermutlich eine gewisse Gewöhnung und damit Reduktion aversiver Körperempfindungen ein, wodurch Vermeidungsverhalten, Körperunzufriedenheit und diesbezügliche Sorgen reduziert werden (z. B. Naumann et al. 2022). Eine weitere Form sind Movement-Awareness-Ansätze, die mittels verschiedener Übungen das Bewusstsein für den eigenen Körper und Bewegungen fördern und so Körperunzufriedenheit reduzieren und die emotionale Selbstregulation verbessern können (z. B. Bravo et al. 2024). Im Rahmen der psychotherapeutischen Behandlung sollte auch am generellen Aufbau des Selbstwertes und eventuell auch sozialer Kompetenzen gearbeitet werden, um die Relevanz des Aussehens für den eigenen Selbstwert zu reduzieren und zu einem entspannteren Verhältnis mit dem eigenen Körper zu gelangen.

17.3 Ernährungstherapeutische Behandlungsmethoden

Auch wenn der Behandlungsfokus der Essstörungen auf den psychischen Aspekten liegt, hat eine begleitende oder anschließende ernährungstherapeutische Behandlung eine hohe Relevanz. Neben der Behandlung einer möglichen Mangelernährung, verringern ein strukturierter Mahlzeitenrhythmus sowie eine adäquate Energieaufnahme das Risiko für Essanfälle und emotionales Essen (zusammenfassend Lacalaprice et al. 2023). Zudem kann das Wissen um die Zusammenhänge zwischen Essverhalten, Stress, Emotionen und individuellen Auslösern Rückfälle und entsprechende Kreisläufe, die problematisches Essverhalten aufrechterhalten, reduzieren. Im Sinne des bereits beschriebenen interdisziplinären Behandlungsansatzes ist eine begleitend zur Psychotherapie durchgeführte Ernährungstherapie sinnvoll. Zusammenfassende Studien zeigen, dass mit der Einbeziehung einer professionellen Ernährungsberatung in die Behandlung von Essstörungen nicht nur ein evtl. notwendiger Gewichtsaufbau und entsprechender Nährstoffausgleich gesichert wird, sondern auch regelmäßige, aber adaptive Essensgewohnheiten sowie Genuss und Freude an der Essenszubereitung und dem Verzehr bei den Betroffenen trainiert werden können (z. B. Yang et al. 2021). Für eine optimale Behandlung sind Absprachen unter den verschiedenen Behandlern von Vorteil. Im Rahmen einer ernährungstherapeutischen Behandlung stehen neben der Sicherstellung einer ausreichenden Kalorien- und Nährstoffzufuhr vor allem ein Verständnis für die Wirkungen des eigenen Essverhaltens auf die Stimmung und umgekehrt sowie die Stabilisierung eines ausgewogenen Essverhaltens im Vordergrund. Welche Aspekte des Essverhaltens oder des Gewichts dabei berücksichtigt werden müssen, hängt stark von den individuellen Ausprägungen des Störungsbildes ab. Auch demografische Aspekte und Umweltfaktoren müssen für jede Person individuell einbezogen werden. So hat beispielsweise das Alter der Patienten einen großen Einfluss darauf, inwieweit Bezugspersonen in die Therapie einbezogen werden, weswegen das ernährungstherapeutische Vorgehen bei Kleinkindern im folgenden separat betrachtet wird.

■ **Ernährungstherapie bei Essproblemen im Kleinkindalter**
In Abhängigkeit der Ursachen und Ausprägung des problematischen Ess- und Fütterverhaltens im Kleinkindalter kann der Fokus der Ernährungstherapie auf der Mahlzeitengestaltung, dem Nahrungsangebot oder dem Fütterverhalten mit einer verbesserten Wahrnehmung von Hunger- und Sättigungssignalen des Kindes liegen oder auch mehrere dieser Aspekte betreffen. Als Basis empfiehlt Chatoor (2021) eine Reihe von Verhaltensweisen, die generell mit einer positiven Ernährungserziehung und entsprechendem Fütterverhalten in Zusammenhang stehen und insbesondere bei problematischen Verhalten gezielt und unter Umständen mit professioneller Unterstützung etabliert werden sollten. Die im folgenden aufgeführten Richtlinien werden auch von der Deutschen Gesellschaft für Kinder- und Jugendmedizin e. V. (DGKJ 2020) empfohlen. Dazu zählt zunächst das **Angebot einer regelmäßigen Mahlzeitenstruktur**, bestehend aus Haupt- und Zwischenmahlzeiten mit entsprechenden Essenspausen von 3–4 Stunden. Ein konstanter Rhythmus gibt Kindern eine gewisse Stabilität, sodass sie sich weder überessen müssen, weil unklar ist, wann das nächste Essensangebot kommt, aber auch nicht mit einem stetig vorhandenen Nahrungsfluss rechnen können. Da das Zeitempfinden von Kindern noch wenig ausgeprägt ist, kommt es bei einer regelmäßigen Struktur weniger auf exakte Tageszeiten, sondern eher eine Routine im Tagesablauf an, in der die Mahlzeiten als feste Größe etabliert werden. Studien zeigen, dass eine derartige Mahlzeitenstruktur mit weniger Ablehnungen und Nahrungsverweigerungen sowie einer stärker ausgeprägten Freude beim Essen verbunden sind (z. B. Finnane et al. 2017).

▶ **Beispiel**

Max ist ein gesunder, aufgeweckter Junge, der gerade seinen ersten Geburtstag gefeiert hat. Seine Mutter berichtet, dass er seit der Umstellung vom Stillen auf Breinahrung deutlich weniger am Essen interessiert zu sein scheint, was sich auch in einer stagnierenden Gewichtszunahme zeigte. Nachdem sich die Kinderärztin bezüglich des Gewichts besorgt geäußert hatte, hatte die Mutter zu den bereits vorhandenen Breimahlzeiten wieder mehr Stilleinheiten ergänzt, was Max Gewicht wieder in einen für sein Alter und seine Größe adäquaten Normbereich brachte. Zum Ende des ersten Lebensjahres hin habe die Mutter die Stillmahlzeiten wieder reduziert, auch weil Max nach seinem ersten Geburtstag die Kita besuchen und sie wieder zu ihrer Arbeitsstelle zurückkehren wolle. Bei allen nicht-Milch-basierten Mahlzeiten wendet sich Max dem Essen zwar erst zu, isst dann aber nicht, sondern will höchstens mit dem Löffel oder dem Teller spielen und fängt dann meist an zu weinen, was erst aufhört, wenn er aus dem Hochstuhl genommen wird. Die Mutter habe über fliegende Löffel oder unterschiedliche Geschmacksrichtungen bereits alles probiert und füttere Max mittlerweile bei jeder Gelegenheit mit einem Löffel Brei oder Snacks zwischen dem Spielen, Windeln wechseln usw. Trotzdem hatte Max jetzt sogar etwas an Gewicht verloren, sodass die Kinderärztin eine Beratung empfohlen hat. ◄

Für den Aufbau einer festen Essensstruktur im Beispiel von Max wären zunächst Kontinuität und auch eine möglichst immer ähnliche Umgebung wichtig. Ist eine Struktur einmal etabliert, können Abweichungen durch Urlaub, Ausflüge oder andere Aktivitäten meist gut akzeptiert und durch verschiedene Anpassungen, wie beispielsweise einen Austausch von Haupt- und Zwischenmahlzeiten (statt der Hauptmahlzeit gibt es bei einem Treffen mit der Freundin im Cafe nur eine Zwischenmahlzeit, die durch eine spätere Hauptmahlzeit zu Hause ausgeglichen wird), auch die gewohnte Energieaufnahme sichergestellt werden. Ein weiterer wichtiger Aspekt ist die Etablierung von **Mahlzeiten als abgegrenzte Einheit**. Dazu gehört eine altersgerechte und essensspezifische Umgebung, wie beispielsweise der Hochstuhl am Esstisch. Wenn Kinder (wie Max aus dem oberen Beispiel) in dem für die Mahlzeit bestimmten Stuhl oder der Fütterstellung anfangen zu weinen, sollte überprüft werden, inwiefern das mit den Gegebenheiten, z. B. ein zu enger Stuhl, oder dem Essen zusammenhängt. Manchmal kann es beispielsweise sein, dass sich Kinder an einen Hochstuhl erst gewöhnen müssen und ein Sitzen auf dem Schoß bevorzugen. Hier sollte man geduldig vorgehen: z. B. den dem Kind zugedachten Stuhl immer wieder benutzen, aber durch lobende Worte und Körperkontakt in Form von Hand halten, Streicheln und ähnlichem gleichzeitig auch eine positive und nahe Situation herstellen. Neben der Umgebung, die dem Kind auch als Zeichen des bevorstehenden Essens dient, sollten die Mahlzeiten zeitlich begrenzt werden und möglichst frei von Ablenkungen sein. Die zeitliche Begrenzung dient dem Erhalt der Struktur und soll gerade bei sehr langsam oder nicht essenden Kindern vermeiden, dass unangenehm lange Situationen entstehen oder die Mahlzeiten ineinander übergehen. Einzelne Studienergebnisse weisen aber auch darauf hin, dass die Mahlzeitendauer aufgrund der großen individuellen Varianz kein gutes Kriterium ist und sich Interventionen stärker auf das Verhalten und die Interaktion während der Mahlzeiten und weniger auf eine zeitliche Begrenzung fokussieren sollten (z. B. Adamson et al. 2015). Ablenkungen wie Spielsachen, Bücher oder Bildschirme sollten vermieden werden, um die kindliche Aufmerksamkeit auf das Essen zu lenken. Ein gewisses Erkunden oder Spielen mit dem Essen ist je nach Alter des Kindes zu akzeptieren, aber der Fokus des Kindes und der Bezugspersonen sollte beim Essen liegen.

Gespräche unter den Personen am Tisch und mit dem Kind sind dabei nicht als Ablenkung zu betrachten, sondern im Sinne einer positiven Atmosphäre erwünscht. Sie tragen genauso wie gemeinsam eingenommene Mahlzeiten zum Wir-Gefühl des Kindes bei, in dem Essen als gemeinsame Aktivität wie zu einem anderen Zeitpunkt kuscheln, spielen, vorlesen usw. erfahren werden kann. Gezielt eingesetzte Ablenkungsstrategien, bei denen dem spielenden oder auf einen Bildschirm schauendem Kind schnell ein Löffel Brei oder Bissen Brot „untergeschummelt" wird, mögen eventuell kurzfristig erfolgreich sein, verstärken die Fütterstörung langfristig aber eher.

Neben der Struktur und Umgebung können auch konkrete Verhaltensweisen von Bezugspersonen in der Essenssituation das kindliche Essverhalten beeinflussen (siehe auch ▸ Abschn. 6.5). Im Rahmen einer **gesunden Ernährungserziehung** und eben auch zur Behandlung von Fütter- und Essstörungen im Kleinkindalter sind unterstützende und strukturierende Fütterstrategien einzusetzen. Studien zeigen, dass der Einsatz von Druck oder Zwang beim Essen mit einer höheren Wahrscheinlichkeit zur Nahrungsverweigerung sowie einer weniger gut ausgeprägten Fähigkeit zur Selbstregulation assoziiert sind. Belohnung und Bestrafung im Zusammenhang mit der Essensaufnahme verringern die Wahrnehmung von Hunger- und Sättigungssignalen und erhöhen das Risiko für emotionales Essen (zusammenfassend Costa und Oliveira 2023). Das Verhalten von Bezugspersonen wird dabei auch vom Verhalten der Kinder geprägt: Wenn Kinder das Essen meist verweigern und evtl. bereits an Gewicht verloren haben oder nicht altersangemessen zunehmen, greifen Bezugspersonen aus Sorge häufiger zu Druck, Zwang oder Belohnung, was das problematische Essverhalten der Kinder verstärkt. Informationen im Sinne einer Psychoedukation können Eltern und Bezugspersonen entlasten und genauso wie konkrete Hilfestellungen in der Füttersituation zu einer nach und nach entspannteren Essensaufnahme führen. Als generelle Leitlinie (z. B. Dietary Guidelines Advisory Commitee 2025) sollten Bezugspersonen eine gesunde Auswahl an Lebensmitteln bereitstellen, die Eigenständigkeit ihres Kindes beim Essen fördern und neue Lebensmittel wiederholt und positiv, aber ohne Druck einführen. Wieviel das Kind isst, sollte weder kommentiert, noch beeinflusst werden und Essen generell nicht als Erziehungsmittel (z. B. zur Belohnung oder Bestrafung) eingesetzt werden. Häufig sind Bezugspersonen bestimmte Kommentare oder das ständige Anbieten oder Überreden zu mehr Nahrung gar nicht mehr bewusst, sodass angeleitete Fütterstrategien mit Videorückkopplung in einigen Fällen erfolgreicher sind als bloße Empfehlungen. Auch auf die Sauberkeit oder bestimmte Tischmanieren ausgerichtete Verhaltensweisen sollten dem Alter des Kindes entsprechend auf ein notwendiges Minimum reduziert werden, um nicht vom eigentlichen Vorgang der Nahrungsaufnahme abzulenken. Tischmanieren werden stärker über die Vorbildwirkung des Verhaltens der Bezugspersonen als über Ermahnungen vermittelt. Auch altersgerechte Kleckereien beim Essen sollten vorrangig toleriert werden, um durch Kommentare oder häufiges Abwischen von Mund, Händen oder Tisch nicht die positive Atmosphäre beim Essen zu unterbrechen. Bei starken Einschränkungen des akzeptierten Nahrungsangebots sollte der Speiseplan schrittweise, am besten in Kombination mit bereits vertrauten Nahrungsmitteln erweitert werden (z. B. Fonseca et al. 2024).

Für die Behandlung der Rumination-Regurgitationsstörung hat sich verhaltensorientierte Atemtherapie bewährt. Bereits nach wenigen Trainingseinheiten konnte eine deutliche Reduktion der Symptome bis hin zur vollständigen Remission erreicht werden (z. B. Ong et al. 2019).

■ **Ernährungstherapie bei Essproblemen im Kinder-, Jugend- und Erwachsenenalter**

Die ernährungstherapeutischen Methoden im späteren Kindes-, Jugend- und Erwachsenenalter unterscheiden sich vor allem aufgrund der größeren Selbstständigkeit der Betroffenen und der fehlenden Füttersituation, während die angestrebten Ziele in vielen Bereichen gleich sind. So ist die Etablierung einer geregelten Mahlzeitenstruktur auch hier ein relevanter Teil der Ernährungstherapie (zusammenfassend Lacalaprice et al. 2023), was zum einen über individuelle Ernährungspläne, zum anderen aber auch durch das Führen von Ernährungstagebüchern zum Erkennen von Mustern und Zusammenhängen erfolgen kann.

Ernährungstagebücher oder -protokolle in der ernährungstherapeutischen Behandlung von Essstörungen sollen vor allem die Selbstbeobachtung und -reflexion der Betroffenen für ihr Essverhalten erhöhen. Je nach Störungsbild können durch das Aufzeichnen von Mahlzeiten, Hungergefühlen, emotionalen Zuständen, Umgebungsfaktoren und ähnlichem ein besseres Verständnis für die eigenen essbezogenen Muster, spezifische Auslöser und Zusammenhänge erlangt werden. Beispielsweise scheint das regelmäßige Führen von Ernährungsprotokollen bei der Behandlung von Menschen mit Binge-Eating-Störung zur Reduktion von Essanfällen und einer insgesamt verbesserten Symptomatik beizutragen (z. B. Moghimi et al. 2021). Während sich das gezielte Selbstmonitoring in Form von Ernährungsprotokollen, Tagebüchern oder Apps in übergreifenden Studien generell nicht als Risikofaktor für essgestörtes Verhalten erwiesen hat, können sich für einzelne Persönlichkeitsmerkmale oder Verhaltensweisen (z. B. ein bereits bestehendes stark restriktives Essverhalten) ein erhöhtes Risiko ergeben (z. B. Roth et al. 2024) und das problematische Verhalten gegebenenfalls noch verstärken. Der Einsatz sollte deswegen immer kritisch und individuell geprüft werden.

Individuelle Ernährungspläne als auf die Bedürfnisse und Ziele der Betroffenen abgestimmte Mahlzeitenpläne können beim Gewichtsaufbau unterstützen, aber auch bei einer generell angemessenen Nahrungsaufnahme eine Hilfestellung sein. Da die von Essstörungen Betroffenen meist schon über einen langen Zeitraum entweder sehr wenig, sehr viel oder in schnellen Wechseln gegessen haben, ist ein **geregelter Mahlzeitenrhythmus** häufig mit Sorge vor einer generellen oder zu schnellen Gewichtszunahme sowie großen Unsicherheiten verbunden. **Gemeinsame Gruppenmahlzeiten** bieten den Betroffenen die Möglichkeit emotionaler Unterstützung durch Fachpersonal und anderen Betroffenen. Während die Begleitung durch Fachpersonal gezielte Anleitungen und Hilfestellungen bietet, kann der Austausch mit anderen Betroffenen Ängste reduzieren und die Motivation sowie Hoffnung auf Genesung stärken (z. B. Ellis et al. 2024). Einzelne Studien diskutieren neben der Möglichkeit der sozialen Unterstützung aber auch ein Phänomen der sozialen Ansteckung in Gruppen mit essgestörten Patienten. Im Rahmen der sozialen Ansteckung können sich beispielsweise Symptome, problematische Verhaltensweisen und Ängste verstärken. So berichten Betroffene beispielsweise, dass das Beobachten von Angst, restriktivem oder vermeidendem Verhalten bei Mitpatient:innen auch eigene Ängste aktivieren oder verstärken kann (z. B. Wunderer et al. 2020). Ein durch Fachpersonal geleitetes Setting zur Förderung der Individualität und unter dem Einsatz die Gruppendynamik reflektierenden Methoden können dem beschriebenen Effekt vorbeugen und eine soziale Unterstützung im Sinne der Entwicklung eines gesunden Essverhaltens stärken.

Ein medizinisch notwendiger **Gewichtsaufbau** ist für die Patient:innen meist besonders ängstigend, da bisher gerade mit dem Abnehmen oder dem Halten eines sehr niedrigen Gewichts ein Gefühl der Kontrolle verbunden war, welches durch erzwungene Ernährungspläne und dem Überschreiten subjektiv gesetzter Gewichtsgrenzen verloren geht. Um entsprechende Autonomiekonflikte zu vermeiden, müssen das jeweils angestrebte Gewicht sowie Ernährungspläne individuell mit den Betroffenen besprochen und anhand von Energieberechnungen erläutert werden. Ein eventuell vorhandenes Gefühl von Kontrollverlust kann durch gezielte Informationen zu den Prozessen der Energieaufnahme und dem Energieverbrauch reduziert werden. Gleichermaßen berichten Patienten mit Essstörungen während der Nahrungssteigerung regelmäßig über gastrointestinale Symptome wie Völlegefühl, Blähungen oder Übelkeit (z. B. Hetterich et al. 2019). Die Beschwerden entstehen aufgrund der sich verändernden Magen-Darm-Bewegung und Darmmikrobiom infolge des restriktiven Essverhaltens und bessern sich mit zunehmender Normalisierung von Körpergewicht und Nahrungsmenge meist schnell. Dennoch sollten das Auftreten der Symptome und deren Bedeutung gemeinsam mit den Betroffenen besprochen werden, um entsprechende Erwartungen anzupassen und Abbrüche zu verhindern (siehe auch Leitlinie zur Behandlung von Essstörungen 2023). Bei erwachsenen Patienten gilt ein BMI von $19 \, \text{kg/m}^2$ als angestrebte Orientierungsgröße, wobei eine individuelle Anpassung der Ziele je nach physiologischen Komplikationen und psychologischer Bereitschaft empfohlen wird. Vor allem um eine weitere Reduktion des Gewichts zu vermeiden, ist der Gewichtsstatus bei bestehendem Untergewicht regelmäßig zu überprüfen, wobei auf eventuelle Manipulationsversuche (z. B. starkes, vorheriges Trinken; zusätzliche Gewichte in der Kleidung) zu achten ist. Für die angestrebte Gewichtszunahme kann eine schriftliche Vereinbarung unter Festschreibung von individuell festzulegenden positiven Konsequenzen im Sinne eines Anreizsystems (z. B. mehr Bewegungsmöglichkeiten bei Erreichen eines bestimmten Gewichts), aber unter Umständen auch medizinisch notwendigen Einschränkungen (z. B. Bettruhe bei Unterschreiten eines bestimmten Gewichts) sinnvoll sein. Gerade die aktive Einbeziehung der Betroffenen durch die Mitbestimmung von Zielen und Konsequenzen, steigert die Akzeptanz und Motivation (z. B. Ziser et al. 2018). Die entsprechenden Konsequenzen müssen dabei individuell mit den Betroffenen sowie den medizinischen Behandlern abgestimmt werden, um möglichst als Anreiz und nicht als Bestrafung zu wirken.

Für die Stabilisierung eines gesunden Essverhaltens sind die **Reduktion von restriktivem und emotionalem Essverhalten** weitere Ziele der Ernährungstherapie bei Essstörungen. Zum restriktiven Essverhalten gehört neben der generellen oder in Phasen reduzierten Nahrungsaufnahme auch der Verzicht auf bestimmte, meist besonders zucker-, fett- oder energiereiche Nahrungsmittel (z. B. Eiscreme, Butter, Schlagsahne, Kuchen) oder Speisen ohne Nährwertangaben und unklarer Zusammensetzung (z. B. Essen im Restaurant). Bei der Bulimia nervosa werden die sich außerhalb von Essanfällen verbotenen Nahrungsmittel zwar häufig während der Essanfälle verzehrt, der Konsum im Rahmen des alltäglichen Essverhaltens ist aber trotzdem häufig mit Angst besetzt. Für ein angstfreies und flexibles Essverhalten ist somit die **Integration dieser verbotenen Lebensmittel** ein wichtiger Teil der Ernährungstherapie. Im Rahmen der Anamnese oder Diagnostik sollten solche vermiedenen Lebensmittel inklusive der damit verbundenen Ängste oder Wahrnehmungen zunächst erfasst werden, damit möglicherweise verzerrte Wahrnehmungen richtig gestellt und besprochen werden können. Beispielsweise zeigen vor allem Menschen mit Anorexia nervosa häufiger eine Aversion gegen den Geschmack von Fett, der mit unangenehmen Körperwahrnehmungen (z. B. „wabbeliger Bauch") und verzerrten Annahmen zu sofortigen körperlich sichtbaren Veränderungen verbunden ist (z. B. Chao et al. 2019). Basierend auf der Angst vor einer Gewichtszunahme bzw. unerwünschten körperlichen Veränderungen verbinden die Betroffenen den Geschmack und Konsum von Fett oder Zucker häufig mit einer sofortigen Gewichtszunahme, Kontrollverlust sowie Schuld- und Schamgefühlen. Da es sich meist eher um hoch verarbeitete Lebensmittel mit geringer Nährstoffdichte handelt, wird eine Integration in den alltäglichen Speiseplan von den Betroffenen häufig als unnötig empfunden. Dementsprechend muss das Ziel im Sinne einer Angstreduktion und der Reduktion starrer Restriktionen ausführlich erläutert werden. Während Patient:innen mit Bulimia nervosa den Zusammenhang zwischen Restriktion und Heißhunger bzw. Essanfällen eventuell bereits selbst erfahren oder anhand von Ernährungsprotokollen erkennen können, geben Patient:innen mit Anorexia nervosa häufiger an, gar kein Verlangen nach den verbotenen Lebensmitteln zu haben oder diese einfach nicht gut zu vertragen. Diese Aussagen dienen in der Regel als Schutzmechanismus oder Abwehr, um die eigentliche (meist unbewusste) Angst vor Kontrollverlust zu verdecken, der befürchtet wird, sobald man ein Stück der eigentlich doch begehrten Pizza essen würde. Um sich die Lust auf Süßes, Pizza usw. eingestehen zu können, brauchen die Betroffenen viel Vertrauen, Wissen darum, dass strenge Verbote Heißhunger und Kontrollverlust eher begünstigen als ein erlaubter Genuss, und die Sicherheit, dass ein solcher Appetit keine Schwäche darstellt. Die Integration erfolgt schrittweise und in Absprache mit den Betroffenen, wobei Nahrungsmittel mit relevanten Nährstoffen vorrangig integriert werden sollten (z. B. Öl oder Streichfett). Bei einem bestehenden Mahlzeitenplan oder den zentral angebotenen Speisen in stationären Therapieeinrichtungen sollten Süßigkeiten, panierte Speisen und ähnliches direkt integriert werden, um die Normalität des Verzehrs zu zeigen. Begleitete Expositionen (auch mittels Virtual Reality) haben sich in ersten Studien als erfolgsversprechend zur Bewältigung angstauslösender Essenssituationen erwiesen (z. B. Butler und Heimberg 2020). Durch die während der Exposition erlebte Konfrontation können die Betroffenen irrationale Ängste (z. B. sofortige Gewichtszunahme) als in der Realität nicht zutreffend und damit verbunden auch eine direkte Reduktion der Angst erleben. Die Exposition sollte in mehreren Sitzungen erfolgen, die basierend auf der Identifikation von vorhandenen Befürchtungen nach einer Hierarchie der angstauslösenden Lebensmittel oder Situationen erfolgt. Der Fokus jeder Sitzung liegt auf einem Lebensmittel, wobei die Angst zu verschiedenen Zeitpunkten (z. B. vor dem Verzehr, beim Verzehr und danach) beurteilt und beschrieben werden sollte. Wie häufig Expositionen stattfinden und wieviel vom jeweiligen Lebensmittel dabei verzehrt werden soll, muss gemeinsam mit den Betroffenen abgestimmt und bei Bedarf im Laufe der Expositionen angepasst werden. Bei der konkreten Umsetzung der Übungen könnte der Einsatz von Virtual Reality zur Reduktion von Aufwand und Kosten nützlich sein, aktuell ist die Studienlage in diesem Bereich für konkretere Aussagen noch nicht ausreichend. Zu den vermiedenen Speisen gehört häufig auch Fleisch, was im Rahmen einer Essstörung meist nicht nur aufgrund von ethischen Gründen, sondern auch aus der Angst vor gewichts- oder gesundheitsbezogenen Konsequenzen geschieht. Es besteht ein hohes Risiko, dass eine vegetarische oder vegane Ernährung im Rahmen von Essstörungen eher als sozial akzeptierte Form der Nahrungsrestriktion genutzt wird und somit Teil der Patho-

17

logie ist. Einzelne Studien zeigen, dass eine vegetarische oder vegane Ernährungsweise die Prognose der Behandlung von Anorexia nervosa durch eine höhere Ausprägung restriktiver Verhaltensweisen und Rückfälle verschlechtert (z. B. Sergentanis et al. 2020). Vor allem eine vegane Ernährung kann für Menschen mit Essstörungen daher nur nach vollständiger Genesung und unter professioneller Begleitung empfohlen werden (Deutsche Gesellschaft für Ernährung e. V., 2024).

Zur weiteren Normalisierung des Essverhaltens gehören auch die **Reduktion von Essanfällen** und emotionalem Essen sowie des eventuell zur Vermeidung einer Gewichtszunahme eingesetzten **Purging-Verhaltens**. Obwohl diese Aspekte direkt mit der Ernährung verknüpft erscheinen, liegt die Ermittlung von Auslösern und die Entwicklung anderer Bewältigungsstrategien vor allem im Bereich der psychotherapeutischen Behandlung. Vorliegende Ernährungstagebücher können den Betroffenen dabei helfen, Zusammenhänge zwischen ihren Emotionen oder bestimmten Situationen und dem Auftreten von Essanfällen festzustellen. Die Aufgabe der Ernährungstherapie konzentriert sich dabei aber auf das Erkennen von Zusammenhängen zwischen Phasen besonders restriktiven Essverhaltens und dem Auftreten von Heißhunger und Essanfällen (z. B. Baumer und Wunderer 2009), die sich ebenfalls anhand eines um Stimmungen und Hunger/ Sättigung ergänzten Ernährungsprotokolls erarbeiten lassen. Die Erkenntnis, dass restriktives Verhalten Heißhunger fördert, ermöglicht den Betroffenen die angestrebten Maßnahmen zur geregelten Mahlzeitenstruktur und der Integration verbotener Lebensmittel als Prävention vor Essanfällen zu erleben. Zudem kann das Wissen um diese Zusammenhänge die Akzeptanz entsprechender Maßnahmen erhöhen und dabei helfen, konkrete Strategien zur Rückfallprophylaxe abzuleiten. Für die Behandlung von Menschen mit Binge-Eating-Störung oder Bulimia nervosa und Übergewicht konnte gezeigt werden, dass eine Gewichtsabnahme für den Behandlungserfolg nicht entscheidend ist. Im Fokus der Ernährungstherapie sollte dementsprechend die Entwicklung eines gesunden Essverhaltens mit einer Reduktion der Essanfälle stehen (zusammenfassend Giel et al. 2025). Erst wenn ein stabiles Essverhalten und die Verbesserung der psychischen Gesundheit erreicht wurde, ist eine begleitende Gewichtsreduktion im Sinne eines sekundären Therapieziels sinnvoll.

Auch wenn die Aufnahme einer adäquaten Nahrungsmenge innerhalb einer festen Mahlzeitenstruktur den meisten Betroffenen am Anfang schwerfällt und ein fester Essensplan in diesem Übergang Sicherheit geben kann, ist das eigentliche Ziel der Ernährungstherapie das Erreichen eines flexiblen Essverhaltens. Damit ist die Fähigkeit der Betroffenen gemeint, ihr eigenes Essverhalten und Nahrungsangebot an veränderte Situationen, eigene Präferenzen oder dem bestehenden Angebot und eventuelle soziale Kontakte anzupassen. Meist haben die Betroffenen Situationen, die essensbezogene Überraschungen mit sich bringen können (z. B. ein Kinobesuch mit Freunden, die danach noch spontan in die Pizzeria wollen), in der Vergangenheit vermieden. Die Ernährungstherapie sollte solche Situationen oder notwendige Anpassungen aufgrund eines wechselnden Angebots, Familienfeiern oder einem veränderten Schlafrhythmus am Wochenende vorbereiten, diesbezügliche Ängste und Sorgen besprechen und Verhaltensoptionen ableiten. Wenn immer möglich, sollten Lebensmitteleinkäufe, Restaurantbesuche oder das eigenverantwortliche Zubereiten von Speisen in einem sicheren Rahmen geübt werden, z. B. mit einer Gruppe aus Mitpatient:innen. Unabhängig von der konkreten Übungsoption sollten individuelle, die Betroffenen ängstigenden oder generell problematische Szenarien immer angesprochen werden, um eventuell auftretende Schwierigkeiten und entsprechende

Lösungsmöglichkeiten besprechen und so die Selbstwirksamkeitserwartung der Patientinnen stärken zu können. Neben der Integration verbotener Lebensmittel gehört zu einem angstfreien Essverhalten auch der Genuss oder die Achtsamkeit beim Essen. Achtsamkeitsbasierte Therapieansätze spielen auch im Bereich der Behandlung von Essstörungen eine Rolle. Im Fokus dieser Ansätze stehen achtsamkeitsfördernde Strategien (z. B. achtsames Essen), die die generelle Aufmerksamkeit und Akzeptanz von Wahrnehmungen und Empfindungen steigern und so zur Reduktion von Stress und vermeidenden Verhaltensweisen beitragen. Dabei werden durch kleinere Übungen direkt beim Essen oder in anderen Situationen (z. B. beim Zähneputzen) die bewusste Wahrnehmung von Körperempfindungen, Gedanken und Gefühlen ohne Bewertung gefördert. Übersichtsarbeiten zeigen einen positiven Einfluss auf essgestörtes Verhalten und Gewichtsmanagement, wobei die alleinige Wirksamkeit gegenüber anderen Behandlungsformen unklar ist (zusammenfassend Tapper 2022). Im Rahmen des achtsamen Essens (engl. „mindful eating") können die Konzentration auf Geschmack, die Konsistenz oder auch die Wahrnehmungen von Hunger und Sättigung dabei helfen, Ängste zu reduzieren und mehr Sicherheit im Umgang mit Appetit und Portionsgrößen zu erlangen. Studien belegen, dass auf Achtsamkeit basierte Übungen oder Trainings, die Häufigkeit von Essanfällen reduzieren können (z. B. Liu et al. 2025). Insgesamt ist eine höher ausgeprägte Achtsamkeit mit einer geringeren Ausprägung von Essstörungssymptomen (z. B. Essanfälle, dysfunktionale Emotionsregulation und Körperunzufriedenheit) verbunden (zusammenfassend Sala et al. 2020). Die Fokussierung auf Geschmack, Konsistenz u. ä. beim Essen kann den von Essstörungen Betroffenen helfen, weniger über den Kaloriengehalt oder mögliche Gegenmaßnahmen nachzudenken. Zudem können gezielte Übungen zur Wahrnehmung von Hunger und Sättigung auch diese für Menschen mit Essstörungen meist kaum noch wahrnehmbaren Körpersignale stärken (z. B. Palascha et al. 2021). So kann automatisiertes und impulsives Verhalten besser reguliert werden und ein entspannterer Umgang mit dem Essen gefunden werden.

❓ Verständnisfragen zur Selbstüberprüfung

1. Diskutieren Sie, wann eine ambulante oder stationäre Therapie einer Essstörung bevorzugt werden sollte.
2. Warum ist im Rahmen von Essstörungen ein interdisziplinärer Therapieansatz anzustreben und was versteht man darunter?
3. Warum weisen Personen mit Essstörungen eine häufig ambivalente Therapiemotivation auf?
4. Erläutern Sie, warum mithilfe von Expositionstraining die Angst vor verbotenen Nahrungsmitteln reduziert werden kann.
5. Kann achtsames Essen essgestörtes Verhalten reduzieren?

Literatur

Adamson M, Morawska A, Wigginton B. Mealtime duration in problem and non-problem eaters. Appetite. 2015;84:228–34. https://doi.org/10.1016/j.appet.2014.10.019.
Albano G, Teti A, Scrò A, Bonfanti RC, Fortunato L, Lo Coco G. A systematic review on the role of therapist characteristics in the treatment of eating disorders. Res Psychother 2024;27(2). https://doi.org/10.4081/ripppo.2024.750.

Ali K, Radunz M, McLean SA, O'Shea A, Mavrangelos T, Fassnacht DB, et al. The unmet treatment need for eating disorders: what has changed in more than 10 years? An updated systematic review and meta-analysis. Int J Eat Disord. 2025;58(1):46–65. https://doi.org/10.1002/eat.24306.

Arrom-Llabrés M, Mendoza-Medialdea MT, Gutiérrez-Maldonado J. Innovative approaches to eating disorders treatment: a systematic review on the effectiveness of virtual reality. Applied Sciences 2025;15(6):3334. https://doi.org/10.3390/app15063334.

Baumer M, Wunderer E. Ernährungstherapie bei Essstörungen. Ernährungs Umschau 2009;56(7):B25–8.

Bravo C, Hernández-García D, Trinidad-Fernández M, Badia G, Solé S, Serrano J. Movement awareness therapies in eating disorders: a systematic review and meta-analysis. Nurs Health Sci 2024;26(4):e13181. https://doi.org/10.1111/nhs.13181.

Butler RM, Heimberg RG. Exposure therapy for eating disorders: a systematic review. Clin Psychol Rev 2020;78:101851. https://doi.org/10.1016/j.cpr.2020.101851. Epub 2020 Mar 21.

Chao AM, Roy A, Franks AT, Joseph PV. A systematic review of taste differences among people with eating disorders. Biol Res Nurs. 2019;22(1):82–91. https://doi.org/10.1177/1099800419872824.

Chatoor I. Fütterstörungen bei Säuglingen und Kleinkindern: Diagnose und Behandlungsmöglichkeiten. Dritte Auflage. Aufl. Stuttgart: Klett-Cotta; 2021. (Fachbuch Klett-Cotta).

Costa A, Oliveira A. Parental feeding practices and children's eating behaviours: an overview of their complex relationship. Healthcare (Basel). 2023;11(3). https://doi.org/10.3390/healthcare11030400.

Coutinho E, van Criekinge T, Hanford G, Nathan R, Maden M, Hill R. Music therapy interventions for eating disorders: lack of robust evidence and recommendations for future research. British J Music Ther. 2022;36(2):84–93. https://doi.org/10.1177/13594575221110193.

Dejong H, Broadbent H, Schmidt U. A systematic review of dropout from treatment in outpatients with anorexia nervosa. Int J Eat Disord. 2012;45(5):635–47. https://doi.org/10.1002/eat.20956.

Deutsche Gesellschaft für Ernährung e. V. (DGE). Neubewertung der Position zu veganer Ernährung. Bonn: DGE; 2024 [zitiert am: 13. Juli 2025].

Deutsche Gesellschaft für Kinder- und Jugendmedizin e.V. (DGKJ). Gesundes Essen für mein Kind. Elterninformationen der DGKJ. Berlin: DGKJ; 2020. https://www.dgkj.de/eltern/dgkj-elterninformationen/elterninfo-gesundes-essen. Zugegriffen am 13.07.2025.

Deutsche Gesellschaft für Psychosomatische Medizin und Ärztliche Psychotherapie (DGPM), Deutsche Gesellschaft für Psychiatrie und Psychotherapie, Psychosomatik und Nervenheilkunde (DGPPN). S3-Leitlinie Diagnostik und Therapie der Essstörungen; 2023.

Dietary Guidelines Advisory Committee. Scientific Report of the 2025 Part D. Chapter 5: complementary feeding and feeding styles and practices during childhood. U.S. Department of Agriculture, U.S. Department of Health and Human Services; 2025.

Ellis A, Gillespie K, McCosker L, Hudson C, Diamond G, Machingura T, et al. Meal support intervention for eating disorders: a mixed-methods systematic review. J Eat Disord. 2024;12(1):47. https://doi.org/10.1186/s40337-024-01002-2.

Finnane JM, Jansen E, Mallan KM, Daniels LA. Mealtime structure and responsive feeding practices are associated with less food fussiness and more food enjoyment in children. J Nutr Educ Behav. 2017;49(1):11–18.e1. https://doi.org/10.1016/j.jneb.2016.08.007.

Fonseca NKO, Curtarelli VD, Bertoletti J, Azevedo K, Cardinal TM, Moreira JD, et al. Avoidant restrictive food intake disorder: recent advances in neurobiology and treatment. J Eat Disord. 2024;12(1):74. https://doi.org/10.1186/s40337-024-01021-z.

Gale C, Holliday J, Troop NA, Serpell L, Treasure J. The pros and cons of change in individuals with eating disorders: a broader perspective. Int J Eat Disord. 2006;39(5):394–403. https://doi.org/10.1002/eat.20250.

Gawron LP, Garrido-Ribas I, Amaro-Carriba MA, Hernández-Molina M, Carceller-Sindreu M, Carmona-Farrés C, et al. Dimensions of insight in eating disorders: clinical and psychological predictors. Psychiatry Res. 2025;351:116566. https://doi.org/10.1016/j.psychres.2025.116566.

Giel K, Zipfel S, Schag K. Binge-Eating-Störung – State of the Art. Nervenarzt. 2025;96(3):238–46. https://doi.org/10.1007/s00115-025-01818-6.

Hetterich L, Mack I, Giel KE, Zipfel S, Stengel A. An update on gastrointestinal disturbances in eating disorders. Mol Cell Endocrinol. 2019;497:110318. https://doi.org/10.1016/j.mce.2018.10.016.

Hilbert A, Hoek HW, Schmidt R. Evidence-based clinical guidelines for eating disorders: international comparison. Curr Opin Psychiatry. 2017;30(6):423–37. https://doi.org/10.1097/YCO.0000000000000360.

Hilbert A, Petroff D, Herpertz S, Pietrowsky R, Tuschen-Caffier B, Vocks S, et al. Meta-analysis of the efficacy of psychological and medical treatments for binge-eating disorder. J Consult Clin Psychol. 2019;87(1):91–105. https://doi.org/10.1037/ccp0000358.

Jenkins PE, Proctor K, Snuggs S. Dietary intake of adults with eating disorders: a systematic review and meta-analysis. J Psychiatr Res. 2024;175:393–404. https://doi.org/10.1016/j.jpsychires.2024.05.038.

Johns G, Taylor B, John A, Tan J. Current eating disorder healthcare services – the perspectives and experiences of individuals with eating disorders, their families and health professionals: systematic review and thematic synthesis. BJPsych Open. 2019;5(4):e59. https://doi.org/10.1192/bjo.2019.48.

Lacalaprice D, Mocini E, Frigerio F, Minnetti M, Piciocchi C, Donini LM, Poggiogalle E. Effects of mealtime assistance in the nutritional rehabilitation of eating disorders. Eat Weight Disord. 2023;28(1):73. https://doi.org/10.1007/s40519-023-01605-9. PMID: 37688675; PMCID: PMC10492868.

Linardon J, Hindle A, Brennan L. Dropout from cognitive-behavioral therapy for eating disorders: a meta-analysis of randomized, controlled trials. Int J Eat Disord. 2018;51(5):381–91. https://doi.org/10.1002/eat.22850.

Liu J, Tynan M, Mouangue A, Martin C, Manasse S, Godfrey K. Mindfulness-based interventions for binge eating: an updated systematic review and meta-analysis. J Behav Med. 2025;48(1):57–89. https://doi.org/10.1007/s10865-025-00550-5. Epub 2025 Feb 20. PMID: 39979674; PMCID: PMC11893636.

Lucas G, Sin J, Cini E, Röhricht F. Body-oriented therapies for the treatment of eating disorders: A systematic review. Complement Ther Clin Pract. 2025;60:101997. https://doi.org/10.1016/j.ctcp.2025.101997.

Meule A. Diagnostik von Essverhalten. Göttingen: Hogrefe; 2020.

Miller WR, Rollnick S. Motivational interviewing: preparing people to change addictive behavior. The Guilford Press; 1991.

Moghimi E, Davis C, Rotondi M. The efficacy of ehealth interventions for the treatment of adults diagnosed with full or subthreshold binge eating disorder: systematic review and meta-analysis. J Med Internet Res. 2021;23(7):e17874. https://doi.org/10.2196/17874.

Monteleone AM, Pellegrino F, Croatto G, Carfagno M, Hilbert A, Treasure J, et al. Treatment of eating disorders: a systematic meta-review of meta-analyses and network meta-analyses. Neurosci Biobehav Rev. 2022;142:104857. https://doi.org/10.1016/j.neubiorev.2022.104857.

National Institute for Health and Care Excellence (NICE), Guideline NG69, 2024

Naumann E, Werthmann J, Vocks S, Svaldi J, Hartmann AS. Die Spiegelkonfrontationstherapie zur Behandlung von Körperbildstörungen bei Essstörungen – Evidenz. Wirkmechanismen und Vorgehensweise. Psychologische Rundschau. 2022;73(4):243–59. https://doi.org/10.1026/0033-3042/a000558.

Ong AM-L, Tay S-W, Wang Y-T. Treatment options for rumination syndrome: a systematic review. WJMA. 2019;7(6):297–308. https://doi.org/10.13105/wjma.v7.i6.297.

Palascha A, van Kleef E, Vet E d, van Trijp HCM. The effect of a brief mindfulness intervention on perception of bodily signals of satiation and hunger. Appetite. 2021;164:105280. https://doi.org/10.1016/j.appet.2021.105280.

Rains SA. The nature of psychological reactance revisited: a meta-analytic review. Human Communication Research. 2013;39(1):47–73. https://doi.org/10.1111/j.1468-2958.2012.01443.x.

Roth AM, Gruber JR, Reif A, Schultze M, Matura S. Exploring weight-related self-monitoring as a potential risk factor for eating disorder symptoms in adults – A systematic review and meta-analysis. Appetite. 2024;202:107610. https://doi.org/10.1016/j.appet.2024.107610.

Russell H, Aouad P, Le A, Marks P, Maloney D, Touyz S, et al. Psychotherapies for eating disorders: findings from a rapid review. J Eat Disord. 2023;11(1):175. https://doi.org/10.1186/s40337-023-00886-w.

Sala L, Mirabel-Sarron C, Gorwood P, Pham-Scottez A, Blanchet A, Rouillon F. The level of associated depression and anxiety traits improves during weight regain in eating disorder patients. Eat Weight Disord. 2011;16(4):e280–4. https://doi.org/10.1007/BF03327473.

Sala M, Shankar Ram S, Vanzhula IA, Levinson CA. Mindfulness and eating disorder psychopathology: a meta-analysis. Int J Eat Disord. 2020;53(6):834–51. https://doi.org/10.1002/eat.23247.

Sansfaçon J, Booij L, Gauvin L, Fletcher É, Islam F, Israël M, et al. Pretreatment motivation and therapy outcomes in eating disorders: a systematic review and meta-analysis. Int J Eat Disord. 2020;53(12):1879–900. https://doi.org/10.1002/eat.23376.

17

Sergentanis TN, Chelmi M-E, Liampas A, Yfanti C-M, Panagouli E, Vlachopapadopoulou E, et al. Vegetarian diets and eating disorders in adolescents and young adults: a systematic review. Children (Basel). 2020;8(1). https://doi.org/10.3390/children8010012.

Sjögren M, Støving RK. Anorexia nervosa: reduction in depression during inpatient treatment is closely related to reduction in eating disorder psychopathology. J Pers Med. 2022;12(5). https://doi.org/10.3390/jpm12050682.

Tapper K. Mindful eating: what we know so far. Nutr Bull. 2022;47(2):168–85. https://doi.org/10.1111/nbu.12559. Epub 2022 May 10.

Trably F, Gorwood P, Di Lodovico L. Art therapy in eating disorders. A systematic review of literature. Eur Psychiatr. 2022;65(S1):S151. https://doi.org/10.1192/j.eurpsy.2022.405.

Wang SB, Fox KR, Boccagno C, Hooley JM, Mair P, Nock MK, et al. Functional assessment of restrictive eating: a three-study clinically heterogeneous and transdiagnostic investigation. J Abnorm Psychol. 2021;130(7):761–74. https://doi.org/10.1037/abn0000700.

Wunderer E, Moll C, Kaltenhauser T. Soziale Unterstützung oder soziale Ansteckung? Wie sich Betroffene mit Essstörungen im stationären und Wohngruppensetting gegenseitig beeinflussen. Psychother Psychosom Med Psychol. 2020;70(2):80–5. https://doi.org/10.1055/a-1070-9415.

Yang Y, Conti J, McMaster CM, Hay P. Beyond refeeding: the effect of including a dietitian in eating disorder treatment. A systematic review. Nutrients. 2021;13(12):4490. https://doi.org/10.3390/nu13124490. PMID: 34960041; PMCID: PMC8706437.

Ziser K, Resmark G, Giel KE, Becker S, Stuber F, Zipfel S, et al. The effectiveness of contingency management in the treatment of patients with anorexia nervosa: a systematic review. Eur Eat Disord Rev. 2018;26(5):379–93. https://doi.org/10.1002/erv.2590.

Ernährungs-kommunikation

Kommunikation über Ernährung, Lebensmittel und essensbezogene Themen ist allgegenwärtig, betrifft aber sehr unterschiedliche Bereiche und spricht verschiedene Adressaten an. Von Kochsendungen, über Ernährungsberatungen und öffentlichen Gesundheitsinformationen zu Influencern oder Hinweisen auf Nahrungsmittelverpackungen ist die Ernährungskommunikation eine zentrale Schnittstelle zwischen Aufklärung und der meist intendierten Einstellungs- oder Verhaltensänderung. Das Feld der Ernährungskommunikation ist extrem breit, weswegen sich dieser Abschnitt im Sinne der Zielstellung des Buches auf die psychologischen Aspekte der Ernährungskommunikation konzentriert. Nach einer kurzen Darstellung der verschiedenen Bereiche der Ernährungskommunikation, werden relevante psychologisch basierte Methoden der Umsetzung sowie psychosoziale Hindernisse diskutiert.

Inhaltsverzeichnis

Vielfalt der Ernährungskommunikation

Inhaltsverzeichnis

© Der/die Autor(en), exklusiv lizenziert an Springer-Verlag GmbH, DE, ein Teil von Springer Nature 2026
K. Kröller, *Ernährungspsychologie*, https://doi.org/10.1007/978-3-662-72399-9_18

Die Bedeutung kommunikativer Methoden ist für die ernährungsbezogene Gesundheitsförderung, aber auch viele andere Bereiche im Themenfeld Ernährung unstrittig. Der interdisziplinäre Charakter der Ernährungskommunikation stellt dabei je nach Ausrichtung der betrachtenden Disziplin unterschiedliche Zielstellungen in den Vordergrund und nutzt verschiedene Methoden. So fokussieren Public-Health-Maßnahmen beispielsweise eher auf Informationsvermittlung und damit verbundene Einstellungsveränderungen, während Gesprächsstrategien in der Ernährungsberatung eine Verhaltensänderung direkt unterstützen sollen. Das vorliegende Kapitel beschreibt die Breite des Begriffs in seiner Relevanz für die Gesundheitsförderung und Prävention sowie entsprechende Zielstellungen.

Die Ernährungskommunikation ist ein interdisziplinäres Forschungs- und Praxisfeld, welches Elemente aus z. B. der Kommunikationswissenschaft, Psychologie, Ernährungswissenschaft, Public Health, Soziologie und vieles mehr integriert. Der Begriff umfasst alle Prozesse der Informationsvermittlung und -verarbeitung im Kontext von Ernährung. Dabei werden die Kommunikationswissenschaft mit dem Aspekt der Ernährung vereint, was als ein Teil der Gesundheitskommunikation im Sinne eines übergeordneten Begriffs aller Kommunikationsformen im Bereich der Gesundheit bezeichnet werden kann. Obwohl wir nahezu täglich mit verschiedenen Formen der Kommunikation über Ernährung konfrontiert werden, existiert bisher keine einheitliche Definition zum Begriff der Ernährungskommunikation. Als Arbeitsdefinition wird von Maschkowski und Büning-Fesel (2010) an die von Hurrelmann und Leppin (2001) angelehnte Begriffsbeschreibung der Gesundheitskommunikation folgendes vorgeschlagen:

> „Ernährungskommunikation umfasst die Vermittlung und den Austausch von Wissen, Meinungen und Gefühlen in Bezug auf Ernährung. Die Anbieter und Akteure der Ernährungskommunikation sind professionelle Dienstleister wie Ernährungsberater, Ärzte, Medien, Unternehmen, staatliche und halbstaatliche Institutionen, aber auch Privatpersonen, die an Ernährung interessiert sind. Vermittlung und Austausch können als Interaktion zwischen Personen stattfinden, aber auch durch Medien vermittelt sein (Maschkowski und Büning-Fesel 2010)."

Trotz unterschiedlicher Ziele in den verschiedenen Bereichen der Ernährungskommunikation, liegt der gemeinsame Nenner in der Weitergabe von ernährungsbezogenen Informationen oder diesbezüglichen Emotionen, in der Regel auch gezielt – also mit einer konkreten Absicht. Angefangen von der reinen Übermittlung von Fakten oder dem Austausch über ernährungsbezogene Themen können auch die Veränderung von Einstellungen oder Verhaltensweisen Ziel der Ernährungskommunikation sein. Vor dem Hintergrund der zunehmenden Entwicklung ernährungsbedingter Gesundheitsprobleme gewinnen effiziente und evidenzbasierte Formen der Kommunikation immer mehr an Bedeutung. Die jeweilige Umsetzung sollte aus den konkret mit der Kommunikation verbundenen Zielen und entsprechenden theoretischen Grundlagen abgeleitet werden, wobei insbesondere psychologisch basierte Methoden vielversprechende Ergebnisse erzielen.

18

18.1   Bedeutung und Ziele von Ernährungskommunikation

Mit der wachsenden Flut an digitalen Informationen und anderen Kommunikations-möglichkeiten ist auch das Potenzial an ernährungsbezogener Kommunikation extrem gewachsen. So gehören Ernährungsthemen beispielsweise zu den beliebtesten Inhalten verschiedener digitaler Kommunikationskanäle wie soziale Medien, Messenger, Suchmaschinen usw. (z. B. Endres 2021; Altendorfer und Huber 2024). Den größten Bereich der Ernährungskommunikation stellen nach einer repräsentativen Befragung zwar immer noch analoge Quellen, wie z. B. Lebensmittelverpackungen, und soziale Netzwerke (z. B. Freunde und Familie) dar, gerade in jüngeren Altersgruppen gewinnen digitale Medien wie Rezeptseiten im Internet, YouTube-Videos und anderes aber zunehmend an Bedeutung (Leismann und Godemann 2025). Die Befragung unterstreicht, dass junge Menschen soziale Medien stärker für Ernährungsthemen nutzen und dabei vor allem praxisnahe und alltagsrelevante Informationen suchen. Neben der gezielten Suche nach Informationen, Austausch-möglichkeiten, Erfahrungen oder ähnliches im Ernährungsbereich, gehören damit auch häufig unbewusst wahrgenommene Eindrücke (z. B. Schlagzeilen, Werbebotschaften, Beiträge sozialer Medien, Produktverpackungen und vieles mehr) zur Ernährungskommunikation. Diese Form der indirekten Kommunikation kann aufgrund der Einbettung in kulturelle oder soziale Kontexte das Ernährungsverhalten sehr wirkungsvoll beeinflussen (z. B. Gavaravarapu 2019).

Im Sinne der häufiger werdenden ernährungsassoziierten Gesundheitsprobleme ist die Ernährungskommunikation vor allem im Rahmen von Gesundheitsförderung und Prävention von großer Relevanz. Aus psychologischer Sicht steht dabei die Unterstützung gesundheitsförderlicher Entscheidungsprozesse im ernährungsbezogenen Alltag im Fokus. Eine für die täglichen oder langfristigen Ernährungsentscheidungen relevante Einflussgröße ist die Ernährungskompetenz (engl. „nutrition literacy") als Fähigkeit, ernährungsbezogene Informationen zu finden, zu verstehen, zu bewerten und im Alltag sinnvoll anzuwenden. Damit umfasst die Ernährungskompetenz die nachfolgend aufgeführten Dimensionen (Velardo 2015):

- grundlegendes Wissen über Ernährung und das Verstehen einfacher Empfehlungen;
- die Fähigkeit zur aktiven Informationssuche und deren Diskussion in sozialen Kontexten sowie
- die Fähigkeit zur Bewertung von Qualität und Evidenz von Ernährungsaussagen und zur komplexen Ernährungsentscheidung.

Die praktische Ernährungskompetenz ist also notwendig, um im oftmals widersprüchlichen Feld der Ernährungskommunikation Informationen, Botschaften und Trends kritisch einordnen und so langfristig gesundheitsförderliche Entscheidungen treffen zu können. Ernährungskommunikation und Ernährungskompetenz beeinflussen sich damit gegenseitig.

Im Weiteren kann eine zielgruppenspezifische Ernährungskommunikation auch soziale Ungleichheiten in der Ernährungskompetenz und damit auch dem Ernährungsverhalten beeinflussen. Ernährungskompetenz ist eng mit dem Bildungsstand verknüpft, d. h. Menschen mit geringerem Bildungsniveau zeigen durchschnittlich geringere ernährungsbezogene Kompetenzen (z. B. Silva et al. 2023). Die soziale Ungleichheit basiert auch auf einen durch geringere Lese- und Sprachkompetenzen erschwerten Zugang zu evidenzbasierten Ernährungsinformationen, aber auch geringeren Fähigkeiten in der kritischen Bewertung von vorhandenen Informationen. Die Ausgestaltung der Ernährungskommunikation beeinflusst damit auch die Ernährungskompetenz. Werden zielgruppenspezifische Unterschiede im kulturellen, sozialen und bildungsbezogenen Kontext im Rahmen einer gesundheitsfördernden Ernährungskommunikation ausreichend adressiert, können Unterschiede in der Ernährungskompetenz ausgeglichen und eine größere Chancengleichheit hergestellt werden. Um geringer ausgeprägten Fähigkeiten in der Informationssuche und der Bewertung von Informationen gerecht zu werden, müssen die Zugänglichkeit und Reichweite evidenzbasierter ernährungsbezogener Kommunikation verbessert werden (z. B. Zeng et al. 2022). Eine zielgruppenadäquate Ernährungskommunikation mit leichter verständlichen sowie motivierenden und alltagsnahen Botschaften könnte geringere Lese- und Sprachkompetenzen umgehen und so zu einer Stärkung der Ernährungskompetenz trotz schlechterer Bildungsvoraussetzungen beitragen (zusammenfassend Azevedo et al. 2017). Neben unterschiedlichen Bildungsständen ermöglicht auch die Berücksichtigung von verschiedenen kulturellen Prägungen und Lebensbedingungen eine bessere Erreichbarkeit, sodass Ernährungskommunikation nach Möglichkeit kultursensibel, sprachlich verständlich und an den Lebensrealitäten der Zielgruppe orientiert erfolgen sollte.

Während die Relevanz von Ernährungskommunikation durch die Häufigkeit der Konfrontation und ihrer potenziellen Bedeutung für den Bereich der Gesundheitsförderung unstrittig ist, ist die Wirkung eher umstritten. Dies mag vor allem auf die unterschiedlichen Wirkungswege der verschiedenen Formen von Ernährungskommunikation, aber auch einer gewissen Diskrepanz im Bild des Verbrauchers zurückzuführen sein. Während ältere Auseinandersetzungen noch von der Überzeugungskraft der wissenschaftlichen Expertise sowie einem wissensgeleiteten und rationalen Verbraucher ausgingen, fordern neuere Diskussionen die Nutzung alltagsnaher Lern- und Kommunikationsformen (zusammenfassend Schiek und Barlösius 2006). Studien zeigen, dass der Einfluss von Handlungsempfehlungen, generellen Informationen und Wissen auf die Veränderung von Einstellungen oder Verhalten als begrenzt zu bezeichnen ist, in Teilen sogar negative Effekte und Abwehrreaktionen auslösen kann (zusammenfassend Hastall 2017). Um einen relevanten Beitrag zur Prävention ernährungsmitbedingter Erkrankungen leisten zu können, ist eine ganzheitliche Ernährungskommunikation unter Berücksichtigung individueller, struktureller sowie psychologischer, sozialer und kultureller Einflussfaktoren notwendig (zusammenfassend Büning-Fesel et al. 2024).

Im Sinne einer wirksamen Gesundheitsförderung bzw. der Prävention ernährungsmitbedingter Erkrankungen verfolgt Ernährungskommunikation also über die reine Informationsvermittlung hinaus auch psychologische Zielsetzungen, die auf eine nachhaltige Veränderung von Einstellungen, Intentionen und letztlich dem Ernährungsverhalten abzielen. Auf der Basis gesundheitspsychologischer Modelle (siehe auch ▶ Kap. 3) lohnt es sich, die psychologischen Ziele anhand des Prozesses von Verhaltensänderungen entlang abzuleiten und so konkreter zu formulieren und gezielte Methoden zur Gestaltung einsetzen zu können. So lassen sich beispielsweise als grobe Zielsetzungen die Stärkung von Faktoren zur **Initiierung einer Verhaltensänderung** sowie die Motivation zur **Umsetzung und Beibehaltung** unterscheiden. Je nachdem, welcher Bereich angestrebt bzw. in welchem Zustand sich die angestrebte Zielgruppe befindet, können so zielgruppenspezifische und auf einzelne motivationale

Aspekte ausgerichtete Methoden genutzt werden, die den Erfolg von Ernährungskommunikation wahrscheinlicher machen (z. B. Büning-Fesel et al. 2024). Zur Initiierung einer Verhaltensänderung ist die Herstellung von Änderungsbereitschaft notwendig, die sich durch mit der Verhaltensänderung verbundene positive Erwartungen (*Handlungsergebniserwartung*) sowie ein gewisses Bewusstsein für die mit ernährungsbedingten Problemen einhergehende Risiken (*Risikowahrnehmung*) beeinflussen lässt. Sollen Menschen beispielsweise dazu gebracht werden, mehr Ballaststoffe zu sich zu nehmen, sollte eine effektive Ernährungskommunikation nicht nur deren positiven Einfluss auf die allgemeine Gesundheit betonen, sondern konkrete, für den Menschen direkt erlebbare positive Konsequenzen beschreiben. So können Kommunikationsstrategien, die auf direkt erlebbare oder positive emotionale Erwartungen (z. B. stärkeres Sättigungsgefühl, verbesserte Magen-Darm-Tätigkeit) fokussieren, die Änderungsbereitschaft mehr stärken als allgemeine Appelle oder eine noch unbestimmte Sorge für zukünftige ernährungsbedingte Probleme.

Auch die **Beeinflussung von Einstellungen und Normen** im Sinne einer Steigerung der Änderungsbereitschaft sind wichtige psychologische Ziele der Ernährungskommunikation. Dabei werden im Rahmen von Gesundheitsappellen, Produktinformationen, Diätbeschreibungen sowie aussehens- und gewichtsbezogenen medialen Darstellungen auch der physischen und psychischen Gesundheit weniger zuträgliche Beeinflussungen erreicht. Beispielsweise beeinflusst die mediale Präsenz eines sehr schlanken Schönheitsideals auch entsprechende individuelle Normen und aussehensbezogene Einstellungen, wodurch sich das Risiko stärkerer Körperunzufriedenheit und gestörtem Essverhalten erhöht (z. B. Levinson et al. 2024). Auch die Art der Kommunikation beeinflusst das Gelingen der Beeinflussung: So scheint eine explizite Kommunikation von beispielsweise Moralbotschaften oder Appellen deutlich häufiger zu reaktantem – also einem gegenteiligen Verhalten – zu führen als implizite Kommunikationsstrategien durch beispielsweise Vorbilder im Alltag (z. B. Hammami et al. 2023). Auch Produktkennzeichnungen wie Ampelsysteme oder Menü-Label können die Aufmerksamkeit des Verbrauchers auf bestimmte Nährstoffe und deren möglicherweise problematische Auswirkungen lenken und darüber den Verbrauch in eine gesundheitsfördernde Richtung verändern (z. B. Shangguan et al. 2019). Sie können aber auch negative Erwartungen hervorrufen wie bei der „unhealthy tasty intution" (siehe ▶ Abschn. 7.1).

Konkrete ernährungsbezogene Informationen (z. B. zu ballaststoffreichen Nahrungsmitteln) sind meist erst im späteren Prozess der Verhaltensänderung notwendig, können in Form von alltagsnahen Informationen aber bereits die Motivation zur Verhaltensänderung stärken. Um sich zu einer Veränderung durchzuringen und diese zu initiieren (und dann auch aufrechtzuerhalten) braucht es neben dem Glauben an eine mit der Veränderung erreichbare positive Konsequenz *(Handlungsergebniserwartung)* vor allem den Glauben an die eigene Fähigkeit, das angestrebte Verhalten auch umsetzen zu können *(Selbstwirksamkeitserwartung)*. Kommunikationsstrategien, die das Vertrauen in die eigenen Fähigkeiten stärken (z. B. mehr ballaststoffreiche Lebensmittel in den eigenen Alltag integrieren zu können), führen auch deutlich häufiger zu einer gelungenen Verhaltensänderung (z. B. verbesserte Ballaststoffaufnahme) als andere Kommunikationsformen (z. B. Prestwich et al. 2014). Um die Verhaltensänderung auch langfristig sichern zu können, sind die **Unterstützung der Handlungsplanung** sowie der **Umgang mit Problemen** weitere relevante Ziele der Ernährungskommunikation. Auf das obige Beispiel bezogen, könnten dazu beispielsweise Austauschmöglichkeiten von Nahrungsmitteln, eine langsame Steigerung des Ballaststoffgehalts und anderes zählen. Gleichzeitig ist die Stärkung der Selbstwirksamkeitserwartung für einen langfristigen Motivationserhalt als wichtiges Ziel zur Beibehaltung von Verhaltensänderungen zu beachten. Dazu steht der Ernährungskommunikation beispielsweise das Selbstmonitoring als psychologische Methode zur Verfügung, die im Rahmen der Gesprächsführung, aber auch durch Apps und ähnliche digitale Medien umgesetzt werden kann. Die Ziele der Ernährungskommunikation sind also vielfältig, sollten aber immer spezifisch formuliert werden, um zielgerichtete Methoden mit größerer Effektivität einsetzen zu können, wie im ▶ Kap. 19 noch näher vorgestellt wird.

18.2   Kommunikations- und gesundheitspsychologische Grundlagen

Dem interdisziplinären Anspruch der Ernährungskommunikation folgend, leiten sich Ziele und Methoden aus grundlegenden kommunikationspsychologischen Modellen wie dem Sender-Empfänger-Modell, transaktionaler Kommunikation oder Priming-Effekten sowie gesundheitspsychologischen Theorien ab. Kommunikationspsychologische Modelle betrachten vorrangig den Prozess der Kommunikation und das gegenseitige Verständnis hemmender oder erleichternder Faktoren. So differenziert das **Vier-Ohren-Modell** von Schulz von Thun (1981) vier Ebenen, nach der eine Nachricht im Kommunikationsprozess zwischen Sender und Empfänger verstanden werden kann. Die vier Ebenen oder Seiten einer Nachricht sollen Missverständnisse in der Kommunikation sowie Abweichungen zwischen der Intention des Senders und dem Ergebnis beim Empfänger erklären und vermeiden helfen. Die im Modell als Seiten einer Nachricht betrachteten *Sachaspekte, Selbstaussagen, Beziehungsaspekte und Appelle* dienen dabei zur Interpretation von beispielsweise impliziten Botschaften, die mit der eigentlichen Aussage einhergehen. Das Modell kann für alle Arten von Kommunikation genutzt werden, ist bisher aber vor allem für den Bereich der direkten Kommunikation, also dem unmittelbaren Kontakt zwischen zwei Gesprächspartnern, angewandt worden (z. B. Jürgens 2008). So kann die Aussage eines Klienten in der Ernährungsberatung („Ich kann eben einfach nicht kochen, deswegen bleiben mir nur Fertiggerichte.") auf der Sachebene als reine Information betrachtet werden. Implizit wird damit aber eine Selbstaussage („Ich kann nicht kochen.") preisgegeben, die dem Klienten möglicherweise sogar unangenehm ist, und dementsprechend Feingefühl vom Berater verlangt. Die Aussage kann aber auch einen Appell („Hilf mir!") mitschwingen lassen und so implizit auch etwas über die Beziehung zur Beraterin („Ich vertraue darauf, dass du mir hilfst.") implizieren. Was genau der Berater aus den Aussagen seines Gegenübers hört, hängt nicht nur vom Tonfall, Mimik usw. des Klienten ab, sondern auch von den Einstellungen, der aktuellen Stimmung und ähnlichem der beratenden Person. Eine exakte Interpretation ist schon deswegen kaum möglich, weil die mitschwingenden Botschaften auch vom Sender nicht bewusst versandt werden. Im professionellen Gesprächskontext ist es deswegen wichtig, das Vorhandensein impliziter Botschaften anzuerkennen und in der Interpretation von Aussagen von mehreren Möglichkeiten auszugehen (z. B. nach den dargestellten vier Seiten) und sich gegebenenfalls durch direktes Nachfragen oder eine indirekte Vertiefung des Themas zu vergewissern.

Ein weiterer grundlegender Aspekt der Kommunikationspsychologie sind die Prozesse der **selektiven Informationsaufnahme**, -erinnerung und -weitergabe (ausführlicher in Mangold 2015). Im Sinne eines automatisierten Selbstschutzes neigen wir dazu, Informationen besser aufzunehmen und zu erinnern, wenn diese zu unserem subjektiven Selbstkonzept, also unserer Identität, passen. Unsere tägliche Ernährung ist bereits aufgrund der häufigen Beschäftigung damit (Wann gehe ich einkaufen? Was esse ich heute Abend? Möchte ich lieber dieses oder ein anderes Brot? u. a.) ein wichtiger Teil unserer Identität und somit auch unseres Selbstkonzeptes: Wir richten unser Essen an den eigenen (auch unbewussten) Werten und Einstellungen aus und bestärken diese und damit auch uns selbst regelmäßig durch zustimmende Informationen und positive Erfahrungen. Wird das eigene Essverhalten durch Gesundheitsappelle, Kommentare oder Ratschläge infrage gestellt, betrifft dies auch automatisch unsere Identität. Dieser automatisierte Selbstschutz wirkt bereits bei der Entwicklung und Aufrechterhaltung unserer essensbezogenen Identität und muss auch im Bereich der Ernährungskommunikation entsprechend berücksichtigt werden. Mit dem Konzept der selektiven Informationsaufnahme wird ein automatisierter Prozess beschrieben, bei dem unbewusst vor allem solche Informationen bevorzugt werden, die sich gut in das bestehende individuelle Muster aus Einstellungen, Bewertungen, Erfahrungen u. ä. integrieren lassen. Die Beschränkung auf bestimmte Informationen ist schon allein durch die begrenzte menschliche Aufmerksamkeitskapazität notwendig und sorgt so für eine zugleich handhabbare und identitätsstärkende Auswahl der unaufhörlich auf uns einfließenden Informationen und Erfahrungen. Ebenso automatisiert werden damit Themen, die zu diesem individuellen Konzept weniger gut passen, deutlich schwerer aufgenommen und später auch weniger gut erinnert. Von einer Liste mit Aufgaben oder Handlungsempfehlungen erinnern wir die besonders gut (und auch lange), die uns in ihrer Bedeutung oder Umsetzbarkeit bereits vertraut sind oder zumindest erscheinen – es erfolgt eine selektive Erinnerung. Für alle Empfehlungen oder auch Vorhaben, die außerhalb dieses schon vorhandenen Konzeptes liegen, brauchen wir zusätzliche Aufmerksamkeit, um sie zu erinnern oder gar umzusetzen. Grundsätzlich kann der Mensch diese zusätzliche Aufmerksamkeit natürlich auch leisten – und gerade bei Themen, von denen wir uns viel versprechen, gelingt dies in der Regel auch. Aber wie die meisten von uns wahrscheinlich auch aus eigener Erfahrung wissen, können selbst die interessantesten Vorhaben und Empfehlungen in Vergessenheit geraten, sobald der allgemeine Stresslevel steigt oder wir durch andere Aufgaben beansprucht oder abgelenkt werden. Für eine effektive Ernährungskommunikation bedeutet dies, dass die weiterzugebenden Informationen generell so eingebettet werden müssen, dass sie zum jeweiligen Selbstkonzept des Empfängers passen.

Für eine auf die Integration in das individuelle Selbstkonzept des Empfängers ausgerichtete Kommunikation kann der psychologische Effekt des *Primings* (z. B. Rehn 2019) genutzt werden. Dem Konzept des Priming nach, werden durch bestimmte Begriffe, Bilder oder auch Gerüche individuell jeweils unterschiedliche kognitive Konzepte aktiviert. Individuell erworbenes Wissen, aber auch Einstellungen und Erfahrungen werden in solchen Konzepten abgespeichert und über eine Art Netzwerk oder auch Landkarte (siehe ◼ Abb. 18.1) miteinander verbunden. Die Speicherung erfolgt vorrangig durch die Verbindung subjektiv relevanter und so miteinander in Zusammenhang gebrachter Aspekte.

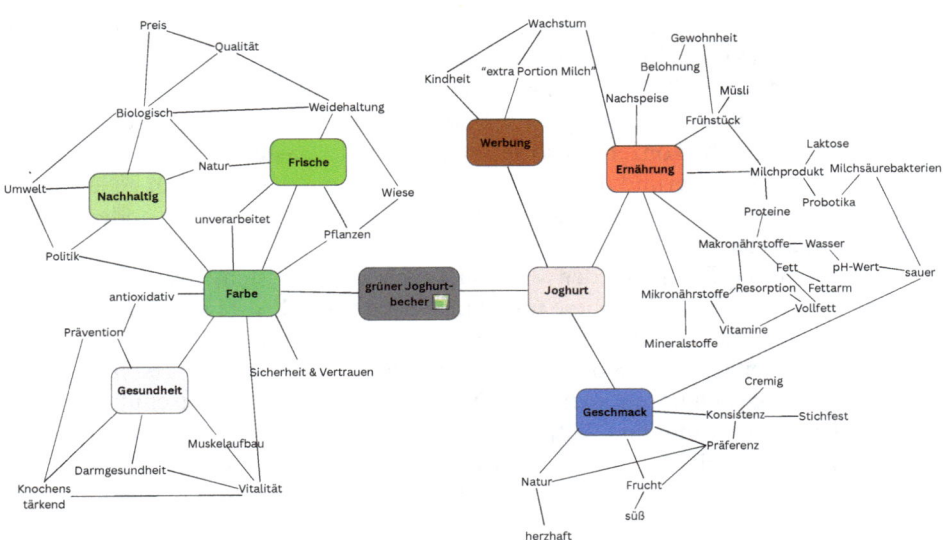

18

Abb. 18.1 Beispiel einer subjektiven, kognitiven Landkarte (Repräsentation) aus Wissen, Einstellungen und Erfahrungen

> **► Beispiel**
>
> Uwe arbeitet als Ernährungsberater in einer Klinik mit integrierter Adipositasambulanz. Als er sich heute aus der Cafeteria noch schnell einen Kaffee holen will, begegnet er Frau Schmidt, die er als Patientin der Adipositasambulanz bereits seit einiger Zeit begleitet. Uwe grüßt freundlich und erinnert Frau Schmidt an das monatliche Gruppentreffen am Mittwoch dieser Woche. Frau Schmidt reagiert unerwartet unfreundlich und will wissen, warum er denn hier plötzlich wieder mit ihr reden würde, während er sie gestern im Supermarkt nicht mal grüßen konnte. Uwe ist irritiert und nach Rückfrage stellt sich heraus, dass Frau Schmidt ihn gestern Abend im Supermarkt gesehen und auch gegrüßt hat, er aber einfach an ihr vorbeigegangen war. ◄

Eine spezifisch auf einen bestimmten Kontext eingestellte Wahrnehmung oder Erwartung ist ein typisches Beispiel des Primings. So werden Objekte, Personen und andere Aspekte des Arbeitsumfeldes als spezifische kognitive Repräsentation genau dieses Bereiches gespeichert, während wir für unser Privatleben und viele andere spezifische Lebensbereiche andere kognitive Repräsentationen haben. Um die Repräsentationen unterschiedlicher Bereiche miteinander zu verbinden, ist eine erhöhte Aufmerksamkeit notwendig. Durch den nicht arbeitsrelevanten Kontext des Supermarkts hat Uwe aus dem obigen Beispiel seine Patientin – als arbeitsbezogene Repräsentation – also nicht erkannt, während dies im passenden Arbeitskontext (der Cafeteria) kein Problem war. Im Arbeitskontext werden die dafür passenden Repräsentationen automatisch aktiviert, sind also leichter für uns verfügbar, während wir die gleichen Repräsentationen in einem anderen Umfeld erst erinnern bzw. aufrufen müssen. Mit mehr kognitiver Aufmerksamkeit oder wenn Frau Schmidt ihn angesprochen und er aktiv nach der Erinnerung hätte suchen müssen, hätte Uwe seine

Patientin auch erkannt, es dauert nur mehr Zeit und Aufmerksamkeit, unterschiedlichen Repräsentationen miteinander in Verbindung setzen oder neue Informationen in nicht passenden Repräsentationen unterzubringen.

Bezogen auf die Ernährungskommunikation, gelingt die Aufnahme von Informationen also besser, wenn eine passende kognitive Repräsentation in der subjektiven Landkarte des Gesprächspartners aktiviert werden kann. Durch die vorherige Aktivierung werden neue Informationen oder Empfehlungen direkt mit bereits vorhandenen Einstellungen und Erfahrungen in Zusammenhang gebracht. Im Kommunikationsprozess kann dies durch Bilder, Begriffe, Farben und ähnliches geschehen, die vorhandene Erinnerungen oder Assoziationen aktivieren. So kann eine grüne Lebensmittelverpackung Assoziationen zu Bioprodukten, Gesundheit oder ähnliche Konstrukte aktivieren und dafür sorgen, dass mit der nun leichteren Verfügbarkeit neue Produktinformationen auch eher in diesem Kontext von Gesundheit interpretiert werden (siehe ◘ Abb. 18.1). Neben der indirekten Kommunikation durch beispielsweise Produktinformationen können Priming-Effekte aber auch in direkten Gesprächssituationen (z. B. Ernährungsberatungen) durch die Verwendung bestimmter vom Klienten zuvor bereits genutzter Begriffe gezielt genutzt werden.

► Beispiel

Katrin und Thorsten arbeiten beide in einer ernährungstherapeutischen Praxis. Während der Mittagspause berichtet Katrin etwas frustriert, dass es immer wieder Klienten gibt, die ihre Empfehlungen nicht umsetzen und ihre Gesundheit dadurch gefährden, obwohl schon kleine Änderungen viel erreichen könnten. Thorsten berichtet über mehr erfolgreiche Fälle und um herauszubekommen, woran die Unterschiede liegen könnten, vergleichen sie ihre letzten Gespräche, in denen beide Patientinnen die Empfehlung bekamen, mehr Obst und Gemüse in ihre Ernährung zu integrieren. Katrin hatte die Empfehlung vor allem mit dem geringen Kalorien- und gleichzeitig hohen Ballaststoffgehalt begründet („Mit dem täglichen Verzehr von Obst und Gemüse nehmen Sie wichtige Ballaststoffe und gleichzeitig nur wenige Kalorien auf. Das hilft Ihnen beim Abnehmen.") Thorsten berichtet, dass er am Anfang eines jeden Gespräches immer nach den Motiven der aktuellen Ernährung sowie dem Verständnis einer gesunden Ernährung fragt (z. B. „Ganz unabhängig von der Sicht Ihres Arztes oder anderer Empfehlungen, die Sie schon gehört haben, was bedeutet ‚gesunde Ernährung' für Sie? Gibt es bestimmte Ziele oder Erwartungen, die Ihnen für Ihre eigene Ernährung wichtig sind?"). Im betrachteten Fall beschrieb die Klientin, dass ihr die ausreichende Aufnahme von Vitaminen besonders wichtig erscheine. Auf dieser Aussage aufbauend, gab Thorsten ihr die Empfehlung: „Sie haben vorhin betont, dass für Sie vor allem Vitamine zu einer gesunden Ernährung dazugehören. Das kann ich nur unterstützen und empfehle deshalb, möglichst viel Obst und Gemüse in den Alltag zu integrieren. Neben dem Vorteil der enthaltenen Vitamine haben Obst und Gemüse aber auch nur wenige Kalorien – womit sie wunderbar gesunde Sattmacher sind." ◄

Die beiden Gesprächssituationen aus dem oberen Beispiel unterschieden sich nur wenig und waren sicherlich auch für beide Klientinnen gut zu verstehen. Während Katrin die Empfehlungen aber direkt an ihre Klientin weitergegeben hatte, aktivierte Thorsten durch die Frage nach der subjektiven Wahrnehmung gesunder Ernährung die entsprechende kognitive Repräsentation seiner Klientin. Durch das Anknüpfen an ihre eigene kognitive Repräsentation von gesunder Ernährung wird die Chance einer nachhaltigen Speicherung erhöht, d. h. Obst und Gemüse werden als neue Repräsentation direkt mit der subjektiven Wahrnehmung von Gesundheit verknüpft, wodurch sie insgesamt präsenter (also kognitiv aktiv) im subjektiven Lebensraum der Klientin sind und so fast automatisch auch häufiger gekauft und verzehrt werden.

Die bisher beschriebenen Konzepte der Informationsaufnahme und -verarbeitung lassen sich in ihrer Passung zum individuellen Muster aus Einstellungen, Erwartungen, Glaubenssätzen usw. auch durch die Vermeidung oder Reduktion kognitiver Dissonanzen erklären. Die **Theorie der kognitiven Dissonanz** von Leon Festinger (ausführlicher in z. B. Eckardt 2015) beschreibt einen Zustand psychologischer Spannung (Dissonanz), den Menschen erleben, wenn Kognitionen, also beispielsweise Einstellungen, Gedanken, Verhalten, Meinungen, im Widerspruch zueinander stehen. So kann es beispielsweise zu Spannungen bzw. Dissonanz führen, wenn man sich grundsätzlich gesünder ernähren möchte, den Verlockungen schneller, energiereicher Snacks aber nicht widerstehen kann. Und genau hier setzt die Relevanz der Theorie für die Ernährungskommunikation an: Um die mit der Dissonanz einhergehenden unangenehmen Gefühle zu reduzieren, muss entweder am Snackkonsum oder dem Wunsch nach gesünderer Ernährung etwas verändert werden. Prozesse der selektiven Informationsaufnahme und -erinnerung können einer kognitiven Dissonanz entgegenwirken, indem Informationen, die mit dem eigenen Verhalten oder Meinungen in Widerspruch stehen, abgewertet – also als weniger relevant oder aussagekräftig wahrgenommen – werden. Eine weitere Strategie zur Reduktion von Dissonanzen ist die Ergänzung weiterer Informationen bzw. eine entsprechend unterschiedliche Gewichtung.

> ► **Beispiel**
>
> Julia liebt Süßigkeiten: Schokolade, Gummibärchen, Kekse – bei allem, was süß schmeckt, kann sie nur schwer widerstehen. Nachdem sie zufällig auf einem spannenden Artikel zur Wirkung des Belohnungszentrums und der Rolle von Serotonin als Stimmungsaufheller gestoßen war, las sie sich regelrecht fest und erzählte ihren Freunden von den spannenden Zusammenhängen. An die im Artikel ebenfalls diskutierten möglichen Langzeitfolgen wie Karies oder Diabetes erinnerte sich Julia bald nicht mehr. Irgendwann sprach sie mit einer Freundin über ihre Vorliebe für Süßigkeiten. Als die Freundin fast entsetzt über die Menge an Süßigkeiten war, die Julia pro Woche aß, ergänzte sie schnell, dass sie aber auch viel Obst und Gemüse esse und Sport treibe, weswegen ihrer Gesundheit die Süßigkeiten auch nichts ausmachen würden. ◄

Das Beispiel zeigt die selektive Informationsaufnahme als eine Strategie, um potenzielle Dissonanz zu vermeiden. Statt sich aufgrund der Informationen im Artikel Sorgen um eine spätere Entstehung von Diabetes und Karies zu machen, nimmt Julia diese Informationen kaum wahr und vergisst sie auch schnell wieder. Durch die Weitergabe der Informationen zur Stimmungsaufhellung prägen sich die diesbezüglichen Informationen noch weiter ein, und begründen den eigenen Süßigkeitenkonsum subjektiv. Die negativen Konsequenzen (z. B. Diabetes) treten dagegen weiter in den Hintergrund – hier dient der Prozess der selektiven Erinnerung zur Reduktion bzw. Vermeidung einer möglichen Dissonanz. Beide Prozesse laufen automatisiert und für Julia weitestgehend unbewusst ab. Im Gespräch mit der Freundin wird Julia direkt mit dem Widerspruch zwischen ihrem Wunsch nach Gesundheit und ihrem

18

aktuellen Süßigkeitenkonsum konfrontiert. Um die mit der Dissonanz einhergehenden unangenehmen Gefühle zu reduzieren, bringt sie zwei zusätzliche Argumente ein (hoher Konsum von Obst und Gemüse sowie Sport). Eine subjektiv stärkere (und wahrscheinlich auch unbewusste) Gewichtung der beiden letzten Argumente, reduziert die Dissonanz wieder – ihr ansonsten gesunder Lebensstil gleicht den hohen Süßigkeitenkonsum in ihrer Wahrnehmung aus, die Dissonanz ist aufgelöst. Kognitive Dissonanzen entstehen an vielen Stellen im menschlichen Alltag (z. B. wenn wir lieber Nachrichten lesen anstatt für die anstehende Prüfung zu lernen, uns auf das Sofa kuscheln anstatt noch zum Sport zu gehen) und werden in den meisten Fällen unbewusst aufgelöst. Trotz der bereits automatisierten selektiven Informationsaufnahme zur Vermeidung von Dissonanzen, kann Ernährungskommunikation gezielt genutzt werden, um Widersprüche zwischen beispielsweise Verhalten und Wünschen oder Einstellungen aufzuzeigen. Die Wirkung von dissonanzbasierten Interventionen hatte in verschiedenen Studien überwiegend positive Ergebnisse, mit signifikanten Veränderungen in Einstellungen, Absicht und Verhalten (z. B. Freijy und Kothe 2013; Fechner und Isbanner 2025). So kann die Methode der kognitiven Umstrukturierung beispielsweise in der Ernährungsberatung dazu genutzt werden, Verhalten oder Einstellungen zu ändern, um vorhandene Widersprüche zu reduzieren. Auf die konkrete Anwendung und weitere Methoden wird im ▶ Kap. 19 eingegangen.

Die Theorie der kognitiven Dissonanz wurde bereits als wichtige Erklärung für die Veränderung von Einstellungen und Verhalten und damit auch als relevante Grundlage für die Ernährungskommunikation beschrieben. Andere psychologische Theorien des Gesundheitsverhaltens dienen der Ernährungskommunikation ebenfalls zur Ableitung relevanter Ansatzpunkte und Methoden. So geben die im ▶ Kap. 3 beschriebenen Modelle den verschiedenen Bereichen der Ernährungskommunikation wichtige Erklärungsansätze zur Steigerung der Motivation für eine Verhaltensänderung und der entsprechenden Umsetzung. Als Beispiel seien hier das transtheoretische Modell (TTM, Prochaska und DiClemente 1983) sowie das Health-Action-Process-Approach-Modell (HAPA, Schwarzer 2008) genannt. Das TTM beschreibt die verschiedenen Motivationsphasen, die ein Mensch durchlebt, wenn er sein Verhalten ändert. Abgestimmt auf die jeweiligen Motivationsphasen lassen sich Gesprächsstrategien ableiten, die den Übergang auf eine höhere Motivationsstufe wahrscheinlich machen, und eine effektive Kommunikation in der Ernährungsberatung oder -therapie ermöglichen. Das HAPA-Modell beschreibt motivationale Faktoren, die Einfluss auf die Intentionsbildung für die Veränderung eines Verhaltens nehmen (Risikowahrnehmung, Selbstwirksamkeitserwartung, Handlungsergebniserwartung). Der bisherige Forschungsstand zeigt, dass eine hohe Handlungsergebniserwartung in den meisten Situationen einen stärken Einfluss auf die Intentionsbildung hat als die Risikowahrnehmung, für die langfristige Umsetzung einer Verhaltensänderung aber vor allem die Höhe der Selbstwirksamkeitserwartung ausschlaggebend ist (z. B. Parkinson et al. 2023). Diese Erkenntnisse können in spezifischen Methoden zur Stärkung von z. B. Handlungsergebniserwartung oder Selbstwirksamkeitserwartung genutzt und in den entsprechenden Motivationsphasen des Veränderungsprozesses angewandt werden. Auf beide Aspekte wird im ▶ Kap. 19 noch näher eingegangen.

18.3   Bereiche der Ernährungskommunikation

Kommunikationsformen über das Essen und die Ernährung finden sich bereits sehr früh im Zusammenleben von Menschen. Angesichts der zunehmenden Bedeutung digitaler Medien, technischer Möglichkeiten und der ernährungspsychologischen Forschung haben sich die Anwendungsbereiche der Ernährungskommunikation in den letzten Jahren deutlich ausgeweitet. Neben klassischen Beratungssituationen, öffentlichkeitsweiten Kampagnen zur Ernährungsaufklärung und Ernährungsbildung, kommen ernährungsbezogene Kommunikationsformen auch in Apps, sozialen Netzwerken oder durch die Gestaltung von Entscheidungsräumen (Nudging) zum Einsatz. Wie bereits beschrieben (siehe Abschn. 18.1), werden mit den unterschiedlichen Bereichen auch unterschiedliche Zielstellungen anvisiert und mittels vielfältiger Methoden umgesetzt (siehe ▶ Kap. 19). Nicht in allen Anwendungsbereichen von Ernährungskommunikation dienen die Methoden dem übergeordneten Ziel der Gesundheitsförderung. So werden beispielsweise im Bereich des Marketings vor allem höhere Verkaufszahlen angestrebt, während in den sozialen Medien möglicherweise die kritische Auseinandersetzung mit Informationen, der soziale Austausch oder andere Ziele im Vordergrund stehen. Trotz der Breite der Anwendungsbereiche soll hier der Versuch einer Einteilung unternommen werden, der die Ernährungskommunikation grob umreißen soll, ohne dabei den Anspruch zu haben, alle vorhandenen Handlungsfelder abdecken zu können. Nach ihrem Zielort bzw. der Anwendung klassifiziert, lassen sich folgende Anwendungsbereiche unterscheiden:

- Interpersonelle Ernährungskommunikation
- Politische und institutionelle Ernährungskommunikation
- Öffentlichkeitswirksame Ernährungskommunikation
- Digitale Ernährungskommunikation
- Kulturelle und soziale Ernährungskommunikation
- Produkt- und Prozesskommunikation

Um einen Überblick zu geben, werden die Bereiche nachfolgend kurz vorgestellt, bevor übergreifend auf die Methoden der Ernährungskommunikation eingegangen wird.

▪ Interpersonelle und professionelle Ernährungskommunikation

Die interpersonelle Ernährungskommunikation ist eine Form des direkten Austauschs zwischen zwei oder mehr Personen zum Thema Ernährung. Grundsätzlich sind damit sowohl professionelle Gesprächssituationen im Rahmen der Ernährungsberatung oder -therapie als auch private Alltagsgespräche zwischen beispielsweise Freunden oder Kollegen gemeint. Da in Alltagsgesprächen die gezielte Kommunikation mit spezifischer Zielsetzung eine untergeordnete Rolle spielt, wird sich dieser Abschnitt nur auf die interpersonellen, professionellen Bereiche der Ernährungskommunikation wie die Ernährungsberatung und -therapie beziehen. Die Ernährungskommunikation ist ein zentrales Instrument der professionellen Ernährungsberatung oder -therapie, wobei durch den direkten Kontakt neben verbalen auch nonverbale Aspekte der Kommunikation eine Rolle spielen. Die Ernährungsberatung oder -therapie wird als ein strukturierter, professioneller Interaktionsprozess verstanden, der entweder präventiv darauf ausgerichtet ist, Menschen zu einem gesundheitsförderlichen Essverhalten zu befähigen, oder mittels spezifischer

Ernährungsweisen interventiv bei der Reduktion oder Heilung von Erkrankungen zu unterstützen. Die Grundlage für eine erfolgreiche Ernährungskommunikation in diesem Rahmen bilden neben aktuellen ernährungswissenschaftlichen Erkenntnissen, aus gesundheitspsychologischen Modellen abgeleitete motivationale Zusammenhänge und Einflussfaktoren sowie eine achtsame und wertschätzende Grundhaltung. Die erste Aufgabe der Ernährungskommunikation besteht in diesem Kontext darin, eine stabile Beziehung zu den ratsuchenden Personen aufzubauen, in der Probleme, Widerstände und Ambivalenzen offen angesprochen werden können und sich die Klienten sicher fühlen. Je nach individueller Problemstellung reichen die Ziele von einer Förderung gesundheitsfördernder Verhaltensweisen bis zur Unterstützung bei krankheitsspezifischen Ernährungsumstellungen. Im Prozess sollten sowohl die Stärkung von Ernährungskompetenzen im Sinne einer alltagstauglichen Handlungskompetenz als auch motivationaler Aspekte wie die Selbstwirksamkeit angestrebt werden. Sowohl Ziele als auch Lösungswege werden gemeinsam mit den Klienten erarbeitet und letztendlich von ihnen definiert. Der beratenden Person fällt dabei die Aufgabe einer Art Begleitung zu, die Impulse sowie unterstützende Hilfestellungen gibt, während Richtung und Tempo durch die Klienten bestimmt werden. Abgeleitet aus den gesundheitspsychologischen Modellen der Verhaltensänderung können je nach Motivationsphase der Klienten unterschiedliche psychologische Methoden zum Aufbau einer intrinsischen Motivation, dem erfolgreichen Abwägen von positiven und negativen Handlungsergebniserwartungen, zur Stärkung der Selbstwirksamkeitserwartung usw. eingesetzt werden (siehe ▶ Abschn. 19.2).

Während die Ernährungsberatung und -therapie vorrangig mittels interpersoneller Kommunikation umgesetzt wird, aber beispielsweise auch durch digitale Kommunikationsformen wie unterstützende Apps oder Online-Beratungen praktiziert werden können, lassen sich Ernährungserziehung oder Ernährungsbildung mit vielen unterschiedlichen Formen der Ernährungskommunikation gestalten. Ganz im Sinne des lebenslangen Lernens spricht man im Kindesalter eher von Ernährungserziehung, später mehr von Ernährungsbildung – beide Begriffe beschreiben den Erwerb bzw. die Stärkung von Ernährungskompetenz im Lebensverlauf. Unter Ernährungsbildung werden dabei nicht nur die Vermittlung von ernährungsbezogenem Wissen, sondern auch persönliche und soziale Kompetenzen zur beispielsweise Informationsauswahl, Handlungsumsetzung und Motivationserhalt verstanden. Ernährungsbildung im Rahmen der interpersonellen Kommunikation erfolgt beispielsweise im Zuge von Ernährungsberatung und -therapie, aber auch in Gesprächen mit Ärzten, Pflegepersonal und anderen Gesundheitsberufen, Erziehungs- und Lehrpersonen und vielen mehr werden diesbezügliche Impulse weitergegeben. Die für die Ernährungsberatung und -therapie beschriebenen Grundlagen und zu berücksichtigenden Aspekte gelten auch für diesen Bereich der interpersonellen Kommunikation.

■ **Politische und institutionelle Ernährungskommunikation**

Die politische und instrumentelle Ernährungskommunikation ist ein Steuerungsinstrument im Rahmen der Gesundheitsförderung oder Verbraucheraufklärung. Der Überbegriff bezeichnet dabei sowohl explizite Kommunikationsstrategien verschiedener öffentlicher Akteure wie Empfehlungen und Leitlinien oder öffentliche Kampagnen (z. B. „5 am Tag") als auch implizite Maßnahmen zur Beeinflussung von Entscheidungsstrukturen, die Regulierung von Nahrungsmittelwerbung und -kennzeichnung oder Anforderungen an die schulische Ernährungsbildung. Die übergeordneten Ziele dieses Bereichs der Ernährungskommunikation sind eine positive, also gesundheitsfördernde, Beeinflussung von Essverhalten und Nahrungsmittelauswahl sowie die Stärkung der dafür notwendigen Kompetenzen wie Ernährungsbildung oder Verbraucheraufklärung. Die institutionelle Ernährungskommunikation leitet sich dabei direkt aus politischen Zielen und Entscheidungen ab, die durch weitreichende und auf unterschiedlichen Ebenen ansetzenden Maßnahmen direkt in die Gesellschaft integriert werden können. Neben der grundsätzlichen Gestaltung gesundheitsfördernder Rahmenbedingungen, die auch für andere Anwendungsbereiche der Ernährungskommunikation von großer Relevanz sind, stehen in der politischen und institutionellen Ernährungskommunikation auch die Stärkung von Vertrauen in staatliche Institutionen sowie Chancengleichheit im Fokus. Umfragen zeigen, dass Verbraucher ein zumindestens mittleres Vertrauen in die institutionelle Ernährungskommunikation haben, wobei unabhängige Institute und Verbraucherschutzorganisationen gegenüber staatlichen Behörden als vertrauenswürdiger eingeschätzt werden (z. B. Zühlsdorf et al. 2018). Zur Stärkung der Chancengleichheit zählen verhältnisorientierte Maßnahmen der institutionellen Ernährungskommunikation, die unabhängig vom individuellen Verbraucher Rahmenbedingungen (z. B. Gemeinschaftsverpflegung) so gestalten, dass ein gesundes Ernährungsverhalten gefördert wird. Dies betrifft auch die allgemeine Ernährungsbildung. Im Rahmen der Ernährungsaufklärung oder -bildung sollen zum einen wissenschaftliche Erkenntnisse im Zusammenhang von Ernährung leicht verständlich und handlungsorientiert an Laien vermittelt werden. Zudem soll durch eine möglichst früh beginnende und kontinuierliche Ernährungsbildung die Ernährungskompetenz bereits im Kindes- und Jugendalter unabhängig vom Elternhaus gestärkt werden. Übersichtsarbeiten belegen, dass kita- und schulbasierte Programme positive Effekte auf Ernährungswissen, Einstellungen und Verhaltensweisen zeigen, vor allem wenn diese leicht zugänglich, gut verständlich und dauerhaft implementiert sind (z. B. Chatterjee und Nirgude 2024). Die politische und institutionelle Ernährungskommunikation regelt die dafür notwendigen Rahmenbedingungen wie das Festschreiben von ernährungsbezogenen Themen in den entsprechenden Schul-Curricula, aber auch der Erzieher- und Lehrer:innenausbildung. Aktuell sind die Themen Essen und Ernährung in den Bildungsplänen für den Bereich Kita und Schule zwar verankert, Praxiswissen zur Herkunft oder Umgang mit Lebensmitteln kommt dabei aber eher zu kurz oder ist nur in Wahlbereichen zu finden. Zudem wird das pädagogische Personal für die Aufgabe der Ernährungsbildung bisher nicht genügend qualifiziert, sodass es große qualitative Unterschiede und immer noch viele Defizite in der Umsetzung einer flächendeckenden Ernährungsbildung gibt (z. B. Heseker et al. 2019; Hirsch et al. 2020). Auch die ganzheitliche Betrachtung von Ernährungswissen, emotionaler Aktivierung und auf den Alltag bezogener Handlungskompetenz existiert bisher meist nur in Pilotprojekten und einmaligen Angeboten (z. B. GemüseAckerdemie, „Ich kann kochen!"), was dem Anspruch einer flächendeckenden und kontinuierlichen Ernährungsbildung nicht gerecht wird.

18

Im Bereich der politischen und institutionellen Ernährungskommunikation sind vor allem politische und im politischen Sinn beauftragte Organe und Institutionen beteiligt. Neben den entsprechenden Ministerien (z. B. Bundesministerium für Landwirtschaft, Ernährung und Heimat, Bundesministerium für Gesundheit) und anderen Institutionen (z. B. Bundeszentrale für gesundheitliche Aufklärung, Deutsche Gesellschaft für Ernährung) spielen auch Krankenkassen, Landesgesundheitsämter u. a. eine wichtige Rolle. Das Netzwerk der Akteure umfasst sowohl Bundes- wie auch Landes- und Kommunalebenen sowie internationale Organisationen wie die Weltgesundheitsorganisation (WHO). Im Anwendungsbereich der politischen und institutionellen Ernährungskommunikation kommen viele unterschiedliche Methoden zum Einsatz. Grob können diese in verhaltens- und verhältnisorientierte Maßnahmen eingeteilt werden: Während die verhaltensorientierte Gesundheitsförderung sich der individuellen Verhaltensänderung durch Ernährungsbildung, -aufklärung oder -beratung widmet, zielt die verhältnisorientierte Gesundheitsförderung auf die Veränderung von Rahmenbedingungen (Verhältnissen) ab, die gesundheitsförderliches Verhalten einfacher machen. Staatlich initiierte Gesundheitskampagnen (z. B. „5 am Tag" oder „IN FORM"), Angebote des betrieblichen Gesundheitsmanagements oder anderer Schulungsprogramme sollen dabei im Sinne der Ernährungsaufklärung oder Ernährungsbildung den einzelnen Verbraucher informieren, handlungsorientierte Empfehlungen geben und zu einer individuellen Verhaltensänderung motivieren – diese Maßnahmen setzen also am Verhalten des Einzelnen an. An den Verhältnissen angreifende Maßnahmen könnten gesetzliche Regelungen über ein beispielsweise auch in Deutschland bereits diskutiertes Werbeverbot von Kinderlebensmitteln oder eine Zuckersteuer sowie sogenannte Nudging-Strategien sein. Nudging bezeichnet gezielte Veränderungen in der die Entscheidungsarchitektur des Menschen, die das Verhalten von Menschen in vorhersehbarer Weise beeinflusst, ohne dabei die generelle Wahlfreiheit einzuschränken oder ökonomische Anreize maßgeblich zu verändern. Auf die Wirkungsweise dieser sich im Rahmen der Ernährungskommunikation bereits als erfolgreich bewiesenen psychologischen Methode wird im ▶ Kap. 19 näher eingegangen. Verbindliche gesetzliche Regelungen (z. B. verpflichtende Qualitätsstandards in der Gemeinschaftsverpflegung, Zuckersteuer, Kennzeichnungspflicht, Beschränkungen im Lebensmittelmarketing) werden in anderen Ländern bereits eingesetzt und führen zu einer nachweislich verbesserten Ernährungsumgebung (zusammenfassend von Philipsborn et al. 2021). Vorwiegend auf Wissensvermittlung ausgelegte Kampagnen sind am weitesten verbreitet. Sie haben einen positiven Einfluss auf das Ernährungswissen und in Teilen auch die Motivation, die Auswirkungen auf das tatsächliche Ernährungsverhalten bleiben aber eher gering (z. B. Eatwell Consortium 2013; BMEL 2020). Den größten Wirkungseffekt im Anwendungsbereich der politischen und institutionellen Ernährungskommunikation haben ineinandergreifende Strategien, die ernährungspolitisch festgelegte Ziele umfassen und durch unterschiedliche Akteure umgesetzt werden. Dieser Vorteil birgt aber auch Herausforderungen, die nachfolgend am Beispiel der Nationalen Reduktions- und Innovationsstrategie für Zucker, Fette und Salz erläutert werden soll.

Case Study

Mit dem Koalitionsvertrag von 2018 wurde das Bundesministerium für Landwirtschaft, Ernährung und Heimat (BMLEH) damit beauftragt, in einem partizipativen Prozess eine wissenschaftlich fundierte Strategie zu erarbeiten, um Zucker, Fette und Salz in Fertigprodukten zu verringern. Das Ergebnis wurde 2018 als Nationale Reduktions- und Innovationsstrategie für Zucker, Fette und Salz in Fertigprodukten verabschiedet, die über verschiedene Handlungsfelder eine ausgewogene Nährstoff- und Energieversorgung der Bevölkerung unterstützen und dadurch zu einer Verringerung der Häufigkeit von Übergewicht, Adipositas und ernährungsmitbedingten Krankheiten beitragen soll (BMEL 2018). Die Strategie fokussiert hauptsächlich auf Selbstverpflichtungen der Lebensmittelwirtschaft in Form von Zielvereinbarungen mit Lebensmittelunternehmen, den Zucker-, Salz- und Fettgehalt ihrer Produkte schrittweise zu senken. Neben dieser verhältnisorientierten Strategie sollten Maßnahmen zur Ernährungsaufklärung und Verbesserung der Ernährungskompetenz der Verbraucher im Sinne verhaltensorientierter Maßnahmen die Umsetzung der Strategie unterstützen. Der 2024 veröffentlichte zweite Zwischenbericht beschreibt im Produktmonitoring eine Reduktion von Zucker, Fett und Salz in einigen Lebensmittelgruppen, wobei die von der Lebensmittelwirtschaft selbst formulierten Ziele nur teilweise erreicht wurden und die Reduktionsbemühungen insgesamt eher nachgelassen oder sogar zum Stillstand gekommen sind (BMELH 2024, zweiter Zwischenbericht).

Trotz der wissenschaftlich gut abgeleiteten und auf mehreren Ebenen ansetzenden Strategie weisen die Ergebnisse auf einige Herausforderungen politischer Ernährungskommunikation hin. Eine Herausforderung sind beispielsweise Interessenkonflikte, im Fall der Reduktions- und Innovationsstrategie zwischen der auf Gewinn ausgerichteten Lebensmittelindustrie, die mit gesundheitsförderlichen Rezeptanpassungen eventuelle Verkaufsrückgänge (z. B. durch geschmackliche Veränderungen, Preiserhöhungen aufgrund angepasster Rezepturen) befürchtet, und dem politisch vereinbarten Ziel der Reduktion im Sinne einer Gesundheitsförderung. Auf Verbraucherseite liegen die Herausforderungen der politischen und instrumentellen Ernährungskommunikation vor allem in der Medienkonkurrenz durch Influencer-getriebene Botschaften. Gerade in den sozialen Medien – für junge Menschen die hauptsächliche Quelle ernährungsbezogener Informationen – dominieren diese Form der Botschaften nicht nur in der Reichweite, sondern sind auch motivierender gestaltet. Während institutionelle Kommunikation vorrangig sachlich und evidenzbasiert formuliert ist, inszenieren Influencer ihre Botschaften deutlich alltagsnaher, emotionalisierend und motivierend (z. B. Von-Polheim et al. 2023).

18

▪ Öffentlichkeitswirksame und digitale Ernährungskommunikation

Die öffentlichkeitswirksame (auch massenmediale) Ernährungskommunikation umfasst die Verbreitung von ernährungsbezogenem Wissen, Meinungen, Hilfsmitteln usw. über klassische und digitale Medien. Das Besondere der massenmedialen Ernährungskommunikation liegt in der großen Reichweite. Über Zeitschriften, Radio,

Plakate, soziale Medien, Podcasts und vieles mehr wird ein breites Publikum erreicht. Im Anwendungsfeld der digitalen Ernährungskommunikation werden alle ernährungsbezogenen Kommunikationsformen zusammengefasst, die über digitale Kanäle und Plattformen stattfinden. Im Fall von Webseiten, sozialen Medien, Podcasts usw. gibt es aufgrund der großen Reichweite Überschneidungen zur öffentlichkeitswirksamen Kommunikation, digitale Ernährungskommunikation kann über die Nutzung von Apps, Online-Ernährungsberatungen u. ä. aber auch den Einzelnen betreffen. Gerade die über digitale Medien erreichbaren Inhalte werden aufgrund ihrer schnellen und einfachen Erreichbarkeit besonders häufig genutzt (ca. 80%), allerdings haben auch Familie, Freunde sowie Experten einen guten Stand als Informationsquelle (ca. 50%). Während jüngere Menschen soziale Medien zwar deutlich häufiger für Ernährungsthemen nutzen als ältere, war das selbstberichtete Vertrauen in die dort verbreiteten Informationen über alle Altersgruppen hinweg eher gering (z. B. Ruani et al. 2023). Ein generelles Problem medialer Ernährungskommunikation ist die Widersprüchlichkeit: Die Mehrheit der Verbraucher nimmt widersprüchliche Ernährungsaussagen wahr, was die Akzeptanz und Wirkung von entsprechenden Kampagnen reduziert (z. B. Nagler 2014).

Digitale Kommunikationswege bringen spezifische aufgrund der verwendeten Technologie entstehende Vorteile und Herausforderungen mit sich. So eröffnen viele digitale Medien die Möglichkeit zur Interaktion, d. h. Ernährungsinformationen, Rezepte, Handlungsempfehlungen können nicht nur weitergegeben, sondern im Sinne eines sozialen Austauschs auch diskutiert werden, weswegen soziale Medien von jungen Menschen gegenüber anderen statischen Darstellungen häufiger genutzt werden (z. B. Leismann und Godemann 2025). Auch von Vorteil ist die Möglichkeit der zielgruppenorientierten Kommunikation. Über digitale Medien lässt sich eine bestimmte Zielgruppe nicht nur durch die Wahl des spezifischen Mediums selektiv ansprechen. Technische Möglichkeiten wie die Verwendung von Algorithmen, können das Nutzungsverhalten individuell analysieren und so für personalisierte Content-Vorschläge (z. B. vegane Rezepte aufgrund vorheriger Suchanfragen), zu den gezeigten Interessen passende Werbeanzeigen, und spezielle Postrankings genutzt werden. Die aufgezeigten Möglichkeiten haben den Vorteil einer zielgruppengerechten Ansprache, mit der sich die Nutzer persönlich angesprochen und deutlich stärker motiviert fühlen. Gleichzeitig werden aufgrund der Passung zu bereits vorhandenen Einstellungen aber auch problematische Ansichten oder Fehlinformationen verstärkt. Dies auch als Informationsblase (bubble) bekannte Phänomen führt unter Umständen zu einer verzerrten Wahrnehmung, Normverschiebung und der Etablierung von Extrempositionen. Die eingeschränkte Informationsvielfalt innerhalb der Informationsblase begünstigt eine Veränderung der spezifischen Gruppennorm und macht dadurch auch extremes Essverhalten akzeptierter (z. B. Segado et al. 2025).

▶ **Beispiel**

Jan hat aufgrund eines zufällig gehörten Podcasts etwas von den Vorteilen einer Low-Carb-Ernährung gehört. Weil die dort erwähnten Vorteile ihn interessieren, klickt er häufiger auf entsprechende Inhalte. Sofort werden ihm mehr und mehr Beiträge mit Low-Carb-Empfehlungen, entsprechenden Produkten, Erfahrungsberichte von Influencern usw. angeboten. Jan beschließt, dies auch mal auszuprobieren. ◀

Im obigen Beispiel sorgen die verwendeten Algorithmen für eine auf Jans Interessen zugeschnittene Beitragsauswahl. Dadurch wird ein momentanes Interesse mit deutlich mehr zustimmenden Informationen als anderen Sichtweisen oder wissenschaftlichen Belegen unterlegt. Eine Auseinandersetzung mit anderen Meinungen, Studienergebnissen u. ä. wird durch die Einseitigkeit der Beitragsempfehlungen stark reduziert und kann zur Wahrnehmung einer verzerrten Realität („Low-Carb ist eine generalisierte Empfehlung") führen. Zudem flechten gerade Influencer Produktplatzieren, Marken usw. bewusst so in ihre Beiträge ein, dass sie wie persönliche Empfehlungen wirken und der kommerzielle Anteil für den Verbraucher nicht eindeutig ist (z. B. Rogers et al. 2022). Insgesamt kann die Herkunft und der Wahrheitsgehalt von Beiträgen in sozialen Medien und anderen digitalen Kommunikationsplattformen nur schwer eingeschätzt werden. Begriffe wie Ernährungsexperte, Ernährungsberater usw. sind nicht geschützt. Auch die Angabe von Zertifikaten oder Weiterbildungen geben den Nutzern aufgrund der großen Breite von Angeboten kaum Anhaltspunkte über die Qualifikation der Veröffentlichenden. Erste Analysen zeigen, dass lediglich ein kleiner Teil der Kommunikatoren Fachpersonen aus dem Bereich der Ernährung sind (z B. Von-Polheim et al. 2023). Als besonders glaubhaft empfinden junge Nutzer alltagsnahe Erfahrungsberichte und individuelle Empfehlungen, wobei die wahrgenommene Authentizität und persönliche Nähe der Kommunikatoren entscheidend für das Vertrauen sind (z. B. Leismann und Godemann 2025). Die Beschäftigung mit den häufig regelmäßigen Beiträgen einer Person steigert dieses Vertrauensgefühl bei den Nutzern und führt gerade bei jungen Menschen zu einer Art Vorbildwirkung.

Die über massenmediale Kommunikationsformen vermittelten Inhalte, Emotionen und Meinungen können durch die große Reichwerte auch zu Werten, sozialen Normen und Vorbildern werden. Im Idealfall kann durch die Verknüpfung emotionaler und kognitiver Reize Aufmerksamkeit erzeugt und eine der Gesundheit förderliche Norm etabliert werden. Dies wird vor allem mit emotional gestaltetenten und breit angelegten Kampagnen mit klarer Handlungsorientierung erreicht (z. B. Wakefield et al. 2010). Andererseits können idealisierte, stark emotionalisierte und vereinfachte Ernährungstipps aber auch unrealistische Schönheitsideale und Normen etablieren und darüber zu höherer Körperunzufriedenheit und falschen Ernährungsannahmen führen (z. B. Zaharia und Gonta 2024). Insgesamt werden mit der großen Reichweite öffentlichkeitswirksamer Kommunikation auch sehr viele unterschiedliche Zielgruppen erreicht, sodass die Botschaften je nach Art der Darstellung und dem persönlichen Hintergrund des Empfängers unterschiedliche Wirkungen haben kann: Berichte über Ernährungsskandale können so zu mehr Aufmerksamkeit beim Einkauf, aber auch Angst und Ablehnung führen. Influencer können durch Erlebnisberichte von Superfoods oder Ernährungstrends gesundheitsfördernde Impulse setzen, aber auch Mythen und Meinungen verbreiten und gerade durch den oft als nahbaren, authentischen Eindruck als Vorbild dienen. Die massenmediale Ernährungskommunikation bietet dabei auf der einen Seite die Chance niedrigschwelliger Kampagnen mit großer Reichweite zur beispielsweise Stärkung der Ernährungskompetenz. Relevante Inhalte können von Multiplikatoren mit großem Einfluss wie Experten und Influencern weitergetragen werden und erreichen sehr unterschiedliche Zielgruppen. Auf der anderen Seite birgt die öffentlichkeitswirksame Ernährungskommunikation aber auch erhebliche Risiken zur beispielsweise Verbreitung von Mythen und Halbwissen, der Kommerzialisierung von Ernährungsinhalten sowie

18

der möglichen Förderung von problematischen Körperidealen und Essstörungen durch die die stetige Konfrontation mit medialen Schönheitsidealen (z. B. Denniss et al. 2023; Rogers et al. 2022). Dazu kommt die Menge an Informationen, die gerade aufgrund der Schnelllebigkeit digitaler Medien auch zu einer Informationsüberflutung und damit verbundenen Unsicherheiten führen kann.

Digitale Kommunikationsformen können auch durch verhaltensnahes Feedback und Gamification-Methoden motivationsfördernd sein. Hierunter sind beispielsweise Apps oder Instrumente mit der Möglichkeit zum Selbstmonitoring (z. B. Schrittzähler, Ernährungstracker) zu verstehen. Aber auch in bestimmte Apps, Webseiten oder andere Plattformen integrierte Wettbewerbe, die soziale Vergleiche oder eine Art individuelles Punktesammeln ermöglichen (z. B. Challenges, Level für erfüllte Ziele) stellen eine Form der Kommunikation dar. Einzelne Methoden werden in ihrer Wirkung im ▶ Kap. 19 näher beschrieben. Übergreifend soll hier bereits herausgestellt werden, dass direkt im Verhaltensumfeld der Menschen ansetzende Rückmeldungen, automatisierte Erinnerungen oder eine wettbewerbsorientierte Darstellung von Zielen und Ergebnissen, die Motivation für Verhaltensänderungen langfristig stärken und so zur Umsetzung einer gesundheitsfördernden Ernährung beitragen können (z. B. Andrew et al. 2023; Seid et al. 2024). Die genannten digitalen Kommunikationsformen können auch im Rahmen der interpersonellen oder institutionellen Ernährungskommunikation unterstützen. So können KI-gestützte Systeme oder Chatbots beispielsweise auch in der individuellen Ernährungstherapie für personalisierte Rezeptvorschläge, Einkaufslisten oder gezielte Erinnerungen an das Trinken von Wasser, mehr Bewegung u. ä. genutzt werden. Auch im Rahmen der institutionalisierten Ernährungskommunikation können interaktive Chatbots bei der Beantwortung von individuellen Ernährungsfragen, der automatisierten Verbreitung von ernährungsbezogenen Kampagnen oder der visuellen Aufbereitung von Texten unterstützen. Genau wie im Bereich der massenmedialen Kommunikation sind auch die Möglichkeiten der digitalen Ernährungskommunikation enorm und sollten aufgrund ihrer Überlegenheit in der zielgruppenadäquaten, niedrigschwelligen Ansprache und gezielten Motivationssteigerung nicht unbeachtet bleiben. Gleichzeitig müssen für einen verantwortungsvollen Umgang mit den vorhandenen Herausforderungen (z. B. Informationsdichte, Datenumgang, Kommerzialisierung, Beurteilung von fachlicher Evidenz) neue Wege gefunden und umgesetzt werden.

■ **Kulturelle und soziale Ernährungskommunikation**

Ein weiterer Bereich der Ernährungskommunikation bezieht sich auf die Art und Weise wie Essverhalten, ernährungsbezogene Einstellungen und Normen in sozialen Gruppen und unterschiedlichen Kulturen weitergegeben und verändert werden. Die Bedeutung kultureller und sozialer Einflussfaktoren auf die Etablierung des Essverhaltens wurde bereits beschrieben (siehe ▶ Abschn. 6.4). Das Essverhalten selbst sowie entsprechende Mahlzeiten und Gerichte können dabei als Kommunikationsmittel verstanden werden, wodurch Bedeutungen und Signale weitergegeben werden. Die kulturelle Ernährungskommunikation erfolgt vorrangig durch das Vorleben und Weitertragen von Ritualen und Traditionen (z. B. Gänsebraten, Lebkuchen) durch beispielsweise Rezeptbücher, Familienfeiern, Fotos usw. Auch religiöse Essenregeln sind eine Form der Ernährungskommunikation, die neben der jeweiligen religiösen Interpretation auch eine kulturelle Zugehörigkeit und religiöse Identität ausdrückt.

Mit der sozialen Ernährungskommunikation ist eher der ernährungsbezogene Austausch zwischen Individuen oder kleinerer sozialer Gruppen gemeint. Neben möglicher individueller Botschaften (z. B. „Ich achte auf Tierwohl."), die bewusst oder unbewusst ausgesandt werden, entsteht auch im Rahmen der Ernährungskommunikation eine soziale Gruppenzugehörigkeit über gemeinsame Essgewohnheiten, Nahrungstrends u.a. Zur sozialen Ernährungskommunikation zählen der Austausch von Rezepten unter Kollegen oder in sozialen Netzwerken, gemeinsames Essen in der Familie, mit Freunden oder Kollegen und auch Tischsitten wie Dekoration, Essbesteck u. ä. Ein weiterer wichtiger Aspekt ist die symbolische Bedeutung bestimmter Speisen. In der kulturellen Ernährungskommunikation kann dies über religiöse Rituale oder bestimmten Feiertagsgerichten erfolgen, aber auch in der sozialen Ernährungskommunikation kommt beispielsweise dem Geburtstagskuchen oder dem Pizza-Freitag in sozialen Gruppen eine besondere Bedeutung zu. Beide Formen der Kommunikation können das individuelle Essverhalten durch die Bildung von sozialen Normen (z. B. Kaffee und Kuchen am Nachmittag), Schönheitsidealen, Food-Trends und vieles mehr beeinflussen. Mit Zunahme der globalen (meist digitalen) Kommunikation sowie dem internationalen Handel nehmen regionale Unterschiede in der Ernährung weltweit ab und die Zusammensetzung von Lebensmitteln und Speisen gleicht sich an. Gleichzeitig verbreiten sich aufgrund der internationalen Vernetzung Ernährungstrends schneller und in über Landesgrenzen hinweg entstehenden sozialen Gruppen (Food and Agriculture Organization of the United Nations, 2024).

■ **Produkt- und Prozesskommunikation**
Ernährungsbezogene Produkt- und Prozesskommunikation bezieht sich auf Informationen über die Entstehung von Lebensmitteln und deren Zusammensetzung oder Wirkung auf die Gesundheit. Dieses Anwendungsfeld der Ernährungskommunikation hat Einfluss auf das Vertrauen der Verbraucher und deren Kaufentscheidungen. Während sich die Prozesskommunikation vorrangig auf den Prozess der Lebensmittelherstellung, also die Herkunft der Zutaten und deren Verarbeitung bezieht, konzentriert sich die Produktkommunikation auf das fertige Lebensmittel, dessen Produktmerkmale und -eigenschaften. Die Produkt- und Prozesskommunikation erfolgt über verschiedene Kanäle und Formen, wobei sowohl direkte als auch indirekte Methoden zum Einsatz kommen. So können Informationen entlang der Herstellungskette, vom Anbau über die Produktion bis hin zur Zubereitung sowie ausführliche Produktinformationen auf der Webseite eines Herstellers, Supermarktkette oder ähnlichem erläutert werden. Auch Flyer, Videos und andere Medien könnten dazu genutzt werden. Neben dieser direkten Informationsvermittlung vermitteln aber auch Verpackung des Nahrungsmittels und dazugehörige Werbebotschaften mit Farbe, Bildern, Musik, bestimmten Siegeln oder Etiketten Prozess- und Produktinformationen. Beispielsweise kann bereits das Markensymbol eines Lebensmittels Vertrauen in ein Produkt schaffen, die Farbe Grün wird mit „Bio" oder „Gesundheit" assoziiert und vieles mehr. Diese Form der indirekten Kommunikation ergibt sich zu großen Teilen aus Assoziationen und Erwartungen der Verbraucher und muss dementsprechend nicht immer auch mit den tatsächlichen Produktmerkmalen übereinstimmen (siehe auch ▶ Kap. 9). Zudem ist die Wirkung in Abhängigkeit der individuellen Erfahrungen und Assoziationen des Verbrauchers unterschiedlich: Neben positiven, gesundheitsfördernden Wirkungen können auch

18

Verwirrung, Misstrauen oder verzerrte Wahrnehmungen auftreten (z. B. Schifferstein et al. 2021). Gleichzeitig sind die Zusammenhänge zwischen bestimmten Farben, Botschaften und den Erwartungen des Verbrauchers gut belegt (z. B. Steiner und Florack 2023) und werden im Rahmen der Marketing- und Produktkommunikation von der Lebensmittelindutrie strategisch eingesetzt (z. B. Bartelmeß und Godemann 2019). Die mit der Verpackung, dem Labeling und der Werbung von Lebensmittelprodukten verbundenen Assoziationen sind ausschlaggebend für kurzfristige Verbraucherentscheidungen und die langfristige Etablierung von Einstellungen und Normen (z. B. „Markenprodukte schmecken besser."), emotionalen Assoziationen, Schönheits- und Gesundheitsidealen usw. und damit ebenfalls ein wichtiger Aspekt der Ernährungskommunikation.

? Verständnisfragen zur Selbstüberprüfung

1. Was versteht man unter dem Begriff Ernährungskommunikation?
2. Inwiefern kann Ernährungskommunikation soziale Ungleichheit beeinflussen?
3. Welche Rolle spielt die selektive Informationsaufnahme und -erinnerung im Rahmen der Ernährungskommunikation?
4. Welche Überschneidungen und Unterschiede haben öffentlichkeitswirksame und digitale Ernährungskommunikation?
5. Inwiefern zählen Produktverpackungen zur Ernährungskommunikation?

Literatur

Altendorfer L-M, Huber B. Ernährung auf TikTok. Eine inhaltsanalytische Untersuchung zu Vielfalt, Ernährungskompetenz-Dimensionen und Werbung. M&K. 2024;72(1):49–78. https://doi.org/10.5771/1615-634X-2024-1-49.

Andrew L, Barwood D, Boston J, Masek M, Bloomfield L, Devine A. Serious games for health promotion in adolescents – a systematic scoping review. Educ Inf Technol (Dordr). 2023;28(5):5519–50. https://doi.org/10.1007/s10639-022-11414-9. Epub 2022 Nov 4. PMID: 36373044; PMCID PMC9638273.

Azevedo Perry E, Thomas H, Samra HR, Edmonstone S, Davidson L, Faulkner A, et al. Identifying attributes of food literacy: a scoping review. Public Health Nutr. 2017;20(13):2406–15. https://doi.org/10.1017/S1368980017001276.

Bartelmeß T, Godemann J. Food communication of food industry corporations in the context of sustainability. Ernahrungs Umschau. 2019;66(6):100–8.

Bundesministerium für Ernährung und Landwirtschaft (BMEL). IN FORM – Deutschlands Initiative für gesunde Ernährung und mehr Bewegung: Evaluationsbericht 2020 [Internet]. Bonn; 2020. https://www.bmel.de/SharedDocs/Downloads/Ernaehrung/IN_FORM_Evaluationsbericht.pdf. Zugegriffen am 29.07.2025.

Bundesministerium für Ernährung und Landwirtschaft. Nationale Reduktions- und Innovationsstrategie für Zucker, Fette und Salz in Fertigprodukten. Berlin: BMEL; 2018. https://www.bmel.de/SharedDocs/Downloads/DE/_Ernaehrung/ernaehrungsstrategie.pdf.(letzter Zugriff am 17.01.2026)

Bundesministerium für Landwirtschaft, Ernährung und Heimat. Nationale Reduktions- und Innovationsstrategie für Zucker, Fette und Salz in Fertigprodukten – Zweiter Zwischenbericht. Berlin: BMELH; 2024. https://www.bmleh.de/SharedDocs/Downloads/DE/Broschueren/nri-zwischenbericht-2.pdf. (letzter Zugriff am 17.01.2026)

Büning-Fesel M, Zovko E, Kaiser B. Ernährungskommunikation. Bildung und Beratung im Spektrum der Zeit. Ernährungs Umschau. 2024;71(6):M340–3. https://doi.org/10.4455/eu.2024.020.

Chatterjee P, Nirgude A. A systematic review of school-based nutrition interventions for promoting healthy dietary practices and lifestyle among school children and adolescents. Cureus. 2024;16(1):e53127. https://doi.org/10.7759/cureus.53127.

Denniss E, Lindberg R, McNaughton SA. Quality and accuracy of online nutrition-related information: a systematic review of content analysis studies. Public Health Nutr. 2023;26(7):1345–57. https://doi.org/10.1017/S1368980023000873.

EATWELL Consortium. Interventions to promote healthy eating habits: evaluation and recommendations. Final Publishable Summary Report [Internet]. European Commission; 2013 May 30. https://cordis.europa.eu/docs/results/226713/final1-eatwell-final-publishable-summary-report-30-05-13.pdf.

Eckardt G. Die Theorie der kognitiven Dissonanz (Festinger, L., 1957). In: Eckardt G, Herausgeber. Sozialpsychologie – Quellen zu ihrer Entstehung und Entwicklung. Wiesbaden: Springer; 2015. S. 111–115. (Schlüsseltexte der Psychologie).

Endres, Eva-Maria (2021): Soziale Medien in der Ernährungskommunikation. Relevanz und Potenziale. München und Eichstätt: zem:: dg-studies.

Fechner D, Isbanner S. Understanding the intention-behaviour gap in meat reduction: the role of cognitive dissonance in dietary change. Appetite. 2025;214:108204. https://doi.org/10.1016/j.appet.2025.108204.

Freijy T, Kothe EJ. Dissonance-based interventions for health behaviour change: a systematic review. Br J Health Psychol. 2013;18(2):310–37. https://doi.org/10.1111/bjhp.12035.

Gavaravarapu SM. Nutrition communication – Rhetoric & reality. Indian J Med Res. 2019;149(3):333–44. https://doi.org/10.4103/ijmr.IJMR_1772_18. PMID: 31249198; PMCID: PMC6607813.

Hammami A, Garcia A, Darcel N, Higgs S, Davidenko O. The effect of social norms on vegetarian choices is moderated by intentions to follow a vegetarian diet in the future: evidence from a laboratory and field study. Front Psychol. 2023;14:1081700. https://doi.org/10.3389/fpsyg.2023.1081700.

Hastall MR. Abwehrreaktionen und negative Effekte von Gesundheitsinformationen. Public Health Forum. 2017;25(1):63–5. https://doi.org/10.1515/pubhef-2016-2127.

Heseker H, Hirsch J, Dankers R. Ernährungsbezogene Bildungsarbeit in Kitas und Schulen: Stand, Herausforderungen und Handlungsoptionen. Abschlussbericht. Paderborn: Universität Paderborn; 2019. Im Auftrag des Bundesministeriums für Ernährung und Landwirtschaft (BMEL).

Hirsch J, Dankers R, Heseker H. Food and nutrition literacy in day care centres. An analysis of the formal qualification of pedagogical staff. Ernahrungs Umschau. 2020;67(8):140–5. e10–3.

Hurrelmann K, Leppin A. Moderne Gesundheitskommunikation. Göttingen: Verlag Hans Huber; 2001.

Jürgens U. Missverständnisse vermeiden. Ernährung & Medizin. 2008;23(2):90–1. https://doi.org/10.1055/s-2008-1081325.

Leismann K, Godemann J. Food-related information-seeking behaviour in social media. Re presentative online survey on usage and perceived value. Ernahrungs Umschau. 2025;72(2):18–29.

Levinson JA, Kinkel-Ram S, Myers B, Hunger JM. A systematic review of weight stigma and disordered eating cognitions and behaviors. Body Image. 2024;48:101678. https://doi.org/10.1016/j.bodyim.2023.101678.

Mangold R. Informationsselektion. In: Informationspsychologie. Berlin/Heidelberg: Springer; 2015. https://doi.org/10.1007/978-3-662-47030-5_4.

Maschkowski G. Büning-Fesel M. Ernährungskommunikation in Deutschland – Definition, Risiken und Anforderungen. Ernährungs Umschau. 2010;57(12):676–9.

Nagler RH. Adverse outcomes associated with media exposure to contradictory nutrition messages. J Health Commun. 2014;19(1):24–40. https://doi.org/10.1080/10810730.2013.798384.

Parkinson J, Hannan T, McDonald N, Moriarty S, Nguyen TM, Hamilton K. Health action process approach: promoting physical activity, and fruit and vegetable intake among Australian adults. Health Promot Int. 2023 Aug 1;38(4):daad095. https://doi.org/10.1093/heapro/daad095. PMID: 37647521; PMCID: PMC10468016.

von Philipsborn P, Geffert K, Klinger C, Hebestreit A, Stratil J, Rehfuess E, et al. Politik für eine gesunde Ernährung: Ausgangslage und Reformvorschläge. Der Food Environment Policy Index (Food-EPI) Ergebnisbericht für Deutschland. Oktober 2021. Policy Evaluation Network (PEN); 2021. Food-EPI-Ergebnisbericht_V10.pdf. Zugegriffen am 29.07.2025.

Prestwich A, Kellar I, Parker R, MacRae S, Learmonth M, Sykes B, et al. How can self-efficacy be increased? Meta-analysis of dietary interventions. Health Psychol Rev. 2014;8(3):270–85. https://doi.org/10.1080/17437199.2013.813729.

Prochaska JO, DiClemente CC. Stages and processes of self-change of smoking: toward an integrative model of change. J Consult Clin Psychol. 1983;51(3):390–5.

18

Rehn J. Gesunde Gestaltung: Priming- und Placebo-Effekte als gesundheitsverhaltenswirksame empirie-gestützte Gestaltungsmethodik. Wiesbaden: Springer Fachmedien Wiesbaden GmbH; 2019.

Rogers A, Wilkinson S, Downie O, Truby H. Communication of nutrition information by influencers on social media: a scoping review. Health Promot J Austr. 2022;33(3):657–76. https://doi.org/10.1002/hpja.563.

Ruani MA, Reiss MJ, Kalea AZ. Diet-nutrition information seeking, source trustworthiness, and eating behavior changes: an international web-based survey. Nutrients. 2023;15(21). https://doi.org/10.3390/nu15214515.

Schiek D, Barlösius E. Das Profil öffentlicher Ernährungskommunikation – eine Synopse. In: Barlösius E, Rehaag R, Herausgeber. Skandal oder Kontinuität: Anforderungen an eine öffentliche Ernährungskommunikation. WZB-Discussion Paper SP I 2006-306. Berlin: Wissenschaftszentrum Berlin für Sozialforschung; 2006. S. 9–19.

Schifferstein HN, Boer A d, Lemke M. Conveying information through food packaging: a literature review comparing legislation with consumer perception. J Functional Foods. 2021;86:104734. https://doi.org/10.1016/j.jff.2021.104734.

Schulz von Thun F. Miteinander reden 1. Störungen und Klärungen. Reinbek bei Hamburg: Rowohlt Verlag; 1981.

Schwarzer R. Modeling health behavior change: how to predict and modify the adoption and maintenance of health behaviors. Appl Psychol. 2008;57(1):1–29. https://doi.org/10.1111/j.1464-0597.2007.00325.x.

Segado Fernández S, Jiménez Gómez B, Jiménez Hidalgo P, Lozano-Estevan MDC, Herrera Peco I. Disinformation about diet and nutrition on social networks: a review of the literature. Nutr Hosp. 2025 Apr 21;42(2):366–375. English. https://doi.org/10.20960/nh.05533. PMID: 40008658.

Seid A, Fufa DD, Bitew ZW. The use of internet-based smartphone apps consistently improved consumers' healthy eating behaviors: a systematic review of randomized controlled trials. Front Digit Health. 2024;12(6):1282570. https://doi.org/10.3389/fdgth.2024.1282570. PMID: 38283582; PMCID: PMC10811159.

Shangguan S, Afshin A, Shulkin M, Ma W, Marsden D, Smith J, et al. A meta-analysis of food labeling effects on consumer diet behaviors and industry practices. Am J Prev Med. 2019;56(2):300–14. https://doi.org/10.1016/j.amepre.2018.09.024.

Silva P, Araújo R, Lopes F, Ray S. Nutrition and food literacy: framing the challenges to health communication. Nutrients. 2023;15(22). https://doi.org/10.3390/nu15224708.

Steiner K, Florack A. The influence of packaging color on consumer perceptions of healthfulness: a systematic review and theoretical framework. Foods. 2023;12(21). https://doi.org/10.3390/foods12213911.

The State of Agricultural Commodity Markets 2024: Food and Agriculture Organization of the United Nations; 2024.

Velardo S. The nuances of health literacy, nutrition literacy, and food literacy. J Nutr Educ Behav. 2015;47(4):385–9.e1. https://doi.org/10.1016/j.jneb.2015.04.328.

Von-Polheim P, Cano-Orón L, Vengut-Climent E. Types of discourse disseminated by food influencers: trends on Instagram in France, Germany, Italy, Spain, and the United Kingdom. EPI. 2023. https://doi.org/10.3145/epi.2023 nov.18.

Wakefield MA, Loken B, Hornik RC. Use of mass media campaigns to change health behaviour. Lancet. 2010;376(9748):1261–71. https://doi.org/10.1016/S0140-6736(10)60809-4.

Zaharia A, Gonța I. The healthy eating movement on social media and its psychological effects on body image. Front Nutr. 2024;11:1474729. https://doi.org/10.3389/fnut.2024.1474729.

Zeng M, Zhu Y, Cai Z, Xian J, Li S, Wang T, et al. Nutrition literacy of middle school students and its influencing factors: a cross-sectional study in Chongqing. China Front Public Health. 2022;10:807526. https://doi.org/10.3389/fpubh.2022.807526.

Zühlsdorf A, Jürkenbeck K, Spiller A. Lebensmittelmarkt und Ernährungspolitik 2018: Verbrauchereinstellungen zu zentralen lebensmittel- und ernährungspolitischen Themen. Göttingen: Zühlsdorf + Partner/Uni Göttingen; 2018.

Psychologische Methoden der Ernährungskommunikation

Inhaltsverzeichnis

© Der/die Autor(en), exklusiv lizenziert an Springer-Verlag GmbH, DE, ein Teil von Springer Nature 2026
K. Kröller, *Ernährungspsychologie*, https://doi.org/10.1007/978-3-662-72399-9_19

Die Disziplin der Ernährungspsychologie beschäftigt sich mit den psychologischen Einflüssen auf Präferenzentwicklung, Nahrungsauswahl und Essverhalten sowie den Wirkungen der individuellen Ernährung auf die psychische Gesundheit. Die Ernährungskommunikation ist eine wichtige Verbindung zwischen den genannten Aspekten, da sie sowohl indirekt die Entstehung und situative Aspekte des Ernährungsverhaltens beeinflusst als auch direkt zur Lenkung von Verhaltensänderungen genutzt werden kann. Die meisten der dabei genutzten Methoden basieren auf psychologischen Wirkmechanismen, die in diesem Kapitel etwas genauer vorgestellt werden.

Als psychologische Methoden werden wissenschaftlich fundierte Verfahren oder Techniken bezeichnet, die psychische Prozesse analysieren und beeinflussen helfen. Darunter wird eine breite Palette von Methoden und Konzepten verstanden, die bei menschlichen Entscheidungs- und Verhaltensprozessen relevante Ansatzpunkte nutzen, um die jeweiligen Prozesse in eine bestimmte Richtung zu lenken. Neben indirekten Methoden der Gestaltung von Botschaften, Symbolen usw. gehören hierzu auch direkte Kommunikationsmethoden wie Überzeugung, Appelle oder Reframing. Im Sinne des Verständnisses von Ernährungskommunikation als gezielte oder ungezielte Beeinflussung von ernährungsbezogenen Einstellungen, Assoziationen, Normen und Verhalten soll der Fokus dieses Kapitels auf eben den psychologischen Methoden liegen, die eine solche Beeinflussung unterstützen. Bei den im folgenden vorgestellten Methoden handelt es sich lediglich um eine Auswahl. Die Gliederung ist der Versuch sowohl die jeweiligen Anwendungsbereiche als auch die Art der Methoden zusammenzufassen. Dabei kommt es notwendigerweise zu Überschneidungen, weswegen die einzelnen Abschnitte nicht als separate Felder zu verstehen sind.

19.1 Methoden der intrapersonelle Ernährungskommunikation

Mit der intrapersonellen Kommunikation sind interne Kommunikationsprozesse wie Gedanken, innere Dialoge, Selbstreflexion, Entscheidungen und ähnliches gemeint – im Gegensatz zur interpersonellen Kommunikation zwischen zwei oder mehr Personen (siehe ▶ Abschn. 19.2). Alle Menschen führen innere Gespräche: beim Treffen von Entscheidungen, zur Vorbereitung auf bestimmte Gesprächssituationen, zur Selbstmotivation und vieles mehr. Da die Prozesse intern und auch nicht immer bewusst ablaufen, werden sie meist nicht als „Kommunikation" verstanden, sind aber die Basis von Entscheidungsprozessen, Selbstregulation sowie Einstellungs- und Verhaltensänderung. „Nach diesem Tag habe ich mir ein Stück Kuchen verdient.", „Morgen esse ich aber auf jeden Fall weniger." sind Beispiele für im Rahmen der Ernährungskommunikation auftauchende Gedanken, die unser Essverhalten kurzfristig beeinflussen (z. B. der spontane Entschluss Kuchen zu backen), aber auch langfristige Gewohnheiten entstehen lassen können (z. B. „Abends brauche ich Schokolade, um mich von der Arbeit zu erholen."). Dementsprechend können die in der intrapersonellen Ernährungskommunikation vorkommenden Methoden ein gesundheitsförderliches Verhalten sowohl fördern als auch behindern. Gerade bei der Entstehung von Gewohnheiten oder Essensentscheidungen bleibt die intrapersonelle Ernährungskommunikation häufig unbewusst. Die betreffenden Methoden können aber auch gezielt eingesetzt werden (und so beispielsweise auch im Rahmen einer Ernährungsberatung und damit der interpersonellen Kommunikation vermittelt

19

werden), um die eigene Motivation zu steigern und Verhaltensänderungen zu unterstützen.

Eine zentrale Methode der intrapersonellen Kommunikation ist die **Selbstbeobachtung**, auch häufiger als Self-Monitoring oder Achtsamkeit bezeichnet. Im Rahmen der Ernährungskommunikation wird darunter die Wahrnehmung und meist auch das Protokollieren/Aufzeichnen des eigenen Essverhaltens (also was und wie viel wir essen, aber auch wie schnell oder langsam oder Geschmack und Textur der verzehrten Speisen) verstanden. Generell gilt ein Teil unserer Aufmerksamkeit immer auch uns selbst. Die Stärke der Selbstbeobachtung kann sich beispielsweise in Situationen, in denen wir uns unwohl oder unsicher fühlen, automatisch verstärken (z. B. Wie laufe ich? Ist mein Lippenstift verschmiert?), in anderen aber auch sehr gering sein (z. B. bei gewohnten Verhaltensweisen wie dem Zähneputzen). Essen, was wir täglich mehrmals tun, kann dementsprechend bereits deutlich weniger Selbstbeobachtung erhalten, sodass der schnelle Snack zwischendurch, die Kekse der Nachbarin, das Öffnen des Kühlschranks als Verhaltensweisen gar nicht mehr wirklich registriert werden. Eine geringere Aufmerksamkeit oder Selbstbeobachtung beim Vorgang der Essensaufnahme ist häufig mit schnellerem Essen verbunden, was zu einer über den eigentlichen Hunger hinaus gehenden Nahrungsaufnahme führen kann (z. B. Kolay et al. 2021). Ein achtsames also auf den Geschmack, Textur usw. fokussiertes Essverhalten erhöht dagegen das Bewusstsein für mit dem Essen verbundene Verhaltensweisen und Emotionen, wodurch Personen gezielter reagieren und beispielsweise langsamer essen oder sich keine zweite Portion mehr nehmen können. Selbstbeobachtung ist die Methode mit dem größten Wirksamkeitseffekt im Rahmen von Interventionen zum gesunden Essverhalten oder Gewichtsreduktion (z. B. Michie et al. 2009; Burke et al. 2011) und ist mit einer besseren Sättigungswahrnehmung und einer geringeren Nahrungsaufnahme verbunden. Neben dem automatisierten Grad der Selbstbeobachtung und seinem Zusammenhang zum Essverhalten, lässt sich die Selbstbeobachtung auch zielgerichtet nutzen, um mehr auf den Geschmack der verzehrten Nahrungsmittel, die Menge, Essgeschwindigkeit oder anderes zu achten. Diese Form der Selbstbeobachtung ist eine Grundvoraussetzung für den Prozess von Verhaltensveränderung und wird sowohl zur Analyse von beispielsweise Mustern ungünstigen Essverhaltens, als auch deren Veränderung und dem dafür notwendigen Motivationsaufbau benötigt.

▶ **Beispiel**

Ella und Julia haben sich sehr auf das Zusammenleben in ihrer eigenen Wohnung gefreut. So langsam sind alle Kisten ausgepackt, die Wohnung eingerichtet und es hat sich eine gewisse Routine entwickelt, die die beiden als familiär und entspannend erleben. Bei einem Routinecheck beim Arzt stellt Julia fest, dass sie deutlich an Gewicht zugenommen hat, was zu ihrer eigenen Wahrnehmung von beispielsweise enger gewordenen Hosen passt, sie sich aber ansonsten nicht erklären kann. Ella und sie kochen am Abend immer frisch mit vielen verschiedenen Gemüsesorten und auch am restlichen Tag hat sich ihr Essverhalten eigentlich nicht verändert. Im Gespräch mit Ella rät diese ihr dazu, doch mal alle Lebensmittel mit einer App zu dokumentieren, die sie über den Tag verteilt isst, um der Sache auf den Grund zu gehen. Julia findet das zwar unnötig („Ich weiß doch, was ich esse."), lässt sich aber darauf ein, weil sie sich jetzt doch ein wenig Sorgen um ihre Gesundheit macht. Nach einer Woche konsequenten Trackens der von ihr verzehrten Speisen, schaut sie sich am Wochenende gemeinsam mit Ella die Ergebnisse an. Die dokumentierten Mahlzeiten entsprechen dem, was Ella und Julia unter einer gesunden Ernährung verstehen, aber Julia muss auch erkennen, dass sie gerade am Vormittag, also zwischen Frühstück und Lunch, deutlich mehr Snacks zu sich nimmt als sie angenommen hat. Vor dem Umzug in die gemeinsame Wohnung mit Ella hatte Julia fußläufig zu ihrer Arbeitsstelle gewohnt, weswegen sie trotz einer allgemein gültigen Homeoffice-Möglichkeit immer gern direkt nach dem Frühstück ins Büro gegangen sei. Mit der neuen Arbeitsstelle hat sich der Arbeitsweg deutlich verlängert, weswegen sie öfter im Homeoffice bleibt, was ihr den Aufzeichnungen der App zufolge deutlich mehr Gelegenheiten zum Snacken gibt. ◄

Das im beschriebenen Beispiel unbemerkt gebliebene Snacken ist ein sehr typisches Verhalten: Gerade Kleinigkeiten, die man nahezu im Vorbeigehen und nicht im Rahmen einer vollständigen Mahlzeit zu sich nimmt (z. B. ein Keks aus der Keksschale, eine Stückchen Käse aus dem Kühlschrank), werden weniger häufig überhaupt bewusst wahrgenommen und schlechter erinnert (z. B. Ravelli und Schoeller 2020). Tatsächlich ist das Vernachlässigen/Vergessen kleinerer Snacks auch im Führen selbstberichteter Ernährungsprotokolle ein Problem, weswegen nach neueren Methoden der Erfassung gesucht wird. Sensorbasierte Methoden, die beispielsweise Hand- und Kieferbewegungen erfassen, könnten als automatische Erfassungsmethode zukünftig in Ergänzung zum klassischen Selbstbericht genutzt werden (z. B. Hossain et al. 2025) und so auch die Kompetenz zur Selbstwahrnehmung stärken. Zur Entdeckung des veränderten Essverhaltens und damit auch dem Grund für die plötzliche Gewichtszunahme hat Julia aus dem oberen Beispiel noch eine klassische Methode der Selbstbeobachtung genutzt, nämlich das Ernährungsprotokoll (wenn auch in digitaler Form einer App). Egal ob per Zettel und Stift oder einer App sollte hier die Empfehlung gegeben werden, jede noch so kleine Essensaufnahme sofort zu dokumentieren, da aus der Erinnerung (beispielsweise erst am Abend) ausgefüllte Protokolle möglicherweise verzerrt sein können. Die im Zusammenhang mit der Beobachtung des eigenen Essverhaltens stehende Aufmerksamkeit macht bisher möglicherweise unbewusste Zusammenhänge deutlich. Im beschriebenen Beispiel konnte das Snacken als solches entdeckt und aufgrund des zeitlichen Zusammenhangs der jetzt veränderten Arbeitssituation (Homeoffice statt Büro) zugeordnet werden. Je nach Situation können auch andere Umgebungsfaktoren wie Stimmungen oder nahrungsbezogene Symptome wie Bauchschmerzen oder ähnliches beobachtet und aufgezeichnet werden, um beispielsweise emotions- oder stressbezogenes Essen oder Zusammenhänge zwischen spezifischen Nahrungsmitteln und Symptomen zu erkennen.

▶ **Beispiel**

Nachdem Julia den Grund für ihre Gewichtszunahme herausgefunden hat, möchte sie ihr Essverhalten gern ändern, um auch das bereits zugenommene Gewicht wieder loszuwerden. Sie beschließt die bisher auf dem Esstisch platzierte Schüssel mit Süßigkeiten zu entfernen, da diese scheinbar doch zu oft dazu einlädt sich daraus zu bedienen. Im Austausch mit Ella findet sie außerdem heraus, dass sie während ihrer manchmal etwas eintönigen Schreibtischarbeit öfter automatisch aufsteht, um sich zu bewegen oder nachzudenken. Im Büro ist sie dann entweder in die Teeküche gegangen, um sich ein Glas Wasser aus dem Wasserspender zu holen, oder hat sich mit einem Kollegen unterhalten. Um ihr Aufstehen im Homeoffice nicht mit dem Öffnen des Kühlschrankes oder anderen Snacks zu verbinden, nimmt sie sich vor, auch immer zunächst ein frisches Glas Wasser zu holen,

19

statt wie bisher eine Karaffe am Schreibtisch zu haben, und bei gutem Wetter auf den Balkon zu gehen, um durchzuatmen und die Aussicht zu genießen. Ella rät ihr die neuen Vorhaben am besten immer noch mit dem Notieren ihrer Essgewohnheiten in der App zu begleiten, um direkt zu sehen, ob es funktioniert. Nach jeweils einer Woche schaut sich Julia die von der App präsentierte Analyse an und kann schnell feststellen, wie sich die Snacks am Vormittag reduzieren. Zwar nascht sie beim Wasserholen immer noch ab und zu etwas, aber nachdem sie sich morgens auch immer eine kleine Schale mit vorbereiteten Möhrensticks, Tomaten und Weintrauben in die Küche stellt, ist Julia sehr viel zufriedener mit ihrem Essverhalten. ◄

Der zweite Teil des Beispiels zeigt, wie die Selbstbeobachtung oder das Selbstmonitoring nicht nur als Analysemethode, sondern auch zur Kontrolle oder Evaluation einer bewussten Verhaltensänderung eingesetzt werden kann. Neben der Kontrollmöglichkeit führt die Reflexion des veränderten Verhaltens auch zum Bewusstwerden von Erfolgen bzw. den ersten Schritten in die Richtung des persönlichen Ziels. Dieses Sichtbarmachen von Erfolgen stärkt die subjektive Selbstwirksamkeitserwartung („Ich schaffe es, mein Verhalten zu ändern."), wodurch die Motivation für eine langfristige Verhaltensänderung (siehe ► Kap. 3) sowie die Wahrscheinlichkeit einer nachhaltigen Umsetzung steigt (z. B. Nezami et al. 2016; Hodkinson et al. 2021). Für die Begleitung von Verhaltensänderungen im Rahmen beispielsweise der Ernährungsberatung ist es deswegen umso wichtiger, Methoden der Selbstbeobachtung zu wählen, die schon kleine Erfolge anzeigen und so die Selbstwirksamkeitserwartung stärken. Auf keinen Fall sollte sich die Selbstbeobachtung auf negative, nicht gelungene Aspekte fokussieren, da dies die Selbstwirksamkeitserwartung und damit verbunden die Motivation eher schwächt. So sollte ein Patient mit dem Wunsch der Gewichtsreduktion neben der regelmäßigen Gewichtskontrolle auch dazu ermutigt werden, das Erreichen von verhaltensbezogenen Zielen (z. B. jeden Tag ein Spaziergang, jeden Tag eine Portion Gemüse) mit einem Zeichen im Kalender, einer Strichliste oder geeigneten App zu dokumentieren, um durch die stetige Rückmeldung der umgesetzten Veränderung schneller motiviert zu werden als durch eine meist erst verzögert und möglicherweise langsamer einsetzende Gewichtsreduktion. Im Beispiel entfernt Julia die Schale mit Süßigkeiten und beseitigt so einen Stimulus oder externen Auslöser für ihr Snacken. Diese als **Reiz- oder Stimuluskontrolle** bezeichnete Methode dient der Reduktion von impulsivem und automatisiertem Essverhalten. Beispielsweise über die Selbstbeobachtung identifizierte Auslöser werden gezielt beeinflusst oder verändert, um das Auftreten des unerwünschten Verhaltens zu reduzieren. Auch die Identifikation des Aufstehens beim Arbeiten als Trigger für einen Gang zur Schale mit Süßigkeiten ist ein erster Schritt der Stimuluskontrolle, der interne Auslöser betrifft. Die Stimuluskontrolle hat sich in verschiedenen Interventionen zum gesunden Essverhalten oder einer Gewichtsreduktion als positiv für die langfristige Verhaltensänderung bewährt (zusammenfassend Ellrott und Thiel 2015). So können Langeweile, schwierige Aufgaben, Frust, Traurigkeit und andere Emotionen, die eventuell zu automatisiertem Essverhalten führen, mithilfe der Stimuluskontrolle umgelenkt werden, z. B. in dem Julia zunächst ein Glas Wasser trinkt oder in einer Arbeitspause eben nicht in die Küche, sondern auf den Balkon geht. Unterstützt werden kann die Stimuluskontrolle durch die Methode der **Selbstinstruktion**, bei der positive Selbstgespräche zur Steuerung des eigenen Verhaltens genutzt werden. Tatsächlich nutzen Menschen diese Form des inneren Dialogs meist bereits automatisiert, um sich selbst zu motivieren, an ein einmal gesetztes Ziel zu erinnern oder ähnliches. Selbstinstruktionen fördern motivational-kognitive Prozesse, die bei der Planung und dem Durchhalten von Verhaltensänderungen durch die Stärkung der Selbstwirksamkeitserwartung unterstützen (z. B. Schüler et al. 2025). Es hat sich gezeigt, dass Menschen die Methode der Selbstinstruktion gerade beim Auftreten von Versuchungen oder Motivationstiefs als stärkend erleben – ganz so als stünde ein virtueller Coach neben uns, der uns darin bekräftigt, dass wir beispielsweise „eigentlich schon satt sind" oder „heute trotz des schlechten Wetters noch ein Runde laufen". Durch Selbstinstruktion kann die eigene Selbstwirksamkeitserwartung vor allem dann gesteigert werden, wenn man sich dabei vergangene Erfolge ins Gedächtnis ruft (z. B. „Gestern habe ich es auch geschafft, an der Imbissbude vorbeizulaufen. Da schaffe ich das heute auch."). Zur Steigerung der Motivation sollten Selbstinstruktionen besser positiv und nicht im Sinne einer Warnung, Verbot oder ähnlichem formuliert werden. Wir haben bereits an anderer Stelle (siehe ▶ Abschn. 6.5) über die paradoxe Wirkung von Verboten und rigiden Restriktionen gesprochen. Im Sinne der *Ironic Process Theory* bewirken Versuche, einen bestimmten Gedanken oder Gefühle zu unterdrücken, häufig eher das Gegenteil. Auf das Essverhalten bezogen, führt auch ein selbst auferlegtes Essensverbot (z. B. „Heute esse ich keine Schokolade.") zu einer stärkeren mentalen Repräsentation des „verbotenen" Lebensmittels. Gerade in Phasen mit geringerer Selbstkontrolle (z. B. Stress) kann die erhöhte kognitive Aktivierung ein Widerstehen erschweren (zusammenfassend Polivy und Herman 2017; Hagerman et al. 2021). In der Ernährungsberatung sollten mögliche Formulierungen der Selbstinstruktion (wie auch beispielsweise von Zielstellungen) auf die beschriebenen negativen Effekte hin überprüft und gemeinsam mit den Klienten entwickelt werden. Negative Ziele, wie z. B. ein verringerter Schokoladenkonsum, könnten dabei mit dem jeweiligen Auslöser in Verbindung gebracht werden. Die Selbstinstruktion „Ich kann mich auch ohne Schokolade entspannen." beinhaltet zwar implizit das Ziel der Restriktion, fokussiert aber im positiven Sinne auf die Entspannung und führt so weniger stark zum paradoxen Effekt von Verboten.

Ebenfalls im inneren Dialog oder in gemeinsamer Erarbeitung im Beratungsgespräch kann die Methode der **kognitiven Umstrukturierung** genutzt werden (siehe auch ▶ Abschn. 19.2). Mit der Methode der kognitiven Umstrukturierung sollen automatisierte, aber ungünstige Gedankenmuster erkannt, kritisch hinterfragt und durch realitätsnähere, funktionale Gedanken ersetzt werden (zum Nachlesen Einsle und Hummel 2015). Im Rahmen ernährungsbezogener Verhaltensänderungen sind Alles-Oder-Nichts- bzw. Schwarz-Weiß-Denken häufige Hindernisse. Dabei nehmen Menschen sich selbst oder ihr Verhalten nur in extremen Kategorien wahr, weswegen es im Ergebnis auch nur einen vollständigen Erfolg oder ein totales Scheitern geben kann. Habe ich statt eines Stücks Kuchen (wie ich mir vorgenommen hatte) doch zwei gegessen, kann ich mein Vorhaben, Gewicht zu verlieren auch gleich aufgeben („Ich schaffe es doch sowieso nicht, mich daran zu halten."). Ein anderes Beispiel für automatisierte Gedankenmuster sind verinnerlichte Regeln, Normen oder Gewohnheiten, die uns beispielsweise ein fleischloses Gericht unvollständig erscheinen lassen oder dazu führen, dass wir mehr Lebensmittel einkaufen oder kochen als wir eigentlich brauchen. Im ersten Schritt der kognitiven Umstrukturierung muss das automatische Gedankenmuster zunächst erkannt und als mögliche Barriere hinterfragt werden. Da automatisierte Gedankenmuster meist unbewusst ablaufen, ist die eigene Erkenntnis und eine selbstständig umgesetzte Umstrukturierung eher schwierig. Gut lassen sich entsprechende durch eine Ernährungsberatung oder andere Situationen angestoßene Überlegungen aber in der intrapersonellen Kommunikation weiter verfolgen. Der Vorgang der Modifikation automatischer Gedankenmuster braucht vor allem Zeit, da zunächst das Auftauchen („Jetzt habe ich schon wieder vorsichtshalber zwei Brötchen gekauft, obwohl ich eigentlich nur eines wollte.") und gegebenenfalls auch damit verbundene Konsequenzen (z. B. „Wenn ich so viel einkaufe, esse ich auch mehr.") erkannt und bewusst gemacht werden müssen. Unterstützend können innere Dialoge, Gespräche mit Fachpersonen oder dem eigenen sozialen Netzwerk die Vor- und Nachteile der Gedankenmuster erörtern. Zusätzlich können Selbstinstruktionen zur Motivation helfen („Ein zweites Stück Kuchen ruiniert meine bisherigen Bemühungen nicht."). Aufgrund des Automatismus dieser Gedanken ist eine Veränderung meist langwierig und trotz einzelner Erfolge ertappt man sich eventuell immer mal wieder dabei. Um trotzdem dabei zu bleiben, kann es helfen, sich selbst oder die zu beratenden Personen immer wieder bewusst zu machen, dass gerade beim Thema Ernährung, jeder Schritt in die richtige Richtung (also jedes gegessene Stück Obst, jedes nicht gegessene Stück Schokolade) ein Erfolg ist, der von Abweichungen nicht überdeckt oder gelöscht wird.

Auch konkrete **Zielsetzungen und Selbstverpflichtungen** sind eine sinnvolle Methode der Ernährungskommunikation. Während spezifisch formulierte, herausfordernd, aber erreichbare Ziele die Umsetzung einer langfristigen Verhaltensänderung fördern, haben vage oder unrealistische Ziele eher einen gegenteiligen Effekt (Epton et al. 2017). Die *SMART-Regel* (Akronym für **S**pecific, **M**easurable, **A**chievable, **R**easonable, **T**ime-bound) ist eine Möglichkeit, sich selbst oder Personen im Rahmen der Ernährungsberatung bei der Formulierung geeigneter Ziele zu unterstützen. Das Konzept geht auf den Unternehmer George T. Doran (1981) zurück und baut auf den evidenzbasierten Ergebnissen der Zielsetzungstheorie (Goal-Setting-Theory, Locke und Latham 2002) auf. So lässt sich beispielsweise das Ziel „gesünder essen" aufgrund der fehlenden Erfolgskriterien kaum überprüfen und somit auch nicht erreichen, weswegen sich eben kein Erfolgserlebnis einstellen kann. Das Ziel, „zweimal Obst pro Tag" zu essen, lässt sich dagegen gut prüfen und mit einer geeigneten Methode des Selbstmonitorings (z. B. ein grüner Punkt am Kühlschrank für jeden erfolgreichen Tag) auch so sichtbar machen, dass man die individuellen Erfolge jederzeit vor Augen hat, wodurch die Selbstwirksamkeitserwartung gesteigert und eine langfristige Änderung wahrscheinlicher wird. Im Sinne des Schwarz-Weiß-Denkens zu extrem formulierte Ziele (z. B. „Ich esse nie wieder Kuchen.") sind aufgrund der pauschalen Formulierung nicht erreichbar („nie" als Endzeitpunkt lässt sich nicht überprüfen) und tragen somit eher zur Senkung der Selbstwirksamkeitserwartung und Motivation bei, was die Wahrscheinlichkeit von nicht zum Ziel passenden Verhaltensweisen erhöht. Ein mit einem positiven Ziel assoziierte **Verstärkung oder Belohnung** erhöht im Sinne der Lerntheorie (siehe ▶ Kap. 2) die individuelle Motivation und somit die Wahrscheinlichkeit für die angestrebte Verhaltensänderung, weswegen sie auch zu den Methoden der Ernährungskommunikation zählt. Die individuell gewählte Belohnung sollte einen hohen Anreiz haben, um eine entsprechende Motivation für das anvisierte Verhalten zu sein. In der Unterscheidung von intrinsischer und extrinsischer Motivation ist die intrinsische Motivation, also ein aus eigenem Antrieb, einem Gefühl der Sinnhaftigkeit und ohne äußere (extrinsische) Belohnungen heraus initiiertes Verhalten, gerade für die langfristig andauernde Verhaltensänderung deutlich wirkungsvoller. Auch extrinsische Belohnungen verstärken die Ausführung von Verhalten, z. B. wenn wir uns zum Aufräumen aufraffen, um anschließend die Ordnung zu genießen oder für eine Klausur lernen, um eine gute Note zu bekommen. Extrinsische Motivation entsteht also vor allem aus dem Ergebnis einer Handlung. Kurzfristige Handlungen oder auch als „Überbrückung" eines Motivationstiefs können durch von außen zugeführte Belohnungen gut motiviert werden. Ist das zu belohnende Ergebnis aber zu weit entfernt, reicht eine extrinsische Motivation meist nicht aus. Die intrinsische Motivation kann dagegen bereits auf das Verhalten selbst gerichtet sein, wenn die Tätigkeit an sich Freude macht oder als sinnhaft angesehen wird. Im Rahmen einer gesundheitsfördernden Ernährung kann der Aufbau einer intrinsischen Motivation beispielsweise durch die Tätigkeit der frischen Zubereitung von Mahlzeiten, dem Genuss oder einer Spaß bringenden sportlichen Betätigung gelingen. So könnten sowohl das langfristige Ziel der gesunden Ernährung als auch die einzelnen dafür notwendigen Verhaltensweisen als sinnhaft, teilweise mit Spaß umsetzbar und somit intrinsisch motiviert betrachtet werden. Wenn die Tätigkeiten (z. B. die Speisenzubereitung oder sportliche Betätigung) nach einem langen Arbeitstag als eher anstrengend erlebt werden, können von außen zugeführte Belohnungen (also extrinsische Motivation) bei der Umsetzung helfen. Diese sollten einen wirklichen Anreiz besitzen, ohne das eigentliche Ziel zu gefährden. Beispielsweise kann man sich nach vier Tagen mit regelmäßigem Sport mit einem Erholungsabend in der Sauna belohnen, während ein Stück Kuchen als Belohnung kontraproduktiv wäre. Studienergebnisse zeigen, dass immaterielle Reize (z. B. Lob oder Zustimmung) die intrinsische Motivation stärken können, insbesondere wenn es die Selbstwirksamkeit und Autonomie unterstützt, also auf kontrollierbaren Faktoren wie Anstrengung basiert (z. B. Gao und Zhang 2016).

Eine bereits im Rahmen der Selbstbeobachtung angesprochene Methode intrapersoneller Ernährungskommunikation ist eine generelle Steigerung von **Achtsamkeit oder Intuition im Essverhalten** (engl. „mindful oder intuitive eating"). Statt der in der Methode der Selbstbeobachtung angesprochene Protokollierung des eigenen Essverhaltens steht im Fokus dieser Methode die bewusste Wahrnehmung von Nahrung (z. B. des wahrgenommenen Geschmacks, der Textur und ähnlichem) sowie eine intuitive, d. h. nach Hunger- und Sättigungsgefühlen, aber auch Appetit ausgerichtete Nahrungsaufnahme.

▶ **Beispiel**

Michael kommt nach seinem Arbeitstag nach Hause und ärgert sich, dass seine Kinder nicht – wie versprochen – den Geschirrspüler ausgeräumt haben. Verstimmt macht er sich an die Zubereitung des Abendbrots. Da er selbst in letzter Zeit deutlich zugenommen hat und jetzt mehr auf seine Ernährung achten will, gibt es eine Reispfanne mit frischem Gemüse und Lachs. Beim Abendbrot lobt seine Frau zwar das Essen, die beiden Kinder meckern aber sowohl am Fisch als auch dem Gemüse herum und diskutieren um einen Nachtisch. Nachdem alles abgeräumt ist, lässt er sich erschöpft aufs Sofa fallen, wo ihn sehr schnell eine große Lust auf Schokolade überkommt. Obwohl er es sich doch ganz anders vorgenommen hatte, fährt er nochmal schnell zur Tankstelle und kauft eine große Tafel, von der er schon im Auto ein Stück abbeißt. ◀

19

Achtsamkeit im Sinne von Bewusstheit und Akzeptanz (z. B. wird die abendliche Lust auf Schokolade wahrgenommen, aber nicht bewertet) kann im Sinne der Selbstwahrnehmung Muster erkenntlich machen (z. B. „Immer wenn ich mich ärgere, habe ich Lust auf Schokolade."), aber vor allem Schuld- oder Schamgefühle reduzieren, die ansonsten ein restriktives oder automatisiertes Verhalten verstärken könnten. Im oberen Beispiel nimmt Michael die Lust auf Schokolade zwar wahr, will sie aber nicht haben, hat vielleicht auch das Gefühl, zum Abendessen eigentlich genug gegessen zu haben, wodurch eventuelle Schuldgefühle auftauchen können. Diese verstärken in der Regel das Unwohlsein, das selbst auferlegte Verbot verstärkt die Gedanken an Schokolade, sodass er sich diese letztendlich kauft und (wahrscheinlich unter erneuten Schuldgefühlen) isst. Mit der Methode des intuitiven Essens soll der Wunsch nach Schokolade nicht bewertet, sondern beobachtet werden. Dabei können Gründe für den plötzlichen Appetit überlegt werden, vor allem soll der Appetit aber als erlaubt wahrgenommen werden. So könnte Michael überlegen, inwiefern seine Lust auf Schokolade mit dem wahrgenommenen Ärger oder anderen Vorkommnissen assoziiert ist, sich aber auch erlauben, die Lust zu verspüren und aufstehen und Schokolade essen zu können, wenn er das wirklich will. Und paradoxerweise führt das Annehmen dieses Gefühls in vielen Fällen zu einem Nachlassen des Verlangens oder nur wenigen Stücken Schokolade, die achtsam – also ganz bewusst – genossen werden. Interventionen, die ein intuitives oder achtsames Essen nutzen, führen zu unterschiedlichen positiven Auswirkungen wie die Reduktion von restriktivem und emotionalem Essverhalten, der Reduktion der Essgeschwindigkeit u. a. (z. B. Babbott et al. 2023). Durch die bewusste und langsamere Nahrungsaufnahme wird auch die Wahrnehmung von Hunger- und Sättigungssignalen gestärkt. Achtsames und intuitives Essen lässt sich mit geeigneter Literatur oder im Rahmen einer begleitenden Ernährungsberatung durch zahlreiche Übungen erlernen und so nach und nach in den jeweiligen Alltag integrieren. So können sich Erwachsene selbst dazu motivieren, beim Essen auf den Geschmack zu achten und beispielsweise enthaltene Gewürze zu erkennen. Kinder könnten beim gemeinsamen Essen spielerisch (z. B. Wer erkennt die meisten Gewürze?) dazu angehalten werden. Aber auch bereits das Essen ohne Mediennutzung fällt aufgrund der auf das Essen konzentrierten Aufmerksamkeit unter den Aspekt der Achtsamkeit.

19.2 Methoden der interpersonellen Ernährungskommunikation

Mit der interpersonellen – also zwischenmenschlichen – Kommunikation ist der Austausch von Informationen, Gedanken, Gefühlen usw. zwischen mindestens zwei Menschen gemeint. Die interpersonelle Kommunikation umfasst dabei sowohl verbale als auch nonverbale Aspekte und wird dementsprechend nicht nur vom Inhalt der Kommunikation, sondern beispielsweise auch der Mimik, Gestik und Stimmlage der Gesprächspartner beeinflusst. In der interpersonellen Ernährungskommunikation ist das Ziel nicht nur die Informationsvermittlung durch Experten, sondern auch der Austausch von Erfahrungen in z. B. Gruppenberatungen oder Selbsthilfegruppen sowie der Aufbau einer Beziehung zur Unterstützung im Rahmen einer Ernährungsberatung oder -therapie. Obwohl auch in nichtprofessionellen Formen der Ernährungskommunikation (z. B. einer Gruppe zum Austausch von Rezepten) spezifische Methoden angewandt werden, erfolgt dies meist eher ohne Absicht und dem Bewusstsein einer methodischen Wirkung. Dementsprechend sollen hier vor allem professionelle Kommunikationsansätze beschrieben werden, wie sie im Rahmen von Einzel- oder Gruppenberatungen der Ernährungstherapie eingesetzt werden könnten. Aufgrund der großen Breite und Anzahl vorhandener Methoden können hier lediglich einzelne Vertreter betrachtet und hinsichtlich der häufig vielschichtigen Wirkung eingeordnet werden.

19.2.1 Struktur und Gesprächsführung in der interpersonellen Ernährungskommunikation

Häufig liegt der Schwerpunkt der interpersonellen Ernährungskommunikation in einer auf die individuelle Situation des Klienten angepassten Informationsvermittlung. Der damit angestrebte Wissenszuwachs kann zwar notwendige Kompetenzen zur Umsetzung einer ernährungsbezogenen Veränderung steigern, schafft aber nicht automatisch auch eine geeignete Motivationsgrundlage, die es Klienten ermöglicht, eine Verhaltensänderung überhaupt als für sich relevant und lohnend wahrzunehmen und diese trotz längerer Dauer und möglicher Schwierigkeiten auch umzusetzen. Psychologische Methoden in der Ernährungskommunikation setzen genau an dieser Lücke an und können zur an die individuelle Ausgangslage des Klienten angepassten Motivationssteigerung und/oder der Aufrechterhaltung von Motivation im Rahmen einer angestrebten Verhaltensänderung eingesetzt werden. Als Grundlage hat sich ein wertschätzendes Unterstützungsangebot im Sinne einer **klientenzentrierten Gesprächsführung** auch im Bereich der Ernährungsberatung als besonders effektiv bewiesen (z. B. Breitenbach et al. 2021). Nach Carl Rogers, der den klientenzentrierten Ansatz für die Psychotherapie und Beratung entwickelt hat (Rogers 1951), stehen statt wissenschaftlichen (im Sinne der Ernährungskommunikation also ernährungsphysiologischen) Zusammenhängen die zu beratende Person mit ihren individuellen Bedürfnissen und Prioritäten im Fokus der Beratung. Mit der Anwendung von drei zentralen Grundhaltungen schafft die beratende Person eine vertrauensvolle Beziehung, in der es den Klientinnen und Klienten möglich ist, sich zu öffnen und eigene, langfristig wirksame Lösungen zu entwickeln:

- **Akzeptanz**: Mit einer akzeptierenden Grundhaltung bringt die Beraterin ihren Klienten eine bindungslose, positive Wertschätzung entgegen, sodass sich diese ohne Wertungen oder Kritik angenommen und respektiert fühlen, um dieses Gefühl möglichst auch auf sich selbst übertragen zu können.
- **Empathie**: Mit einer empathischen Grundhaltung versucht sich der Berater in die Gefühls- und Gedankenwelt seiner Klienten hineinzuversetzen und diese wertfrei nachzuvollziehen.
- **Echtheit**: Mit der Grundhaltung der Echtheit oder auch Kongruenz sendet der Berater auf verbaler und nonverbaler Ebene identische Signale, sodass er auf die Klientinnen authentisch und transparent wirkt.

Berater und Beraterinnen sollten sich im klientenzentrierten Beratungsprozess auf aktives Zuhören und eine empathische Gesprächsführung konzentrieren und den Ratsuchenden so in seinem individuellen Entwicklungsweg ohne Bewertungen und Ratschläge begleiten. Dabei werden Zweifel an der Sinnhaftigkeit einer Verhaltensänderung genauso angenommen, wie individuelle Prioritäten, mangelnde Motivation oder ähnliches. Statt im Rahmen der Anamnese beispielsweise standardisiert nach Essverhalten, Familiensituation, Erkrankungen usw. zu fragen, könnte ein klientenzentrierter Ansatz mit offenen Fragen nach der individuellen Sichtweise auf Gesundheit, Essen usw. bestehen. Statt Informationen über den Klienten zu sammeln, ist der Berater bestrebt, die Klientinnen selbst zur Reflexion ihrer Situation zu aktivieren sowie abwägende Überlegungen und Planungen zu unterstützen, ohne einen bestimmten Weg vorzugeben. Je nach individueller Ausgangslage, vorhandenen Ressourcen und Zielen der Klientinnen können bestimmte Methoden in Abhängigkeit der Motivationslage der Klienten eingesetzt werden, um beispielsweise Motivation aufzubauen, das Erkennen von Lösungswegen zu ermöglichen und vieles mehr. Statt auf die alleinige Wirkung von Wissen und Informationen zu setzen oder einen auf den Klienten angepassten Plan zu entwickeln, unterstützen psychologisch basierte Methoden die Selbstreflexion, Dissonanz, Motivation und Lösungsfindung der Klienten und können so im Sinne einer „Hilfe zur Selbsthilfe" zur langfristig wirksamen Verhaltensänderung beitragen. Um dieses Ziel zu erreichen, sollte die Art der eingesetzten Methoden sowie der passende Zeitpunkt auf Grundlage gesundheitspsychologischer Modelle abgeleitet werden. Auf eine Möglichkeit dieser Ableitung und damit auch der Strukturierung von Ernährungsberatungen soll hier kurz eingegangen werden, bevor konkrete Methoden der interpersonellen Ernährungskommunikation vorgestellt werden.

Basierend auf den im ▸ Kap. 3 vorgestellten Phasen des Health-Action-Process-Approach (HAPA-Modell) und den Motivationsphasen des Transtheoretischen Modells (TTM-Modell) werden grobe Beratungsphasen zugeordnet, die mit spezifischen Zielsetzungen und Methodenempfehlungen verknüpft werden können. ◘ Abb. 19.1 zeigt

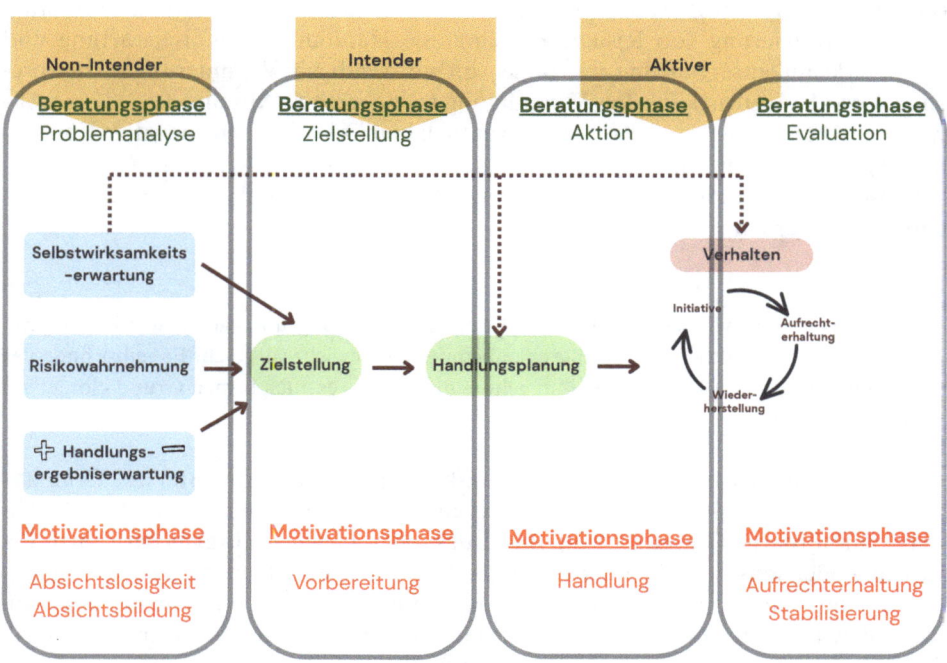

◘ **Abb. 19.1**   Phasen der Ernährungsberatung auf Grundlage gesundheitspsychologischer Modelle

das Zusammenwirken der im HAPA-Modell beschriebenen Phasen der Verhaltensänderung (Non-Intender, Intender und Aktiver) sowie auf die Intention und Umsetzung
einwirkende motivationale Faktoren (Risikowahrnehmung, Handlungsergebniserwartung und Selbstwirksamkeitserwartung) sowie der im TTM-Modell dargestellten
Motivationsphasen auf dem Weg der Verhaltensänderung. Mit denen im HAPA-Modell beschriebenen Ansatzpunkten können höhere Motivationsstufen erreicht und auch
erst dadurch weitere Schritte im Beratungs- und Veränderungsprozess initiiert werden.
Die hier dargestellten Beratungsphasen Problemanalyse, Zielbestimmung, Aktion und
Evaluation beschreiben dabei eine grobe Struktur, an der sich die Berater und Beraterinnen für die eigene Beratungsdurchführung orientieren können, wobei das Voran-
schreiten in den Phasen nur durch den jeweiligen Stand der Motivation des Klienten und
nicht durch einen standardisierten Zeitablauf festgelegt wird.

Verhaltensänderungen werden hauptsächlich durch bestimmte motivationale
Veränderungen herbeigeführt, die auch die konkrete Umsetzung unterstützen. Mit
den im Transtheoretischen Modell (TTM) beschriebenen Motivationsphasen kann
der individuelle Motivationsstand der Ratsuchenden eingeschätzt und gemeinsam
mit den im HAPA-Modell dargestellten Verhaltensphasen und Einflussfaktoren zur
Ableitung geeigneter Zielstellungen und dazu passender Methoden genutzt werden.

In der **Motivationsphase der Absichtslosigkeit** liegt seitens des Klienten keine Intention vor, sein Verhalten zu verändern. Diese Klienten suchen eine Ernährungsberatung oder -therapie in der Regel nicht freiwillig auf oder eben nur, um einer anderen Person (z. B. dem Arzt, Ehepartner oder besorgten Freunden) zu entsprechen.
Das HAPA-Modell stellt in der Motivationsphase des Non-Intenders die Risikowahrnehmung, Handlungsergebniserwartung und Selbstwirksamkeitserwartung als
relevante Einflussfaktoren auf die Bildung einer Intention dar. In der ersten **Beratungsphase der Problemanalyse** steht für Klientinnen dieser Motivationsstufe
also die Aktivierung von Risikowahrnehmung, Handlungsergebniserwartung und
Selbstwirksamkeitserwartung an, ohne von notwendigen Veränderungen zu sprechen. Um als Ausdruck der Ich-Verteidigung (siehe auch ▶ Abschn. 19.3) keine Abwehr im Klienten zu provozieren oder eventuell bereits vorhandene negative Emotionen gegenüber der Ernährungsberatung zu stärken, sollte der Klient die Gelegenheit
bekommen, seine individuelle Sicht darzustellen ohne darin „korrigiert" oder „verbessert" zu werden.

> ▶ **Beispiel**
>
> Bernd berichtet, von seinem Arzt zur Ernährungsberatung überwiesen worden zu sein.
> Wegen seines Bluthochdrucks solle er unbedingt an Gewicht verlieren. Er selbst finde das
> alles ein bisschen zu dramatisch, ihm geht es gut, sodass es auch keinen Grund gibt, etwas
> zu ändern. ◀

Alle Aussagen oder Fragen des Ernährungsberater, die das vermeintliche „Dramati-
sieren" des Arztes aus der Sicht von Bernd unterstützen, würden dessen aktuelle Abwehr nur fördern. Die Höhe von Blutdruck oder Gewicht, Fragen zu seiner Ernährung oder sonstigen Erkrankungen konfrontieren den Klienten mit dem von ihm
als solches nicht akzeptierten Problem und können zu einem gewissen
Schuldbewusstsein und/oder der noch stärkeren Abwehr des Problems beitragen.
Auch das Ausfüllen eines Ernährungsprotokolls oder der Bericht über das eigene
Essverhalten kann mit dem Gefühl der Bewertung assoziiert und so zu Schuld-

gefühlen, einer erhöhten Unsicherheit und Abwehr beitragen (z. B. Hahn et al. 2021). Dementsprechend sollte der Einsatz in der Ernährungsberatung gut überlegt und entsprechend vorbereitet werden – beispielsweise erst nach einem gelungenen Beziehungsaufbau. Begegnet die Ernährungsberaterin Bernd dagegen mit einer offenen, akzeptierenden Haltung und beispielsweise vertiefenden Fragen zu seiner Sichtweise des Arztbesuches, reagiert sie damit anders als der Arzt und kann die aufgrund der Erwartungshaltung des Klienten aufgebaute Abwehr zunächst abpuffern.

> ▶ **Beispiel**
>
> Beraterin: „Ich kann mir vorstellen, dass die Einschätzung vom Arzt Sie sehr überrascht hat. Wie haben Sie sich mit der Aussage gefühlt?" ◀

Offene Fragen zur individuellen Sichtweise, Interesse für die Wahrnehmung des Klienten und die generelle Aufforderung, frei darüber zu sprechen zeigen dem Klienten die bedingungsfreie Akzeptanz auch seiner Absichtslosigkeit. Dadurch können Klienten und Klientinnen eher Vertrauen fassen und somit auch mögliche vorhandene oder noch aufkeimende Zweifel zulassen, die einen Ansatzpunkt zur Motivationsbildung aufzeigen. Neben dem Interesse für die subjektive Sicht des Klienten kann man ihm auch eine möglichst neutrale Rückmeldung zu seinem Gesundheitszustand sowie möglichen negativen und positiven Folgen geben.

> ▶ **Beispiel**
>
> Beraterin: „Ich kann mir vorstellen, dass Ihr Arzt vor allem besorgt ist. Bluthochdruck tut zwar zunächst nicht weh, kann sich langfristig aber negativ auf das Herz und andere Organe auswirken." ◀

Erfolgt ein solches Feedback mit wenigen knappen Worten ohne Aufforderungen, Empfehlungen und ähnlichem, gibt auch diese Antwort dem Klienten Raum zur Selbstreflexion, was im Sinne einer Erhöhung der *Risikowahrnehmung* eventuell zu Zweifeln über das aktuelle Verhalten oder zu Hoffnungen auf eine Verbesserung des Zustandes (*Handlungsergebniserwartung*) führen kann. Dazu brauchen die Klienten meist aber etwas Zeit. Bei einem neuen Termin oder wenn der Klient sich später von selbst wieder meldet, könnte er sich bereits in der Motivationsphase der Abwägung und Ambivalenz befinden. Dem in dieser Motivationsphase vorherrschenden Widerstand entsprechend, sollten ausschließlich vertrauensbildende oder die innere Diskrepanz (Zweifel) fördernde Methoden zum Einsatz kommen und vor allem keine konkreten Änderungsziele oder Maßnahmen benannt oder in Aussicht gestellt werden.

In der **Motivationsphase der Absichtsbildung** erwägt der Klient sein Verhalten innerhalb der nächsten Zeit zu verändern und hält im Sinne einer Entscheidungsfindung die positiven und negativen Handlungserwartungen gegeneinander. Dieser Motivationszustand lässt sich beispielsweise durch Äußerungen von „ich sollte", „ich müsste", „eigentlich wäre es gut" sowie dem Aufzeigen von potenziellen Problemen oder Barrieren erkennen. Die meisten Klienten, die eine Ernährungsberatung aufsuchen, befinden sich in dieser Motivationsstufe. Selbst wenn die Klientin als Anlassgrund ein direktes Ziel (z. B. Gewichtsreduktion, fettärmere Ernährung) nennt, sollte man sicherheitshalber von einer noch nicht vollständig ausgebildeten Motivation ausgehen und im **Beratungsprozess der Phase Problemanalyse** beginnen. So kann zum einen in den Beziehungsaufbau investiert werden, bevor mit der eigentlichen

Verhaltensänderung begonnen wird, zum anderen kann die Etablierung einer starken Veränderungsmotivation gesichert werden, die die Voraussetzung für eine langfristige Änderung ist. Vorhandene Ambivalenzen in Form von Zweifeln oder Befürchtungen aufgrund der Verhaltensänderung (z. B. „Dann habe ich bestimmt immer Hunger und kann mit meinen Freunden gar nicht mehr essen gehen.") sollten durch geeignete Methoden unterstützt und so die Reflexion des Klienten verstärkt werden. Basierend auf dem HAPA-Modell steht die positive Handlungsergebniserwartung, also das Erkennen positiver Folgen einer Verhaltensänderung, im Fokus der Intentionsbildung. Motivation entsteht dabei wesentlich wirkungsvoller, wenn der Klient (z. B. durch geeignete Fragen) selbst positive und auch emotional bedeutsame Assoziationen mit der potenziellen Veränderung findet. Statt dem Klienten fertige Nutzenargumente vorzugeben („Wenn Sie Gewicht verlieren, wird sich auch der Blutdruck automatisch senken und Sie werden sich viel fitter und gesünder fühlen."), ist es wirkungsvoller, durch offene Fragen anzuregen, dass er selbst positive und für ihn bedeutsame Veränderungen formuliert: z. B. „Wenn Sie Ihr Ziel erreichen, welche positiven Veränderungen erwarten Sie?". Zudem stehen im medizinischen und ernährungswissenschaftlichen Kontext häufig physiologische Werte (z. B. Cholesterin, Blutdruck, Gewicht) im Mittelpunkt der Verhaltensänderung. Solche Werte stehen zwar in engem Zusammenhang zur Gesundheit und Wohlbefinden, lassen die für die Initiierung einer Verhaltensänderung notwendige emotionale Handlungsergebniserwartung aber nicht entstehen. Stattdessen sollte der Klient dazu gebracht werden, über für ihn mit der Veränderung in Zusammenhang stehende relevante Empfindungen, Veränderungen und Verhaltensweisen nachzudenken (z. B. „Ich komme dann leichter die Treppe hoch.", „Vielleicht muss ich dann keine Medikamente mehr nehmen." u. ä.)

> ► **Beispiel**
>
> Beraterin: „Sie haben beschrieben, dass es wahrscheinlich schon sinnvoll wäre, etwas abzunehmen. Was genau könnte sich damit für Sie verändern? Wie glauben Sie, würde es sich anfühlen, weniger zu wiegen?" ◄

Die oben genannten Fragen können Überlegungen auslösen, die dem Klienten einen subjektiv wichtigen Grund für einen Veränderungsentschluss liefern und ihn damit möglicherweise in die nächste Motivationsphase bringen. In der Motivationsphase der Absichtsbildung sind vor allem Methoden zur Steigerung von *Handlungsergebniserwartung* und *Selbstwirksamkeitserwartung*, also z. B. die Entwicklung und Analyse von Diskrepanzen, Visionsarbeit im Sinne positiver Folgen oder bereits erlebter Veränderungen sowie das Gegenüberstellen verschiedener Sichtweisen geeignet.

In der **Motivationsphase der Vorbereitung** planen die Klienten bereits erste Schritte zur Veränderung, eine zeitnahe Umsetzung der Verhaltensänderung wird angestrebt. Für die Beraterin ist dies daran erkennbar, dass einzelne Überlegungen zu jetzt notwendigen Schritten angestellt werden (z. B. „Ich will aber auch nicht ständig Hunger haben, wenn ich jetzt weniger esse.", „Ich könnte meinen Freund Herbert fragen, ob er nicht mal wieder mit mir zum Badminton spielen gehen will."). Erst wenn die positiven Handlungsergebniserwartungen eindeutig überwiegen und die Klientin bereits von selbst Änderungen anspricht (z. B. weniger essen, Badminton) kann von einem Übergang zum Intender gesprochen werden und der Beratungsprozess in die **Phase der Zielformulierung** übergehen. Im Sinne einer selbstbestimmten und nachhaltigen Veränderung sollten Beraterinnen hier lediglich Entscheidungshilfe leisten ohne konkrete Entscheidungen vorzugeben, die individuellen Planungs-schritte des Klienten unterstützen und gegebenenfalls auch spezifizieren. Laut HAPA-Modell sind weiterhin alle drei Einflussgrößen Risikowahrnehmung, Hand-lungsergebniserwartung und Selbstwirksamkeitserwartung an der Entstehung der Zielsetzung beteiligt. Während ein gewisses Maß an Risikowahrnehmung und vor allem eine starke positive Handlungsergebniserwartung die Initiation einer Ver-haltensänderung ermöglicht, bereitet die Stärkung der Selbstwirksamkeit bereits deren Umsetzung vor.

> ▶ **Beispiel**
>
> Silke hatte sich bei einem Ernährungsberater gemeldet, um etwas Gewicht zu verlieren und mit der kürzlich erst begonnenen veganen Ernährung besser umgehen zu lernen. Während sie sich von der Idee der veganen Ernährung eigentlich sehr überzeugt gefühlt hatte, hat sie im ersten Beratungsschritt der Problemanalyse durch gezielte Fragen des Beraters erkannt, dass sie sich vor allem fitter und energiegeladener fühlen möchte und die vegane Ernährung mehr als Mittel zur Gewichtsabnahme gesehen hatte. Mit dem jetzt starken Bild einer wie-der unternehmungslustigen Silke, die sie bis vor einigen Jahren noch war, fühlt sie sich mo-tiviert für eine Änderung, ist sich aber nicht mehr so sicher, ob die vegane Ernährung dafür der richtige Schritt ist oder es ihr überhaupt gelingen kann, diese umzusetzen. ◀

Im obigen Beispiel ist es bereits gelungen, eine starke Handlungsergebnisergebnis-erwartung zu erarbeiten (Silke will sich wieder fitter und energiegeladen fühlen.), der Weg dahin ist aber noch unklar. Zur Suche möglicher Lösungswege sollten mit Blick auf die zur Umsetzung notwendige Selbstwirksamkeitserwartung vergangene oder noch bestehende Ressourcen aktiviert werden. Im Sinne der Aktivierung (siehe ▶ Abschn. 18.1) der Klientin sollten mögliche Unterziele deswegen nicht von dem Berater vorgeschlagen, sondern bestmöglich von der Klientin selbst erkannt werden.

> ▶ **Beispiel**
>
> Beraterin: „Sie haben sehr eindrücklich beschrieben, wie gern Sie sich wieder fitter und un-ternehmenslustiger fühlen möchten, und dass dies bis vor ein paar Jahren auch noch so war. Gibt es Unterschiede zwischen Ihrem damaligen Leben und heute, die mit dieser posi-tiven Energie zusammenhängen könnten?" ◀

Fragen nach anderen Situationen, in denen ein anvisierter Zustand bereits erreicht oder andere Erfolge erzielt wurden (z. B. „Auch wenn Sie nach den bisherigen Diäten immer wieder zugenommen haben, haben Sie es doch zunächst geschafft an Gewicht zu verlieren. Wie haben Sie das gemacht?"), aktivieren diese Erfolge im Kopf der Klienten, was ihr Zutrauen in die eigenen Fähigkeiten (also die Selbstwirksamkeits-erwartung) steigert. Gleichermaßen können dort vorhandene Strategien (z. B. ein einmal gern ausgeübter Sport, Ernährungsweisen usw.) wieder erkannt und als Möglichkeit für die jetzige Situation diskutiert werden.

> ▶ **Beispiel**
>
> Silke berichtet, dass sie in der Zeit, in der sie sich noch fitter gefühlt hatte, eine weniger for-dernde Tätigkeit ausgeübt hat, die zudem die Möglichkeit eines im Haus integrierten Fitnessclubs bot, den sie oft direkt nach der Arbeit genutzt hat. Gleichzeitig war sie be-

stimmt 5 kg schlanker und hat mit ihrem damaligen Freund immer frisch gekocht oder leckere Salate zubereitet. Heute geht sie deutlich seltener in den Fitnessclub, weil sie einfach zu müde ist, und isst häufiger Fast Food als sie das gern möchte. ◄

Durch die Fragen des Beraters kann Silke die damals wirksamen Verhaltensweisen abrufen und im Gegensatz zu ähnlichen durch den Berater vorgeschlagenen Maßnahmen direkt mit der eigenen Umsetzbarkeit verbinden. Im Beratungsprozess können die aufgezählten Strategien dann als potenzielle Ziele besprochen und in ihrer Priorität oder generellen Passung besprochen werden. Um den Veränderungsprozess nicht zu überfordern, sollten zunächst lediglich ein bis zwei konkrete Ziele durch den Klienten priorisiert und formuliert werden. Weitere mögliche Ziele können später noch aufgegriffen werden. Um die aktivierte Selbstwirksamkeitserwartung auch weiterhin zu stärken, sollte der Berater zudem darauf achten, dass die Ziele konkret und machbar (z. B. nach der SMART-Regel, siehe ► Abschn. 19.1), aber auch so formuliert werden, dass Erfolge möglichst schnell sichtbar werden.

> ► **Beispiel**
> Berater: „Um nochmal zusammenzufassen, haben Sie sich ein häufiger frisch zubereitetes Abendessen sowie mindestens dreimal pro Woche Fitnessclub als erste Ziele ausgesucht. Um sich durch das Erreichen von Zielen auch weiter motivieren zu können, sollten Ziele so formuliert werden, dass sie eindeutig erfüllbar sind – so wie Sie das mit dem Fitnessclub schon formuliert haben. Welches Ziel würden Sie sich für ein aus frischen Zutaten entstandenes Abendessen setzen?" ◄

Während das eigentliche Ziel, sich fitter zu fühlen, trotz Verhaltensänderung erst verzögert eintreten kann und in diesem Fall auch eher schwer zu messen ist, sind die formulierten Zwischenziele mit konkreten Verhaltensweisen verbunden. So wird die Verhaltensänderung zumindest in Teilen selbst zum Ziel, wodurch Erfolge mit jedem eingehaltenen Verhaltensziel (frisches Abendessen, Fitnessclub) sichtbar sind und die Selbstwirksamkeitserwartung und generelle Motivation steigern. In der Beratungsphase der Zielbestimmung sind gerade Methoden zur Unterstützung von Entscheidungen (z. B. Rangierbahnhof, Pro-Contra-Liste), aber auch der Verstärkung positiver Konsequenzen und der Selbstwirksamkeitserwartung geeignet.

In der **Motivationsphase der Handlung** setzen die Klienten das angestrebte Verhalten um. Im HAPA-Modell ist zwischen die Zielformulierung und der Aktion die Planung gesetzt. Gerade weil die konkrete Umsetzung durch die Klienten meist eigenständig und außerhalb der Beratung erfolgt, sollte diese im Rahmen der **Beratungsphase der Aktion** durch eine gezielte und ausführliche Planung vorbereitet und unterstützt werden. Auch dabei steht die gedankliche Aktivierung des Klienten im Vordergrund: Handlungen, die im Vorfeld ausführlich und konkret durchdacht werden, sind in unserem Gedächtnis präsenter und haben damit auch eine größere Wahrscheinlichkeit, umgesetzt zu werden. Zusätzlich können im Rahmen der Planung mögliche unterstützende Strategien, aber auch potenzielle Barrieren besprochen werden, auf die der Klient dadurch möglicherweise besser reagieren kann. Im Sinne der Aktivierung der Klientinnen sollten auch in dieser Phase weniger konkrete Vorschläge als Fragen zur gedanklichen Aktivierung des Klienten eingesetzt werden.

19

> ► **Beispiel**

Berater: „Wenn Sie jetzt an Ihr Ziel denken, wenigstens an drei Tagen pro Woche ein mit frischen Zutaten zubereitetes Abendessen zu essen, wie stellen Sie sich die Umsetzung ganz konkret vor? Und haben Sie vielleicht auch Ideen, was Ihnen helfen kann, das Ziel umzusetzen, auch wenn Sie schon sehr müde sind?" ◄

Wenn der Klient erstmal über die Umsetzung aktiv nachdenkt, können vom Berater auch Hilfestellungen (z. B. die Verwendung von Tiefkühlgemüse) gegeben werden. Es sollten jedoch nicht zu viele Vorschläge sein, damit diese von den Klienten auch aufgenommen und in ihre gedankliche Vorstellung integriert werden können. Ein wichtiger Aspekt ist in dieser Beratungsphase auch die Vorbereitung einer Selbstbeobachtung oder Selbstmonitorings (siehe ► Abschn. 19.1), mit der sich der Klient regelmäßig seine Erfolge vor Augen führen kann. Da diese Methode die Stärkung der Selbstwirksamkeitserwartung als besten Motivator für eine langfristige Verhaltensänderung am effektivsten sichert, sollte eine geeignete Methode des Selbstmonitorings unbedingt konkret geplant werden. Neben den Methoden des Selbstmonitoring, kann auch das „reframing" eingesetzt werden, um beispielsweise Barrieren in einem anderen Licht zu betrachten. Die Beratungsphase der Aktion kann (wie im HAPA-Modell dargestellt) mehrere Iterationsschleifen brauchen, um nicht erfolgreich umgesetzte Ziele anzupassen, Barrieren auszuräumen oder andere fördernde Strategien zu integrieren.

> ► **Beispiel**

Berater: „Sie haben beschrieben, dass das frisch zubereitete Abendessen an zwei Tagen gut geklappt hat, Sie die restliche Woche aber einfach zu müde waren. Da möchte ich Ihnen ein großes Lob aussprechen, dass Sie dieses ja wieder neue Verhalten grundsätzlich so gut umsetzen konnten. Das ist wirklich nicht selbstverständlich und ein großer Erfolg!

….

Um im nächsten Schritt auch die Häufigkeit zu erhöhen, können wir gern zusammen schauen, wie Sie die Zubereitung vereinfachen können." ◄

In diesem Zeitraum sollte der Klient engmaschig betreut werden (evtl. auch durch kurze Telefongespräche, E-Mails o. ä.), um durch eventuelle Misserfolge keinen übergreifenden Motivationsverlust entstehen zu lassen. Bei der gemeinsamen Reflexion der Handlungen sollte die Beraterin immer auf die Stärkung und das Sichtbarmachen von Erfolgen fokussieren, um die hier vor allem notwendige Selbstwirksamkeitserwartung zu stärken.

In den **Motivationsphasen der Aufrechterhaltung und Stabilisierung** führen die Klientinnen das angestrebte Verhalten bereits seit einiger Zeit aus und haben möglicherweise auch das Gefühl, gar keine Unterstützung im Sinne einer Beratung mehr zu brauchen. Damit kann die **Beratungsphase der Evaluation** beginnen, die vor allem dazu dient, den Klienten zur langfristigen Umsetzung und gegebenenfalls notwendigen Anpassungen zu ermächtigen. Dem HAPA-Modell nach steht auch in dieser Phase die Selbstwirksamkeitserwartung als wichtigste Einflussgröße zur Verfügung. So gilt es, den Klientinnen die bereits erreichten Erfolge und ihre diesbezüglichen Kompetenzen zu verdeutlichen und sie gleichzeitig dafür zu sensibilisieren, welche Maßnahmen sie bei nachlassender Motivation, auftretenden Problemen oder der Wiederkehr „alter Gewohnheiten" ergreifen können. Ganz im Sinne der Beratung als „Hilfe zur Selbsthilfe" sollte der Berater dabei vor allem auf die Stärkung der Motivation sowie das Erkennen und Einsätzen vorhandener Ressourcen fokussieren. Von Ratschlägen sollte auch in dieser Beratungsphase nur selten Gebrauch gemacht werden.

> ▶ **Beispiel**
>
> Klientin: „Also ich glaube, dass ich mein neues Essverhalten jetzt wirklich verinnerlicht habe. Ich greife automatisch zum Gemüse und auch für das Zubereiten des Abendessens habe ich jetzt so viele Möglichkeiten, dass ich auch nach ganz langen Tagen nicht mehr auf den Lieferdienst zurückgreifen muss."
>
> Berater: „Das ist wirklich bewundernswert, wie gut sie die Änderungen in Ihren Alltag integriert haben und Ihnen aufgrund Ihres Wissens auch zusätzliche Anpassungen und zeitsparende Optionen gelingen. Auch für den Fall, dass es mal wieder mehr Stress oder andere Probleme geben sollte, sind Sie sehr gut gerüstet." ◀

Zur Erhöhung und Stabilisierung der Selbstwirksamkeitserwartung stehen die bereits in der Beratungsphase der Aktion angewandten Methoden (z. B. Selbstmonitoring, Selbstreflexion) im Vordergrund. Eine hohe und auch im Falle von Problemen stabile Selbstwirksamkeit ist die Grundvoraussetzung für die Aufrechterhaltung und Stabilisierung der bereits vollzogenen Verhaltensänderung. Zusätzlich benötigt es eine ausreichende Selbstwahrnehmung der Klienten, um potenzielle Anzeichen ungewollter Veränderungen zu erkennen, sowie Ressourcen, um Lösungen für auftretende Probleme zu erkennen und entsprechend umsetzen zu können. Mit dem Bild eines potentiellen „Werkzeugkoffer" könnten die Klientinnen mit verschiedenen Methoden aus dem Bereich der intrapersonellen Kommunikation zur Selbstreflexion und Selbstregulation vertraut gemacht werden (siehe ▶ Abschn. 19.1). Weiterhin mit einem starken Fokus auf der Stärkung der Selbstwirksamkeit, können Methoden der Stimuluskontrolle oder Selbstinstruktion im Zusammenhang mit vom Klienten bereits erfolgreich genutzten Methoden des Selbstmonitorings eine Art Sicherheitsnetz sein und bei Bedarf aktiviert werden.

19.2.2 Methoden in der interpersonellen Ernährungskommunikation

Wie bereits beschrieben, kommen in der interpersonellen Ernährungskommunikation angewandte Methoden mit unterschiedlichen Zielstellungen zum Einsatz und sollten dabei sowohl auf die zu beratenden Personen als auch den anwendenden Berater oder Gesprächspartner angepasst werden. Als eine komplexe Methode zum Erzeugen oder Stabilisieren intrinsischer Motivation gilt die **motivierende Gesprächsführung** (engl. Motivational Interviewing, Miller und Rollnick 2023). Ursprünglich wurde diese Form der Gesprächsführung für den Suchtbereich entwickelt und ist dort auch am besten validiert. Aber auch für andere Bereiche der Gesundheitsförderung, insbesondere zur Steigerung der körperlichen Aktivität oder der Verbesserung von Ernährungsgewohnheiten, konnte eine erfolgreiche Anwendung bereits nachgewiesen werden (z. B. Frost et al. 2018); Morton et al. 2015). Den bereits beschriebenen klientenzentrierten Ansatz nutzend, soll die zu beratende Person mithilfe einer wertschätzenden und akzeptierenden Grundhaltung Ambivalenzen gegenüber einer Verhaltensänderung erkennen und auflösen. Informationsvermittlungen im Sinne einer „Beweisführung", wie schädlich das aktuelle oder wie

19

besser ein verändertes Verhalten wären, sind zu vermeiden, um keinen Druck und damit in Zusammenhang stehenden Widerstand bei den Klientinnen auszulösen. Die motivierende Gesprächsführung basiert auf vier Prinzipien:

— **Zeigen von Empathie**:

Die Beraterin fühlt sich in das Erleben der Klientin ein ohne ihr Verhalten zu beurteilen oder zu bewerten. Zum Beispiel unter Einsatz des reflektierenden Zuhörens können Aussagen zusammengefasst und der Klientin gespiegelt werden, was einerseits Interesse und Verständnis zeigt, aber auch die Klientin zur weiteren Auseinandersetzung mit der Thematik anregt.

Klientin – „Es wäre wahrscheinlich schon sinnvoll, ein paar Kilo abzunehmen. Aktuell fehlt mir dazu aber einfach die Zeit."

Beraterin – „Habe ich das richtig verstanden: Sie wünschen sich einerseits eine Veränderung, befürchten aber den damit möglicherweise verbundenen Zeitaufwand?"

— **Entwicklung von Diskrepanz**:

Mithilfe von offenen Fragen und reflektierendem Zuhören wird der Klient beim Erkennen möglicher Diskrepanzen zwischen seinen Zielen und dem aktuellen Verhalten unterstützt, wodurch eine intrinsische Motivation zur Veränderung entstehen kann.

Klient – „Eigentlich geht es mir doch gut, und in meinem Alter muss ich auch keinen Marathon mehr laufen."

Berater – „Das stimmt, Sie entscheiden, was Ihnen wichtig ist und Sie mit Ihrer Zukunft vorhaben. Gibt es da Wünsche oder Ziele hinsichtlich Ihrer Gesundheit?"

— **Umgang mit Widerstand**:

Äußerungen des Zweifels oder Widerstand begegnet der Berater mit empathischem Zuhören. Er versucht die Klientinnen nicht zu überzeugen, sondern besser zu verstehen. So wird Druck vermieden und die Klientin kann das eigene Verhalten auf der Grundlage einer tragfähigen Beziehung reflektieren, ohne sich verteidigen zu müssen.

Klientin – „Ich glaube ja nicht, dass es für meinen Blutdruck so entscheidend ist, wie viel ich wiege."

Berater – „Wenn ich Sie richtig verstehe, befürchten Sie, dass selbst wenn Sie jetzt abnehmen würden, sich Ihr Blutdruck dadurch gar nicht verbessern würde? Gibt es andere Faktoren, die aus Ihrer Sicht mehr Einfluss haben?"

— **Stärkung der Selbstwirksamkeit**:

Mit geeignetem Feedback, offenen Fragen u. ä. soll das Vertrauen des Klienten in seine eigenen Fähigkeiten zur Umsetzung von Veränderungen gestärkt werden, was neben dem Wunsch zur Veränderung die Grundvoraussetzung zum Entschluss der Verhaltensänderung ist.

Klient – „*Ich habe schon so oft versucht abzunehmen, aber selbst wenn ich mal ein paar Kilo geschafft habe, habe ich sie am Ende immer wieder zugenommen.*"

Beraterin – „*Sie haben schon viele Anläufe unternommen. Das spricht dafür, dass Ihnen das Thema wichtig ist und für Ihre Ausdauer. Und Sie beschreiben, dass Sie es auch geschafft haben, abzunehmen, das heißt Sie haben die notwendigen Fähigkeiten und wir können zusammen schauen, wie sich diese für einen dauerhaften Erfolg nutzen lassen.*"

Bezogen auf die zuvor beschriebenen Beratungs- und Motivationsphasen ist die motivierende Gesprächsführung grundsätzlich in allen Phasen einsetzbar. Während Sie bei Klienten in der Absichtslosigkeit oder Absichtsbildung eine intrinsische Motivation zur Verhaltensänderung aufbauen kann, kann sie in anderen Beratungsphasen dabei unterstützen, die vorhandene Motivation aufrechtzuerhalten bzw. zu stärken. Eine andere Methode, die die Absichtsbildung in der Beratungsphase der Problemanalyse unterstützt, ist das **kognitive Umstrukturieren** (siehe auch ▶ Abschn. 19.1). Diese Methode dient auch im weiteren Beratungsprozess dazu, dysfunktionale – also für die Initiierung oder Umsetzung hinderliche Gedankenmuster – zu verändern. Im Laufe seines Lebens entwickelt jeder Mensch individuelle Werte, Überzeugungen und Normen. Diese Überzeugungen sind immer subjektiv, müssen also nicht den Tatsachen entsprechen, aber sie beeinflussen unsere Motivation und unser Handeln sehr stark.

> ▶ **Beispiel**
>
> Mia versucht schon so lange sie denken kann, Gewicht zu verlieren und schlank zu sein. Trotz zahlreicher Diäten, Sportkurse u. ä. konnte sie einmal verlorene Kilos nie dauerhaft abnehmen, sondern hatte meist relativ schnell auch wieder zugenommen. Sie kann sich noch gut an ähnliche Versuche ihrer Mutter erinnern, die mit ihrem Gewicht auch nie zufrieden war und sich immer beschwert hat, dass „sie an einem Stück Schokolade nur vorbeigehen muss um zuzunehmen". Mia sieht sich in einer ähnlichen Situation und auch wenn sie immer noch hofft, die richtige Methode zu finden, merkt sie, wie ihre Motivation mehr und mehr sinkt und sie eigentlich nicht mehr daran glaubt, ihr Wunschgewicht jemals zu erreichen. ◀

Das Beispiel ist ein sehr häufiger, manchmal auch noch wenig bewusst wahrgenommener Glaube, der aus verschiedenen Erfahrungen, Interpretationen und Emotionen entsteht. Im konkreten Szenario erlebt Mia bereits in der Kindheit die im Zusammenhang mit versuchten Gewichtsabnahmen erlebte Frustration, die Unzufriedenheit mit dem eigenen Gewicht und evtl. auch eine gewisse Ungerechtigkeit darüber, dass andere Menschen mehr essen können, ohne zuzunehmen. Ihre eigenen schon früh beginnenden Versuche, Gewicht zu verlieren, können einerseits auch durch eine vorgelebte und erlernte Unzufriedenheit mit der eigenen Figur entstanden sein, bestärken andererseits durch stetige Misserfolge aber auch den Glauben, „einfach nicht abnehmen zu können". Solche Gedankenmuster können somit einen Kreislauf an negativen Gedanken, Gefühlen und im Sinne einer „sich selbst erfüllenden Prophezeiung" auch Handlungen auslösen, die die initiale Überzeugung weiter verstärken. Negative Glaubenssätze wie „Ich schaffe das doch sowieso nicht.",

19

„Bei mir hat das noch nie funktioniert.", führen zu einer geringeren Ausgangs-motivation. Das heißt die Selbstwirksamkeitserwartung, ein eigentlich angestrebtes Verhalten auch umsetzen zu können, ist gering und macht so schon einen Ver-änderungsentschluss unwahrscheinlich. Sollte der Versuch aber doch initiiert wer-den, erhöhen eine geringe Frustrationstoleranz und die unbewusst vorhandene Er-wartung, sowieso zu scheitern die Wahrscheinlichkeit, bei kleineren Misserfolgen oder Barrieren schneller aufzugeben. Dieses Risiko wird unterstützt durch sehr ri-gide Vorstellungen von gesunder Ernährung (z. B. „Ich darf keine Süßigkeiten mehr essen.", „Eine Abweichung macht alle Diätbemühungen hinfällig."). Um den Kreis-lauf aus geringer Selbstwirksamkeitserwartung, hoher Abbruchgefahr und damit in Zusammenhang stehender Bestätigung der negativen Annahmen zu durchbrechen, sollten die Annahmen und Überzeugungen gemeinsam mit den Klientinnen heraus-gearbeitet, benannt und überprüft werden. Korrekturen, Ratschläge oder als Moti-vation gemeinter Zuspruch (z. B. „Ein Stück Schokolade ist schon erlaubt.", „Pro-bieren Sie die geplanten Änderungen doch erst mal aus, Sie schaffen das schon.") sind in dieser Situation nur begrenzt geeignet, die fehlende Selbstwirksamkeits-erwartung aufzubauen. Besser ist es, genannte Überzeugungen durch den Klienten kritisch hinterfragen zu lassen und die Selbstwirksamkeitserwartung durch die Akti-vierung bereits vorhandener Erfolge zu stärken, so wie es auch in den voran-gegangenen Beispielen auch schon erläutert wurde.

> ► **Beispiel**
>
> Mia: „Eigentlich lief die Woche ganz gut, aber gestern Abend konnte ich mich nicht zurückhalten und habe die eigentlich für meine Tochter bestimmte Schokolade auf-gegessen. Eigentlich wollte ich ja nur ein Stück probieren und den Rest für sie lassen, aber ich habe es wieder nicht hinbekommen. Da kann ich mir die ganzen Anstrengungen doch auch schenken."
>
> Berater: „Sie wirken sehr frustriert wegen der Schokolade, obwohl sie die restliche Woche als sehr gut bezeichnet haben. Ich empfinde Sie als sehr streng mit sich selbst. Was würden Sie einer Freundin sagen, die sich mit dem beschriebenen Erlebnis an sie wendet?" ◄

Die Beraterantwort im Beispiel beinhaltet zum einen die Sichtweise des Beraters („Ich empfinde Sie als sehr streng mit sich selbst."), zum anderen aber auch die An-regung zum Perspektivwechsel („Was würden Sie einer Freundin sagen …"). In der Regel beurteilen Menschen mit den beschriebenen Überzeugungen ihr eigenes Ver-halten kritischer als das anderer Menschen, sodass der angeregte Perspektivwechsel zum Nachdenken über die generelle Grundannahme führen kann, was im weiteren Gespräch intensiviert werden sollte. Gleichzeitig können Klienten über Fragen wie diese ein realistischeres und praktikableres Bild von Essverhalten und den ent-sprechenden Zusammenhängen auf die Gesundheit erlangen. Diese Prozesse brau-chen etwas Zeit und können im Rahmen der Ernährungsberatung meist nur an-gestoßen werden. Trotzdem sind das Anstoßen und im weiteren Verlauf auch die Be-rücksichtigung realistisch formulierter Ziele, ohne die Gefahr ein Alles-oder-Nichts-Prinzip auszulösen, sowie die konsequente Betonung und Stär-kung der Selbstwirksamkeitserwartung erste Schritte, die den Klientinnen langfristig auch den Abbau oder einen anderen Umgang mit automatisierten Überzeugungen ermöglichen.

Im Rahmen der komplexeren Methode der motivierenden Gesprächsführung wurden bereits einzelne weitere Methoden zur vor allem Problemanalyse angesprochen (z. B. Diskrepanz erzeugen, offene Fragen, reflektierendes Zuhören). Für die Beratungsphase der Zielstellung wurde die Notwendigkeit einer realistischen und damit **die Motivation und Selbstwirksamkeitserwartung fördernden Zielsetzung** bereits erwähnt. Eine Hilfestellung zur Formulierung solcher Ziele ist die SMART-Regel (siehe ▶ Abschn. 19.1). Mit Anwendung der Regel werden Ziele möglichst **s**pezifisch (also individuell), **m**essbar, **a**usführbar, **r**ealistisch und **t**erminiert formuliert. Statt „Ich will mehr Obst essen." schafft die Formulierung „Ich will jeden Tag zwei Stück Obst essen – vorzugsweise morgens und nachmittags." eine konkrete Möglichkeit der Überprüfung und gleichzeitig eine gute Grundlage zur Planung der Umsetzung. Auch wenn die SMART-Regel nicht immer im Detail durchgegangen werden muss, sollte der Berater den Klientinnen die Relevanz von positiv formulierten, realistischen und konkret formulierten Zielen im Zusammenhang mit einer Stärkung der eigenen Motivation verdeutlichen, um diese Kompetenz als Basis für weitere Ziele oder Anpassungen der Zielstellungen zu etablieren

Zur aktiven Umsetzung von Verhaltensänderungen sind auch im interpersonellen Kontext der Ernährungskommunikation die Methoden zum Selbstmonitoring, der Stimuluskontrolle oder Selbstverpflichtung von hoher Relevanz. Auf eine genauere Beschreibung dieser Methoden soll hier verzichtet werden, da diese bereits im ▶ Abschn. 19.1 beschrieben wurden. Gerade in Bezug auf eine funktionierende Stimuluskontrolle ist die Methode der **Emotionskontrolle** in vielen Fällen nutzbar, da Essen aus emotionalen Aspekten heraus von Klienten häufig berichtet wird und das Durchhalten von Veränderungen deutlich erschweren kann. Wie schon im ▶ Kap. 8 beschrieben, können gerade negative Gefühle wie Traurigkeit, Ärger, Stress oder Langeweile durch den Verzehr von vor allem zucker- und fetthaltigem Essen reguliert werden. Auch wenn es sich dabei um keinen bewussten Vorgang handelt, kann die durch physiologische Prozesse beeinflusste Entspannung (z. B. durch die Aktivierung des Belohnungszentrums) in einem Zyklus aus gelerntem Verhalten zu einem gewohnheitsmäßig entstehenden Heißhunger oder Appetit in stressigen oder anderen emotionalen Situationen werden. Bei der Methode der Emotionsregulation geht es zunächst darum, das eigene Essverhalten im Zusammenhang mit Emotionen und Stimmungen zu beobachten, um eventuell vorhandene Auslöser zu identifizieren. Hierbei können Methoden der Selbstbeobachtung und der Achtsamkeit (z. B. Ernährungsprotokolle unter Berücksichtigung von Situationen und Emotionen) zum Einsatz kommen.

▶ **Beispiel**

Berater: – „Sie hatten sich für die vergangene Woche vorgenommen, mal zu beobachten, in welchen Situationen Ihr Verlangen nach Süßem besonders groß ist. Was ist Ihnen aufgefallen?"

Justus – „Ich glaube, es ist vor allem nach sehr stressigen Tagen besonders schlimm. Auf der Arbeit geht es noch, da esse ich meist eher nichts. Aber wenn ich dann nach Hause komme, dann wird mir der ganze Frust über die technischen Probleme und unfähigen Kollegen erst richtig bewusst, und ich will nur noch essen."

19

Berater – „Das kann ich gut nachvollziehen. Gerade wenn Sie zur Ruhe kommen wollen, überfällt Sie der Stress erst so richtig. Und wie fühlt sich die Schokolade in diesem Moment an?"

Justus – „Das klingt vielleicht komisch, aber es ist wie eine Art Trost. Ich kann mich ein bisschen beruhigen und wenn das schlechte Gewissen wegen meines Gewichts nicht wäre, würde ich mich wahrscheinlich besser fühlen."

Berater – „So wie Ihnen geht es vielen Menschen: Die Süße der Schokolade aktiviert unser Belohnungszentrum, was dazu führt, dass wir uns ein bisschen besser fühlen. Und wenn man diese Wirkung ein paarmal erlebt hat, dann merkt sich das der Körper auch und verlangt bei Stress automatisch nach Süßem. So kann sich eine richtige Gewohnheit entwickeln, die einem nicht mal bewusst ist."

Justus – „Ja, so ist das bei mir auch. Ich habe dann so einen Heißhunger, dass es mir eigentlich auch egal ist, dass ich doch eigentlich abnehmen wollte. Nur hinterher ärgere ich mich dann."

Berater – „Wenn Sie an Situationen denken, in denen Sie entspannt sind und gut ohne Schokolade auskommen können, was sind das für Gelegenheiten?"

Justus – „Ich glaube, wenn ich abgelenkt bin. Also, wenn ich mich mit Freunden treffe, oder auch, wenn ich mein Computerspiel spiele – da denke ich eigentlich nie daran."

Berater – „Aber dann gibt es ja einige Gelegenheiten, wo Sie ohne Essen entspannen können. Ablenkung könnte durchaus auch bei Stress und negativen Gefühlen funktionieren, gerade wenn man die dahinterliegenden Probleme aktuell nicht lösen kann – wie bei Ihrem Arbeitsstress."

Justus – „Sie meinen, ich soll spielen statt Schokolade zu essen?"

Berater – „Ich weiß auch nicht, ob das so einfach funktioniert. Aber so wie Sie es berichtet haben, entspannen Sie sich beim Spielen und denken nicht daran, ob Sie noch Schokolade haben. Das klingt nach einer Möglichkeit, Ihren Stress auszugleichen und gleichzeitig auch Ihr Bestreben, etwas Gewicht zu verlieren, zu unterstützen. Was denken Sie?" ◄

Das Entdecken häufiger Auslöser (z. B. Ärger über einen bestimmten Kollegen, ein insgesamt stressiger Tag oder Langeweile) und einer damit in Zusammenhang stehenden Veränderung des Essverhaltens macht einen vorher unbewussten Prozess bewusst. Manchmal lässt sich schon durch das Wissen über den Zusammenhang ein aufkommender Heißhunger besser einordnen und möglicherweise sogar aushalten oder umleiten. Informationen zur emotionalen, beruhigenden Wirkung von Nahrungsmitteln können dem Klienten dabei helfen, seine Gefühle und auch den damit verbundenen Appetit zu akzeptieren, was wiederum den „Druck" zu Bewältigung verringert. Neben regelmäßigen Mahlzeiten zur zusätzlichen Vermeidung von Heißhunger können alternative Bewältigungsstrategien als Ersatz in typischen Auslösersituationen helfen.

19.2.3   Abgrenzung zwischen Psychotherapie und Ernährungsberatung

Da einige der vor allem intra- und interpersonellen Methoden zur Beeinflussung von Einstellungen und Verhalten aus der Psychotherapieforschung stammen bzw. dort auf ihren Erfolg getestet wurden, muss die Abgrenzung zwischen Ernährungspsychologie und Psychotherapie (siehe auch ▶ Kap. 1) hier auf den Bereich der Ernährungskommunikation ausgeweitet werden. Grundsätzlich besteht die Trennung der beiden Bereiche in dem Ziel der Beeinflussung. Methoden der kognitiven Umstrukturierung, Re-Framing, Selbstregulation u. a. dienen in der Psychotherapie der Behandlung psychischer Störungen oder der damit verbundenen Verhaltensprobleme, während die gleichen Methoden in der Ernährungskommunikation zur allgemeinen Förderung des Wohlbefindens durch ein gesundheitsförderndes Essverhalten genutzt werden. Da Personen mit psychischen Erkrankungen auch von verschiedenen Formen der Ernährungskommunikation erreicht werden und von ernährungsbezogenen Problemen (z. B. Übergewicht, metabolisches Syndrom) betroffen sind (z. B. Vancampfort et al. 2015) lässt sich eine Abgrenzung also nicht pauschal anhand der Zielgruppe ziehen. Beispielsweise können ernährungsbezogene Veränderungen bei der Behandlung von verschiedenen psychischen Störungen mit der Sicherstellung einer adäquaten Nährstoffzufuhr (z. B. Depressionen, siehe auch ▶ Kap. 12) und/oder einem strukturierten Essverhalten (z. B. Essstörungen, siehe ▶ Kap. 17) einen wertvollen Beitrag zur physischen und psychischen Gesundheit der Betroffenen leisten.

> **▶ Beispiel**
> Christian war eigentlich schon seit er sich erinnern kann mollig oder übergewichtig. Als Kind wurde er viel gehänselt und hat sich lieber zurückgezogen als mit den anderen Kindern zu spielen oder später auszugehen oder zu feiern. Trotz seiner heute guten beruflichen und finanziellen Situation, fühlt er sich einsam und ist die meiste Zeit niedergeschlagen und traurig. Nach langem Zögern hat er sich zum Aufsuchen einer Ernährungsberatung entschlossen, vor allem weil er sein Gewicht für die Ursache seiner Traurigkeit hält und hofft mit einem schlankeren Aussehen beliebter und fröhlicher zu werden. ◀

Das Beispiel unterstreicht, wie eng Essverhalten und Psyche häufig miteinander verknüpft sind und wie schmal der Grat von mit dem Essen oder der Körperwahrnehmung verbundenen Emotionen und psychischen Störungen sein kann. Auf den ersten Blick ließe sich im Beispiel von Christian nicht feststellen, ob eine depressive Symptomatik im Vordergrund steht und die Entstehung von Übergewicht lediglich begünstigt hat, oder das bereits früh bestehende Übergewicht für einen zunehmend negativen Selbstwert und zu sozialer Isolation geführt hat, die mit Niedergeschlagenheit einhergehen. Tatsächlich ist sogar davon auszugehen, dass eine Mischung aus beiden Wegen vorliegt, da sich Essen (z. B. als Versuch der Emotionsregulation) und Körperwahrnehmung immer auch auf die psychische Gesundheit auswirken und umgekehrt (siehe ▶ Kap. 10). Wird vom Ernährungsberater das Vorhandensein einer psychischen Problematik mit hohem Krankheitswert vermutet, ist die Empfehlung einer auch psychotherapeutischen, evtl. auch psychiatrischen Behandlung (bei der eine Therapie durch Psychopharmaka berücksichtigt wird) erforderlich. Ist das individuelle Essverhalten Teil des Problems oder kann eine positive Veränderung des Ess-

19

verhaltens zum allgemeinen Wohlbefinden beitragen, ist eine gemeinsame oder zumindest parallele interdisziplinäre Behandlung mit einem engen Austausch aller Behandelnden anzustreben. Auf das obige Beispiel zurückkommend, kann die Ernährungsberaterin sich auf beispielsweise die Rolle von Essen als Emotionsregulation konzentrieren und mittels intrapersoneller Methoden der Selbstregulation (z. B. Selbstmonitoring, Impulskontrolle) die Nutzung alternativer Verhaltensweisen (z. B. Spazierengehen, Telefonieren) anstreben, während in einer Psychotherapie die dem Gefühl der Unzulänglichkeit ursächlichen Aspekte analysiert und beeinflusst würden. Vereinfacht gesagt, bleibt die Ernährungsberatung am konkreten Essverhalten (z. B. Naschen) und sucht in diesem Zusammenhang zwar nach potenziellen Auslösern (z. B. Einsamkeit, Ärger) und alternativen Verhaltensweisen (z. B. Spazierengehen). Die Gründe der Auslöser und deren Beeinflussung bleiben aber einer psychotherapeutischen Behandlung vorbehalten. Für die Ernährungskommunikation muss der Fokus aber auch bei fehlender begleitender psychotherapeutischer Behandlung auf der Verhaltensänderung im Sinne der Gesundheitsförderung bleiben, in dessen Rahmen psychologische Methoden zur Analyse und Veränderung von Essverhalten, nicht der Analyse tieferer psychologischer Ursachen genutzt werden.

19.3 Indirekte Methoden der Ernährungskommunikation

In diesem Abschnitt werden Maßnahmen zusammengefasst, die als regulatorische oder informationelle Steuerungsinstrumente von Institutionen oder im Rahmen gesundheitspolitischer Strategien eingesetzt werden, um das menschliche Verhalten indirekt zu lenken. Im Gegensatz zu den vorher beschriebenen Methoden besteht die psychologische Wirkung hier in indirekten Anreizen, die durch strukturelle Veränderungen entstehen und damit häufig gar nicht als Anreiz oder Beeinflussung wahrgenommen werden. So sollen beispielsweise über die Gestaltung der Entscheidungsstruktur, die Darstellung, weiteren Informationen oder den Kosten gesündere Entscheidungen wahrscheinlicher gemacht werden.

Ein wichtiger Mechanismus in dieser Form der Ernährungskommunikation sind **Nudges**. Darunter werden verschiedene Veränderungen innerhalb der menschlichen Entscheidungsstruktur zusammengefasst, die das individuelle Verhalten in einer vorhersagbaren Weise beeinflussen, ohne dabei andere Optionen zu verbieten oder starke ökonomische Anreize zu schaffen. Der Begriff der Nudges (engl. für Stups oder Anstoß) stammt aus der Verhaltensökonomik und wurde von Thaler und Sunstein (2008) mit ihrem Buch *Nudge: Improving Decisions about Health, Wealth and Happiness* geprägt. Die seitdem auch in vielen anderen Bereichen (z. B. der Ernährungskommunikation) verwendete Strategie beeinflusst automatische, emotionale Entscheidungsreaktionen, wie sie im Ernährungsverhalten sehr häufig vorkommen. Während Entscheidungen unter Abwägung der zur Verfügung stehenden Informationen die bewusste Aufmerksamkeit des Entscheiders sowie Zeit benötigen, werden Essensentscheidungen meist stark durch Automatismen und unbewusste Faktoren beeinflusst. Die so aufgrund eines erwarteten Geschmacks, der einfachen Verfügbarkeit u. a. zustande kommenden Entscheidungen sind weniger zeitintensiv und brauchen keine bewusste Aufmerksamkeit, weswegen sie häufiger weniger ausgewogene Lebensmittel wie Süßigkeiten oder Fast Food betreffen.

Vera läuft nach einem langen und anstrengenden Arbeitstag von der Straßenbahnhaltestelle nach Hause. Sie hat großen Hunger, weil die Mittagspause wegen eines wichtigen Telefonats leider ausfallen musste, und freut sich auf ein warmes Abendessen. Während sie in Gedanken ihren Kühlschrank auf mögliche Optionen durchgeht, weht ihr der Geruch von Pommes in die Nase. Kurz entschlossen sucht sie das entsprechende Burgerrestaurant auf, und weil ihr Hunger schon richtig schmerzt, bestellt sie eine doppelte Portion Pommes und einen großen Burger. ◀

Hätte Vera im obigen Beispiel alle zur Verfügung stehenden Informationen sorgfältig abgewogen, hätten sie das Wissen um eine ungünstige Nährstoffverteilung, die höheren Kosten oder anderes eventuell davon abgehalten, direkt im Burgerrestaurant zu essen. Das Abwägen hätte aber auch Zeit und Aufmerksamkeit gebraucht, etwas was wir gerade in Stresssituationen kaum aufbringen können. In der aktuellen Situation trifft Vera ihre Essensentscheidung deswegen nicht überlegt und abgewogen, sondern sie entscheidet aufgrund des Geruches, der eine schnelle Lösung gegen den Hunger und gleichzeitig auch eine emotionale Befriedigung aufgrund des für Vera guten Geschmacks verspricht. Nudges sollen im Gegensatz zu beispielsweise ernährungsbildenden Maßnahmen nicht das Wissen oder Informationen rund um die Ernährung verändern (die im Beispiel von Vera auch gar nicht angewandt wurden), sondern die vorhandene Entscheidungsstruktur so verändern, dass der zur Anwendung kommende Automatismus trotzdem mit einer höheren Wahrscheinlichkeit zu einer gesünderen Entscheidung führt. Im Beispiel hätte eine Voreinstellung am Bestellterminal möglicherweise zu einer kleineren Portionsgröße geführt, weil Vera mit dem Wunsch schnell an ihr Essen zu kommen, die vorhandene Einstellung nicht aktiv verändert hätte. Oder ein automatisiert angebotener Salat statt der Pommes wäre ihr als ein „am häufigsten von Kunden gewähltes Menü" ins Auge gesprungen und sie hätte dieses bestellt. Letztendlich hätte Vera auch trotz vorhandener Nudges den großen Burger mit einer doppelten Portion Pommes bestellen können, aber die Nudges hätten ihre zu bestimmten Anteilen unbewusste Auswahl auch positiv beeinflussen können.

Es gibt sehr unterschiedliche Formen von Nudges, die aber alle dem Grundprinzip der einfacheren oder attraktiveren Zugänglichkeit ohne direkte Restriktionen entsprechen. Eine Möglichkeit der Unterteilung beruhend auf den zugrunde liegenden psychosozialen Mechanismen soll nachfolgend vorgestellt werden – mit dem Hinweis, dass es sich dabei aufgrund der Fülle unterschiedlicher Strategien und häufig komplexer Mechanismen nicht um eine vollständige Einteilung handeln kann und sich die Mechanismen einzelner Nudges auch überschneiden können:

— **Beeinflussung durch Voreinstellungen**:
    Mit einer automatisch bestehenden Vorauswahl in verschiedenen Auswahlmenüs oder Entscheidungssituationen wird der Aufwand für die Auswahl einer anderen Option erhöht. Beispielsweise könnte die Vorauswahl bei Menüs auf eine kleinere Portionsgröße, Wasser statt Softdrinks oder ohne zusätzliche Beilagen eingestellt sein. Der Kunde kann die nicht voreingestellten Optionen zwar trotzdem wählen, muss dafür aber selbst aktiv werden. Trifft er keine bewusste Entscheidung, ist die gesündere Vorauswahl eingestellt. Auch die generelle Beeinflussung der Portionsgröße durch beispielsweise vorgepackte Portionen, angepasste Bechergrößen oder Essgeschirr mit weniger Fassungsvermögen kann als

19

Nudge zur reduzierten Energieaufnahme genutzt werden. Existierenden Studien zeigen einen konsistenten Effekt auf die Reduktion der Auswahl oder des Verzehrs von ungesunden Speisen oder Getränken (zusammenfassend Marteau et al. 2025). Neben eines generellen Effekts der Reduktion der angebotenen Portionsgröße auf die tägliche Energieaufnahme des Einzelnen, unterscheidet sich die Wirkung je nach Art des verwendeten Essgeschirrs, der Art der Reduktion, des Settings (z. B. Selbstbedienung oder Service) oder der Art der angebotenen Nahrung. Den größten Effekt scheinen dabei Kombinationen aus Schüsseln und Löffeln mit verringertem Volumen zu haben, während der Effekt einer verringerten Tellergröße keine eindeutige Wirkung zeigt (zusammenfassend Vargas-Alvarez et al. 2021). Eine Reduktion der angebotenen Portionsgrößen reduziert die Menge der ausgewählten sowie die der verzehrten Lebensmittel. Zudem unterstützt es ein stabiles Körpergewicht sowie in geringerem Ausmaß auch einen Gewichtsverlust (z. B. Robinson et al. 2023; Vargas-Alvarez et al. 2021). Trotz der nachgewiesenen Wirkung portionsbasierter Nudges muss die bisherige Umsetzung als vernachlässigbar bezeichnet werden. Es existieren zwar einige auf Freiwilligkeit basierende Ansätze, die jedoch meist wenig konkret formuliert sind und kaum umgesetzt werden (zusammenfassend Marteau et al. 2025).

— **Beeinflussung durch leichtere Zugänglichkeit**:
Bei automatisierten und schnellen Entscheidungen spielt die Höhe des notwendigen Aufwandes eine wichtige Rolle. Im ▶ Abschn. 9.3 wurde bereits darüber berichtet, dass leichter verfügbare Lebensmittel (z. B. direkt an der Kasse dargebotene Süßigkeiten, die Keksschüssel auf dem Tisch) gegenüber nicht sichtbaren oder mit Aufwand verbundenen Lebensmitteln (z. B. das Schokoladenregal steht einige Meter von der Kasse entfernt, die Keksschüssel müsste vom Nachbarn weitergereicht werden) bevorzugt werden. Die Wirksamkeit einer leichter erreichbaren oder besser sichtbaren Platzierung zur Förderung gesünderer Kauf- und Essensentscheidungen konnte in Settings wie Schulmensen, Restaurants oder Supermärkten bereits umfassend (und auch im Vergleich zu anderen Nudging-Methoden) als sehr erfolgreich belegt werden (zusammenfassend Broers et al. 2017). Beispielsweise konnte in einer studentischen Cafeteria gezeigt werden, dass ein geringfügiges Verstellen der Snackangebote (35 Meter neben der Kasse) die Nachfrage auf nahezu null reduzierte (zusammenfassend Meiselman 2006).

— **Beeinflussung durch soziale Normen**:
Soziale Normen beschreiben die Vorstellungen zu einem üblichen Verhalten, welches die meisten Menschen innerhalb einer Referenzgruppe zeigen würden, sowie daraus abgeleitete Regeln oder Konsequenzen (siehe auch ▶ Abschn. 9.2). Diese Vorstellungen werden unbewusst als Beleg für ein „richtiges" oder „effektives" Verhalten angesehen und dienen Menschen in automatisierten, nicht rational getroffenen Entscheidungen als eine Art impliziter Wegweiser. Beim Nudging mit sozialen Normen wird der beschriebene Effekt durch eine Rückmeldung des Referenzverhaltens an den Einzelnen mit dem Ziel einer Vorbildwirkung genutzt (z. B. „75 % der Gäste benutzen ihre Handtücher mehrmals."). Diese Form des Nudgings konnte auch für den Bereich der Nahrungsaufnahme bereits als wirksam belegt werden (zusammenfassend Wright und Bragge 2018). Bezüglich der Formulierung der sozialen Norm zeigte sich eine einheitlich stärkere Wirksamkeit, wenn Mehrheiten als Referenz angegeben wurden. Die Referenz zu Minder-

heiten (z. B. „Bereits 25 % aller Gäste benutzen ihr Handtuch mehrfach.") erwies sich als weniger effektiv und kann sogar zu einem negativen Effekt im Sinne einer geringeren Anwendung des gewünschten Verhaltens führen (zusammenfassend Schorn 2024).

— **Beeinflussung durch direkte Rückmeldung**:

Dieser Nudging-Mechanismus wurde im Bereich der Geschwindigkeits-regulierung im Straßenverkehr bereits sehr erfolgreich eingesetzt und erprobt. Direkte Rückmeldungen zur Passung der aktuellen gegenüber der vorgegebenen Geschwindigkeit (z. B. durch Smileys oder Farben) können unsere Aufmerksamkeit wecken. Bewertende Rückmeldungen (z. B. froher oder trauriger Smiley, grüne oder rote Farbe) führen auf Basis von sozialer Übereinstimmung mit höherer Wahrscheinlichkeit zur Anpassung der eigenen Geschwindigkeit. Erste Studien im Bereich der Nahrungsaufnahme und -auswahl zeigen ebenfalls vielversprechende Ergebnisse. So können beispielsweise direkt zur aktuellen Essgeschwindigkeit passende akustische oder visuelle Signale dabei helfen diese anzupassen. Auch beim Einkaufen können direkte Informationen zur Nährstoffverteilung und Empfehlungen zu gesünderen Alternativen über einen entsprechenden Scanner oder automatisiert scannenden Einkaufswagen die Kaufentscheidung im Sinne einer gesünderen Auswahl beeinflussen (z. B. Bird et al. 2013).

— **Beeinflussung durch Darstellung**:

Wie bereits im ► Abschn. 9.1 beschrieben, beeinflusst die Wahrnehmung von Nahrungsmitteln sowohl unsere Auswahl als auch die Wahrscheinlichkeit des Verzehrs. Bereits die häufigere Darstellung von Bildern mit gesünderen Nahrungsmittel (z. B. über ansprechende Bilder auf Plakaten, Menüs mit Bildern) kann im Sinne des Mere-Exposure-Effekts (siehe auch ► Kap. 6) die Akzeptanz der entsprechenden Produkte erhöhen (zusammenfassend Kay et al. 2024). Speisen, die häufiger in Werbung, Bildern, Filmen usw. vorkommen, werden also insgesamt positiver bewertet. Die zielgerichtete Anwendung dieses Zusammenhangs in entsprechenden visuellen Nudges spricht vor allem Personen mit höherer Impulsivität an, die häufiger Fast Food und ungesündere Nahrungsangebote verzehren (z. B. Will et al. 2024).

Neben visuellen Darstellungen können auch Zusatzbezeichnungen oder Deklarationen von Nahrungsmitteln, Speisen und Menüs (engl. „labeling") als Nudge eingesetzt werden. Dazu zählen gesundheitsbezogene (z. B. „fettarm") und geschmacksorientierte (z. B. „besonders cremig") Informationen oder auch Hinweise auf den Energie- oder Zuckergehalt direkt am Produkt bzw. der Speise. Während die Ergebnisse zur Wirksamkeit noch uneinheitlich und abhängig von der jeweiligen Ausgestaltung und Zielgruppe sind (zusammenfassend An et al. 2021), gibt es deutliche Hinweise auf eine stärkere Wirksamkeit von eher geschmacks- als gesundheitsorientierten Hinweisen (z. B Turnwald und Crum 2019). Label und Zusatzdeklarationen, die den Genuss ansprechen, wurden in ihrer Beeinflussung des Essverhaltens als wirkungsvoller im Gegensatz zu Nährwert- oder Kalorienbezeichnungen untersucht (z. B. Chandon und Cornil 2022). Explizite Hinweise auf einen Gesundheitswert können aufgrund des als „unhealthy tasty intuition" bezeichneten Effekts sogar kontraproduktiv wirken und zu einer geringen Auswahl gesünderer Alternativen führen (z. B. Chandon und Wansink 2007; Garaus und Lalicic 2021). Die Nahrungsauswahl wird dabei durch eine implizit vorhandene Erwartung an einen besseren Geschmack eher ungesunder bzw. einem schlechteren Geschmack eher gesunder Speisen beeinflusst. Dieser Effekt verstärkt sich durch potenzielle negative Erlebnisse mit gesünderen Nahrungsalternativen, wird aber vor allem durch positive Assoziationen mit dem Verzehr von zucker- und fettreichen Produkten aufgrund von Erfahrung, der Aktivierung des Belohnungszentrums usw. geprägt.

— **Beeinflussung durch Vereinfachung**:

   Die Notwendigkeit einer komplexen Abwägung von Vor- und Nachteilen und dem damit verbundenen Zeitaufwand kann durch ein reduziertes Informationssystem, z. B. dem Nutri-Score vereinfacht werden. Tatsächlich wird dieser Mechanismus bereits vielfältig im Marketing durch beispielsweise einfache Produktbotschaften (z. B. „reich an Protein", „zuckerreduziert") genutzt. Während in diesem Fall der industriellen Nutzung eher vom Ziel höherer Verkaufszahlen ausgegangen werden muss, wurden in den letzten Jahren verschiedene Systeme mit einer vereinfachten Darstellung nahrungsbezogener Informationen entwickelt, die im Sinne eines Nudges den Verbraucher bei der Interpretation der ernährungsphysiologischen Qualität von Lebensmitteln und Speisen unterstützen sollen. Die im Bereich der Nährwertkennzeichnung auf der Vorderseite von Lebensmittelverpackungen (engl. „Front-of-Pack-labeling", FoPL) weltweit eingeführten Programme wurden teilweise direkt von Regierungen, aber auch von Nichtregierungsorganisationen oder Lebensmittelherstellern initiiert. Im Vordergrund dieser Form des Nudgings steht das Ziel, gesünderer Nahrungsentscheidungen der Verbraucher und damit auch eine Verringerung von Übergewicht und damit assoziierten Erkrankungen. Gleichzeitig können solche Kennzeichnungen aber auch die Nährstoffqualität direkt beeinflussen, in dem das Lebensmittel herstellende Unternehmen für eine bessere Darstellung seines Produkts zu einer veränderten Rezeptur angeregt wird. Zu den bisher nur auf Freiwilligkeit basierenden Systemen gehören beispielsweise die Ernährungsampel (wird vor allem in Großbritannien genutzt), der Nutri-Score (wird in mehreren europäischen Ländern genutzt, auch in Deutschland) oder Warnhinweise zum Salzgehalt (Finnland). Alle Systeme unterscheiden sich in ihrer grafischen Aufbereitung und den dargestellten Informationen. Dabei hat sich jedoch gezeigt, dass Systeme, die auf eine übergreifende, farblich dargestellte Interpretation der Nährstoffqualität des Produkts abzielen (z. B. Nutri-Score, Nährstoffampel, Warnsymbole), leichter verständlich und besser geeignet sind, Nahrungsentscheidungen positiv zu beeinflussen, als ausschließlich auf Zahlen basierte Informationen, wie die klassische Nährwertkennzeichnung oder Richtwerte für die tägliche Nährstoffzufuhr. In einer groß angelegten europäischen Studie zum Vergleich der vorhandenen Systeme (Egnell et al. 2020) konnte im Vergleich zu Richtwerten für die tägliche Nährstoffzufuhr der Nutri-Score die Verbraucher am besten dabei unterstützen, Lebensmittel anhand ihrer ernährungsphysiologischen Wertigkeit einzuschätzen, gefolgt von der Nährstoffampel. Zum Nutri-Score existieren konsistente Befunde, dass Entscheidungen in realen Kaufsituationen positiv beeinflusst und zu einer geringeren Auswahl an ungesunden Produkten sowie einem insgesamt gesünderen Essensmuster führen (zusammenfassend Muzzioli et al. 2025; Song et al. 2021). Während zusammenfassende, vereinfachte Darstellungen zur ernährungsphysiologischen Qualität des Produkts über alle Zielgruppen hinweg mehr Beachtung finden als die klassische Nährwertkennzeichnung, wird das Verständnis gerade für bildungsferne Zielgruppen mit grafischen oder mit Farben arbeitende Darstellungen, wie beispielsweise der Nutri-Score oder die Nährstoffampel, deutlich verbessert (zusammenfassend Shrestha et al. 2023).

Zusammenfassend kann festgehalten werden, dass der Einfluss von Nudges zur Veränderung der Entscheidungsstruktur die Nahrungsauswahl relativ unabhängig vom Ort und der jeweiligen Zielgruppe besser beeinflusst als beispielsweise allgemeine Ernährungsinformationen oder Informationen zu gesünderen Alternativen (zusammenfassend Mertens et al. 2022). Zur Wirksamkeit der Nudges im Vergleich konnte in einer Metaanalyse (Cadario und Chandon 2020) von 299 Experimenten gezeigt werden, dass Nudges mit gesünderen Voreinstellungen (z. B. Salat im Menü statt Pommes) sowie generelle Anpassungen der Portionsgrößen die beste Wirksamkeit in Bezug auf eine gesündere, kalorienärmere Nahrungszufuhr zeigen. Nudges, die eine positive Darstellung gesünderer Varianten anvisieren, zeigen der Metaanalyse nach eine mittlere Wirksamkeit. Dabei funktionieren geschmacksbetonte Darstellungen besser als solche die gesundheitsbezogene Eigenschaften betonen. Im Vergleich zu den genannten Nudges haben sich informative Nudges wie eine vereinfachte oder bewertende Kennzeichnung von Lebensmitteln als weniger wirksam erwiesen. Andere Übersichtsarbeiten (z. B. Grant et al. 2025) zur Untersuchung der hier aufgezeigten Nudges betonen die Vielfalt der Methoden und ihre sehr spezifische Wirksamkeit in Abhängigkeit der Zielgruppe, der Ausgestaltung des Nudges und vielem mehr. Es kann jedoch zusammenfassend festgestellt werden, dass trotz unterschiedlich starker Wirkungen die große Mehrheit der bisherigen Untersuchungen eine generell positive Wirksamkeit von Nudges ohne vom Verbraucher erlebte Einschränkungen belegen konnte, sodass diese zur Verbesserung des Essverhaltens und damit auch der Prävention ernährungsmitbedingter Erkrankungen eine effektive Methode darstellen.

Auf den **Preis** für ein Produkt basierende Strategien sind bei der Definition der Nudges ausgenommen und stellen somit eine eigene Methode der indirekten Ernährungskommunikation dar. Gemeint sind damit all jene Maßnahmen, die den Preis von Nahrungsmitteln mit dem Ziel einer mehr gesundheitsorientierten Lebensweise verändern, beispielsweise durch Steuern oder Subventionen. Die aktuell am häufigsten genutzte Methode sind Steuern auf gesüßte Getränke oder generell ungesündere Lebensmittel. Vorhandene Übersichtsarbeiten zeigen einen deutlichen Zusammenhang zwischen Preiserhöhungen und dem reduzierten Kauf, wobei die größten Effekte mit einem um ca. 9 % gesunkenen Verkauf für gesüßte Getränke gefunden wurden (zusammenfassend Burton et al. 2024). Besonders effektiv scheint der Einsatz von Steuersätzen für ungesunde Lebensmittel zu sein, wenn er mit Subventionen für gesunde Lebensmittel (z. B. Preissenkung für Obst und Gemüse) gekoppelt wird (z. B. Pineda et al. 2024). Preisbasierte Maßnahmen sind bereits in vielen Ländern wirkungsvoll etabliert (in Deutschland aktuell noch nicht) und haben sich als effektiv hinsichtlich einer geringeren Auswahl und des Konsums von weniger gesunden Nahrungsmitteln und nichtalkoholischen Getränken erwiesen (zusammenfassend von Marteau et al. 2025; von Philipsborn et al. 2023).

19.4 Öffentlichkeitswirksame Methoden der Ernährungskommunikation

In diesem Abschnitt sollen Methoden beschrieben werden, die eine große Reichweite haben und so vor allem massenwirksam, aber auch für das Erreichen spezifischer Zielgruppen geeignet sind. Neben der schnellen Verbreitung von Informationen lassen sich mit diesen Methoden auch interaktive und partizipative Ansätze gestalten. Insgesamt handelt es sich um eine vor allem niedrigschwellige, meist digitale Kommunikation, die über verschiedene Kanäle wie soziale Medien, Webseiten, Apps, Spiele, Radio, Plakate und vieles mehr verbreitet wird. Aufgrund der breiten Erreichbarkeit haben die beschriebenen Methoden vor allem das Ziel, Aufmerksamkeit zu schaffen und Personen zu motivieren, evtl. auch einzubinden.

Eine in der Gesundheitskommunikation oft genutzte Methode ist der **Appell**. Es handelt sich dabei um eine direkte Ansprache von Normen, Empfehlungen und Informationen mit dem Ziel, Einstellungen oder Verhalten der Adressaten zu beeinflussen. Appelle können unterschiedliche Begründungen, wie beispielsweise die eigene Gesundheit oder soziale Aspekte, aufweisen und mit vorwiegend rationalen oder emotionalen Bezügen arbeiten. Die Methode des Appells basiert auf gesundheitspsychologischen Modellen (z. B. Health-Belief-Modell, siehe ▶ Kap. 3), die davon ausgehen, dass die Erkenntnis eines individuellen Risikos oder einer Bedrohung im Zusammenhang mit der eigenen Verwundbarkeit eine Verhaltensänderung zur Reduktion des entsprechenden Risikos bewirkt. Die Handlungsbereitschaft entsteht aufgrund der Entwicklung kognitiver Dissonanzen (siehe ▶ Abschn. 18.2), d. h. der Empfänger erlebt oder reflektiert eine Diskrepanz zwischen dem im Appell dargestellten Verhalten und seinem eigenen. Infolge entstehen unangenehme (automatisierte) Gefühle, die sich entweder mit der Anpassung des eigenen Verhaltens (das eigene Verhalten würde in Übereinstimmung mit dem als Norm appellierten Verhalten gebracht) oder der Leugnung bzw. Abwehr der Botschaft reduzieren lassen. Je nachdem, welcher Bezugsrahmen für einen Appell gewählt wird, wird ein entweder auf die eigene Gesundheit bezogenes oder soziales Risiko angesprochen. Präventionsbotschaften, die das Streben nach physiologischer Gesundheit ansprechen, beziehen sich dabei sowohl auf die positiven Folgen eines Gesundheitsverhaltens (z. B. „Bleib fit mit einer vielseitigen Ernährung.") als auch negative Folgen eines Risikoverhaltens (z. B. „Zu viel Salz schadet.") oder eines unterlassenen Gesundheitsverhaltens (z. B. „Zu viel Sitzen macht krank."). Ein sozialer Appell richtet sich dagegen auf das Verhältnis zu anderen Menschen und die sozialen Motive für das betreffende gesundheitsrelevante Verhalten (z. B. „Unsere Firma isst vegetarisch – sei dabei!", zusammenfassend Reifegerste und Rößler 2014). Beide Arten von Appellen arbeiten vorwiegend mit Emotionen wie Furcht, Schuld oder Humor. Über die Ansprache eines Risikos oder einer Bedrohung sollen Appelle vor allem Aufmerksamkeit und Relevanz bei der Zielgruppe erzeugen, die im besten Fall zu einer intensiveren Beschäftigung mit dem Thema führt. Die Einbindung von Emotionen verstärkt die oben genannte Wirkung, sodass die im Appell formulierten direkten Aufforderungen oder sozialen Normen die Wahrscheinlichkeit eines Handlungsimpulses erhöhen. Soziale Appelle arbeiten darüber hinaus mit Normen, die zum Beispiel eine Gruppenzugehörigkeit oder soziale Vorbilder einbeziehen, und so die Motivation zur Veränderung stärken.

Appelle, die vor allem Furcht oder Angst ansprechen (sogenannte Furchtappelle) werden gerade mit dem Ziel der Reduktion von Risikoverhalten oft genutzt. Allerdings herrscht Uneinigkeit darüber, inwiefern diese Form von Appellen sich positiv auf eine erwünschte Verhaltensänderung auswirkt oder eher das Risiko für Abwehrverhalten und Widerstand erhöht (z. B. Hastall 2017). In einem Review konnte gezeigt werden, dass angstbezogene Appelle zwar kurzfristig sowohl die Aufmerksamkeit als auch die Verhaltensabsicht erhöhen können, aber auch mit Stress und Widerstand verbunden sind (z. B. Dolinšek et al. 2024). Neben den beschriebenen Furchtappellen versuchen andere Appelle durch das Erzeugen von Schuldgefühlen eine bestimmte Verhaltensänderung zu erzielen. Diese Form von Appellen löst über bestimmte Aussagen einen Prozess der Selbstreflexion aus, bei dem der Betroffene sein eigenes Verhalten evtl. als abweichend von sozialen oder moralischen Normen wahrnimmt (z. B. „Die Mehrheit aller Menschen isst höchstens zweimal die Woche Fleisch."). Forschungsergebnisse zeigen einen insgesamt geringen Effekt von Schuldappellen, der lediglich im Kontext von Umweltbildung etwas höher ausfiel (zusammenfassend Peng et al. 2023). Insgesamt haben sich positiv formulierte Appelle als am wirksamsten erwiesen. Zudem scheint die Zielgruppe im Zusammenhang mit dem genutzten Bezugsrahmen relevant: So scheinen beispielsweise Appelle unter der Darstellung sozialer Risiken bei jugendlichen Zielgruppen wirkungsvoller zu sein als auf die individuelle Gesundheit bezogene Risiken, während Furchtappelle sich in einer vorwiegend weiblichen Zielgruppen als wirksam erwiesen haben (zusammenfassend Tannenbaum et al. 2015). Stark moralisierende, negative oder sehr bedrohliche Appelle können aber auch Widerstand beim Empfänger auslösen. Die durch den Appell ausgelöste kognitive Dissonanz zwischen dem in der Botschaft als richtig dargestellten und dem eigenen Verhalten wird automatisch als unangenehm erlebt. Eine Verringerung kann durch eine Veränderung des eigenen Verhaltens erfolgen, so wie es durch den Appell auch angestrebt wird. Wirkt das dargestellte Verhalten aber als subjektiv nicht erreichbar oder die Risiken zu bedrohlich, kann das unangenehme Gefühl der Dissonanz auch durch die Abwehr der Botschaft verringert werden. Diese Abwehr kann sich in der Abwertung der beschriebenen Risiken oder der Quelle der Botschaft äußern, wodurch die Botschaft als solche ignoriert wird. In Reaktion auf als Bevormundung oder Freiheitsbedrohung erlebte Appelle können auch Ärger, Reaktanz und Widerstand entstehen, wodurch sich die Wahrscheinlichkeit eines gegenteiligen Verhaltens erhöht.

> **Fallstudie**
>
> In einem Experiment zur Senkung des Fleischkonsums (Sprengholz et al., 2023) wurden drei Gruppen gebildet. Die erste Gruppe las einen aggressiven und emotionalen Text, der sie aufforderte, kein Fleisch mehr zu essen (Appell). Die zweite Gruppe las einen neutralen Text über die Vorteile eines reduzierten Fleischkonsums (Information) und die dritte Gruppe erhielt eine unabhängige Wortanzahlaufgabe. Die nach dem Experiment gemessene Reaktanz war im Vergleich zu den anderen beiden Gruppen in der ersten Gruppe des Appells am stärksten ausgeprägt. Zudem gaben omnivore Teilnehmer mit einer höheren Reaktanz in einem anschließenden Wortspiel häufiger mit fleischbezogenen Wörtern.

19

Die beschriebene Studie zeigt die Gefahr von Reaktanz und Abwehr auf besonders eindringlich formulierte Gesundheitsappelle und gibt eine mögliche Erklärung für einen in Gesundheitskampagnen bereits beobachteten Bumerang-Effekt, der die Aufmerksamkeit für dem Appell widersprechende Informationen erhöht und möglicherweise sogar zu einer Steigerung des eigentlich unerwünschten Verhaltens führt (zusammenfassend Hastall 2017; Sprengholz et al. 2023). Für die Ernährungskommunikation sind Appelle also eine durchaus relevante Methode, wobei auf stark bedrohliche oder schuldinduzierende Appelle aufgrund des zu befürchtenden Bumerang-Effekts eher verzichtet werden sollte. Effektive Appelle kombinieren positive Emotionen und die Möglichkeit der persönlichen Identifikation mit konkreten Handlungsoptionen und die Selbstwirksamkeitserwartung steigernden Aspekten.

Eine weitere Methode, Aufmerksamkeit zu wecken, ist die **emotionale Aktivierung**. Wie in diesem Buch schon häufig ausgeführt, sind Stimmungen und Emotionen ein großer Einflussfaktor für unsere täglichen Entscheidungen und Verhaltensweisen. Kommunikationsformen, die Emotionen gezielt beeinflussen (z. B. über Visualisierungen, Assoziationen, Geschichten oder soziale Identifikation) steigern die Aufmerksamkeit und helfen dabei, dass die transportierten Inhalte nachhaltiger gespeichert und damit auch besser erinnert werden, als bei neutral vermittelten Informationen. Über die Möglichkeit der Identifikation kann eine persönliche Relevanz hergestellt werden, was die Handlungsbereitschaft für bestimmte Verhaltensweisen steigern kann. Die Wirkung der emotionalen Aktivierung lässt sich über einen im Gegensatz zur kognitiven Verarbeitung von Informationen anderen Verarbeitungsweg erklären: Im Sinne des Primings (siehe auch ▶ Abschn. 18.2) wird durch den emotionalen Stimulus die Aktivierungsschwelle für damit in Zusammenhang stehende Reize oder Inhalte gesenkt, sodass diese an Emotionen gekoppelt gespeichert sowie schneller und besser zugänglich verarbeitet werden können. Zusammengefasst wird durch emotional ausgerichtete Hinweise oder Primes die Aufmerksamkeit in eine bestimmte Richtung gelenkt bzw. damit verbundene Repräsentationen oder Konzepte aktiviert.

> ▶ **Beispiel**
>
> Martin ist mit seinem Gewicht und seiner körperlichen Fitness unzufrieden. Heute morgen war er etwas spät dran und musste zum schon wartenden Bus rennen. Danach saß er japsend und völlig verschwitzt im Bus und fühlte sich von allen anderen Mitreisenden mitleidig angestarrt. Abends surft er gelangweilt im Netz und stolpert zufällig über ein Video, welches ihn fesselte: Ein durchtrainierter, aktiv wirkender Mann erzählt von seinen in der Vergangenheit liegenden Schwierigkeiten mit Gewicht, Lustlosigkeit und schlechter Ernährung, die er jedoch durch einen einfachen Ernährungstrick hinter sich gebracht hat. Am Anfang der glaubhaft vermittelten Geschichte steht ein Bild eines leicht übergewichtigen Mannes mit traurigem Blick. Das Bild ist in insgesamt eher dunkleren Farben gehalten. Danach dominieren Bilder und Videoausschnitte des berichtenden Mannes in seiner aktuellen Form – alle zeigen ihn aktiv, fröhlich und in kräftigen Farben. ◄

Im obigen Beispiel wirken die Bilder des aktiven, zufrieden wirkenden Mannes als Prime, der in Martin die vorhandene Unzufriedenheit mit seiner aktuellen Fitness verstärkt und gleichzeitig Lösungsmöglichkeiten verspricht. Die kräftigen Farben und fröhlichen, aktiven Menschen wecken in Martin unterschwellige Erinnerungen oder Erwartungen an ein positives Körpergefühl, mehr Selbstbewusstsein und Zufriedenheit. Durch diese meist nicht bewusst wahrgenommenen Assoziationen wird zunächst erstmal die Aufmerksamkeit geweckt – Martin schaut sich das Video weiter an. Über die Assoziationen werden ebenfalls unbewusst entsprechende individuelle Konzepte oder Repräsentationen (z. B. „Wer erfolgreich sein will, muss fit sein.") aktiviert, die die generelle Zugänglichkeit erhöhen, sodass mit den Bildern verbundene Informationen (oder beispielsweise die Werbung für ein bestimmtes Produkt) eher aufgenommen und vorwiegend positiv bewertet werden. Neben der Aktivierung von Assoziationen bieten die gezeigten Bilder eine Identifikationsmöglichkeit für Martin. Er fühlt sich dem Vorher-Bild des leicht übergewichtigen Mannes sehr nah, kann die im Video berichteten Schwierigkeiten nachvollziehen und fühlt sich so persönlich angesprochen und der entsprechenden sozialen Gruppe zugehörig. Widerstände, die wir bei Appellen oder Hinweisen zu unserem Verhalten (z. B. aus Flyern, vom Arzt oder Kollegen) automatisiert erleben (im Sinne einer Ich-Verteidigung) werden durch vorher aktivierte Emotionen und die Identifikationsmöglichkeit reduziert, sodass sich die Bereitschaft zur Informationsaufnahme und möglicherweise auch einer Veränderung erhöht. Im Bereich der Ernährungskommunikation kann die emotionale Aktivierung sehr vielfältig eingesetzt werden, z. B. durch die visuelle Verstärkung von Informationen, die Integration von Geschichten und Figuren zur Identifikationsmöglichkeit, Humor und vieles mehr. Es existieren zahlreiche Belege für eine erhöhte Wirksamkeit von Gesundheits- bzw. Ernährungskommunikation unter Verwendung emotionaler Aktivierung (z. B. Kay et al. 2024), wobei sich Authentizität, emotionale Identifikation und auf die Sensorik bezogene Darstellungen als besonders erfolgreich für die Wahrnehmung und Erinnerung von ernährungsbezogenen Informationen erwiesen haben (z. B. Avelino et al. 2024; Samson et al. 2021). Die Wirksamkeit ergibt sich durch die insgesamt erhöhte Aufmerksamkeit. Während rein kognitiv ausgerichtete Informationen vorwiegend Personengruppen mit höherem Bildungsstand ansprechen, kann mittels emotionaler Aktivierung die Aufmerksamkeit unabhängig vom Bildungsstand je nach Ausrichtung der Bilder oder Geschichten erreicht werden. Zudem ermöglicht der Einsatz emotionaler Aktivierung im Gegensatz zur reinen Aufklärung mittels Informationsvermittlung einen motivationsbasierten Einfluss auf das Essverhalten.

Eine auch zur emotionalen Aktivierung genutzte Methode ist das **Storytelling**. Dabei werden Inhalte durch Identifikationsfiguren, persönliche Erfahrungen, Spannungsbogen und emotionale Höhepunkte so wiedergegeben, dass dem Zuhörer oder Leser ein gedankliches Eintauchen gelingt. Er fühlt sich emotional eingebunden, evtl. sogar in eigenen Erfahrungen bestätigt, wodurch die zentralen Inhalte tiefer verarbeitet werden, besser im Gedächtnis bleiben und eine höhere Überzeugungskraft haben. Die Formate variieren stark und umfassen sowohl mündliche und schriftliche Texte, Bilder oder Filme. Gerade das digitale Storytelling kann beispielsweise auch Teil von Videos, Spielen oder Instagram-Stories sein. Im Mittelpunkt des Storytellings steht die persönliche Erfahrung glaubwürdiger Figuren, die eine Identifikation oder emotionale Bindung erlauben. Zudem werden die zu transportierenden Inhalte in emotional eingebettete, kurze Einheiten unterteilt, was die Aufnahme und das Erinnern der Botschaften begünstigt. Die emotionale und visuelle Einbettung aktiviert mentale Repräsentationen, d. h. die Inhalte werden in Zusammenhang mit bereits vorhandenem Wissen oder individuellen Assoziationen des Einzelnen gespeichert, sodass sie eine stärkere Bedeutung bekommen und leichter wieder abrufbar sind. Damit erhöht die Methode die individuelle Akzeptanz der Informationen, Widerstände und Abwehr treten deutlich seltener auf. Auch das oben beschriebene Beispiel des früher wenig aktiven und lustlosen Influencers wurde wahrscheinlich mit der Methode des Storytellings erzählt: Eine mit Bildern unterlegte persönliche Erfahrung, die Raum für Identifikation und emotionale Bindung lässt. Die Zielgruppe kann sich selbst in den beschriebenen Situationen wieder erkennen und übernimmt die weitergegebenen Überzeugungen und Verhaltensweisen damit leichter.

Wie bereits im Rahmen der emotionalen Aktivierung beschrieben, gehört die Möglichkeit zur **sozialen Identifikation** durch beispielsweise Vorbilder, Bezugsgruppen oder Leitfiguren zu einem psychologischen Mechanismus, der das menschliche Verhalten über verschiedene Wege beeinflussen kann. Theorien und Modelle der sozialen Identifikation (z. B. Tajfel und Turner 1986) gehen davon aus, dass Menschen durch die Identifikation mit bestimmten Gruppen und die Abgrenzung von anderen Gruppen unbewusst ihr Selbstkonzept stabilisieren. Die Zugehörigkeit zu einer sozialen Gruppe bestätigt eigene Überzeugungen und Verhaltensweisen implizit und trägt so positiv zum individuellen Selbstwert bei. Über die Suche und Auswahl von Vorbildern und Leitfiguren verstärken Menschen ein erwünschtes Selbstbild, Normen und Werte, wodurch sie sich verstärkt und selbstsicherer fühlen. Durch das mit der sozialen Identifikation hergestellte Gefühl der Zugehörigkeit und Sicherheit entsteht eine emotionale Bindung, die die Bereitschaft, Werte, Normen oder Verhaltensweisen der Vorbilder und Bezugsgruppe zu übernehmen, verstärkt. Auch im Rahmen der Ernährungskommunikation können Vorbilder oder soziale Bezugsgruppen dem Einzelnen die Möglichkeit zur Identifikation und emotionaler Bindung geben, wodurch explizit oder implizit vermittelte Ernährungsbotschaften eher übernommen werden. So können von populären Persönlichkeiten oder anderen Meinungsführern veröffentlichte Mahlzeiten, Rezepte oder Ernährungstipps über soziale und andere Medien sehr schnell verbreitet werden. Je nach Grad der Identifikationsmöglichkeit, Sympathie oder Glaubhaftigkeit, die die sendende Person ausstrahlt, können so neue soziale Normen erzeugt und übernommen werden. Werden zur Vermittlung der Botschaften emotionalisierende Elemente wie Storytelling, Challenges oder persönliche Erfahrungen genutzt, erhöht dies die Glaubwürdigkeit und Sympathie und macht eine Identifikation wahrscheinlicher. Zudem kann eine Form der Gruppenbindung entstehen, die wie oben bereits beschrieben das eigene Zugehörigkeitsgefühl und damit auch die Selbstsicherheit verstärkt, wodurch die vermittelten Normen oder Verhaltensweisen auch weiter verbreitet werden.

Die sozialen Medien ermöglichen aufgrund ihrer produktiven und nutzergenerierten Natur sowie großer Reichweiten einen dialogischen und partizipativen Austausch in Echtzeit. Im Gegensatz zu lediglich ausstrahlenden Medien geben soziale Medien Menschen die Möglichkeit zur Vernetzung und Interaktion, wodurch sie sich als Teil einer Gemeinschaft erleben. Gleichzeitig fördern sehr niedrigschwellige Zugänge die Reichweite und soziale Beteiligung. Über Plattformen, wie YouTube, TikTok, Instagram und andere, können Meinungsführer verschiedener Bereiche Inhalte verbreiten und so auch das Ernährungsverhalten positiv beeinflussen. Sie bieten aber auch die Möglichkeit der Verbreitung falscher, missverständlicher oder sogar gefährlicher Botschaften, die das Risiko eines problematischen oder einseitigen Essverhaltens erhöhen (siehe auch ▶ Kap. 15). Ein sehr wichtiger Bereich der Ernährungskommunikation über die sozialen Medien wird durch sogenannte Influencer bestritten: Individuen, die die Meinung und das Verhalten ihrer Follower aufgrund ihrer Glaubwürdigkeit und Identifikationsmöglichkeiten sowie ansprechender Inhalte nachhaltig beeinflussen können. Ebenso wie bei berühmten Personen basiert ihr Einfluss vor allem auf imaginären Beziehungen, d. h. der Nutzer entwickelt beim Konsum der medialen Inhalte das Gefühl, den Prominenten oder Influencer zu kennen und fühlt sich ihm verbunden. Eine soziale Identifikation und Verbundenheit mit prominenten Figuren gelingt vor allem über die subjektiv wahrgenommenen Faktoren Vertrauenswürdigkeit, Fachwissen und Attraktivität. Studien zeigen, dass Influencer dabei als sehr vertrauenswürdige Informationsquellen angesehen werden und in dieser Hinsicht auch anderen Prominenten überlegen sind (Weismueller et al. 2020). Insgesamt scheinen die Person des Influencers und sein Lebensstil auch indirekt einen Einfluss auf das Verhalten von Followern zu haben: Kinder wählten beispielsweise einen gesünderen Snack, wenn der Influencer eher übergewichtig und wenig aktiv wirkte – unabhängig vom eigentlichen Inhalt der Botschaft (z. B. De Jans et al. 2021). Inhalte von Influencern sind meist in einfacher und klarer Sprache verfasst, die die Follower häufig direkt ansprechen. Sie enthalten zudem zusätzliche Links, Memes, Emojis und emotionale Elemente sowie Hinweise auf die Expertise des Influencers – insgesamt vor allem Methoden, um eine emotionale Verbindung zu den Followern aufzubauen, und sich selbst als authentisch, qualifiziert und glaubwürdig darzustellen (zusammenfassend Kaňková et al. 2024).

In den letzten Jahrzehnten hat der Einsatz digitaler Anwendungen zur Beeinflussung des Gesundheitsverhaltens stark zugenommen. Dabei finden sich sehr unterschiedliche Anwendungen zur Überwachung oder Steuerung von Bewegung, Essverhalten, Achtsamkeit, Gewohnheiten und vielem mehr, die über Apps, Spiele oder Webseiten auf dem Smartphone oder Computer oder sogenannte Wearables (kurz für „wearable devices", also tragbare elektronische Geräte wie Fitnessarmband, Laufuhr) funktionieren. Während eine grundsätzliche Wirksamkeit der Anwendungen auf ein gesundes Essverhalten durchaus bewiesen werden konnte, variieren die Ergebnisse bezüglich der genutzten Methoden und Zielgruppen (z. B. Andrew et al. 2023; Seid et al. 2024). Eine wichtige Methode digitaler Anwendungen ist das sogenannte **Gamification**. Gamification beschreibt den Einsatz motivierender, spielerischer Elemente mit dem Ziel, Menschen die Veränderung oder Entwicklung von Verhaltensweisen zu erleichtern. Abgeleitet aus grundlegenden Motivationstheorien werden spielerische Elemente, wie beispielsweise das Sammeln von Punkten, Ranglisten, Fortschrittsbalken, Wettbewerbe, Herausforderungen usw., in einem spielfremden Kontext eingesetzt, wie beispielsweise einer App zur Gewichtsabnahme. Im Mittelpunkt steht also die Steigerung der Motivation bei gleichzeitig hoher Zielbindung. Die Nutzer werden durch direkte Rückmeldungen zu ihrem Fortschritt zum Wiedernutzen bzw. Durchhalten motiviert und gleichzeitig die angestrebten Handlungen durch Belohnungen, soziale Wettbewerbe usw. attraktiver gemacht. Die zugrunde liegenden psychologischen Mechanismen und Theorien sind vielfältig, wobei die bisherige Entwicklung und Forschung besonders häufig auf der Selbstbestimmungstheorie nach Ryan und Deci (2000) basiert. Danach hängt die Motivation für ein bestimmtes Verhalten von den Grundbedürfnissen Autonomie, Kompetenz und soziale Eingebundenheit ab. Ein 2021 veröffentlichter Review (Krath et al. 2021) hat die im Zusammenhang mit dem Einsatz von Gamification genutzten Theorien und Ansätze miteinander verglichen und grundlegende Prinzipien abgeleitet, durch die sich die Wirkung der Methode erklären lassen:

- Eindeutige, relevante und individuelle Zielstellungen
- Unterstützte Wege
- Unmittelbares Feedback

- Positive Belohnungen
- In Aufgaben vereinfachte Inhalte
- Wahlmöglichkeiten für die Nutzer
- Automatisierte Anpassung von Aufgaben und Komplexität
- Soziale Vergleiche
- Verbundenheit zu sozialem Netzwerk

Durch den Einsatz spielerischer Elemente wie Level, Punkte, Herausforderungen und vieles mehr können die vom Nutzer individuell festgelegten Ziele eindeutig sichtbar und relevant dargestellt werden. Die Wirksamkeit klar und realistisch formulierter Ziele bei der Umsetzung von Verhaltensveränderungen ist Bestandteil vieler Theorien und bereits gut empirisch belegt. Die Transparenz und spielerischen Elemente der Gamification-Methode weisen den Nutzern zudem einen sinnvollen Veränderungsweg auf, wobei der individuelle Prozess durch unmittelbares Feedback und positive Belohnungen vor allem Erfolge sichtbar macht. Mit diesen Prinzipien wird im Sinne der Selbstbestimmungstheorie die Kompetenz der Nutzer gestärkt, gleichzeitig aber auch nach dem HAPA-Modell (siehe auch ▶ Kap. 3) die Selbstwirksamkeitserwartung durch das Sichtbarmachen von Erfolgen und damit die Motivation und das Durchhaltevermögen gesteigert. Die automatisierte Umsetzung komplexer Zielstellungen und Zusammenhänge in klare und gut umsetzbare Aufgaben, die dem Stand der Nutzer angepasst werden, unterstützt Kompetenz und Selbstwirksamkeitserwartung einer spezifischen und individuellen Handlungsplanung weiter. Durch die automatisierte Anpassung werden zudem Frustrationserlebnisse durch unerreichbare Ziele oder Sackgassen reduziert. Die in der Selbstbestimmungstheorie betonte Autonomie kann innerhalb der Gamification-Methode gewährleistet werden, indem die Nutzer Ziele, Aufgaben oder die Art des Feedbacks individuell beeinflussen können. Auch ist es meist möglich, zwischen verschiedenen Wegen zum Ziel zu wählen. Soziale Gamification-Mechanismen wie Wettbewerbe mit anderen Nutzern, Unterstützungen im Sinne eines gemeinsamen Ziels u. ä. ermöglichen die ebenfalls in der Selbstbestimmungstheorie angesprochene soziale Eingebundenheit. Bisherige empirische Befunde weisen auf einen positiven Einfluss der Gamification-Elemente bei der Veränderung von Gesundheitsverhalten hin, während ein Einfluss auf den Wissensstand nicht in allen Studien erreicht werden konnte (zusammenfassend Johnson et al. 2016; Suleiman-Martos et al. 2021). Im Vergleich zu Apps ohne die Nutzung von Gamification-Elementen konnten Apps unter der Nutzung von Gamification die körperliche Aktivität, das Gewicht und den BMI verbessern (zusammenfassend Nishi et al. 2024).

Die in diesem Kapitel aufgezeigten psychologischen Methoden zum Einsatz in der Ernährungskommunikation unterscheiden sich in ihrer auf den Einsatzort und die Zielgruppe bezogenen Wirkung, überschneiden sich aber auch häufig in den zugrunde liegenden Theorien und Wirkmechanismen. Für eine wirkungsvolle Ernährungskommunikation ist damit eine spezifisch auf das jeweilige Ziel ausgerichtet Auswahl unter Beachtung des Einsatzortes und der Zielgruppe notwendig. Gleichzeitig haben sich mehrdimensionale Ansätze bewährt, die gleichzeitig emotionale Faktoren ansprechen sowie Motivation und Ressourcen stärken. Insgesamt bietet die Verwendung psychologischer Methoden eine über die bloße Wissensvermittlung hinausgehende Ernährungskommunikation, die die Initiierung und Umsetzung von Verhaltensänderung evidenzbasiert erfolgreich unterstützen kann.

? Verständnisfragen zur Selbstüberprüfung

1. Was versteht man unter der Methode der Selbstwahrnehmung oder Selbstmonitoring, und wie muss diese gestaltet werden, um die Selbstwirksamkeitserwartung zu steigern?
2. Grenzen Sie die Nutzung psychologischer Methoden in der Ernährungsberatung und der Psychotherapie ab.
3. Wie können „Nudges" beispielsweise die Nahrungsauswahl in Mensen, Cafeterias o. ä. verbessern?
4. Erläutern Sie die Gefahr der Reaktanz bei gesundheitsbezogenen Appellen und Möglichkeiten zur Vermeidung.
5. Diskutieren Sie die Vor- und Nachteile von Influencern im Rahmen der Ernährungskommunikation.

Literatur

An R, Shi Y, Shen J, Bullard T, Liu G, Yang Q, Chen N, Cao L. Effect of front-of-package nutrition labeling on food purchases: a systematic review. Public Health. 2021;191:59–67. https://doi.org/10.1016/j.puhe.2020.06.035. Epub 2021 Jan 28.

Andrew L, Barwood D, Boston J, Masek M, Bloomfield L, Devine A. Serious games for health promotion in adolescents – a systematic scoping review. Educ Inf Technol (Dordr). 2023;28(5):5519–50.

Avelino DC, Lin CA, Waring ME, Barbosa AJ, Duffy VB. Assessing the reach and engagement effectiveness of disseminating food and nutrition information on social media channels. Foods. 2024;13(16). https://doi.org/10.3390/foods13162535.

Babbott KM, Cavadino A, Brenton-Peters J, Consedine NS, Roberts M. Outcomes of intuitive eating interventions: a systematic review and meta-analysis. Eat Disord. 2023;31(1):33–63.

Bird J, Harrison D, Fozzati D, Marshall P. Healthy shopping: a longitudinal study of a mobile app to encourage a balanced diet. In: UbiComp 2013 adjunct – adjunct publication of the 2013 ACM conference on ubiquitous computing; 2013. S. 1047–54.

Breitenbach E, Endres EM, Klotter C. The consultant-client relation ship in nutrition counseling. A qualitative case study on client-cen tered nutrition counseling. Ernahrungs Umschau. 2021;68(1):2–7.

Broers VJV, de Breucker C, van den Broucke S, Luminet O. A systematic review and meta-analysis of the effectiveness of nudging to increase fruit and vegetable choice. Eur J Public Health. 2017;27(5):912–20. https://doi.org/10.1093/eurpub/ckx085.

Burke LE, Wang J, Sevick MA. Self-monitoring in weight loss: a systematic review of the literature. J Am Diet Assoc. 2011;111(1):92–102. https://doi.org/10.1016/j.jada.2010.10.008.

Burton R, Sharpe C, Bhuptani S, Jecks M, Henn C, Pearce-Smith N, Knight S, Regan M, Sheron N. The relationship between the price and demand of alcohol, tobacco, unhealthy food, sugar-sweetened beverages, and gambling: an umbrella review of systematic reviews. BMC Public Health. 2024;24(1):1286. https://doi.org/10.1186/s12889-024-18599-3. PMID: 38730332; PMCID: PMC11088175.

Cadario R, Chandon P. Which healthy eating nudges work best? A meta-analysis of field experiments. Market Sci. 2020;39(3):465–86. https://doi.org/10.1287/mksc.2018.1128.

Chandon P, Cornil Y. More value from less food? Effects of epicurean labeling on moderate eating in the United States and in France. Appetite. 2022;178:106262. https://doi.org/10.1016/j.appet.2022.106262. Epub 2022 Aug 2. PMID: 35926807.

Chandon P, Wansink B. The biasing health halos of fast-food restaurant health claims: lower calorie estimates and higher side-dish consumption intentions. J Consum Res. 2007;34:301–14.

De Jans S, Spielvogel I, Naderer B, Hudders L. Digital food marketing to children: how an influencer's lifestyle can stimulate healthy food choices among children. Appetite. 2021;162:105182. https://doi.org/10.1016/j.appet.2021.105182. Epub 2021 Mar 3.

Dolinšek Š, Scholz C, Giani S, van Weert JCM, van den Putte B, Meppelink CS. The role of mental well-being in the effects of persuasive health messages: a scoping review. Soc Sci Med. 2024;353:117060. https://doi.org/10.1016/j.socscimed.2024.117060.

Doran GT. There's a S.M.A.R.T. way to write management's goals and objectives. Manag Rev. 1981;70(11):35–6. ISSN 0025-1895.

Egnell M, Talati Z, Galan P, Andreeva VA, Vandevijvere S, Gombaud M, Dréano-Trécant L, Hercberg S, Pettigrew S, Julia C. Objective understanding of the Nutri-score front-of-pack label by European consumers and its effect on food choices: an online experimental study. Int J Behav Nutr Phys Act. 2020;17(1):146.

Einsle F, Hummel KV. Kognitive Umstrukturierung: techniken der Verhaltenstherapie. 1. Aufl. Weinheim: Beltz; 2015.

Ellrott T, Thiel M. Verhaltenstherapeutische Strategien in der Adipositastherapie – Praxisbeispiele. Adipositas. 2015;9(4):221–31.

Epton T, Currie S, Armitage CJ. Unique effects of setting goals on behavior change: systematic review and meta-analysis. J Consult Clin Psychol. 2017;85(12):1182–98. https://doi.org/10.1037/ccp0000260.

Frost H, Campbell P, Maxwell M, O'Carroll RE, Dombrowski SU, Williams B, et al. Effectiveness of Motivational Interviewing on adult behaviour change in health and social care settings: a systematic review of reviews. PLoS One. 2018;13(10):e0204890. https://doi.org/10.1371/journal.pone.0204890.

Gao S, Zhang X. A meta-analysis on effects of praise on children's intrinsic motivation. Adv Psychol Sci. 2016;24(9):1358. https://doi.org/10.3724/SP.J.1042.2016.01358.

Garaus M, Lalicic L. The unhealthy-tasty intuition for online recipes – when healthiness perceptions backfire. Appetite. 2021;159:105066.

Grant K, Hollywood L, Simmons G, Bucher T, Burns A. Nudging and food shopping: a review of technological interventions within the grocery environment. Crit Rev Food Sci Nutr. 2025:1–18. https://doi.org/10.1080/10408398.2025.2530548.

Hagerman CJ, Stock ML, Beekman JB, Yeung EW, Persky S. The ironic effects of dietary restraint in situations that undermine self-regulation. Eat Behav. 2021;43:101579. https://doi.org/10.1016/j.eatbeh.2021.101579.

Hahn SL, Linxwiler AN, Huynh T, Rose KL, Bauer KW, Sonneville KR. Impacts of dietary self-monitoring via MyFitnessPal to undergraduate women: a qualitative study. Body Image. 2021;39:221–6. https://doi.org/10.1016/j.bodyim.2021.08.010.

Hastall MR. Abwehrreaktionen und negative Effekte von Gesundheitsinformationen. Public Health Forum. 2017;25(1):63–5. https://doi.org/10.1515/pubhef-2016-2127.

Hodkinson A, Kontopantelis E, Adeniji C, van Marwijk H, McMillian B, Bower P, et al. Interventions using wearable physical activity trackers among adults with cardiometabolic conditions: a systematic review and meta-analysis. JAMA Netw Open. 2021;4(7):e2116382. https://doi.org/10.1001/jamanetworkopen.2021.16382.

Hossain D, Thomas JG, McCrory MA, Higgins J, Sazonov E. A systematic review of sensor-based methods for measurement of eating behavior. Sensors (Basel). 2025;25(10). https://doi.org/10.3390/s25102966.

Johnson D, Deterding S, Kuhn KA, Staneva A, Stoyanov S, Hides L. Gamification for health and well-being: a systematic review of the literature. Internet Interv. 2016;6:89–106. https://doi.org/10.1016/j.invent.2016.10.002. PMID: 30135818; PMCID: PMC6096297.

Kaňková J, Binder A, Matthes J. Health-related communication of social media influencers: a scoping review. Health Commun. 2024;40(7):1300–13. https://doi.org/10.1080/10410236.2024.2397268.

Kay E, Kemps E, Prichard I, Tiggemann M. Effectiveness of visual nudges for encouraging healthier beverage choices from vending machines. Health Promot J Austr. 2024;35(4):1316–25.

Kay E, Kemps E, Prichard I. A systematic review and meta-analysis of visual cues and primes for nudging consumption-related behaviours. Appetite. 2025;206:107813. https://doi.org/10.1016/j.appet.2024.107813. Epub 2024 Dec 5.

Kolay E, Bykowska-Derda A, Abdulsamad S, Kaluzna M, Samarzewska K, Ruchala M, et al. Self-reported eating speed is associated with indicators of obesity in adults: a systematic review and meta-analysis. Healthcare (Basel). 2021;9(11):1559. https://doi.org/10.3390/healthcare9111559.

Krath J, Schürmann L, von Korflesch HFO. Revealing the theoretical basis of gamification: a systematic review and analysis of theory in research on gamification, serious games and game-based learning. Comput Hum Behav. 2021;125:106963. https://doi.org/10.1016/j.chb.2021.106963.

Locke EA, Latham GP. Building a practically useful theory of goal setting and task motivation. Am Psychol. 2002;57(9):705–17. University of Toronto.

Marteau TM, Mantzari E, Hollands GJ. Do nudges need a regulatory push? Comparing the effectiveness and implementation of exemplar nudge (size-based) and non-nudge (price-based) dietary interventions. Soc Sci Med. 2025;373:118004. https://doi.org/10.1016/j.socscimed. ISSN 0277-9536.

Meiselman HL. The role of context in food choice, food acceptance and food consumption. In: Shepherd R, Hrsg. The psychology of food choice. Wallingford: CABI; 2006. S. 179–199 (Frontiers in nutritional science; Bd. 3).

Mertens S, Herberz M, Hahnel UJJ, Brosch T. The effectiveness of nudging: a meta-analysis of choice architecture interventions across behavioral domains. Proc Natl Acad Sci U S A. 2022;119(1):e2107346118.

Michie S, Abraham C, Whittington C, McAteer J, Gupta S. Effective techniques in healthy eating and physical activity interventions: a meta-regression. Health Psychol. 2009;28(6):690–701. Verfügbar unter: https://pubmed.ncbi.nlm.nih.gov/19916637/.

Miller WR, Rollnick S. Motivational interviewing: helping people change and grow, Applications of motivational interviewing. 4. Aufl. New York/London: The Guilford Press; 2023.

Morton K, Beauchamp M, Prothero A, Joyce L, Saunders L, Spencer-Bowdage S, et al. The effectiveness of motivational interviewing for health behaviour change in primary care settings: a systematic review. Health Psychol Rev. 2015;9(2):205–23. https://doi.org/10.1080/17437199.2014.882006.

Muzzioli L, Scenna D, Frigerio F, Manuela S, Poggiogalle E, Giusti AM, et al. Nutri-Score effectiveness in improving consumers' nutrition literacy, food choices, health, and healthy eating pattern adherence: a systematic review. Nutrition. 2025;140:112880. https://doi.org/10.1016/j.nut.2025.112880.

Nezami BT, Lang W, Jakicic JM, Davis KK, Polzien K, Rickman AD, et al. The effect of self-efficacy on behavior and weight in a behavioral weight-loss intervention. Health Psychol. 2016;35(7):714–22. https://doi.org/10.1037/hea0000378.

Nishi SK, Kavanagh ME, Ramboanga K, Ayoub-Charette S, Modol S, Dias GM, Kendall CWC, Sievenpiper JL, Chiavaroli L. Effect of digital health applications with or without gamification on physical activity and cardiometabolic risk factors: a systematic review and meta-analysis of randomized controlled trials. EClinicalMedicine. 2024;76:102798. https://doi.org/10.1016/j.eclinm.2024.102798. PMID: 39764571; PMCID: PMC11701442.

Peng W, Huang Q, Mao B, Lun D, Malova E, Simmons JV, Carcioppolo N. When guilt works: a comprehensive meta-analysis of guilt appeals. Front Psychol. 2023;14:1201631. https://doi.org/10.3389/fpsyg.2023.1201631.

von Philipsborn P, Huizinga O, Leibinger A, Rubin D, Burns J, Emmert-Fees K, Pedron S, Laxy M, Rehfuess E. Interim evaluation of Germany's sugar reduction strategy for soft drinks: commitments versus actual trends in sugar content and sugar sales from soft drinks. Ann Nutr Metab. 2023;79(3):282–90. https://doi.org/10.1159/000529592. Epub 2023 Feb 21. PMID: 36809753; PMCID: PMC10568594.

Pineda E, Gressier M, Li D, Brown T, Mounsey S, Olney J, et al. Review: Effectiveness and policy implications of health taxes on foods high in fat, salt, and sugar. Food Policy. 2024;123:102599. https://doi.org/10.1016/j.foodpol.2024.102599.

Polivy J, Herman CP. Restrained eating and food cues: recent findings and conclusions. Curr Obes Rep. 2017;6(1):79–85. https://doi.org/10.1007/s13679-017-0243-1.

Ravelli MN, Schoeller DA. Traditional self-reported dietary instruments are prone to inaccuracies and new approaches are needed. Front Nutr. 2020;7:90. https://doi.org/10.3389/fnut.2020.00090.

Reifegerste D, Rößler P. Soziale Appelle in der Gesundheitskommunikation. Motivkategorien als Grundlage für die theoretische Integration und die Systematisierung empirischer Befunde. Medien & Kommunikationswissenschaft. 2014;62(4):606–34. https://doi.org/10.5771/1615-634x-2014-4-606.

Robinson E, McFarland-Lesser I, Patel Z, Jones A. Downsizing food: a systematic review and meta-analysis examining the effect of reducing served food portion sizes on daily energy intake and body weight. Br J Nutr. 2023;129(5):888–903. https://doi.org/10.1017/S0007114522000903. Epub 2022 Apr 7. PMID: 35387692; PMCID: PMC9975786.

Rogers C. Client-centered therapy: its current practice, implications, and theory. Boston: Houghton Mifflin; 1951.

Ryan RM, Deci EL. Self-determination theory and the facilitation of intrinsic motivation, social development, and well-being, S. 68 und 75. Am Psychol. 2000;55:68–78.

Samson L, Nanne AJ, Buijzen M. Remember the motivationally-relevant appeals? The influence of social and sensory appeals on memory for pronutritional messages promoting healthy foods. Int J Advert. 2021;40(4):582–601. https://doi.org/10.1080/02650487.2020.1833675.

Schorn A. Why should I when no one else does? A review of social norm appeals to promote sustainable minority behavior. Front Psychol. 2024;15:1415529. https://doi.org/10.3389/fpsyg.2024.1415529. PMID: 39323588; PMCID: PMC11423424.

Schüler J, Heino MTJ, Balagué N, Chater AM, Gruber M, Kanning M, et al. A complex systems view on physical activity with actionable insights for behaviour change. Nat Hum Behav. 2025;9(9):1793–801. https://doi.org/10.1038/s41562-025-02279-2.

Seid A, Fufa DD, Bitew ZW. The use of internet-based smartphone apps consistently improved consumers' healthy eating behaviors: a systematic review of randomized controlled trials. Front Digit Health. 2024;6:1282570. https://doi.org/10.3389/fdgth.2024.1282570. PMID: 38283582; PMCID: PMC10811159.

Shrestha A, Cullerton K, White KM, Mays J, Sendall M. Impact of front-of-pack nutrition labelling in consumer understanding and use across socio-economic status: a systematic review. Appetite. 2023;187:106587. https://doi.org/10.1016/j.appet.2023.106587. Epub 2023 May 9.

Song J, Brown MK, Tan M, MacGregor GA, Webster J, Campbell NRC, Trieu K, Ni Mhurchu C, Cobb LK, He FJ. Impact of color-coded and warning nutrition labelling schemes: a systematic review and network meta-analysis. PLoS Med. 2021;18(10):e1003765. https://doi.org/10.1371/journal.pmed.1003765. PMID: 34610024; PMCID: PMC8491916.

Sprengholz P, Tannert S, Betsch C. Explaining boomerang effects in persuasive health communication: how psychological reactance to healthy eating messages elevates attention to unhealthy food. J Health Commun. 2023;28(6):384–90. https://doi.org/10.1080/10810730.2023.2217098.

Suleiman-Martos N, García-Lara RA, Martos-Cabrera MB, Albendín-García L, Romero-Béjar JL, Cañadas-De la Fuente GA, Gómez-Urquiza JL. Gamification for the improvement of diet, nutritional habits, and body composition in children and adolescents: a systematic review and meta-analysis. Nutrients 2021;13(7):2478. https://doi.org/10.3390/nu13072478. PMID: 34371989; PMCID: PMC8308535.

Tajfel H, Turner JC. The social identity theory of intergroup behavior. In: Worchel S, Austin WG, Herausgeber. Psychology of intergroup relations. Chicago: Nelson-Hall; 1986. S. 7–24. ISBN 0-8304-1075-9.

Tannenbaum MB, Hepler J, Zimmerman RS, Saul L, Jacobs S, Wilson K, Albarracín D. Appealing to fear: a meta-analysis of fear appeal effectiveness and theories. Psychol Bull. 2015;141(6):1178–204. https://doi.org/10.1037/a0039729. PMID: 26501228; PMCID: PMC5789790.

Thaler R, Sunstein C. Improving decisions about health, wealth and happiness. New Haven: Yale University Press; 2008. S. 6. ISBN 978-0-14-311526-7.

Turnwald BP, Crum AJ. Smart food policy for healthy food labeling: leading with taste, not healthiness, to shift consumption and enjoyment of healthy foods. Prev Med. 2019 Feb;119:7–13.

Vancampfort D, Stubbs B, Mitchell AJ, De Hert M, Wampers M, Ward PB, Rosenbaum S, Correll CU. Risk of metabolic syndrome and its components in people with schizophrenia and related psychotic disorders, bipolar disorder and major depressive disorder: a systematic review and meta-analysis. World Psychiatry. 2015;14(3):339–47. https://doi.org/10.1002/wps.20252. PMID: 26407790; PMCID: PMC4592657.

Vargas-Alvarez MA, Navas-Carretero S, Palla L, Martínez JA, Almiron-Roig E. Impact of portion control tools on portion size awareness, choice and intake: systematic review and meta-analysis. Nutrients. 2021;13(6):1978. https://doi.org/10.3390/nu13061978. PMID: 34207492; PMCID: PMC8229078.

Weismueller J, Harrigan P, Wang S, Soutar GN. Influencer endorsements: how advertising disclosure and source credibility affect consumer purchase intention on social media. Australas Market J. 2020;28(4):160–70. Elsevier.

Will S, Meißner C, Meixner M, Dasbach M, Rozhon W, Brehme N, Kröller K. Systemgastronomie in Deutschland: Speisenangebot und Nutzungsverhalten. In: Deutsche Gesellschaft für Ernährung. 15. DGE-Ernährungsbericht. Bonn; 2024.

Wright B, Bragge P. Interventions to promote healthy eating choices when dining out: a systematic review of reviews. Br J Health Psychol. 2018;23(2):278–95.

Serviceteil

Stichwortverzeichnis

MIX
Papier | Fördert
gute Waldnutzung
FSC® C083411

Zeitfracht Medien GmbH
Ferdinand-Jühlke-Straße 7
99095 Erfurt, Deutschland
produktsicherheit@kolibri360.de